河南省“十四五”普通高等教育规划教材

输血医学学习指导与习题集

第2版

主　编　张晨光　张　伶

副主编　庞桂芝　赵琳琳　王　林　孙连桃

编　委（按姓名拼音排序）

陈体仙　大理大学
高　歌　新乡医学院
谷川莎　新乡医学院
化瑞芳　新乡医学院
黄爱群　广州医科大学
黄吉娥　贵州医科大学
黄美容　遵义医科大学
李　萍　河北北方学院
马　芳　蚌埠医科大学
马　丽　广东医科大学
牛玉娜　新乡医学院
庞桂芝　新乡市中心血站
邱　芳　赣南医科大学
宋镜南　信阳职业技术学院
孙连桃　包头医学院
王　林　湖南医药学院
杨乾坤　郑州大学
杨晓亮　重庆医科大学
张　伶　重庆医科大学
张　鹏　皖南医学院
张晨光　新乡医学院
张亚丽　北华大学
赵琳琳　哈尔滨医科大学

秘　书　谷川莎　董　航

科学出版社

北　京

内 容 简 介

本教材是实用型学习辅导书，内容紧扣理论知识，围绕学习目标（掌握、熟悉和了解的知识要点）和重点难点内容，由全国各地的具有丰富教学经验、临床输血实践经验和血站输血质量管理经验的“双师型”专家和教授共同编写。第一篇内容共有18章。习题包括名词解释，选择题（A1型、A2型、A3型、B1型、X型），简答题和案例分析题等类型，习题后附有答案。第二篇为职称考试模拟试题，同时附有参考答案供读者研讨。

本书适用于高等院校医学检验技术专业、临床医学及相关专业的本科生和研究生在校学习，也适用于临床输血技术人员学习、考核和职称考试复习参考，同时也可以作为临床医学及其相关专业人员的学习与参考用书。

图书在版编目（CIP）数据

输血医学学习指导与习题集 / 张晨光，张伶主编. —2版. —北京：科学出版社，2023. 12

河南省“十四五”普通高等教育规划教材

ISBN 978-7-03-077592-4

Ⅰ. ①输… Ⅱ. ①张… ②张… Ⅲ. ①输血—高等学校—教学参考资料 Ⅳ. ①R457.1

中国国家版本馆CIP数据核字（2023）第240272号

责任编辑：朱 华 / 责任校对：宁辉彩

责任印制：张 伟 / 封面设计：陈 敬

科学出版社 出版

北京东黄城根北街16号

邮政编码：100717

http：//www.sciencep.com

三河市骏杰印刷有限公司印刷

科学出版社发行 各地新华书店经销

*

2019年 1 月第 一 版 开本：787×1092 1/16

2023年12月第 二 版 印张：21

2023年12月第四次印刷 字数：500 000

定价：98.00元

（如有印装质量问题，我社负责调换）

前　言

《输血医学学习指导与习题集》是依托《输血医学概论》《临床输血学检验技术》等教材，由长期从事输血医学教学和/或临床输血检验工作、医学检验教学工作及具有丰富血站输血质量管理经验的专家共同完成编写的一本专业辅导书。本教材遵循“两性一度”标准，紧扣理论知识和试验技术，围绕学习目标和重点、难点内容，具有题型多样化、内容丰富、知识点全面、实用性强和有一定创新性等特点，内容涉及名词解释、选择题、简答题和案例分析题，其中选择题包括A1型单项选择题、A2型案例摘要型选择题、A3型案例共题干型选择题、B1型共用备选答案题、X型多项选择题等多种类型；本教材契合《输血医学概论》各章节相关理论知识，强化临床输血应用，精选临床输血典型案例，逐级深入剖析原因、开展检验技术及实施临床救治措施等，引导读者提升分析和解决临床输血问题的能力。本教材的另一大特色是第二篇从单项选择题、多项选择题、共用题干题和案例分析题的角度编写千余个输血技术职称考试模拟试题，方便医务工作者职称考试参考。

本教材的编写宗旨是特色鲜明、学生好学、教师好用、临床实用，适用于医学检验技术专业、临床医学及相关专业的本科生和研究生在校学习，同时也可以作为临床输血科、检验科和各级采供血机构技术人员的职称考试参考用书。

由于输血医学发展迅速，加之编者水平有限，如发现遗漏或不足，敬请各位专家、读者，尤其是使用本教材的教师和学生们提出批评、指正，以利于修订时进一步完善与提高。

张晨光　张　伶

2023年12月

目　　录

第一篇　输血医学学习指导与习题

第一章　绪　　论

一、学 习 目 标

1. 掌握　输血医学的概念；输血医学与其他医学学科的关联性；输血治疗在临床上的应用。

2. 熟悉　国外输血发展史；人类血型的发现过程；血液成分的发展历程及其在临床上的应用；输血医学的主要研究领域和输血新技术。

3. 了解　中国输血的发展历程。

二、重点难点内容

1. 重点内容　人类血型的发现过程；血液成分的分离、制备和检查的重要性；输血医学的主要研究领域和输血新技术。

2. 难点内容　血液成分和人类输血的发展历程。

三、习　　题

（一）名词解释

1. 输血医学　2. 血液成分分离

（二）A1 型（单项选择题）

1. 人类输血史上第一个被发现的红细胞血型系统是（　　）

   A. ABO　B. Rh　C. MNS　D. Duffy　E. Xg

2. ACD 抗凝保存液的成分包括哪些物质（　　）

   A. 枸橼酸钠　B. 枸橼酸-枸橼酸盐-葡萄糖　C. 枸橼酸　D. 枸橼酸-枸橼酸盐-葡萄糖-ATP

   E. 枸橼酸盐-葡萄糖

3. 《中华人民共和国献血法》何时正式实施（　　）

   A. 1996 年 8 月　B. 1996 年 10 月　C. 1998 年 8 月　D. 1998 年 10 月　E. 1999 年 10 月

4. 最重要的新一代血液成分制品研究是（　　）

   A. 单克隆技术　B. 基因工程技术　C. 细胞培养和基因扩增

   D. 血液代用品和人造血的研发　E. 细胞因子研究

5. 血液中的传染病标志物于哪一年开始检查（　　）

   A. 1950 年　B. 1960 年　C. 1971 年　D. 1982 年　E. 1990 年

6. 首次使用血型和交叉配血试验的科学家是（　　）

   A. Landsteiner　B. Carrel　C. Lower　D. Harvey　E. Otternberg

7. 具有携氧功能的细胞是（　　）

   A. 血小板　B. 粒细胞　C. 淋巴细胞　D. 红细胞　E. 单核细胞

8. 输血医学二级学科下面设置的三级学科是（　　）

A. 2 个　B. 3 个　C. 4 个　D. 5 个　E. 6 个

9. 输血医学何时升级为二级学科（　　）

A. 2017 年 10 月 1 日　B. 2017 年 7 月 25 日　C. 2016 年 7 月 30 日

D. 2016 年 7 月 25 日　E. 2017 年 7 月 30 日

（三）A2 型（案例摘要型选择题）

1. 1817 年，英国妇产科医生结合动物输血的成功经验，施行人-人输血救治大出血产妇，却有近半数患者死亡，下面哪项说法是错误的（　　）

A. 疾病原因导致的患者死亡　B. 输血所致的免疫反应加快了死亡

C. 患者因血型不合出现了输血反应　D. 未进行血型配合性检查，盲目实施输血治疗

E. 大出血产妇应考虑止血，不应进行输血治疗

2. Landsteiner 首次发现人类红细胞上存在着血型抗原，为避免严重的输血反应、保证输血安全提供了理论指导。关于血型的发现，下面说法不正确的是（　　）

A. 首次发现人类红细胞 A、B、O 血型　B. 发现人类红细胞 AB 血型

C. 1940 年再次发现 Rh 血型　D. 享有“血型之父”的美誉

E. 因发现 ABO 血型而获得了诺贝尔生理学或医学奖

（四）A3 型（案例组/串型最佳选择题，即“共题干型”）

1. 1667 年，法国国王御医 Denys 成功地把羊血输给一位有病男孩，但在其住所给著名精神病人莫里实施牛血治疗时，却出现了剧烈的反应。患者莫里虽历经磨难，最终战胜了严重高烧和休克，幸运地活了下来。

第 1 问　精神病人莫里治疗时出现了剧烈的反应，原因是（　　）

A. 牛血诱发人体免疫学反应　B. 药物反应　C. 牛血治疗导致的病毒感染

D. 精神疾病所致的病理反应　E. 患者体内出现了其他并发症

第 2 问　Denys 输血治疗的成功结果，引起（　　）

A. 怨偶间相互输血治疗，以解决婚姻中的不和谐

B. 认为输血是有益的，输血疗法成为时尚　C. 动物间输血流行

D. 动物-人间的输血疗法流行　E. 健康血液治疗精神异常患者成为常态

第 3 问　Denys 医生施行的输血疗法，后来被禁止的原因是（　　）

A. 动物给人输血引起输血反应，导致患者死亡　B. 人-人输血导致患者死亡

C. 输血导致梅毒传染病　D. 输血疗法对人体是有害的　E. 输血引起剧烈的炎症反应

第 4 问　下列哪些细胞参与了免疫应答（　　）

A. B 淋巴细胞、浆细胞、单核细胞　B. B 淋巴细胞、T 淋巴细胞、浆细胞

C. B 淋巴细胞、中性粒细胞、单核细胞　D. B 淋巴细胞、T 淋巴细胞、巨噬细胞

E. B 淋巴细胞、T 淋巴细胞、中性粒细胞

2. Karl Landsteiner 通过反复试验发现不同血液之间反应有一定的规律，一般情况下同一个体的红细胞与血清不发生反应，不同个体间的红细胞与血清有时发生反应，有时不发生反应。

第 1 问　正常情况下，A 型红细胞能与下列哪种血液成分发生反应（　　）

A. B 型个体的血清　B. AB 个体的血清　C. AB 个体的血浆　D. A 型个体的血清

E. AB 个体的白蛋白

第 2 问 正常情况下，A 型个体的血清能与下列哪种细胞发生反应（ ）

A. A 型红细胞 B. A 型血小板 C. O 型红细胞 D. AB 红细胞 E. O 型血小板

（五）B1 型（配伍选择题，即“共答案型”）

（1～7 题共用备选答案）

A. James Blundell B. Innocent C. Harvey D. Lower E. Landsteiner F. Carrel G. Edwin Cohn

1. 饮血放血疗法的尝试者是（ ）
2. 人类输血史上第一个实施人-人异体输血的医生是（ ）
3. 第一个发现红细胞血型的科学家是（ ）
4. 最早成功实施动物间的输血疗法的学者是（ ）
5. 血液循环理论是哪位科学家发现的（ ）
6. 因血管吻合术并于 1912 年获诺贝尔生理学或医学奖的科学家是（ ）
7. 设计乙醇低温分馏法并用于加工血浆成不同制品的科学家是（ ）

（8～14 题共用备选答案）

A. 1900 年 B. 1918 年 C. 1940 年 D. 1943 年 E. 1950 年 F. 1990 年 G. 2016 年

8. 在人类红细胞上发现第一个血型系统的时间是（ ）
9. 成功研制 ACD 抗凝保存液的配方的时间是（ ）
10. Rh 血型抗原发现的时间是（ ）
11. 中国输血协会成立的时间是（ ）
12. 人类输血史上，哪一年首次成功施行人-人之间输血（ ）
13. 哪一年尝试应用塑料输血器材（ ）
14. 输血医学于哪一年被正式确定为临床二级学科（ ）

（六）X 型（多项选择题）

1. 与输血医学有关联的学科包括（ ）

A. 免疫学 B. 分子生物学 C. 血液学 D. 生物工程学 E. 遗传学

2. 能通过输血传播的病原体有（ ）

A. HCV B. HTLV C. HIV1/2 D. CMV E. 疟原虫

3. 中国医学科学院输血研究所主要从事的工作有（ ）

A. 血型血清学研究 B. 输血传染病研究 C. 培养输血人才 D. 采供血及其研究 E. 输血新技术研究

4. 输血医学包括哪些内容（ ）

A. 基础输血学 B. 临床输血学 C. 输血技术学 D. 输血管理学 E. 输血服务学

（七）简答题

1. 简述输血、输血治疗和输血医学的研究内容。
2. 简述国外输血的发展史。

四、答 案

（一）名词解释

1. 输血医学 输血医学是多学科的交叉与融合形成的一门独立学科，它涉及血液学、细胞生物学、免疫学、遗传学、分子生物学、病毒学、临床医学、生物工程学和卫生管理学等学科，并与之相互渗透，运用科学技术手段和管理措施，围绕将合格的血液成分及血液制品安全有效地输给患者进行临床救治这一中心，进行研究、开发和应用，极大地降低或防止了输血传播性疾病和输血反应发生的风险。

2. 血液成分分离　用简单的物理方法将全血分离成红细胞、血小板、粒细胞和血浆等血液成分，方便有效用于不同患者的输血治疗。

（二）A1 型

1. A　2. B　3. D　4. D　5. C　6. E　7. D　8. E　9. C

（三）A2 型

1. E　2. B

（四）A3 型（不同问题的答案，使用“、”间隔）

1. A、B、A、D　2. A、D

（五）B1 型

1. B　2. A　3. E　4. D　5. C　6. F　7. G　8. A　9. D　10. C　11. F　12. B　13. E　14. G

（六）X 型

1. ABCDE　2. ABCDE　3. ABCE　4. ABCDE

（七）简答题

1. 简述输血、输血治疗和输血医学的研究内容。

（1）输血：指根据患者病情的实际需要，安全有效地从静脉输入血液的过程。输血作为临床上的一种特殊治疗手段，是一项重要的抢救和治疗措施。

（2）输血治疗：指掌握输血原则，严格控制患者输血治疗的适应范围，能够不输血治疗的，坚决不输血，能够少输血的，坚决不多输，将血液通过静脉输注给需要的患者，是药物不可替代的治疗方式，在临床上应用广泛。

（3）输血医学的研究内容：2016 年 7 月中国国家标准化管理委员会已将输血医学纳入临床医学，成为与内科、外科、妇产科等并列的二级学科，并在其下设立基础输血学、临床输血学、输血技术学、献血服务学、输血管理学和输血医学其他学科等三级学科，主要研究与血液和输血相关的基础理论、血液免疫机制与临床治疗、技术应用与扩展、献血服务与血液质量、成分输血与血液制品应用、经血液传播疾病的预防与治疗、信息化管理等，研究和推广输血新技术，达到输血的科学性、安全性、有效性和可及性。

2. 简述国外输血发展史。

（1）人类输血的开端（血液的神秘性）：古人认为饮血、血液沐浴可以恢复体力。15 世纪后期曾一度认为精神错乱、抑郁、癫狂等病症都是血液“有毒”所致，放血疗法曾一度盛行。

（2）血液循环的发现：1616 年，英国医学家 Harvey 发现血液在体内是流动的，这一发现为输血、输液奠定了基础。

（3）动物给人输血：1665 年，英国生理学家 Lower 首先实施狗-狗成功输血治疗；1667 年，法国医生 Denys 用同样的方法把动物血输给梅毒患者时，出现了意外，患者输血后出现发热、腰痛、并有黑色尿，不久便死亡。此后 150 年间，轰动医学界的输血治疗无人问津。Lower 开创了动物输血的先河。

（4）人给人输血：1817 年，英国妇产科医生 Blundell 用输血来挽救失血产妇性命，并在伦敦举行的内科学会上进行报告，引起了医学界的轰动。Blundell 首创了重力输血器，开创了直接输血法，并作为第一位把人血输给人的先驱者而载入史册。

（5）建立消毒方法和改进输血方法：1867 年，英国外科医生 Lister 采用消毒法，首次将输血器具进行消毒，并在术中采用无菌技术，避免输血感染。美国外科医生 Crile 改进了注射器，还用石蜡油管、注射针头、小接管、三通管、活塞等作为输血器材，让受血者和献血者同时躺在手术床上，采用受血者的静脉与献血者的动脉相连接的办法进行输血。

（6）抗凝剂的应用：1914 年，比利时人 Hustin 发现枸橼酸盐有抗凝作用，并首次提出将枸橼酸盐与葡萄糖混合，以便稀释血液。此后经过不断摸索和改进，在 1943 年由 Loutit 和 Mollison 配制出酸性枸橼酸盐-葡萄糖（ACD）抗凝保存液，彻底解决了输血中的血液凝固问题，为血库的建立奠定了基础。

（7）血型的发现：1900 年，奥地利 Landsteiner 首先发现人类红细胞 ABO 血型系统，并于 1930 年获得诺贝尔生理学或医学奖，赢得了“血型之父”的美誉。1940 年 Landsteiner 和 Wiener 发现了 Rh 血型。至今，已发现红细胞上有 30 个血型系统，300 多个抗原。随后，又发现人类白细胞抗原（HLA）和人类血小板抗原（HPA）。

（8）血库的建立和开始成分输血：随着不同国家大医院血库的相继建立，为平时和战备需要服务，输血器具、采血及输血方法也实行标准化和规范化的管理，以保证输血安全。1948 年美国就成立了血库协会（AABB）。①血浆的应用：用抗凝全血离心分出上层血浆，二战时美国大规模制备冻干血浆供应欧洲战区。②血细胞成分的应用：红细胞、血小板、粒细胞输血。③血浆乙醇分离法的创立：生产冷沉淀凝血因子、因子Ⅷ浓缩剂、白蛋白及其他血浆蛋白成分。④血浆单采和置换术的发展。⑤成分输血的发展。

（9）输血安全性检查和新技术的应用：血清学、分子生物学技术的应用，提高了病原微生物的检出率，有效缩短了检测“窗口期”。血液成分制剂、血液制品、血液代用品的应用，白细胞滤器、辐照仪、血液单采机、自体血回输机等输血器材的普及，有效提高了输血治疗的安全性。

（张晨光）

第二章 红细胞血型系统与检验

一、学习目标

1. 掌握 红细胞血型抗原、抗体的特点及其临床意义；ABO、Rh 血型的鉴定；输血前血液免疫学检查的主要内容；临床常用的交叉配血方法、检测原理、方法学评价及注意事项。

2. 熟悉 红细胞血型免疫学基础；ABO、Rh 血型的遗传特性；ABO 亚型、特殊 ABO 血型、孟买型及其他红细胞血型系统的抗原抗体特征；ABO、Rh 疑难血型的鉴定流程和结果分析；疑难配血的临床案例分析。

3. 了解 红细胞血型分子生物学检验的常用技术。

二、重点难点内容

1. 重点内容 红细胞血型的 ISBT 分类和抗原特点；红细胞血型抗体的基本特性及其分类；ABO、Rh 血型系统抗原及抗体的特性；输血前免疫血液学检查的内容，常用实验技术的分类、基本原理、注意事项及临床应用。

2. 难点内容 红细胞血型抗体的基本特性及其分类；ABO 血型抗原的形成和表达；ABO 亚型及孟买型的血清学特点及其临床应用；ABO 血型抗体的特点及临床意义；Rh 血型 D 变异型的常见类型及其特点，Rh 血型抗体的特点；MNS、Kidd、Kell、Duffy 等几种常见的红细胞血型的抗原抗体特征及其临床意义；输血前免疫学检验技术的分类、技术原理、注意事项、方法学评价及临床应用。

三、习题-1（红细胞血型概述）

（一）名词解释

1. 血型系统　2. 血型集合　3. 血型抗原　4. 血型抗体　5. 规则抗体　6. 意外抗体
7. 完全抗体　8. 不完全抗体　9. 自身抗体　10. 同种抗体

（二）A1 型（单项选择题）

1. 红细胞膜的构成物质为（　　）
   A. 脂质和蛋白质分子　B. 脂质和单糖分子　C. 蛋白质和单糖分子
   D. 磷脂和多糖分子　E. 单糖分子和多糖分子
2. 红细胞膜上的主要脂类是胆固醇和（　　）
   A. 血小板磷脂　B. 磷脂和糖脂　C. 甘油三酯　D. 乳糜微粒　E. 载脂蛋白
3. 正常人无效造血占总造血的（　　）
   A. 2%　B. 1.5%　C. 1%　D. 0.5%　E. 0.1%
4. 调节红细胞生成的主要体液因素是（　　）
   A. 雄激素　B. 促红细胞生成素　C. 雌激素　D. 红细胞提取物　E. 肝素
5. 正常情况下，外周血中的血红蛋白主要是（　　）
   A. 亚铁血红蛋　B. 碳氧血红蛋白　C. 氧合血红蛋白　D. 高铁血红蛋白

E. 还原血红蛋白

6. 血红蛋白具有的亚基数目是（　　）

A. 2 个　B. 3 个　C. 4 个　D. 6 个　E. 8 个

7. 血红素中含有的金属离子是（　　）

A. Zn^{2+}　B. Mg^{2+}　C. Fe^{2+}　D. K^{+}　E. Ca^{2+}

8. 属于红细胞膜外周蛋白的是（　　）

A. 主体蛋白　B. 铁蛋白　C. 肌动蛋白　D. 血红蛋白　E. 糖蛋白

9. 红细胞膜上的 ABH 抗原主要由下列哪种成分构成（　　）

A. 糖蛋白　B. 脂蛋白　C. 糖脂　D. 磷脂　E. 胆固醇

10. 存在抗原分子表面、决定抗原特异性、呈立体排列的特殊化学基团是（　　）

A. Forssman 抗原　B. 异嗜性抗原　C. 自身抗原　D. 抗原表位　E. 抗原结合价

11. 抗原特异性取决于抗原的（　　）

A. 化学组成　B. 复杂结构　C. 表位数目　D. 分子量大小

E. 表位数目、性质及空间构型

12. 关于抗原特点的描述，准确的是（　　）

A. 均具有免疫原性　B. 均具有反应原性　C. 均是多糖类　D. 均是多肽类

E. 抗原决定簇通常由 1～3 个氨基酸残基组成

13. 关于半抗原的叙述，正确的是（　　）

A. 必须与载体结合后才能与相应的抗体结合　B. 无免疫原性的小分子物质

C. 不能刺激机体产生抗体，但可与相应抗体发生可见反应　D. 能刺激机体产生抗体

E. 既有免疫原性又有免疫反应性

14. 红细胞抗原属于（　　）

A. 自身抗原　B. 异种抗原　C. 同种抗原　D. 内源性抗原　E. 人工合成抗原

15. 在人类红细胞血型系统中，抗原性最强的血型系统是（　　）

A. Rh　B. MNS　C. P　D. Kell　E. ABO

16. 下列哪种抗原出生时无，但随年龄增长逐渐形成的抗原是（　　）

A. ABO 抗原　B. RhE 抗原　C. RhD 抗原　D. I 抗原　E. i 抗原

17. 具有良好活性的抗原分子质量需超过多少道尔顿（　　）

A. 20 万　B. 30 万　C. 40 万　D. 50 万　E. 60 万

18. 按 ISBT 分类，低频抗原组是指血型抗原频率低于（　　）

A. 1%　B. 2%　C. 3%　D. 4%　E. 10%

19. 红细胞血型抗体是具有抗体活性的免疫球蛋白（Ig），由哪种细胞合成分泌（　　）

A. 单核细胞　B. 浆细胞　C. T 细胞　D. NK 细胞　E. 未活化的 B 细胞

20. Ig 分子的基本结构是一个 Y 型的（　　）

A. 二肽链　B. 三肽链　C. 四肽链　D. 五肽链　E. 多肽链

21. 血清中抗体分子不发生自然沉淀的原因是（　　）

A. 抗体带正电　B. 抗体周围形成水化层　C. 抗体是疏水胶体

D. 抗体不是胶体分子　E. 抗体分子电荷的相吸作用

22. 未成熟的 B 淋巴细胞表达的主要抗体分子是（　　）

A. IgM　B. IgG　C. IgA　D. IgD　E. IgE

23. Ig 分成五类的依据是（　　）
A. VL 抗原特异性的不同　B. VH 抗原特异性的不同　C. CL 抗原特异性的不同
D. CH 抗原特异性的不同　E. CL 及 CH 抗原特异性的不同

24. Ig 主要存在于血液中，约占血浆蛋白总量的（　　）
A. 10%　B. 15%　C. 20%　D. 30%　E. 40%

25. IgM 占人体血清免疫球蛋白总量的（　　）
A. 5%～10%　B. 15%～20%　C. 25%～30%　D. 35%～40%　E. 45%～50%

26. 个体发育过程中产生最早，且呈现五聚体的 Ig 是（　　）
A. IgA　B. IgG　C. IgD　D. IgM　E. IgE

27. 能与红细胞直接反应引起血管内溶血的完全抗体，通常是指哪类免疫球蛋白
A. IgA　B. IgE　C. IgM　D. IgG　E. IgD

28. 下列哪类抗体与相应抗原表位结合的亲和力最强（　　）
A. IgG　B. IgA　C. IgM　D. IgE　E. IgD

29. 在生理盐水介质中，能与红细胞反应并出现目视可见的凝集，主要是指下列哪种 Ig（　　）
A. IgA　B. IgE　C. IgD　D. IgM　E. IgG

30. 按抗原与抗体反应的最适温度，可将抗体归为（　　）
A. 冷抗体型　B. 热抗体型　C. 冷抗体型与温抗体型　D. 冷抗体型与热抗体型
E. 同种抗体与天然抗体

31. 冷凝集素或冷抗体作用最佳反应的温度是（　　）
A. 4℃　B. 22℃　C. 37℃　D. 56℃　E. 72℃

32. 分子量大且对传染病具有早期诊断意义，并且能被 2-巯基乙醇（2-Me）破坏的免疫球蛋白是（　　）
A. IgG　B. IgA　C. IgM　D. IgD　E. IgE

33. 引起 Waldenstrom 巨球蛋白血症患者血清黏滞度升高的 Ig 为（　　）
A. IgA　B. IgG　C. IgD　D. IgE　E. IgM

34. A、B、H 物质可中和的 Ig 是（　　）
A. IgM　B. IgG　C. IgD　D. IgA　E. IgE

35. 欲中和 B 型人血清中的“天然抗体”，应使用哪种个体的唾液（　　）
A. A 型分泌型　B. B 型分泌型　C. O 型分泌型　D. 父母或子女的唾液
E. 任何人的唾液

36. 红细胞血型意外抗体是指（　　）
A. 抗 A 抗体　B. 抗 B 抗体　C. 冷抗体　D. 抗 A、抗 B 以外的抗体
E. 自身抗体

37. 临床上常见的同种免疫性抗体主要为（　　）
A. IgA 型　B. IgD 型　C. IgE 型　D. IgM 型　E. IgG 型

38. 血清中含量最高的免疫球蛋白是（　　）
A. IgE　B. IgD　C. IgG　D. IgA　E. IgM

39. IgG 抗体难以直接与红细胞发生目视凝集反应，原因是（　　）
A. 抗体亲和力不够　B. 分子量太小　C. 不能同时连接两个红细胞
D. 抗体分子数量太少　E. 特异性不强

40. 来自母体并通过胎盘引起 HDN 的免疫球蛋白是（　　）
A. IgA　B. IgD　C. IgE　D. IgG　E. IgM

41. 正常人血清中的 IgG 包括 4 种亚类，引起 HDN 主要为（　　）
A. IgG1、IgG2　B. IgG1、IgG3　C. IgG1、IgG4　D. IgG2、IgG4　E. IgG3、IgG4

42. 关于 IgG、IgA 占人体血清 Ig 总量的叙述，正确的是（　　）
A. 30%～35%、40%～45%　B. 40%～45%、25%～35%　C. 50%～55%、20%～25%
D. 60%～55%、30%～35%　E. 75%～80%、10%～15%

43. 有输血史患者，再次输血应注意其血中有无哪种抗体（　　）
A. IgG　B. IgA　C. IgM　D. IgD　E. IgE

44. 根据反应温度的不同，可将红细胞自身抗体分为（　　）
A. 2 种　B. 3 种　C. 4 种　D. 5 种　E. 6 种

45. 关于冷抗体型自身免疫性溶血性贫血（AIHA），下列描述正确的是（　　）
A. 遇冷才会发病　B. 冷抗体在 30℃时最活跃　C. 冷抗体多为 IgM
D. Coombs 试验阳性是诊断金标准　E. 禁用免疫抑制剂

46. 在输血治疗中最具有临床意义的人类红细胞血型系统是（　　）
A. Rh　B. ABO　C. Kidd　D. Duffy　E. MNS

47. 患者缺乏 IgG，易患的疾病是（　　）
A. 反复呼吸道感染　B. 化脓性感染　C. 革兰阴性菌败血症　D. 巨球蛋白血症
E. 重链病

（三）A2 型（案例摘要型选择题）

1. 1996 年 ISBT 红细胞表面抗原命名专业组确定了红细胞血型抗原、表型、基因及基因型的命名和方法，另外，ISBT 还规定已有的命名不改变，新发现的抗原按“字母+数字”符号系统标记。为方便血型易读及便于计算机识别，ISBT 确立了血型抗原的命名方法是（　　）
A. 无规律方式命名　B. 发现者的姓氏命名　C. 传统分类命名
D. 器官血型和组织血型命名　E. 6 位数字命名和字母/数字命名

2. 患者，女，48 岁，因多发性子宫肌瘤入院，行子宫切除手术，术中出血较多，输注悬浮红细胞 2U，患者输血 1 小时后出现急性溶血性输血反应。关于溶血反应，下列叙述不正确的是（　　）
A. 溶血反应可以发生在血管内，也可以在血管外　B. 血管内及血管外溶血均无须补体参与
C. 血管内溶血主要由 IgM 型抗体引起　D. 血管外溶血主要由 IgG 型抗体引起
E. 血管内溶血是由大量红细胞在血管内破坏、溶解引起

（四）A3 型（案例组/串型最佳选择题，即“共题干型”）

1. 患者，男，53 岁，患慢性乙型肝炎 15 年。患者既往有输血史，生化检验血清 TP 39g/L，B 超提示肝硬化，有少量腹水。临床申请输注 FFP 400mL，输注血浆约 100mL 时，患者出现寒战、发热、呼吸困难，全身皮肤瘙痒和红色皮疹。考虑患者发生了过敏反应。

第 1 问　经核实本案例患者引起过敏反应的原因是 IgA 缺乏，该患者多次输血会产生哪种抗体（　　）
A. 抗 IgA　B. 抗 IgD　C. 抗 IgG　D. 抗 IgE　E. 抗 IgM

第 2 问　患者体内引起过敏反应的免疫性抗体属于（　　）
A. IgA　B. IgG　C. IgM　D. IgD　E. IgE

2. 患儿，男，出生 20 小时后出现黄疸，且日趋加重，近 1 天来嗜睡，拒奶。查体发现患儿反应差，皮肤黄染，心率 146 次/min；腹软，肝肋下 3cm。实验室检查提示患儿血型为 A 型 CcDEe，母亲血型为 AB 型 CCdEE，疑似 HDN。

第 1 问　新生儿血清中的主要免疫球蛋白类型为（　　）

A. IgA　　B. IgG　　C. IgM　　D. IgD　　E. IgE

第 2 问　若患儿确诊为 HDN，引起 HDN 的血型抗体可能为（　　）

A. 抗 A　　B. 抗 D　　C. 抗 B　　D. 抗 C　　E. 抗 E

（五）B1 型（配伍选择题，即"共答案型"）

（1～16 题共用备选答案）

A. IgG　　B. IgA　　C. IgM　　D. IgE　　E. IgD　　F. sIgA

1. 初次免疫应答中产生的 Ig 主要是（　　）
2. 再次免疫应答中产生的 Ig 主要是（　　）
3. 人体血液中含量最多的 Ig（　　）
4. 人体血液中分子量最大的 Ig（　　）
5. 在 37℃时有活性且具有临床意义的 Ig 类型是（　　）
6. 完全抗体通常是指（　　）
7. 通过输血、妊娠产生的温抗体主要为（　　）
8. 临床上可引起黏膜局部抗感染免疫的主要抗体为（　　）
9. 主要以单体和双体的形态存在于体内，依据其分布特点又可以分为血清型和分泌型的抗体是（　　）
10. 参与抗寄生虫感染和过敏反应的主要抗体为（　　）
11. 主要存在于分泌液中的 Ig 是（　　）
12. 胎儿宫内感染时，脐带血中早期增高的抗体为（　　）
13. 引起 I 型变态反应的抗体是（　　）
14. 半衰期最长的 Ig 是（　　）
15. 引起急性血管内溶血反应的 Ig 是（　　）
16. 引起迟发性溶血性输血反应的 Ig 是（　　）

（17～21 题共用备选答案）

A. 0℃　　B. 4℃　　C. 20～24℃　　D. 37℃　　E. 56℃

17. 温抗体与红细胞反应的最适温度是（　　）
18. 冷吸收试验选择的最适温度是（　　）
19. 补体灭活的最适温度是（　　）
20. ABO 血型抗体放散的最适温度是（　　）
21. 在盐水介质中红细胞反应的最适温度是（　　）

（22～24 题共用备选答案）

A. 单体　　B. 二聚体　　C. 三聚体　　D. 四聚体　　E. 五聚体

22. IgM 的主要存在形式是（　　）
23. IgG 的主要存在形式是（　　）
24. sIgA 的主要存在形式是（　　）

（六）X 型（多项选择题）

1. 血细胞的生成原料包括（　　）

A. 氨基酸　B. Fe^{2+}　C. 维生素 B_{12}　D. 叶酸　E. Ca^{2+}

2. 红细胞膜在红细胞生活过程中起重要作用，红细胞膜的功能包括（　　）

A. 维持红细胞的正常形态　B. 物质运输　C. 具有抗原性　D. 具有变形性

E. 具有免疫功能

3. 红细胞内的糖代谢途径包括（　　）

A. 糖酵解通路　B. 2, 3-二磷酸甘油酸旁路　C. 磷酸戊糖途径　D. 三羧酸循环

E. 产生 ATP、NADH 和 NADPH

4. 关于血细胞比容的概念，叙述正确的是（　　）

A. 有助于对贫血诊断的指标　B. 结果高低与红细胞数量及大小有关

C. 是指血细胞在全血中所占体积的百分比　D. 血细胞比容是一项相对值

E. 数据降低的程度与红细胞计数值不完全一致

5. 影响红细胞抗原性质的主要因素为（　　）

A. 细胞间差异　B. 同种间的抗原性差异　C. 种属间的抗原性差异　D. 个体间差异

E. 抗原分子量的大小、抗原性强弱及刺激频率

6. 关于抗原性，描述正确的是（　　）

A. 免疫原性是指抗原能够诱发免疫应答的性质

B. 免疫反应原性是指抗原能与免疫应答产物发生特异性结合的特性

C. 红细胞抗原具有免疫原性和免疫反应性　D. 异体细胞均具有免疫原性和免疫反应性

E. 体液中的 ABH 血型物质具有反应原性和免疫原性

7. 血型抗原的化学本质包括（　　）

A. 钠离子　B. 蛋白质　C. 糖蛋白　D. 脂蛋白　E. 糖脂

8. 抗体可以是下列哪些物质（　　）

A. 免疫球蛋白　B. 溶血素　C. 免疫佐剂　D. 抗毒素血清　E. 胎儿从母体获得的 IgG

9. 关于抗体性质的描述，下列哪些是正确的（　　）

A. 免疫性抗体属于温抗体　B. “天然抗体”包括温抗体和冷抗体

C. Rh 血型抗体多为免疫性抗体　D. 免疫性抗体都能通过胎盘

E. 意外抗体都是非“天然抗体”

10. 关于血型抗体，描述正确的是（　　）

A. IgM 不能通过胎盘　B. “天然抗体”无明显抗原刺激　C. IgM 为五聚体

D. “天然抗体”的最佳反应温度为室温　E. 自身抗体均为 IgM 类

11. 关于 IgM 的生物化学特性，描述正确的是（　　）

A. IgM 的特性由 μ 重链决定　B. IgM 有 IgM1 和 IgM2 两个亚类

C. IgM 是初次体液免疫应答早期产生的主要 Ig　D. 血清中的 IgM 为四聚体

E. A 型个体血清中多为 IgM 抗 B 抗体

12. 关于红细胞抗体的性质分类，描述正确的是（　　）

A. 冷链抗体　B. 温抗体　C. 冷凝集素　D. Donath-Laidsteiner 抗体　E. 热抗体

13. 输血等免疫刺激产生的抗体包括（　　）

A. 自身抗体　B. 血小板特异性抗体　C. HLA 抗体　D. 粒细胞抗体　E. 红细胞抗体

14. 下列哪些抗体属于意外抗体（　　）

A. 抗 A　B. 抗 HI　C. 抗 M　D. 抗 E　E. 抗 K

15. 若 RhD 阴性患者接受 RhD 阳性者血液，所产生抗体为（　　）

A. 规则抗体　B. 同种抗体　C. 不完全抗体　D. 自身抗体　E. 意外抗体

16. 关于 IgG 的生物化学特性，下列说法正确的是（　　）

A. IgG 是血清中含量最高的 Ig　B. IgG 是体内唯一能通过胎盘的 Ig

C. IgG3 结合补体的能力最强　D. 孕妇 IgG2 升高，一般不会引起 HDN

E. IgGl 和 IgG3 与 HDN 的关系最为密切

17. 关于 IgG 亚类测定的临床意义，下列说法正确的是（　　）

A. IgG 亚类含量随年龄发生改变　B. IgA 缺乏症患者常伴有 IgG2 缺陷

C. 肾病综合征患者若出现低 IgG 血症时，IgG 亚类通常呈比例下降

D. IgG 亚类异常增高主要见于Ⅰ型变态反应

E. 某些患者 IgG 亚类异常，但是总 IgG 正常甚至偏高，因此认为 IgG 亚类测定比总 IgG 更有价值

18. 抗原抗体阳性反应包括（　　）

A. 混合视野　B. 不凝集　C. 沉淀　D. 弱凝集　E. 溶血

19. 关于补体激活反应，在下列哪些液体中会发生（　　）

A. 血清　B. 尿液　C. 血液　D. 脑脊液　E. 唾液

20. 以下描述中正确的是（　　）

A. 双份血清抗体效价 4 倍以上增高有诊断意义　B. 中和试验，主要检测 IgG 抗体

C. 补体结合的抗体主要为 IgG，在病后 5～6 周达到高峰

D. 血凝试验阳性率低于补体结合试验，易出现假阴性

E. 检测 IgM 抗体用于疾病早期诊断

（七）简答题

1. 列表简述“天然抗体”与免疫性抗体的特点。
2. 简述红细胞血型抗原的命名原则。

四、答案-1（红细胞血型概述）

（一）名词解释

1. 血型系统　是描述不同血型抗原之间的关系，每个血型系统是一系列等位基因的产物，由单一基因位点或多个紧密连锁基因位点上的等位基因编码的一个或多个抗原组成，血型系统的基因为独立遗传。在众多的血型系统中，ABO、Rh 血型系统具有重要的临床意义。

2. 血型集合　是指血型抗原在生物化学、血清学及遗传特征方面具有相关性，但达不到血型系统的命名标准，则归为血型集合，如 Cost、Ii、Er 等 5 个血型集合。

3. 血型抗原　是血液中每一种成分的遗传性状，并以抗原为表达形式。红细胞血型抗原为一组表达在人红细胞表面呈立体排列的化学基团，根据其生化性质可分为糖抗原和多肽分子抗原。

4. 血型抗体　是免疫球蛋白的一部分，根据其重链 C 区的抗原性差异，可将其重链分为 γ、μ、α、δ、ε 五种，分别对应 IgG、IgM、IgA、IgD 和 IgE 五类免疫球蛋白，其中 IgG、IgM 与临床输血密切关联。

5. 规则抗体 指红细胞表面存在某种抗原，血液中则规律性地存在着缺乏相应抗原的抗体，此种抗体的产生与存在符合 Landsteiner 规则，称为规则抗体，如 A 型个体血液中存在抗 B 抗体，B 型个体血液中存在抗 A 抗体，O 型个体血液中存在抗 A、抗 B 或抗 A, B 抗体，通常临床依据此规律进行 ABO 血型鉴定。

6. 意外抗体 是指不符合 Landsteiner 规则的血型抗体，即抗 A、抗 B 以外的血型抗体，主要是通过输血、妊娠等免疫刺激产生，多为 IgG 抗体。ABO 亚型、变异型等个体，因其抗原较弱，机体可存在不规则抗 A_1 抗体。但无输血妊娠等免疫接触史者血液中很少存在有临床意义的意外抗体。

7. 完全抗体 指在电解质（如盐水介质）和/或其他因素参与下，与红细胞抗原结合后能出现凝集、沉淀、补体结合等肉眼可见的反应者，称为完全抗体，又称盐水抗体，多为 IgM 类抗体。

8. 不完全抗体 指在盐水介质中，能使红细胞致敏，但不能出现肉眼可见的凝集反应，需要通过抗人球蛋白、酶等介质增强反应的敏感性，此种抗体称为不完全抗体，不完全抗体多为 IgG 类抗体。

9. 自身抗体 是针对自身抗原产生的抗体，或者是外来抗原与机体内某些成分结合后诱导机体产生的抗体，称为自身抗体，可引起自身免疫性疾病，如自身免疫性溶血性贫血（AIHA）患者体内产生的自身抗体，既可破坏自身红细胞，也可破坏输入的红细胞，此类患者应尽可能避免输血治疗。

10. 同种抗体 是指同种属但不同个体之间因抗原刺激产生的抗体，主要针对患者缺乏某种抗原所产生的抗体，为同种抗体，如 Rh 阴性个体输注 Rh 阳性血液或妊娠 Rh 阳性胎儿时，因免疫刺激产生的抗 D 抗体，即为同种抗体。

（二）A1 型

1. A 2. B 3. C 4. B 5. C 6. C 7. C 8. C 9. A 10. D 11. E 12. B 13. B 14. C 15. E 16. D 17. D 18. A 19. B 20. C 21. B 22. A 23. D 24. C 25. A 26. D 27. C 28. C 29. D 30. C 31. A 32. C 33. E 34. A 35. A 36. D 37. E 38. C 39. B 40. D 41. B 42. E 43. A 44. A 45. C 46. B 47. B

（三）A2 型

1. E 2. B

（四）A3 型（不同问题的答案，使用“、”间隔）

1. A、B 2. B、B

（五）B1 型

1. C 2. A 3. A 4. C 5. A 6. C 7. A 8. F 9. B 10. D 11. F 12. C 13. D 14. A 15. C 16. A 17. D 18. B 19. E 20. E 21. C 22. E 23. A 24. B

（六）X 型

1. ABCD 2. ABCDE 3. ABCE 4. ABCDE 5. BCDE 6. ABCD 7. BCDE 8. ABDE 9. BCE 10. ABC 11. ABCE 12. BCD 13. BCDE 14. CDE 15. BCE 16. ABCDE 17. ABDE 18. ACDE 19. AC 20. ABCE

（七）简答题

1. 列表简述“天然抗体”与免疫性抗体的特点（表 2-1）。

表 2-1　"天然抗体"和免疫性抗体的特点

特性	"天然抗体"（IgM）	免疫性抗体（IgG）
存在的主要血型系统	ABO	Rh、MNS、Kell、Kidd、Duffy 等
相对分子质量	90 万（五聚体）	15 万（单体）
抗原刺激	无察觉	有察觉（妊娠、输血等）
亚类	IgM1、IgM2	IgG1、IgG2、IgG3、IgG4
能否通过胎盘	不能	能
耐热性（70℃）	不稳定	稳定
被 2-Me 或 DDT 破坏	能	不能
被血型物质中和	能	不能
与红细胞反应的温度	4～25℃	37℃
与红细胞反应情况	在盐水介质中出现目视可见的凝集反应	在盐水介质中致敏红细胞，但不凝集；在酶、抗人球蛋白等介质中可见目视凝集反应

2. 简述红细胞血型抗原的命名原则。

（1）传统命名：传统命名比较繁杂，主要有以下几种方式：

1）无规律英文符号命名：早期血型抗原较少，采用单一大写英文字母表示血型抗原，如 ABO 血型的 A 抗原、B 抗原。

2）发现者姓氏：Rh 血型抗原最初命名为 LW 抗原，主要是纪念抗原发现者 Landsteiner 和 Wiener 而命名。

3）抗体首次被发现的患者姓氏：首次在患者的血清中发现抗体，采用患者姓氏进行血型命名，如 Kidd、Duffy 血型系统等；1951 年产妇 Kidd 产下一名男婴，该男婴患新生儿溶血病，患儿血清中检出的血型抗体与已知的血型系统均没有任何关系，该血型抗体称为抗 JK^a，其对应的抗原被命名为 JK^a，把这种血型系统按产妇名称命名为 Kidd 血型。Duffy 血型系统则是根据一位姓氏为 Duffy 的多次输血的血友病患者命名的。

4）对偶抗原和上标：开始时采用不同大写字母表示由等位基因编码的对偶抗原，如 A 和 B、M 和 N 等；以后又用同一字母的大小写分别表示对偶抗原，如 S、s、K、k 等。随着新发现的血型抗原的数目增多，可用字母数量有限，又采用上标 a、b 表示对偶抗原，如 Lewis 血型抗原 Le^a、Le^b 等，甚至采用字母和（或）数字混合方式来表示抗原，Duffy 血型抗原 Fy^a、Fy^b、Fy3、Fy4、Fy5。

5）抗原首次被发现的动物名称字母缩写：早期采用恒河猴（Rhesus monkey）红细胞免疫豚鼠和家兔得到抗血清，能与 85%白种人红细胞发生凝集反应，认为呈阳性反应人的红细胞与恒河猴红细胞抗原相同，以 Rhesus monkey 前两个字母 Rh 命名 Rh 血型。

（2）ISBT 命名：1996 年 ISBT 红细胞表面抗原命名专业组确定了红细胞血型抗原、表型、基因和基因型的命名和表述。其中红细胞血型抗原的命名方法主要有 2 种，一种为 6 位数字命名法，另一种为字母/数字命名法，前者适于计算机语言，后者更适于一般阅读、书写和印刷。另外，ISBT 还规定已有命名不改变，新发现的抗原必须按照"字母+数字"符号记述。

1）6 位数字命名法：使用 6 位数字，前 3 位数字表示某一血型系统（001～039）、血型集合（205～213）或血型系列（700 低频抗原，901 高频抗原），后 3 位数字表示抗原的特异性，如 001001、001002、001003、分别表示 ABO 血型系统的 A、B 及 AB 抗原。

2）字母/数字命名法：按 ISBT 红细胞表面抗原命名要求，血型系统符号用 2～4 个大写字母表示，血型抗原用大写字母/数字表示，如 RH1 表示 Rh 血型系统 D 抗原，ISBT 数字表述：004001。

3）红细胞血型表型：在血型系统符号后加冒号，再列出表示抗原特性数字，抗原编号用逗号隔开，抗原缺失则在该抗原编号前加一个减号。如 Lu（a–b+）表示为 LU：–1，2。

4）红细胞血型基因和基因型：基因和基因型用斜体的大写字母和数字表示，其中大写字母表示血型系统，数字表示基因所编码的抗原，无效等位基因或无效基因用 *O* 表示，字母与数字间留一空格或将空格改为星号，两个等位基因之间加一斜杠。即采用血型系统符号、星号、等位基因编码的抗原数字来表示，如 Lu^a 基因写成 *LU1* 或 *LU*1*，Lu^a/Lu^b 基因可写成 *LU 1/2* 或 *LU*1/2*。

（马　丽）

三、习题-2（ABO 血型）

（一）名词解释

1. 获得性 B　2. B（A）血型　3. 孟买型　4. A 抗原　5. H 物质

（二）A1 型（单项选择题）

1. ABO 基因位于染色体的序号是（　　）
A. 6 号　B. 7 号　C. 8 号　D. 9 号　E. 10 号

2. *A* 基因和 *B* 基因存在几个不同的核苷酸（　　）
A. 5 个　B. 6 个　C. 7 个　D. 8 个　E. 9 个

3. 根据 ABO 血型遗传规则，父亲为 O 型，母亲为 B 型，其子女可能为（　　）
A. A 或 O　B. B 或 O　C. O　D. A、B 或 AB　E. A、B、AB 或 O

4. *A* 基因编码产生（　　）
A. L-岩藻糖基转移酶　B. *N*-乙酰-D-半乳糖胺转移酶　C. D-半乳糖基转移酶
D. D-唾液酰转移酶　E. *N*-乙酰-D-葡糖胺转移酶

5. 人类 ABO 血型抗原属于（　　）
A. 异种抗原　B. 异嗜性抗原　C. 同种异型抗原　D. 自身抗原　E. 半抗原

6. 与 H 抗原上的 D-半乳糖结合形成 B 抗原的物质是（　　）
A. *N*-乙酰-D-半乳糖胺　B. *N*-乙酰-D-葡萄糖胺　C. β-半乳糖　D. D-半乳糖
E. L-岩藻糖

7. ABO 血型抗原的多聚糖前体终端为（　　）
A. D-半乳糖　B. L-岩藻糖　C. *N*-乙酰-D-半乳糖胺　D. *N*-乙酰-D-葡萄糖胺　E. 乳糖

8. ABO 血型系统的抗原为（　　）
A. A、B　B. A、B、H　C. A、B、A_1、AB　D. A、B、A_1、H　E. A、B、O

9. O 型红细胞上存在的抗原是（　　）
A. A 抗原　B. B 抗原　C. A 和 B 抗原　D. ABH 抗原　E. H 抗原

10. 红细胞上 H 抗原性最强的血型是（　　）
A. A_1 型　B. O 型　C. A_2 型　D. B 型　E. AB 型

11. 在 ABO 血型系统中，下列哪种血型的 H 抗原表达最弱（　　）
A. A_2　B. B　C. A_2B　D. A_1　E. A_1B

12. 某人的红细胞与 B 型血的血清发生凝集，而其血清与 B 型血的红细胞不发生凝集，此人血型最有可能为（　　）

A. A 型　B. B 型　C. O 型　D. AB 型　E. Rh 阳性

13. ABO 血型系统中最常见的亚型是（　）

A. A 亚型　B. B 亚型　C. O 亚型　D. AB 亚型　E. B 亚型和 AB 亚型

14. A 型个体的主要亚型是（　）

A. A_1 和 A_2　B. A_2 和 A_3　C. A_m 和 A_x　D. A_2 和 A_x　E. A_3 和 A_x

15. ABO 亚型的主要特征是（　）

A. 与抗 A 和抗 B 试剂无凝集反应　B. 与 A 细胞和 B 细胞试剂无凝集反应

C. 只做正定型试验即可判定　D. 抗体弱　E. 抗原弱

16. 鉴定 ABO 亚型所需要的试剂红细胞不包括（　）

A. D 阳性细胞　B. O 细胞　C. B 细胞　D. A_1 细胞　E. A_2 细胞

17. 关于 ABO 亚型，下面描述正确的是（　）

A. A_1 型红细胞上只有 A_1 抗原　B. A_2 型红细胞上只有 A_2 抗原

C. A_1 型红细胞上有 A_1 抗原和 A 抗原　D. A_1 型红细胞上有较强的 H 抗原

E. A_2 型红细胞与抗 A 呈现弱凝集

18. A_1 型和 A_2 型红细胞上 A 抗原性强度的比较，正确的是（　）

A. A_1 型＞A_2 型　B. A_1 型＜A_2 型　C. A_1 型=A_2 型　D. 与个体有关　E. 无法确定

19. A_3 型最主要的血清学特征是（　）

A. 与抗 A 试剂无凝集　B. 与抗 A 试剂呈“1+”弱凝集

C. 与抗 A 试剂呈混合凝集外观　D. 与抗 A 试剂强凝集

E. 血清与 B 细胞不呈目视凝集反应

20. 通过吸收放散试验才能检测到 A 抗原的亚型是（　）

A. A_1　B. A_2　C. A_3　D. A_{el}　E. A_{int}

21. 孟买型个体红细胞上的抗原为（　）

A. A、B、H 抗原　B. ABH 抗原缺失　C. A、B 抗原，无 H 抗原

D. H 抗原，无 A、B 抗原　E. A、H 抗原，无 B 抗原

22. 常用于检测 ABH 血型物质的体液是（　）

A. 唾液　B. 精液　C. 泪液　D. 脑脊液　E. 胃液

23. 关于唾液血型物质的描述，下列哪项是正确的（　）

A. A 物质、B 物质、O 物质　B. A 物质、O 物质　C. A 物质、B 物质、H 物质

D. A 物质、B 物质　E. B 物质、O 物质

24. 体液中可检出 A、B、H 抗原物质的人（分泌型）占（　）

A. 20%　B. 30%　C. 50%　D. 60%　E. 80%

25. 唾液 A、B、H 物质可中和红细胞抗体的种类是（　）

A. IgM　B. IgG　C. IgD　D. IgA　E. IgE

26. 在红细胞 ABO 血型鉴定中，国标抗 A、抗 B 标准血清的效价要求在（　）

A. 128 以上、256 以上　B. 256 以上、512 以上　C. 64 以上、128 以上

D. 32 以上、64 以上　E. 128 以上、128 以上

27. ABO 血型系统抗体主要为（　）

A. 天然抗体　B. 意外抗体　C. 意外抗体　D. 免疫性抗体　E. 自身抗体

28. 关于 ABO 血型抗体，说法正确的是（　）

A. A 型血浆中的抗 B 抗体以 IgA 为主　　B. O 型血浆中抗 A, B 抗体以 IgM 为主
C. B 型血浆中抗 A 抗体以 IgG 为主　　D. 分泌液中的 ABO 抗体以 IgA 为主
E. O 型者血浆中的抗 A, B 抗体以 IgA 为主

29. ABO 血型系统抗体主要为凝集素，其种类是（　　）
A. IgG　B. IgA　C. IgM　D. IgD　E. IgE

30. 若用 A_2 红细胞吸附 B 型人血清，剩下的是哪种抗体（　　）
A. 抗 A　B. 抗 A_2　C. 抗 A_1　D. 抗 A_3　E. 抗 A, B

31. 关于抗 A 试剂，说法正确的是（　　）
A. 与 A_m 细胞出现目视凝集反应　　B. 不与 A_2B 细胞出现目视凝集反应
C. 识别 A_1 和 A_2 抗原决定簇　　D. 仅识别 A_1 抗原决定簇
E. 与 A_2 细胞出现混合凝集反应

32. 用于区分红细胞上正常表达的 B 抗原与获得性类 B 抗原的试剂是（　　）
A. 抗 H　B. 抗 B　C. 改良 BS-1 植凝素　D. 抗 A, B　E. 抗 A_1

33. 不需要进行 ABO 反定型的人群为（　　）
A. 老年人　B. 孕妇　C. 肿瘤患者　D. 儿童　E. 新生儿

34. 需要开展正反定型的红细胞血型系统为（　　）
A. Rh　B. ABO　C. MNS　D. P1PK　E. Kell

35. 临床上最经典的 ABO 鉴定方法是（　　）
A. 纸板法　B. 玻片法　C. 盐水试管法　D. 微量板法　E. 微柱凝集法

36. 在 ABO 血型鉴定时，如怀疑血清中有抗 A_1 抗体时，应使用下列哪种细胞（　　）
A. A 细胞　B. B 细胞　C. O 细胞　D. A_1 细胞　E. A_2 细胞

37. 在常规血型鉴定时，受检者红细胞与抗 A、抗 B 抗体强凝集，血清与 A_1 细胞凝集为"1+"，与 B 细胞不凝集。受检者的血型为（　　）
A. A　B. A_1　C. B　D. A_2　E. A_2B

38. 冬季，高校健康学生参加无偿献血，自述为 O 型，经体格检查符合献血标准，初筛血型为 AB 型，次日复检血型发现 ABO 正反定型不符，正定型为 AB 型，反定型为 O 型，肉眼可见血袋内的血细胞凝集成大块，凝集的可能原因是（　　）
A. 冷凝集　B. 红细胞多凝集　C. 缗钱状凝集　D. 弱凝集　E. 类 B 凝集

39. 患者，72 岁，因肺部感染入院，1 周后出现贫血表现，Hb 55g/L，直接抗人球蛋白试验（DAT）为"+"，诱导免疫反应的抗原类型可能是（　　）
A. 混合型　B. 免疫复合型　C. 自身抗体型　D. 半抗原型　E. 非免疫蛋白吸附型

40. ABO 抗体的临床意义是（　　）
A. ABO 可以引起严重的溶血性输血反应　　B. ABO 抗体可引起 HDN
C. ABO 抗体可以引起血管内溶血
D. ABO 抗体在造血干细胞移植（HSCT）中具有重要意义　　E. 以上全是

（三）A2 型（案例摘要型选择题）

1. A 型患者，输入 A 型血的过程中出现了急性溶血反应，遂停止输血。复查患者血型为 A_2 型，交叉配血出现主侧凝集，次侧不凝集，则献血者血型为（　　）
A. O 型　B. B 型　C. A_1 型　D. A_2 型　E. A_m

2. 患儿，男，出生 36 小时后出现黄疸，疑似 HDN，血型鉴定为 A 型（母亲血型为 B 型），红细胞释放液与酶处理的 A 型红细胞发生了凝集反应，则患儿红细胞释放出的抗体是（ ）

A. IgG 抗 A B. IgM 抗 A C. IgG 抗 A, B D. IgG 抗 H E. IgM 抗 A, B

3. 孕妇，O 型，其丈夫血型为 B 型，在孕后期检查过程中需要监测何种抗体的效价（ ）

A. 抗 A B. 抗 B C. 抗 A 及抗 B D. 抗 H E. 抗 A, B

4. 患者，男，56 岁，车祸致出血性休克，紧急给予 O 型红细胞输注，随后交叉配血结果示主侧不凝集、次侧凝集，该患者可能的血型为（ ）

A. A 型或 O 型 B. B 型或 O 型 C. AB 型或 O 型 D. A 型或 B 型 E. 以上均错误

（四）A3 型（案例组/串型最佳选择题，即“共题干型”）

1. 患者，女性，40 岁，患自身免疫性疾病，因肠道手术出现严重贫血，Hb 40 g/L，临床申请输血。实验室检查发现 ABO 血型系统正、反定型不符，正定型为 AB 型，反定型为 A 型。

第 1 问 排除了操作技术错误，首先如何处理和检测标本（ ）

A. 盐水洗涤红细胞再做 ABO 正定型，排除纤维蛋白原导致的缗钱样聚集

B. 为排除冷抗体的干扰，应把标本放在 37℃条件下进行操作

C. 红细胞 37℃放散后再做 ABO 正定型

D. 患者血清进行意外抗体检测

E. 使用患者红细胞开展吸收放散试验

第 2 问 该患者若需要紧急输血抢救，在未正确鉴定血型的情况下可输注（ ）

A. AB 型红细胞 B. A 型红细胞 C. O 型红细胞 D. O 型全血

E. O 型红细胞+ AB 型血浆

第 3 问 通过血型基因鉴定，患者血型为 AB_x 型，临床可输注（ ）

A. AB 型红细胞 B. A 型全血 C. O 型全血 D. AB 型全血 E. O 型红细胞+ AB 型血浆

2. 患者，男性，25 岁，行 HSCT 后 1 年，贫血加重两周入院。实验室检查 Hb 45 g/L，RBC 1.68×10^{12}/L，PLT 32×10^9/L。输血前行血型鉴定结果为正定型 O 型，反定型 A 型。

第 1 问 该患者出现 ABO 血型正反定型不一致的最可能原因是（ ）

A. 疾病原因致血型抗原减弱 B. 血型抗体减弱 C. 可能是 ABO 亚型

D. 异血型 HSCT 后发生血型转换 E. 以上都不是

第 2 问 该患者移植前血型和供者血型分别是（ ）

A. A 型、O 型 B. O 型、B 型 C. O 型、A 型 D. B 型、A 型 E. A 型、AB 型

第 3 问 关于异血型 HSCT 的血型转换原则，叙述正确的是（ ）

A. 大多数异血型 HSCT 术后 3 个月受者反定型会转换成供者反定型

B. 大多数异血型 HSCT 术后 3 个月受者正定型会转换成供血正定型

C. 大多数异血型 HSCT 术后 2～12 周受者反定型会转换成供者反定型

D. 大多数异血型 HSCT 术后 2～12 周受者正定型会转换成供血正定型

E. 大多数异血型 HSCT 后会出现正反定型不一致现象，血型结果以正定型为准

3. 患者，红细胞 ABO 血型鉴定时发现正定型为 O 型、反定型为 A 型，患者红细胞与抗 A, B 抗体反应出现凝集增强，吸收放散试验结果为 A 型。

第 1 问 该患者可能的血型是（ ）

A. O B. A_x C. A_2 D. A_1 E. A_{el}

第 2 问 该患者标本若需要进一步处理，下面哪项检查是不需要的（ ）

A. 检测唾液血型物质 B. 使用人源抗体进一步验证 C. 检测红细胞上的 H 抗原

D. 需要在 4℃放置 10 分钟观察反应结果 E. 需要在 37℃放置 3 分钟观察反应结果

第 3 问 该患者若需要输血治疗，应输什么样的红细胞（ ）

A. A 型 B. B 型 C. O 型 D. AB 型 E. 孟买型

（五）B1 型（配伍选择题，即“共答案型”）

（1～4 题共用备选答案）

A. 1% B. 2% C. 3%～5% D. 10% E. 15%

1. ABO 抗体效价检测常用的红细胞悬液浓度为（ ）
2. ABO 血型鉴定（试管法）常用的红细胞悬液浓度为（ ）
3. 微柱凝集法血型鉴定和交叉配血试验常用的红细胞悬液浓度为（ ）
4. 在血清抗体的亲和力检测试验，常用的红细胞悬液浓度为（ ）

（5～8 题共用备选答案）

A. IgG B. IgM C. IgD D. IgE E. IgA

5. A 型个体血清中抗 B 抗体的主要类型是（ ）
6. O 型个体血清中抗 A, B 抗体的主要类型是（ ）
7. ABO 血型系统中通过胎盘的抗体类型是（ ）
8. ABO 血型系统中的分泌型抗体类型是（ ）

（9～12 题共用备选答案）

A. 意外抗体 B. 抗 A, B 抗体 C. 抗 H 抗体 D. 自身抗体 E. 抗 A_1 抗体

9. 孟买型人血浆中存在（ ）
10. 自身免疫性溶血性贫血患者血浆中多存在（ ）
11. 长期依赖输血的患者血液中可能存在（ ）
12. A_{el} 血型的人血浆中常常存在（ ）

（六）X 型（多项选择题）

1. 关于 ABO 血型，下列说法正确的是（ ）

A. B 型个体血清中有抗 A 抗体 B. A 型个体红细胞上有 A 抗原

C. O 型个体血清中有抗 A, B 抗体，无抗 A 和抗 B 抗体

D. O 型个体红细胞上无 A 和 B 抗原 E. AB 型个体红细胞上有 A 和 B 抗原

2. 混合视野凝集见于（ ）

A. 获得性类 B B. ABO 血型不合的骨髓移植 C. A_3 亚型 D. 白血病

E. 非 O 型个体近期输了 O 型血

3. 用于检测 ABO 亚型的方法有（ ）

A. 检测血清中是否有抗 A_1 抗体 B. 观察受检红细胞与抗 A, B 抗体的反应强度

C. 吸收放散试验检测抗原 D. 检测唾液血型物质

E. 观察受检红细胞与抗 H 抗体反应的凝集强度

4. 关于 ABO 亚型的区分原则，下列说法正确的是（ ）

A. 观察红细胞与抗 A、抗 A_1、抗 B 及抗 AB 抗体的凝集程度

B. 检测红细胞上 H 抗原的强弱程度 C. 检测血清中是否存在抗 A_1 抗体

D. 检测分泌型人唾液中 A、B、H 物质　　E. A 亚型比 B 亚型少

5. 关于特殊 B（A）血型，下面描述正确的是（　　）

A. 血清能凝集 A_1 和 A_2 细胞　　B. 红细胞与单克隆抗 A 抗体发生弱凝集反应

C. 红细胞与单克隆抗 B 抗体发生弱凝集反应

D. 红细胞与单克隆抗 A 抗体反应的凝集强度类似 A_2 细胞

E. 血清能与 B 型红细胞发生弱凝集反应

6. 关于 ABH 血型物质，以下说法正确的是（　　）

A. 中国人均为分泌型　　B. 血型物质存在于除脑脊液以外的所有体液中

C. 血型物质以唾液中含量最丰富　　D. 血型物质可中和 IgG 抗体

E. 决定是否为分泌型是由 *Se* 基因所控制

7. 检测 ABO 血型物质的目的，是为了（　　）

A. 辅助鉴定血型　　B. 预测胎儿血型　　C. 制备高效价血清　　D. 制备单克隆抗体

E. 降低输血反应的发生率

8. 关于 ABO 血型系统抗体的特性，说法正确的是（　　）

A. 抗体效价一般较低　　B. 可以引起急性溶血性输血反应　　C. 可以引起 HDN

D. 不需要免疫刺激可以自发产生　　E. ABO 天然抗体是自身抗体

9. 关于洗涤红细胞的操作，下列哪些选项是不正确的（　　）

A. 用力振荡混匀　　B. 轻轻吹打混匀　　C. 用手指堵住管口，颠倒混匀

D. 离心速度越快，洗涤越干净　　E. 离心时间越长，洗涤越干净

10. 造成 ABO 反定型出现错误的原因为（　　）

A. 老年人血清抗体水平发生了生理性下降

B. 受检者血清中的意外抗体与标准红细胞上的相应抗原发生了凝集反应

C. 红细胞膜有遗传性或获得性异常　　D. 标本细菌污染引起的凝集

E. 受检者血清中缺乏应有的抗 A 或抗 B 抗体

11. 造成 ABO 反定型出现错误的原因，包括（　　）

A. 血清中有意外抗体　　B. 老年人血清中抗体水平大幅度下降

C. 高球蛋白血症等受检者出现的血清蛋白紊乱　　D. 嵌合体现象

E. 婴儿尚未产生自己的抗体或有从母亲获得的 IgG 血型抗体

12. ABO 血型正反定型不一致的原因有（　　）

A. 试剂或标本的质量问题　　B. 过度离心或离心不足　　C. 红细胞与血清比例不当

D. 检测器材污染　　E. 患者输入了高分子血浆代用品或静脉注射造影剂等药物

13. ABO 血型正反定型结果不符，Oc 管出现了凝集，诱发的因素可能是（　　）

A. 同种抗体干扰　　B. 自身抗体干扰　　C. 冷抗体干扰　　D. 球蛋白异常

E. 白蛋白异常

14. ABO 血型“改变”可见于（　　）

A. 肠道肿瘤患者　　B. 白血病患者　　C. 骨髓瘤患者　　D. 肺炎患者　　E. AIHA 患者

（七）简答题

1. 何谓 ABO 亚型？除常规检测外，还有哪些试验可用于 ABO 亚型鉴定？

2. 请简述特殊 ABO 血型的种类和血清学特点。

（八）案例分析题

[案例 2-1]　疾病引起 ABO 血型抗原减弱

患者，男性，46 岁，外周血细胞三系减少，既往无输血史，输血前血型鉴定时发现 ABO 正反定型不一致，需要进一步确认 ABO 血型。

1. 实验室检查

（1）红细胞 ABO、Rh 血型鉴定：检查结果见案例表 2-1。

案例表 2-1　ABO 和 Rh 血型鉴定

	抗 A	抗 B	抗 A_1	抗 D	A_1c	Bc	Oc
盐水法（室温）	1+mf	–	dcp	4+	–	4+	–
盐水法（4℃）	2+mf	–	dcp	4+	–	4+	–
微柱凝胶法	2+dcp	–	dcp	4+	–	4+	–

注：“A_1c”表示 A_1 细胞；“Bc”表示 B 细胞；“Oc”表示 O 细胞；“dcp”表示双群细胞

（2）红细胞 H 抗原检测：抗 H 抗体与 Oc、受检者红细胞、Bc 的反应强度分别为“$3+^{s}$”、“+”、“2+”，受检者的 H 抗原强度未介于 Oc 和 Bc 之间，而是弱于 Oc 和 Bc，不符合 ABO 弱亚型的特征。

（3）吸收放散试验：采用冷吸收热放散方法处理受检红细胞，其放散液与 Ac 呈强凝集、与 Bc、Oc 均无凝集，说明红细胞上有 A 抗原。

（4）其他试验：患者经骨穿检查后确诊为急性白血病。

2. 结果　受检者为 A 型，由于疾病导致 A 抗原减弱。

3. 思考题

（1）临床上哪些疾病可以导致 ABO 抗原减弱？

（2）疑似 ABO 亚型，临床上应首先选择的试验是什么？

[案例 2-2]　P1PK 血型抗体影响 ABO 血型鉴定

患者，孕妇，30 岁，孕 12 周，G_2P_1，检查血型时发现 ABO 血型正反定型不一致。

1. 实验室检查

（1）红细胞血型鉴定：ABO 正反定型不符（案例表 2-2）。可能的情况：B 型？反定型为何有弱抗 B 抗体？

案例表 2-2　ABO 和 RhD 血型鉴定

	正定型			反定型			
	抗 A	抗 B	抗 D	Ac	Bc	Oc	Pc
室温	–	4+	4+	4+	1+	1+	–
4℃	–	4+	4+	4+	2+	2+	–

注：“Pc”为患者红细胞

（2）意外抗体检查：抗体筛查结果为阳性；血清抗体鉴定时发现盐水介质下有参加反应的抗 P1 抗体。

（3）P 血型定型：P2 型。

2. 结果　孕妇 B 型，RhD 阳性，P2 型，血清中有 IgM 型抗 P1 抗体。

3. 思考题

（1）请分析本案例引起 ABO 血型正反定型不一致的原因。

（2）临床较易出现的冷抗体有哪些？如何区分自身冷抗体和同种冷抗体？

[案例 2-3] B 亚型引起 ABO 血型正反定型不符

患者，女性，31 岁，左主支气管占位性病变，既往有输血史，输血科常规血型鉴定时发现 ABO 正反定型不一致，需要进一步确认 ABO 血型。

1. 实验室检查

（1）红细胞 ABO、Rh 血型鉴定：结果见案例表 2-3。

案例表 2-3 ABO 和 Rh 血型鉴定

	抗 A	抗 B	抗 A_1	抗 A, B	抗 D	A_1c	A_2c	Bc	Oc
盐水法（室温）	–	–	–	±	4+	4+	+	–	–
盐水法（4℃）	–	–	–	±	4+	4+	2+	–	–
微柱凝集法	–	–	/	/	4+	4+	/	±	–

注："A_1c"表示 A_1 细胞；"A_2c"表示 A_2 细胞

（2）红细胞 H 抗原检测：抗 H 试剂与 Oc、受检者红细胞、Bc 的反应强度分别为"$3+^{s}$"、"3+"、"±"，受检者的 H 抗原弱于 Oc、强于 Bc，符合弱亚型的特征。本案例怀疑是 B 亚型。

（3）吸收放散试验：①吸收试验：抗 B 标准血清与受检红细胞反应，吸收前的效价为 1024，吸收后的效价为 512。②放散试验：放散液与 A_1c 无凝集，与 Bc 强凝集（"3+"），与 Oc 无凝集。

（4）红细胞 Lewis 血型分型：Le（a–b+），为分泌型，唾液中含有 H 物质和 B 物质。

2. 结果 受检者为 B_m 亚型，血清中不含抗 B 抗体。

3. 思考题

（1）本案例的血清学特点是什么？

（2）临床上如何鉴定 ABO 血型亚型？

四、答案-2（ABO 血型）

（一）名词解释

1. 获得性 B A 型个体发生肠道细菌感染时，细菌进入血液，细菌脱乙酰基酶使红细胞上 A 抗原的 *N*-乙酰-D-半乳糖胺脱去乙酰基，转变成类 B 抗原，并能与抗 B 抗体发生弱凝集反应。

2. B（A）血型 为常染色体显性遗传，正定型红细胞和抗 B 试剂出现强凝集反应，和抗 A 试剂出现弱凝集反应（＜2+），并易散开。反定型血清能够凝集 A_1 和 A_2 细胞。B 糖基转移酶在 234 或 235 氨基酸出现多态性，在起到 B 糖基转移酶作用的同时，还能转移 *N*-乙酰-D-半乳糖胺，产生了少量的 A 抗原。

3. 孟买型 缺失 *H* 基因，不能产生 L-岩藻糖基转移酶，红细胞和分泌液中不能产生 H 抗原/物质，红细胞也不能产生 A 和/或 B 抗原，但血清中有抗 H、抗 A、抗 B 抗体。

4. A 抗原 *A* 基因编码产生 *N*-乙酰基半乳糖胺转移酶，将一个 *N*-乙酰-D-半乳糖胺分子连接到 H 抗原末端的 D-半乳糖上，形成 A 抗原。

5. H 物质 *H* 基因编码产生 L-岩藻糖基转移酶，在该转移酶作用下，在糖蛋白前体物质链末端的 D-半乳糖上连接 L-岩藻糖，形成 H 物质。

（二）A1 型

1. D 2. C 3. B 4. B 5. C 6. D 7. A 8. C 9. E 10. B 11. E 12. D 13. A 14. A 15. E
16. A 17. C 18. A 19. C 20. D 21. B 22. A 23. C 24. E 25. A 26. E 27. A 28. D

29. C 30. C 31. C 32. C 33. E 34. B 35. C 36. E 37. E 38. A 39. D 40. E

（三）A2 型

1. C 2. A 3. B 4. D

（四）A3 型（不同问题的答案，使用“、”间隔）

1. A、E、E 2. D、A、B 3. B、E、C

（五）B1 型

1. B 2. C 3. A 4. D 5. B 6. A 7. A 8. E 9. C 10. D 11. A 12. E

（六）X 型

1. ABDE 2. BCDE 3. ABCDE 4. ABCD 5. AB 6. BCE 7. AB 8. ABCD 9. ACDE 10. ABDE 11. ABCE 12. ABCD 13. ABCD 14. ABC

（七）简答题

1. 何谓 ABO 亚型？除常规检测外，还有哪些试验可用于 ABO 亚型鉴定？

ABO 血型系统中的抗原有些正常表达，有些弱表达。ABO 亚型隶属于 ABO 血型系统，根据红细胞上的抗原结构或抗原位点的差异进行分类。有些个体红细胞上 A 和/或 B 抗原表达数量减少，临床常出现 ABO 正反定型不符，甚至有些弱抗原无法通过血清学技术检出。

ABO 亚型鉴定：除常规试验外，正定型试验需要增加抗 H、抗 A_1、抗 A, B 血清检测红细胞上的抗原强弱；反定型需要增加 O 细胞、A_1 细胞、A_2 细胞等检测血清中的抗体；亲和力试验；吸收放散试验；ABO 血型基因检测等。

2. 请简述特殊 ABO 血型的种类和血清学特点。

（1）B（A）型：常染色体显性遗传，表现为 B 型红细胞上有弱 A 抗原，与抗 B 抗体出现强凝集，与抗 A 抗体凝集反应较弱。该个体红细胞上的 B 抗原强于 A 抗原。

（2）A（B）型：血液中 L-岩藻糖基转移酶增多，导致 H 抗原增多，过多的 H 抗原使 *N*-乙酰-D-半乳糖胺转移酶合成微量的 B 抗原。该个体红细胞上的 A 抗原明显强于 B 抗原。

（3）获得性 B：A 型个体发生肠道细菌感染，细菌进入血液，其脱乙酰基酶可使 A 抗原上的 *N*-乙酰-D-半乳糖胺脱去乙酰基，A 型个体红细胞上出现了类 B 抗原，并能与抗 B 抗体发生弱凝集反应。疾病消失后，获得性 B 抗原消失。

（4）顺式 AB：又称为 cisAB，指 *A* 与 *B* 基因同在一条染色体上，基因型表现为 *AB/O*，*AB* 基因以基因复合物的方式同时遗传给子代。

（5）孟买型：缺失 *H* 基因，不能产生 L-岩藻糖基转移酶，红细胞和分泌液中不能产生 H 抗原和 H 物质，红细胞也不能产生 A 和/或 B 抗原，但该个体血清中存在着较强的抗 A、抗 B、抗 H 抗体。

（6）类孟买型：缺乏 *H* 基因，有 *Se* 基因，红细胞表面表达较弱的 H 抗原，与抗 H 抗体不发生凝集反应，但红细胞上微弱表达 A 和/或 B 抗原，与抗 A、抗 B 抗体凝集反应很弱。

（八）案例分析题

[案例 2-1] 疾病引起 ABO 血型抗原减弱

（1）临床上哪些疾病可以导致 ABO 抗原减弱？

临床上引起 ABO 抗原减弱的疾病常见于消化道疾病，如胃癌、结肠癌、直肠癌等，以及血液系统恶性肿瘤，如白血病等。

（2）疑似ABO亚型，临床上应首先选择的试验是什么？

针对ABO血型正反定型不一致的案例，若怀疑为ABO亚型，首选的试验为使用抗H抗体检测红细胞上的H抗原，并与Oc、Bc上的H抗原强度进行比较，若受检细胞的H抗原强度介于Oc、Bc之间，可初步判断受检血型为ABO亚型。当然，还需要使用人源的多克隆抗A和/或抗B抗体鉴定红细胞上有无A和/或B抗原，以及使用吸收放散试验鉴定红细胞上有无A和/或B抗原。

[案例 2-2]　P1PK 血型抗体影响 ABO 血型鉴定

（1）请分析本案例引起ABO血型正反定型不一致的原因。

本案例ABO血型正反定型不一致，正定型为B型，但是反定型受检血清与Bc、Oc均发生了反应，降低温度后凝集增强，猜测受检血清中有冷抗体和/或意外抗体存在。虽然冷自身抗体也能导致自身细胞凝集，但本案例中受检者自身红细胞与其血清未出现凝集反应，初步排除受检血清中有自身冷抗体（如抗H、抗HI、抗I）。

考虑到孕妇既往有孕产史，意外抗体筛查与鉴定时发现其血清中有抗P1抗体。一般情况下，抗P1抗体是冷抗体，能与P1阳性细胞（反定型试剂中的Bc、Oc）发生凝集反应，但是凝集较弱，温度超过25℃时凝集可消失，但是，在室温条件下，抗P1冷抗体可以干扰ABO血型正反定型和交叉配血试验。

（2）临床较易出现的冷抗体有哪些？如何区分自身冷抗体和同种冷抗体？

临床常见的自身冷抗体有抗I、抗HI、抗H，同种冷抗体主要为抗M、抗N、抗P1、抗Le^a、抗Le^b等。自身冷抗体和同种冷抗体在4℃和室温均可干扰红细胞血型鉴定和交叉配血试验。临床上，区分自身冷抗体和同种冷抗体通常采用筛查试验区分二者，自身冷抗体与筛查细胞反应无反应格局；同种冷抗体与筛查细胞反应可能有反应格局。

[案例 2-3]　B 亚型引起 ABO 血型正反定型不符

（1）本案例的血清学特点是什么？

B亚型一般分为B_3、B_x、B_m、B_{el}等。B_m血清学共同特点：红细胞与抗B、抗A,B抗体均不凝集或弱凝集，经吸收放散试验可证实红细胞上有B抗原。分泌型个体唾液中含有H物质和B物质，血清中不含有抗B，但可检测到B酶。本例患者红细胞与抗B、抗A,B抗体均不凝集或弱凝集，经吸收放散试验可证实红细胞上有B抗原。患者B抗原减弱，血清中不含抗B抗体，容易使血型误定为O型。对于ABO亚型的确诊需要应用基因分型技术证实，但是临床输血相容性检测较多地依靠血型血清学技术。本案例患者如果需要输血治疗，应该输注O型洗涤红细胞、AB型或B型血浆，以确保输血安全。

（2）临床上如何鉴定ABO血型亚型？

ABO血型鉴定时，必须采用ABO正反定型试验进行检测，是确保血型鉴定结果准确的必要条件。对ABO正反定型不一致或凝集强度没有达到要求的可疑标本，进行正定型时应加做抗A,B、抗H、抗A_1等检测，反定型应增加A_2细胞、O细胞及自身对照，还可以使用多份不同厂家的单克隆抗A、抗B试剂和已知ABO亚型红细胞用于验证，必要时还应该进行吸收放散试验和/或唾液血型物质检测，从而确保试验结果的准确性，为临床安全输血提供证据支持。

（邱　芳）

三、习题-3（Rh血型和其他红细胞血型）

（一）名词解释

1. Rh血型　2. 弱D　3. 部分D　4. 放散D

（二）A1 型（单项选择题）

1. 编码 Rh 血型系统的 *RH* 基因位于哪条染色体上（　　）
A. 1 号　　B. 6 号　　C. 7 号　　D. 19 号　　E. 22 号
2. Rh 血型系统中的 *RH* 基因由 2 个紧密连锁的基因构成，这两个基因是（　　）
A. *RHC* 和 *RHCE*　　B. *RHD* 和 *RHCE*　　C. *RHD* 和 *RHDE*　　D. *RHC* 和 *RHD*
E. *RHDE* 和 *RHE*
3. Rh 血型系统中，编码 D 抗原的基因为（　　）
A. *RHC*　　B. *RHCE*　　C. *RHD*　　D. *RHDE*　　E. *RHE*
4. Rh 血型系统中，编码 Cc、Ee 抗原的基因为（　　）
A. *RHC*　　B. *RHCE*　　C. *RHD*　　D. *RHDE*　　E. *RHE*
5. 关于 Rh 血型遗传，下列说法正确的是（　　）
A. Rh 阳性与 Rh 阳性个体婚配，后代必定是 Rh 阳性
B. Rh 阳性与 Rh 阳性个体婚配，后代可有 Rh 阴性
C. Rh 阳性与 Rh 阴性个体婚配，后代必定是 Rh 阳性
D. CCDEe 个体与 CcDEe 个体婚配，后代不会出现 CCdee
E. CCDEE 个体与 CcDEe 个体婚配，后代可有 ccDee
6. 截至 2024 年 2 月，发现红细胞 Rh 血型系统的抗原数目为（　　）
A. 1 个　　B. 4 个　　C. 6 个　　D. 45 个　　E. 56 个
7. 在红细胞血型系统中，包含抗原数目最多、最复杂的血型系统是（　　）
A. Kidd　　B. Kell　　C. P1PK　　D. Rh　　E. ABO
8. 与 ABO 抗原不同，Rh 抗原在哪个时期得到了充分发育（　　）
A. 老年期　　B. 成人期　　C. 青壮年期　　D. 新生儿期　　E. 胎儿早期
9. D 抗原存在于（　　）
A. 血小板膜上　　B. 红细胞膜上　　C. 尿液中　　D. 脑脊液中　　E. 分泌液中
10. 在 Rh 血型系统中，抗原性最弱的是（　　）
A. D 抗原　　B. C 抗原　　C. E 抗原　　D. e 抗原　　E. C 抗原
11. 在 Rh 血型系统中，常把红细胞上含有哪种抗原称为 Rh 阳性（　　）
A. e 抗原　　B. C 抗原　　C. E 抗原　　D. D 抗原　　E. C 抗原
12. 中国人群 Rh 阴性的比例约为（　　）
A. 0.01%　　B. 0.3%　　C. 7%　　D. 89.7%　　E. 99.7%
13. 一般地，红细胞血型 Rh 抗原**不包括**（　　）
A. D 抗原　　B. d 抗原　　C. E 抗原　　D. e 抗原　　E. C 抗原
14. 原始红细胞上 D 抗原的数量约是成熟红细胞的（　　）
A. 5%　　B. 15%　　C. 25%　　D. 50%　　E. 75%
15. 弱 D 表型是因为（　　）
A. 红细胞表面没有 D 抗原　　B. 红细胞膜上 D 抗原表达增强
C. 红细胞膜外氨基酸发生改变，引起 D 抗原表位部分缺失，D 抗原表达减弱
D. 红细胞膜上 D 抗原数量减少，单个红细胞上约有 30～6000 个 D 抗原
E. 红细胞膜上 D 抗原表达极弱，单个红细胞上 D 抗原少于 200 个

16. 关于部分 D 表型的描述，正确的是（　　）

A. 红细胞表面没有 D 抗原　B. 红细胞膜上 D 抗原表达增强

C. 红细胞膜外氨基酸发生改变，引起 D 抗原表位部分缺失，D 抗原表达正常或减弱

D. 红细胞膜上 D 抗原数量减少，单个红细胞上有 30～6000 个 D 抗原

E. 红细胞膜上 D 抗原表达极弱，单个红细胞上 D 抗原少于 200 个

17. 人类红细胞血型中的 Rh 抗原属于（　　）

A. 异嗜性抗原　B. 异种抗原　C. 同种异型抗原　D. 自身抗原　E. 独特型抗原

18. 关于 Rh 血型抗原，下列说法正确的是（　　）

A. 抗原性强于 ABO 系统抗原　B. 抗原强弱为 D＞C＞E＞c＞e

C. CCDEe 与 CcDEe 相比，前者的 E 抗原较强

D. CCDEe 与 CcDEe 相比，前者的 D 抗原较强

E. CCDEe 与 CcDEe 相比，前者的 C 抗原较强

19. RhD 阴性确认的常用方法是（　　）

A. PCR　B. DAT　C. IAT　D. 交叉配血　E. 抗体筛查

20. 一个体的 Rh 表型为 CcDEe，其基因型不可能是（　　）

A. *CDE/cDe*　B. *CDe/cDE*　C. *cDE/Cde*　D. *CDE/CDe*　E. *CDE/cde*

21. Rh 抗体大多为免疫性抗体，该抗体属于（　　）

A. IgM　B. IgG　C. IgA　D. IgD　E. IgE

22. RhD 阴性个体接受 D 抗原免疫后，产生抗体的概率大约是（　　）

A. 80%　B. 65%　C. 50%　D. 30%　E. 10%

23. 正常 RhD 阳性个体，单个红细胞上一般约有多少个 D 抗原（　　）

A. 500～1000 个　B. 1 万～3 万个　C. 1000～3000 个　D. 2000～1 万个

E. 7.5 万～20 万个

24. 关于 Rh 血型定型，正确的说法是（　　）

A. RhC 是常规检查项目　B. ABO 是常规检查项目，Rh 血型可以不用检查

C. RhE 是常规检查项目　D. RhD 是常规检查项目

E. 所有人群 RhD 初筛阴性，必须进行阴性确认

25. Rh 血型不合的妊娠，HDN 一般发生在（　　）

A. 不发生 HDN　B. 第一胎　C. 第二胎开始，胎次越多，溶血越严重　D. 所有胎次

E. 以上都不对

26. Rh 阴性患者且体内有抗 D 抗体，若输注 Rh 阳性血液，发生溶血反应（　　）

A. 不会发生　B. 可能会发生　C. 立即发生　D. 延迟发生　E. 以上都不对

27. 表型 ccdee 个体因输血等免疫刺激容易产生的抗体是（　　）

A. 抗 c　B. 抗 e　C. 抗 D　D. 抗 E　E. 抗 C

28. 患者输注 ccDEE 型血液后，最易产生抗 E 抗体的是（　　）

A. CcDeE　B. CcDee　C. CcDEE　D. CcdEe　E. CcDEe

29. 部分 D 表型的个体，接受 RhD 阳性红细胞后（　　）

A. 必定产生抗 D 抗体　B. 产生抗 D 抗体的概率很小　C. 必定产生抗 E 抗体

D. 可能产生抗 D 抗体　E. 不产生抗 D 抗体

30. Rh 血型系统产生的意外抗体是指（　　）

A. 是指那些在反应特性上与正常抗体不同的特殊抗体
B. 由于免疫刺激产生的 Rh 血型系统抗体　　C. 仅与 O 型红细胞反应的抗体
D. 包括不规则的抗 A 和抗 B 抗体　　E. 包括抗 A, B 抗体

31. 除了抗 D 抗体，还有哪些 Rh 抗体可以造成 HDN（　　）
A. 抗 e　　B. 抗 E　　C. 抗 cE　　D. 抗 C　　E. 以上都可以

32. Rh 血型抗体的初次免疫应答一般在（　　）
A. 1 年以上出现　　B. 2 年以上出现　　C. 2～6 个月内出现　　D. 1 周以内出现
E. 3 天以内出现

33. H 抗原合成受控于哪些基因（　　）
A. *FUT1*（*H*）　　B. *FUT2*（*Se*）　　C. *FUT3*（*Le*）　　D. *FUT1*（*H*）和 *FUT2*（*Se*）
E. *FUT3*（*Le*）和 *FUT2*（*Se*）

34. 正常成人红细胞上 H 抗原表达的强弱顺序依次为（　　）
A. O 型＞A_2 型＞B 型＞A_2B 型＞A_1 型＞A_1B 型
B. O 型＞A_1 型＞B 型＞A_2B 型＞A_2 型＞A_1B 型
C. O 型＞B 型＞A_2 型＞A_2B 型＞A_1 型＞A_1B 型
D. O 型＞A_2B 型＞B 型＞A_2 型＞A_1 型＞A_1B 型
E. O 型＞A_1B 型＞B 型＞A_2 型＞A_1 型＞A_2B 型

35. 有关孟买型的叙述，错误的是（　　）
A. 红细胞与抗 A、抗 B 抗体均不发生凝集反应　　B. 红细胞与抗 I 抗体不产生凝集反应
C. 血清中有抗 A 和抗 B 抗体　　D. 红细胞与抗 H 抗体不发生凝集反应
E. 血清中有 IgG 类抗 H 抗体

36. 孟买型个体缺乏的基因是（　　）
A. *ABO* 基因　　B. *RH* 基因　　C. *cisAB* 基因　　D. *H* 基因　　E. *SLC14A1* 基因

37. 关于 H 抗原，错误的叙述是（　　）
A. 除孟买血型外，所有人红细胞表面都表达 H 抗原
B. H 抗原是 A 抗原和 B 抗原的前体物质　　C. 红细胞 H 抗原数量与 ABO 血型相关
D. O 型红细胞 H 抗原数量最多
E. 孟买型 H 抗原缺失，孟买型个体的血清与 A、B、O 型红细胞不发生凝集

38. Lewis 抗原合成受控于哪些基因（　　）
A. *FUT1*（*H*）　　B. *FUT2*（*Se*）　　C. *FUT3*（*Le*）　　D. *FUT3*（*Le*）和 *FUT2*（*Se*）
E. *FUT1*（*H*）和 *FUT2*（*Se*）

39. 关于 Lewis 血型抗原的描述，下列选项不正确的是（　　）
A. 红细胞不能合成 Lewis 抗原
B. 红细胞膜上的 Le^a 和 Le^b，是从血浆中吸附形成的 Lewis 抗原
C. Lewis 血型是唯一一种不是由红细胞产生的血型系统
D. 分泌型个体唾液中有 Le^b 抗原　　E. 非分泌型个体唾液中有 Le^a 和 Le^b 抗原

40. 关于 Lewis 血型抗体的描述，下列选项不正确的是（　　）
A. 只产生于 Le（a–b–）个体的血清中　　B. 多为 IgG 型的温抗体
C. Le（a–b+）个体一般不产生抗 Le^a 抗体

D. Lewis 抗体反应温度是室温，用抗球蛋白试验有时可检测出抗体，但在 37℃没有活性，一般没有临床意义

E. 临床极少出现 Lewis 抗体引起的 HTR

41. 非洲西部多数个体红细胞 Duffy 血型系统是 Fy（a–b–）表型，该表型的人（　　）

A. 不易患疟疾　B. 易患疟疾　C. 不易患肿瘤　D. 不易患急性白血病　E. 易患 AA

42. MNS 血型系统抗原由哪两个基因编码形成（　　）

A. *GYPA* 和 *GYPB*　B. *GYPA* 和 *GYPC*　C. *GYPB* 和 *GYPC*　D. *GYPA* 和 *GYPD*

E. *GYPB* 和 *GYPD*

43. MNS 血型系统中 *GYPA* 和 *GYPB* 基因分别编码的蛋白是（　　）

A. MM、NN 抗原　B. MM、MN 抗原　C. GPA 和 GPB　D. SS、ss 抗原

E. MN、Ss 抗原

44. 关于 MNS 血型基因的描述，下列哪项是正确的（　　）

A. M 是隐性基因，N 是显性基因　B. M 和 N 基因受环境影响而变化

C. M 是显性基因，N 是隐性基因　D. M 和 N 可以共显性遗传　E. M 和 N 都是隐性基因

45. 关于 MNS 血型系统的描述，不正确的是（　　）

A. 血型抗原为红细胞表面的唾液酸糖蛋白成分　B. GPA 主要携带 MN 抗原

C. GPB 主要携带 Ss 抗原　D. GPB 可以携带少量 N 抗原

E. GPB 可以携带少量 M 抗原

46. ABO 血型鉴定时发现反定型 O 细胞凝集，采用酶技术进行抗体筛查时结果为阴性。受检者体内的血型抗体可能来自于下列哪种血型系统（　　）

A. ABO　B. Rh　C. MNS　D. Kell　E. Kidd

47. IgM 型抗 M 抗体的最佳反应温度是（　　）

A. 56℃　B. 42℃　C. 4℃　D. 22℃　E. 37℃

48. 关于 P1PK 血型抗原的描述，下列哪项是不正确的（　　）

A. P1PK 血型系统包括 P1、P、P^k 抗原

B. P1PK 血型抗原的存在或缺失组合，产生 P_1、P_2、P^k、P、p 五种表型

C. P 血型系统产生的抗体多为温抗体　D. P1 抗原阴性时称为 P2 型

E. P1、P、P^k 抗原均缺失时为 p 型

49. 下列哪个血型抗原是微小病毒 B19 的细胞受体（　　）

A. I 抗原　B. A 抗原　C. B 抗原　D. P 抗原　E. Di 抗原

50. 阵发性寒冷性血红蛋白尿（PCH）患者体内可检出的抗体为（　　）

A. IgA　B. IgD　C. IgM　D. IgE　E. IgG

51. 只与成人红细胞出现凝集反应，与脐带血红细胞无凝集反应，抗体特异性最大可能是（　　）

A. 抗 H　B. 抗 AB　C. 抗 i　D. 抗 P　E. 抗 I

52. 新生儿出生后，逐渐消失的血型抗原是（　　）

A. I　B. A　C. D　D. P　E. i

53. 在新生儿红细胞上，下列哪一种抗原表达最弱（　　）

A. I 抗原　B. A 抗原　C. D 抗原　D. B 抗原　E. P1 抗原

54. 抗 K 抗体的最适反应温度为（　　）

A. 4℃　B. 56℃　C. 22℃　D. 37℃　E. 0℃

55. 肺炎支原体感染引起的冷凝集素综合征，可产生的大量自身抗体为（　　）
A. 抗 D　B. 抗 A　C. 抗 I　D. 抗 i　E. 抗 P

56. 由 EB 病毒或巨细胞病毒（CMV）导致的传染性单核细胞增多症可出现的一过性抗体为（　　）
A. 抗 D　B. 抗 A　C. 抗 I　D. 抗 i　E. 抗 P

57. 红细胞 Lutheran 血型系统中抗 Lu^b 抗体的反应最佳温度是（　　）
A. 42℃　B. 37℃　C. 4℃　D. 20℃　E. 12℃

58. Lu 抗原对哪种酶敏感（　　）
A. 胰蛋白酶　B. 糜蛋白酶　C. 木瓜蛋白酶　D. 糜蛋白酶和木瓜蛋白酶
E. 胰蛋白酶和糜蛋白酶

59. 在红细胞上的抗原性，仅次于 ABO、Rh 抗原的是（　　）
A. I　B. K　C. M　D. S　E. P

60. 下列哪种物质可破坏 Kell 血型抗原二硫键使其失活（　　）
A. 胰蛋白酶　B. 糜蛋白酶　C. 木瓜蛋白酶　D. 糜蛋白酶和木瓜蛋白酶
E. 二硫苏糖醇（DTT）

61. 检测 Kell 血型系统中抗 K、抗 Kp^a 和抗 Kp^b 抗体，哪种方法最佳（　　）
A. 盐水法　B. 酶法　C. 加热法　D. 抗球蛋白法　E. 凝聚胺法

62. 关于 Kell 血型系统的描述，不正确的是（　　）
A. Kell 系统的抗原性很强　B. 抗 K 抗体可以引起 HDN　C. 抗 K 抗体多为 IgG 型
D. 抗 K 抗体可自发产生　E. Kell 血型系统抗体多是经输血或妊娠产生

63. 关于 Kell 血型系统抗原的描述，不正确的是（　　）
A. Kell 血型系统检测宜使用抗球蛋白试验　B. Kell 血型系统的主要抗原是 K 和 k
C. 白种人 K 抗原约占 10%　D. K 抗原带负电荷，不宜使用凝聚胺方法检测抗原
E. 中国汉族人群红细胞上的 Kell 血型抗原均为 k

64. 关于 Kidd 血型系统的描述，下列哪项是不正确的（　　）
A. 血型抗原主要为 Jk^a、Jk^b、JK^3　B. Jk^a、Jk^b 这两个抗原属于低频抗原
C. 抗 Jk^a 抗体常引起迟发性溶血性输血反应
D. Kidd 血型系统抗体易消失，输血前很难检测
E. JK（a–b–）个体接受相应抗原刺激后可以免疫产生抗 Jk^a 和抗 Jk^b 抗体

65. 筛查 Jk（a–b–）血型的简易方法是（　　）
A. 抗球蛋白试验　B. 微柱凝集试验
C. 2mol/L 尿素溶血试验，Jk（a–b–）细胞能较长时间抵抗溶血　D. 吸收放散试验
E. 凝聚胺试验

66. 何种血型系统的抗原在出生时已经发育成熟，是重要的人类学标记（　　）
A. ABO　B. Rh　C. Kidd　D. Diego　E. H

67. Diego 血型系统中的哪种抗原是高频抗原（　　）
A. Di^a　B. Di^b　C. Wr^a　D. Wr^b　E. Wr^c

（三）A2 型（案例摘要型选择题）

1. 男性，有输血史，疑似疟疾临床上与疟疾发生有关联的血型系统为（　　）
A. P1PK　B. ABO　C. Duffy　D. Rh　E. Kell

2. 孕妇，血型为 A 型 Rh 阴性，既往有妊娠史，关于围产期保健开展的检查项目，下列哪项检查是错误的（　　）

A. 检查配偶 ABO 血型　　B. 检查配偶 Rh 血型　　C. B 超检查

D. 无须检测配偶的 Rh 血型，需要测定 IgG 抗 D 效价

E. 结合配偶 ABO、Rh 血型，评估是否需要检测 IgG 抗体

3. 孕妇，血型为 AB 型 ccdee，既往有输血史，其配偶为 O 型 CCDEe，关于孕妇围产期筛查发现有意外抗体，关于抗体效价检测正确的是（　　）

A. 直接检查 IgG 抗 C 效价　　B. 直接检查 IgG 抗 D 效价　　C. 直接检查 IgG 抗 E 效价

D. 直接检查 IgG 抗 cE 效价

E. 先进行意外抗体鉴定，确定抗体的种类，再开展 IgG 抗体效价检测

（四）A3 型（案例组/串型最佳选择题，即“共题干型”）

1. 患者，黑人，女性，既往有输血史，围产保健期间（约 20 周时）医务人员需要进行实验室检查。

第 1 问　受检个体血型鉴定时发现 ABO 血型正反定型不符，不正确的做法是（　　）

A. 按标准操作规程重新检测，保证试剂、标本质量合格

B. 根据 ABO 正反定型不符的现象进行原因分析

C. 若是意外抗体导致的 ABO 正反定型不符，需要进行意外抗体筛查

D. 需增加受检者自身血清与自身红细胞的反应，以排除自身抗体的干扰

E. 天气寒冷促使冷抗体干扰导致的结果

第 2 问　若受检者红细胞与抗 B 抗体弱凝集，其血清与 Bc 也凝集，下列哪项不可能发生（　　）

A. 受检者血清中可能有 IgM 型意外抗体，与 Bc 上的抗原发生反应

B. 受检者血清中可能有 IgG 型意外抗体，与 Bc 上的抗原发生反应

C. 可能是冷抗体干扰，需要改变反应温度予以确认

D. 受检个体可能出现了获得性 B 抗原

E. 受检个体可能是 B 亚型

第 3 问　受检个体需要进行的实验室检查项目，哪项除外（　　）

A. 受检个体为女性黑人，需要进行 Kell 血型抗原抗体检测

B. 若受检者红细胞与抗 B 试剂凝集达“2+”，仍需要开展吸收放散试验

C. 受检个体与其配偶均需要进行 ABO、Rh 血型鉴定

D. 受检个体需要进行意外抗体筛查　　E. 受检个体需要 IgG 抗体效价测定

第 4 问　若受检者血清中查出抗 M 抗体，关于效价检测的说法错误的是（　　）

A. 妊娠前期每 2 个月查一次抗体效价　　B. 妊娠后期每周查一次抗体效价

C. 可以从谱细胞中挑选“MM”的红细胞进行抗体效价检测

D. 需要进行 IgG、IgM 抗体的鉴别，孕妇只需要测 IgG 抗体效价

E. 只需要检测 IgG 抗 M 抗体效价，无须考虑 ABO 血型抗体

2. 患者，女，38 岁。孕 39^{+2} 周，准备行剖宫产术。术前备血时检查 ABO 血型时发现受检红细胞与抗 A、抗 B 反应均为“4+”，受检血清与 Ac、Bc、Oc 反应均为“2+”，Rh 血型为阴性。抗体筛查时，受检血清与抗筛细胞全部呈阳性反应，凝集强度“3+”～“4+”。

第 1 问　在抗体筛查时患者血液中可能含有的抗体是（　　）

A. 意外抗体　　B. 规则抗体　　C. 不完全抗体　　D. 完全抗体　　E. 自身抗体

第 2 问　患者需要进行的实验室检查是（　　）

A. 意外抗体鉴定　B. ABO 血型确认　C. 交叉配血试验　D. 排除自身抗体的干扰

E. 患者进行 Rh 阴性确认

3. 产妇，女，33 岁，汉族，曾有受孕 2 个月流产 3 次，8 个月早产死胎 1 次。现为第 5 次受孕，妊娠前曾 ABO 同型输血 400mL，妊娠 8 个月时因有早产征象住院保胎，经药物治疗维持到妊娠 36 周时行剖宫产，患儿出生后 12 小时出现黄疸，Hb 120g/L，RBC 3.45×10^{12}/L。产妇血型为 O，CCDee；丈夫血型为 A，CCDEE，患儿血清仅与 5 份含 E 抗原阳性的红细胞在酶和抗人球蛋白介质中反应，在盐水介质中不反应，而与 5 份 E 抗原阴性的红细胞在上述三种介质中均不反应。

第 1 问　产妇引起多次流产和死胎的原因是（　　）

A. 由抗 E 抗体所致 HDN　B. 由抗 D 抗体所致 HDN　C. 由抗 B 抗体所致 HDN

D. 由抗 A 抗体所致 HDN　E. 以上均不对

第 2 问　患儿的血型可能为（　　）

A. A 型 CCDee　B. O 型 CCDEe　C. O 型 CCDee　D. A 型 CCdee　E. O 型 CCdEe

（五）B1 型（配伍选择题，即“共答案型”）

（1～4 题共用备选答案）

A. IgG　B. IgM　C. IgA　D. IgD　E. IgE

1. Kidd 血型系统产生的抗体主要是（　　）
2. 红细胞 Rh 血型抗体大多为（　　）
3. 红细胞 ABO 血型抗体多数属于（　　）
4. 血清抗 HI 抗体一般属于（　　）

（5～10 题共用备选答案）

A. Lewis　B. Rh　C. Kell　D. MNS　E. Kidd

5. 不建议使用凝聚胺方法开展试验的血型系统是（　　）
6. 第二个被发现的红细胞血型系统是（　　）
7. 不适用于酶法检测的抗原系统是（　　）
8. 血型抗体容易消失的红细胞血型系统是（　　）
9. 红细胞上最重要且复杂的红细胞血型系统是（　　）
10. 血型抗体为冷抗体的红细胞血型系统是（　　）

（六）X 型（多项选择题）

1. 关于 Rh 血型系统的基因，下列说法哪些是正确的（　　）

A. *RHD* 和 *RHCE* 位于同一条染色体上，方向相反

B. *RHD* 编码 RhD 抗原，*RHCE* 编码 RhE 抗原

C. *RHD* 和 *RHCE* 相距较近，容易产生融合互换

D. *RHD* 和 *RHCE* 均有 10 个外显子组成

E. *RHD* 和 *RHCE* 均有 9 个内含子组成

2. 关于 Rh 血型的 CDE 命名方法，下列说法正确的是（　　）

A. *RHD* 和 *RHCE* 以复合体的形式遗传

B. *RHD* 和 *RHCE* 基因可以组合形成 8 种基因组合

C. Rh 血型的 8 种基因组合可以形成 36 种遗传型

D. Rh 血型的 8 种单体可以形成 24 种遗传型　　E. *RHD* 和 *RHCE* 连锁遗传

3. 下列哪些选项叙述是正确的（　　）

A. Rh 血型在临床输血中的重要性仅次于 ABO 血型

B. Rh 血型不合的输血，可产生危及生命的溶血性输血反应

C. Rh 血型系统不存在剂量效应

D. 母子 Rh 血型不合可致 HDN　　E. 中国汉族人群中多数是 Rh 阳性

4. 对于 RhD 抗原的描述，正确的是（　　）

A. Rh 阳性个体其单个红细胞上的 D 抗原为 1 万～3 万个

B. 白种人 RhD 阳性约占 85%，黄种人超过 99%

C. 弱 D 型个体红细胞上 D 抗原表达数量减少

D. *RHCE* 基因缺失的增强 D，在盐水介质中能与 IgG 抗 D 抗体发生凝集反应

E. D 抗原变异型容易误定成 Rh 阴性

5. Rh 血型鉴定可能出现假阳性的原因有（　　）

A. 多凝集细胞　　B. 漏加血清　　C. 试剂被污染　　D. 弱 D　　E. 标本抗凝不当

6. 关于 Rh 血型抗体，下列哪些说法是正确的（　　）

A. 偶见天然抗 E 抗体　　B. 大多为免疫性抗体　　C. 抗 D、抗 E 抗体可以是 IgM 抗体

D. 多由输血或妊娠产生　　E. 抗 Ce、抗 C、抗 e 抗体均为 IgG 抗体

7. 对 *H* 基因描述正确的是（　　）

A. H 抗原由双结构基因 *FUT1*（*H*）和 *FUT2*（*Se*）控制合成

B. *H* 基因编码的转移酶将红细胞上的Ⅱ型寡糖链转化为 H 抗原

C. *Se* 基因编码的转移酶将分泌液中的Ⅰ型寡糖链转化为 H 物质

D. 分泌型个体唾液腺细胞有 *Se* 和 *H* 基因

E. 含有 *se* 隐性基因的个体，唾液中不表达 H 物质

8. 关于孟买型的描述，正确的是（　　）

A. 红细胞上不形成 A、B、H 抗原　　B. 个体缺失 *H* 基因和 *Se* 基因

C. 血清中含有高效价的抗 A、抗 B 和抗 H 抗体　　D. 孟买血型只能输注孟买型血液

E. 唾液中无 H 物质

9. 有关类孟买型的描述，正确的是（　　）

A. 缺乏 *H* 基因，有 *Se* 基因

B. 红细胞表面表达较弱的 H 抗原，与抗 H 抗体不发生凝集反应

C. 通过吸收放散试验可以证实红细胞上有微弱的 A 和/或 B 抗原

D. 分泌液及血浆中含有 H 物质　　E. 类孟买型仅在孟买地区出现

10. 关于 Lewis 血型系统抗原的描述，正确的是（　　）

A. 体液中可检测到 Lewis 抗原　　B. Le^b 优于 Le^a 吸附于红细胞表面

C. Le^b 抗原数量远多于 Le^a 的数量，所以红细胞上一般只能检测到 Le^b 抗原

D. 新生儿红细胞很少表达 Lewis 抗原，脐带血标本大多为 Le（a–b–）

E. 妊娠期间 Lewis 抗原量可能减少，会出现一过性的 Le（a–b–）表型

11. 关于 Leiws 血型系统抗体，描述正确的是（　　）

A. Lewis 抗体多为自然产生的 IgM 抗体　　B. Lewis 系统中最常见的抗体只有抗 Le^b 抗体

C. 临床输血可以不考虑 Lewis 抗体　　D. Lewis 抗体通常在 37℃无活性

E. 临床上极少见 Lewis 抗体引起的 HDN

12. 下列关于 P1PK 血型的描述，正确的是（　　）

A. P1 属于糖分子抗原，出生后逐步发育完全　　B. 抗 P1 抗体通常为冷抗体

C. p 阳性个体对微小病毒 B19 有天然抵抗力　　D. P^k 与 p 一样，在红细胞上极罕见表达

E. 抗 P1PK 抗体可以引起早期流产、习惯性流产和 HDN

13. 下列哪些酶可破坏 Fy 抗原（　　）

A. 木瓜蛋白酶　B. 菠萝蛋白酶　C. 无花果酶　D. 胰蛋白酶　E. 糜蛋白酶

14. 关于红细胞 I 和 i 抗原，正确的是（　　）

A. I 是由 i 形成的直链结构

B. 新生儿红细胞膜有大量的 i 抗原，成人红细胞膜上基本上都是 I 抗原

C. 胎儿红细胞上主要为 I 抗原　　D. 偶见成人“i”表型

E. I 抗原是形成 ABO 抗原的基础物质

15. 能产生冷抗体的血型系统是（　　）

A. I　B. P1PK　C. Kell　D. MNS　E. Lewis

16. 关于 Rh 阴性患者的输血，下列说法正确的是（　　）

A. 一般情况下，Rh 阴性患者宜选择 Rh 阴性血液

B. Rh 阴性育龄女性，紧急抢救情况下也可考虑输注 Rh 阳性血液

C. 紧急情况下，Rh 阴性患者可输注 Rh 阳性血液

D. Rh 血型输血只需要考虑 D 抗原，无须考虑 C、c、E、e

E. D 变异型患者的输血宜选择 Rh 阴性血液

17. 红细胞血型抗原在个体发育不同阶段的强度描述，正确的是（　　）

A. 新生儿 ABO 及 Lewis 抗原与其相应抗体的反应较成人细胞弱

B. 在新生儿红细胞和血浆中可以检出 Chido 血型抗原

C. Rh、Kell、Duffy、MNS 等血型系统抗原在出生时未发育完全

D. 胎儿红细胞能与抗 P1 血清发生反应，但其反应强度较成人红细胞弱

E. 新生儿红细胞吸收抗 I 抗体的能力几乎与成人红细胞一样，但凝集反应强度远弱于成人红细胞

（七）简答题

1. 简述 Rh 血型命名的来历和 Rh 抗原组成。
2. 简述 Rh 血型的临床意义。
3. 简述 D 变异型的临床意义。
4. 简述孟买型个体的血清学和分子生物学特征。

（八）案例分析题

[案例 2-4]　类抗 e 抗体干扰交叉配血

胃癌患者，65 岁，既往有输血史，因消化道出血住院，实验室检查 Hb 65g/L，PLT 150×10^9/L，临床申请输悬浮红细胞 2U，出现配血困难。

1. 实验室检查

（1）红细胞血型定型：A 型，CCDee 血型（案例表 2-4）。

案例表 2-4 ABO 和 Rh 血型鉴定

	ABO 正定型		ABO 反定型				Rh 定型				
	抗 A	抗 B	Ac	Bc	Oc	Pc	抗 D	抗 E	抗 C	抗 c	抗 e
IS	4+	–	–	$3+^{s}$	–	–	$3+^{s}$	–	$3+^{w}$	–	+

注："IS"为直接离心；"Pc"为患者红细胞；"s"为凝集加强，"w"为凝集减弱

（2）意外抗体检查：①直接抗球蛋白试验（DAT）：使用多克隆抗体和抗 IgG 抗体检查，结果均阳性；②意外抗体筛查：在盐水介质中，筛查细胞和患者自身细胞与血清均不发生凝集反应，但在抗人球蛋白介质中均发生凝集反应（"2+"～"3+"）；③抗体鉴定：在盐水介质中，患者血清与谱细胞均不反应，在抗人球蛋白介质中出现了抗 e 抗体的反应格局。

（3）意外抗体确认：使用 A 型"EE"阳性的红细胞与患者血清在 37℃孵育半小时，热吸收后的红细胞出现的 DAT 结果为"2+"，然后对热吸收后的红细胞进行乙醚放散，放散液抗体鉴定也呈现抗 e 抗体的反应格局。

2. 结果 受检者血清中有类自身抗 e 抗体，干扰交叉配血试验。

3. 思考题

（1）本案例患者如何进行配血和输血？

（2）如何区分自身抗体和同种抗体？本案例为何选用 A 型"EE"阳性的红细胞进行热吸收？结果说明了什么问题？

（3）热放散与乙醚放散有何异同？

四、答案-3（Rh 血型和其他红细胞血型）

（一）名词解释

1. Rh 血型：Rh 血型是红细胞血型系统中最为复杂的一类血型类型。在红细胞上存在一种与恒河猴红细胞上相同的抗原，称 Rh 抗原，与临床关系密切的 Rh 抗原有 D、E、C、c、e，其中 D 抗原性最强，凡含有 D 抗原的为 Rh 阳性，不含 D 抗原的为 Rh 阴性。

2. 弱 D：红细胞膜内和膜中 D 抗原数量减少，单个红细胞上有 30～6000 个 D 抗原，IgM 抗 D 抗体可能无法直接检出，需要通过更敏感的抗球蛋白方法检出。

3. 部分 D：红细胞胞膜外氨基酸发生了改变，引起抗原决定簇改变或缺失，D 抗原表达正常或减弱，单个红细胞上约有近 1 万个 D 抗原，血清中可能存在有抗 D 抗体，此种 D 变异型称为部分 D。

4. 放散 D：D 抗原在红细胞上表达极弱，单个红细胞上抗原数量少于 200 个，常规血清学检查为阴性，易被误认为 RhD 阴性，但是通过吸收放散试验可以发现红细胞上存在有极少量 D 抗原，又称之为 Del。

（二）A1 型

1. A 2. B 3. C 4. B 5. B 6. E 7. D 8. E 9. B 10. D 11. D 12. B 13. B 14. C 15. D
16. C 17. C 18. E 19. C 20. D 21. B 22. D 23. B 24. D 25. C 26. C 27. C 28. B
29. D 30. B 31. E 32. C 33. D 34. A 35. B 36. D 37. E 38. D 39. E 40. B 41. A
42. A 43. C 44. D 45. E 46. C 47. C 48. C 49. D 50. E 51. E 52. E 53. A 54. D
55. C 56. D 57. B 58. E 59. B 60. E 61. D 62. D 63. D 64. B 65. C 66. D 67. B

（三）A2 型

1. C　2. D　3. E

（四）A3 型（不同问题的答案，使用“、”间隔）

1. E、B、B、E　2. A、E　3. A、B

（五）B1 型

1. A　2. A　3. B　4. B　5. C　6. D　7. D　8. E　9. B　10. A

（六）X 型

1. ACDE　2. ABCE　3. ABDE　4. ABCDE　5. ACE　6. BDE　7. ABCDE　8. ABCDE　9. ABCD　10. ABCDE　11. ACDE　12. ABCDE　13. ABCD　14. BDE　15. ABDE　16. ABCE　17. ADE

（七）简答题

1. 简述 Rh 血型命名的来历和 Rh 抗原组成。

Rh 血型源自恒河猴（Rhesus），以其英文字母命名。上世纪 30 年代，卡尔·兰德斯坦纳把恒河猴的红细胞注入兔子体内，分离兔子血清，该血清能凝集约 85%的白人红细胞。以此现象，用 Rhesus 的前两个字母进行红细胞 Rh 血型命名。

人体 Rh 血型系统是最复杂的一个血型系统，抗原性仅次于 ABO 血型，有 56 种抗原，临床最为常见的抗原有 5 种，分别是 D、E、e、C、c，其中 D 抗原性最强，临床上把 D 抗原表达者为 Rh 阳性，D 抗原不表达者为 Rh 阴性。由于基因突变、缺失等影响 D 抗原正常表达者，称为 D 变异型。

2. 简述 Rh 血型的临床意义。

（1）溶血性输血反应：在临床输血中，Rh 血型抗原的重要性仅次于 ABO 血型。Rh 阴性个体在首次接触 Rh 阳性的红细胞后，部分受血者会形成对 D 抗原的致敏状态，这部分人再次输入 Rh 阳性的红细胞后，则会发生溶血性输血反应。

（2）新生儿溶血：Rh 血型的抗体主要是 IgG，能够通过胎盘，导致胎儿或新生儿溶血，HDN 常发生于第二次妊娠或多次妊娠的孕妇。RhD 阴性妇女妊娠胎儿为 RhD 阳性时，分娩或人工流产时胎儿红细胞可进入母体，D 抗原阳性红细胞使母体血液中产生 IgG 类抗 D 抗体，母体再次妊娠时，短时间内可产生大量抗体，并通过胎盘进入胎儿体内，破坏胎儿相应红细胞，发生新生儿溶血。随妊娠次数增加，发生 HDN 的机会增多。

3. 简述 D 变异型的临床意义。

D 变异型，为 D 抗原表达异常。弱 D、部分 D 和 Del 通称 D 变异型。D 变异型个体，D 抗原可能表达较弱或表位缺失，临床上容易定型为 Rh 阴性，若患者接受 D 抗原刺激容易产生抗 D 抗体。D 变异型个体若接受输血治疗，应视其为 Rh 阴性，输 Rh 阴性血液；若作为献血者，应视其为 Rh 阳性。D 变异型个体的血液，最好不提供给 Rh 阴性患者。

4. 简述孟买型个体的血清学和分子生物学特征。

（1）孟买型个体携带的 *ABO* 基因可以遗传给后代，但因无法遗传给后代 *H* 基因和 *Se* 基因，所以后代也不能形成 ABO 抗原，故为隐性遗传。

（2）红细胞不能形成 ABH 抗原，与抗 A、抗 B、抗 A,B 及抗 H 抗体均不发生凝集反应，易被误判为 O 型。

（3）唾液中无 ABH 物质。血清中存在着能与所有红细胞发生凝集反应的抗 A、抗 B、抗 H 抗体，且抗体在 4～37℃均有活性，能激活补体引起溶血性输血反应（HTR）。

(4) 孟买型个体只能输注孟买型的血液。

(八)案例分析题

[案例 2-4] 类抗 e 抗体干扰交叉配血

(1) 本案例患者如何进行配血和输血?

本例是消化道肿瘤患者，老年人，为 A 型 CCDee 血型，既往有输血史，因贫血输注悬浮红细胞，但配血时出现异常，于是仔细地开展实验检查，发现患者红细胞上有 e 抗原，但血清中却存在着 IgG 型抗 e 抗体，此种抗体应归为类自身抗体，即为 IgG 型的类抗 e 抗体，需要选择 A 型"e⁻"的供者红细胞进行交叉配血和输血治疗。

(2) 如何区分自身抗体和同种抗体? 本案例为何选用 A 型"EE"阳性的红细胞进行热吸收? 结果说明了什么问题?

针对自身抗原所产生的抗体为自身抗体。同一种属的两个体之间免疫反应所产生的抗体称为同种抗体。同种抗体主要是存在于缺乏相应抗原的个体血清中，如 Rh 阴性个体免疫反应后体内产生的抗 D 抗体，以及 A 型个体血清中存在着抗 B 抗体（无抗 A 抗体）。自身抗体是针对自身抗原产生的抗体，也就是说某个体红细胞上有抗原，血清中还有针对此种抗原的抗体，主要是由于病毒感染、药物或射线诱发产生。

本案例中的抗 e 抗体属于类自身抗体。由于患者是 A 型，血清中有 IgG 抗 e 抗体，为避免抗 B、抗 A, B 的干扰，所以选用 A 型红细胞进行热吸收；由于患者血清中存在着抗 e 抗体，为进一步区分此抗体是自身抗体还是同种抗体，需要选用"EE"阳性的红细胞进行热吸收，并且热吸收后红细胞 DAT 为"2+"，说明患者血清抗体已致敏到"EE"红细胞（类自身抗体才能吸附到红细胞上，同种抗体不反应）上，进而通过乙醚放散证实患者血清中有抗 e 抗体。由于患者红细胞上有 e 抗原，血清中又有与之对应的抗体，所以，这种抗体为类抗 e 抗体。

(3) 热放散与乙醚放散有何异同?

热放散与乙醚放散均是把红细胞上的抗体释放出来，以便进行致敏在红细胞上的抗体确认，主要用于 ABO 亚型、混合抗体分离与确认、HDN 的诊断等。①热放散试验主要应用 ABO 血型系统，操作较容易，在放散的过程中大多数红细胞没被破坏，放散后的红细胞还可以进行血型鉴定。②乙醚放散试验主要应用于 Rh 血型、其他红细胞血型系统抗体的释放，放散过程中对红细胞的破坏较大，红细胞无法再进行血型鉴定。③无论热放散还是乙醚放散，放散液中抗体容易失活，需要及时进行抗体确认。

（张亚丽）

三、习题-4（红细胞血型系统的检测技术）

(一) 名词解释

1. 交叉配血试验 2. 凝聚胺配血试验 3. 抗球蛋白试验 4. 吸收放散试验 5. 电子交叉配血

(二) A1 型（单项选择题）

1. 用于输血前检查的标本为（ ）

A. 静脉血 B. 动脉血 C. 毛细血管血 D. 血浆 E. 血清

2. 用于输血相容性检测的标本须是采集后多长时间内的标本，并且能反映患者当时的免疫状况（　　）

A. 12 小时　　B. 24 小时　　C. 48 小时　　D. 72 小时　　E. 96 小时

3. 血液凝固后析出的液体为（　　）

A. 血清　　B. 体液　　C. 细胞外液　　D. 血浆　　E. 组织液

4. 制备洗涤红细胞时，使用生理盐水洗涤红细胞的次数为（　　）

A. 2 次　　B. 1～2 次　　C. 2～3 次　　D. 3 次以上　　E. 以上都不正确

5. 微柱凝集法和凝聚胺法配血要求红细胞悬液的浓度分别是（　　）

A. 2%和 6%　　B. 2%和 8%　　C. 3%和 10%　　D. 0.8%～1%和 2%～3%　　E. 1%和 1%

6. 关于 ABO 单克隆抗体试剂的质量要求，下列说法不正确的是（　　）

A. 抗 A 抗体、抗 B 抗体效价均不得低于 128

B. 抗 A 抗体与 A_1、A_2、A_2B 型红细胞反应开始出现凝集的时间均为 10s

C. 抗 B 抗体与 B 型红细胞反应开始出现凝集的时间为 15s　　D. 灭活补体　　E. 无菌

7. 制备标准血清时，灭活补体的最佳温度和时间为（　　）

A. 37℃，10 分钟　　B. 37℃，30 分钟　　C. 56℃，30 分钟　　D. 56℃，10 分钟

E. 100℃，10 分钟

8. 对 ABO 血型鉴定标准血清亲和力的要求，不正确的是（　　）

A. 抗 A 标准血清与 A_1 红细胞发生反应开始出现凝集的时间是 15 秒

B. 抗 A 标准血清与 A_2 红细胞发生反应开始出现凝集的时间是 30 秒

C. 抗 A 标准血清与 A_2B 红细胞发生反应开始出现凝集的时间是 45 秒

D. 抗 B 标准血清与 B 型红细胞发生反应开始出现凝集的时间为 15 秒

E. 凝集强度为 1 分钟时凝块不小于 $3mm^2$

9. 用于 ABO 亚型鉴定的试剂红细胞，不包括（　　）

A. AB 细胞　　B. B 细胞　　C. O 细胞　　D. A_1 细胞　　E. A_2 细胞

10. 在输血相容性检测试验中，放在首位进行检查的是（　　）

A. 交叉配血　　B. 血型鉴定　　C. 意外抗体筛查　　D. 意外抗体鉴定　　E. 抗体效价测定

11. 直接凝集反应与间接凝集反应的根本区别是（　　）

A. 参与反应的 pH 不同　　B. 参与反应介质中的电解质浓度不同

C. 前者采用颗粒性抗原，后者是将可溶性抗原吸附于载体颗粒上

D. 在抗原抗体反应的不同阶段判断结果　　E. 参与反应介质中的电解质不同

12. 凝块稳定性试验阴性为（　　）

A. 纤维蛋白凝块在 24 小时内完全溶解　　B. 纤维蛋白凝块在 2 小时内完全溶解

C. 纤维蛋白凝块在 12 小时内完全溶解　　D. 纤维蛋白凝块在 8 小时内完全溶解

E. 纤维蛋白凝块在 24 小时内不溶解

13. ABO 血型鉴定时，待检红细胞与抗 A 试剂凝集，与抗 B 试剂不凝集，可以初步判断受检者的血型是（　　）

A. A 型　　B. B 型　　C. AB 型　　D. O 型　　E. A 型或 O 型

14. 关于 ABO 血型鉴定的方法，下列说法不正确的是（　　）

A. 试管法、玻片法、微量板法均是在生理盐水介质中进行

B. 生理盐水法只能观察到 IgM 类抗体与含有相应抗原的红细胞反应
C. 微柱凝集法是利用分子筛技术和免疫学技术的原理判定红细胞血型
D. 试管法通常用于大规模普查和 POCT 检查　　E. 试管法比玻片法更敏感、可靠

15. 试管法进行血型鉴定时，以下哪种操作是不正确的（　　）
A. 先加血清或血浆，再加红细胞　　B. 怀疑弱凝集的反应，应把离心时间延长到 3 分钟
C. 标本与试剂的比例要合适，否则易出现假阴性的结果
D. 待检者红细胞悬液浓度为 2%～5%　　E. 离心速度为 1000×*g*，离心时间为 15 秒

16. 红细胞凝集强度有不同的等级，试管法“2+”凝集强度的判断标准是（　　）
A. 背景浑浊，肉眼呈细小颗粒状，显微镜下有细小凝块
B. 背景浑浊，凝块较细小较多，游离红细胞较多
C. 背景清晰，凝块较小较多，游离红细胞较少
D. 背景清晰，一个大凝块，无无游离红细胞
E. 背景清晰，数个较大凝块和部分小凝块，无游离红细胞

17. 微柱凝集法血型鉴定出现凝胶介质表面和管底尖部均有红细胞，这种现象为（　　）
A. ±　　B. 1+　　C. 2+　　D. 双群　　E. 部分溶血

18. 在 ABO 血型鉴定中疑似有冷抗体干扰，下一步应该进行的操作是（　　）
A. 吸收放散试验　　B. 自身细胞验证　　C. 意外抗体筛查与鉴定　　D. 加大血清用量
E. 在 4℃、室温、37℃下观察反应结果

19. 怀疑患者是 A_2 型，应选择哪种抗体试剂进行区分（　　）
A. 抗 A, B　　B. 抗 B　　C. 抗 H　　D. 抗 A_1　　E. 抗 A_2

20. 关于 A_2 型血型鉴定，说法不正确的是（　　）
A. A_2 红细胞能与抗 A 抗体反应　　B. A_2 红细胞能与抗 A_1 抗体反应
C. A_2 红细胞不与抗 B 抗体反应　　D. A_2 红细胞能与抗 H 抗体反应
E. A_2 红细胞与抗 A 抗体反应凝集强于 A_1 红细胞

21. 关于 ABO 亚型，下列说法不正确的是（　　）
A. ABO 亚型红细胞表达的 H 抗原强于正常 Ac 或 Bc，弱于正常 Oc
B. 利用红细胞与抗 A、抗 A_1、抗 B 及抗 A, B 抗体的凝集程度可区分部分亚型
C. 吸收放散试验是鉴定 ABO 亚型的常用方法
D. 临床上分别使用 0℃和 37℃进行冷吸收和热吸收
E. 放散试验包括热放散、乙醚放散、酸放散等

22. 下列体液或分泌液中，ABH 血型物质含量最高的是（　　）
A. 乳液　　B. 尿液　　C. 唾液　　D. 汗液　　E. 血清

23. 采用唾液检测血型物质，将唾液煮沸的目的是（　　）
A. 杀菌　　B. 提高唾液浓度　　C. 灭活补体　　D. 使蛋白质变性
E. 灭活唾液酶，同时破坏唾液中抗 A、抗 B 抗体

24. 中和 A 型个体血清中的天然抗体，应选择何种血型的唾液（　　）
A. A 型非分泌型　　B. B 型非分泌型　　C. O 型分泌型　　D. A 型分泌型　　E. B 型分泌型

25. 关于血型基因分型，下列说法不正确的是（　　）
A. 可用于判断 ABO 亚型　　B. 可用于产前鉴定胎儿血型
C. 临床上常用的方法主要有 PCR-SSP 和 PCR-RFLP 技术　　D. 可以替代血清学分型

E. 可用于人类血型遗传多态性调查

26. 采供血机构进行 Rh 阴性确认，一般采用 IgG 抗 D 抗体批号的种类为（　　）

A. 1 种　B. 2 种　C. 3 种　D. 4 种　E. 5 种

27. 筛查意外抗体不能单独使用哪种方法（　　）

A. 低离子强度介质法　B. IAT　C. 盐水法　D. 酶技术　E. 凝聚胺法

28. 关于抗体筛查试验，下列哪种方法最敏感（　　）

A. 凝聚胺法　B. 盐水法　C. 微柱凝集法　D. 酶法　E. 抗球蛋白法

29. 筛查意外抗体，下列哪种方法最可靠（　　）

A. 盐水法　B. 抗球蛋白法　C. 凝聚胺法　D. 酶法　E. 低离子盐水法

30. 关于意外抗体筛查试验的应用，下列哪种说法最正确（　　）

A. 筛查弱 D 个体体内的抗 D 抗体　B. 筛查 ABO 亚型个体的抗 A_1 抗体

C. 筛查 Rh 血型免疫性抗体　D. 筛查 MNS 血型的免疫性抗体

E. 筛查非 ABO 血型系统的抗体

31. 抗体筛查试验可发现有临床意义的抗体，其检测的适宜温度是（　　）

A. 4℃　B. 22℃　C. 37℃　D. 45℃　E. 56℃

32. 抗体筛查和抗体鉴定的相同点是（　　）

A. 最佳反应温度是 4℃　B. 使用同一套试剂红细胞　C. 任何试验方法均可使用

D. 不能单独使用盐水法　E. 均能确认意外抗体的特异性

33. 关于意外抗体筛查与鉴定，下列说法正确的是（　　）

A. 筛查红细胞与谱细胞的配制均由 1～3 人份正常 O 型红细胞混合而成

B. 筛查红细胞上无法筛查出 MNS、Lutheran 血型系统的抗体

C. 意外抗体筛查与鉴定试验均在 4℃下进行

D. 先在盐水介质下进行，必要时增加反应介质提高试验的敏感性

E. 意外抗体筛查与鉴定必须同时开展

34. 抗体效价测定试验属于（　　）

A. 定性试验　B. 定量试验　C. 半定性试验　D. 半定量试验　E. 以上均不是

35. 可以破坏 IgM 抗体却不影响 IgG 抗体功能的试剂是（　　）

A. 2-Me　B. DMSO　C. 二巯基丙醇　D. 二巯基丁二酸　E. 甲苯

36. 关于抗体效价测定，下列说法不正确的是（　　）

A. 主要用于判断 HDN 发生的可能性

B. 测定 IgG 抗体效价，需要利用物理或化学方法排除 IgM 抗体的干扰

C. 抗体效价测定可通过试管法或微柱凝集法进行检查

D. 以出现“2+”凝集强度的最高稀释度为待检血清抗体的效价

E. 进行血清倍比稀释时，应注意“跳管现象”

37. 关于 IgG 抗 E 抗体效价的检测，下列说法正确的是（　　）

A. 适用于 CCdEe 个体的产前检测　B. 使用 CCdEe 的红细胞检测抗体效价

C. 使用 CCdEE 的红细胞检测抗体效价

D. Rh 血型抗体主要为 IgG 抗体，所以无须进行 IgM 抗体破坏

E. 临床上免疫产生抗 E 抗体的效价较低

38. 临床上交叉配血的目的是（　　）

A. 防止血型鉴定错误 B. 防止意外抗体存在 C. 防止自身抗体干扰
D. 判断 ABO 亚型 E. 避免 HTR

39. 主次侧交叉配血是为了检查（ ）
A. 主侧配血是为了检测供者血清中是否具有针对受者红细胞的抗体
B. 主侧配血是为了检测受者血清中是否具有针对供者红细胞的抗体
C. 主侧配血是为了检测供者血清中是否有意外抗体
D. 次侧配血是为了检测供者红细胞上是否具有相应抗原
E. 主次侧配血是为了检测供受者之间是否 ABO 和 Rh 同型

40. 供者为 B 型，受者为 O 型，交叉配血时会出现的反应是（ ）
A. 主侧管凝集，次侧管凝集 B. 主侧管凝集，次侧管不凝集
C. 主侧管不凝集，次侧管不凝集 D. 主侧管不凝集，次侧管凝集
E. 主侧管溶血，次侧管不溶血

41. 临床常用的配血技术有多种，最基础的方法是（ ）
A. 盐水法 B. 凝聚胺法 C. 抗球蛋白法 D. 酶法 E. 微柱凝集法

42. 盐水法配血之所以能够出现目视可见的凝集现象，原因是 1 个 IgM 抗体能同时结合的抗原数目为（ ）
A. 1 个 B. 2 个 C. 3 个 D. 4 个 E. 5 个

43. 关于盐水交叉配血试验，下列描述正确的是（ ）
A. 洗涤红细胞时，需要 3000r/min 离心 10 分钟
B. 使用生理盐水洗涤红细胞 3 次，再配制成 0.5%～1%红细胞悬液
C. 需要做好主侧、次侧标记
D. 主次侧管加样后需要 2000r/min 离心 30 秒
E. 主侧管、次侧管无凝集反应，表明供受者血液一定相合

44. 盐水介质交叉配血的主要缺点是（ ）
A. 操作复杂 B. 敏感性高 C. 检测时间长 D. 易出现假阴性 E. 重复性差

45. 临床输血实验室最常用的交叉配血方法是（ ）
A. 微柱凝集法 B. 盐水法 C. 酶法 D. 凝聚胺法 E. 抗球蛋白法

46. 采用凝聚胺方法进行交叉配血试验，凝聚胺的作用原理是（ ）
A. 中和红细胞表面正电荷 B. 中和红细胞表面负电荷 C. 中和红细胞表面 Zeta 电位
D. 消化红细胞表面唾液酸 E. 消化红细胞表面唾液酶

47. 下列哪种血型系统抗原带正电荷，无法使用凝聚胺技术进行检查（ ）
A. Kell B. MNS C. Duffy D. Rh E. Kidd

48. 血液透析患者不宜采用凝聚胺法交叉配血，是由于血液中存在（ ）
A. 枸橼酸钠 B. 氯化钙 C. 肝素 D. 枸橼酸 E. 维生素 C

49. 下列哪种物质可以影响凝聚胺试验的效果（ ）
A. EDTA-K_2 B. 葡萄糖 C. 肝素 D. 盐水 E. 稳定剂

50. 在抗球蛋白交叉配血试验中，抗人球蛋白试剂的作用是（ ）
A. 搭桥作用 B. 中和作用 C. 降解作用 D. 吸附作用 E. 催化作用

51. 使用抗球蛋白技术进行交叉配血，主次侧管在 37℃下的孵育时间为（ ）
A. 10～20 分钟 B. 20～40 分钟 C. 10～30 分钟 D. 30～60 分钟 E. 60～80 分钟

52. 下列哪个选项是引起抗球蛋白试验假阳性的原因（　　）

A. 未充分洗涤致敏红细胞　　B. 红细胞和血清比例不对　　C. 红细胞被污染

D. 抗人球蛋白试剂保存不当　　E. 抗原抗体反应的孵育时间和温度不当

53. 关于酶法交叉配血，下列哪个选项是不正确的（　　）

A. 主次侧反应需要在 37℃孵育 30 分钟　　B. 酶易失活

C. 较敏感，适用于 Duffy 血型系统抗原抗体检测　　D. 适用于 Rh 血型系统检测

E. 不适用于 MNS 血型系统检测

54. 在血型鉴定和交叉配血时，引起红细胞缗钱状形成的主要原因是（　　）

A. 血清冷凝集素效价＜16　　B. 血浆球蛋白或纤维蛋白原含量增高

C. 血清中有自身温性抗体　　D. 被检红细胞悬液浓度过高　　E. 血清中有自身冷抗体

55. 患者申请输注红细胞成分血液时，临床实验室需要做检查是（　　）

A. 受血者 ABO 正反定型、RhD 血型测定、抗体筛查，供血者 ABO 血型正反定型复核、RhD 血型复核，供受者主次侧交叉配血

B. 受血者 ABO 正反定型、RhD 血型测定，供血者 ABO 血型正定型复核

C. 受血者 ABO 正反定型、RhD 血型测定，供血者 ABO 血型正定型复核，供受者主侧交叉配血

D. 受血者 ABO 正反定型、RhD 血型测定，供受者主次侧交叉配血

E. 受血者 ABO 正反定型、RhD 血型测定，供血者 ABO 血型反定型复核，供受者主侧交叉配血

56. 决定输血治疗前，应向患者或其家属说明同种异体输血反应和经血传播疾病的可能性，并在《输血治疗同意书》上签字，下列哪种说法是正确的（　　）

A. 输血科医师须征得患者或家属同意　　B. 麻醉科医师须征得外科手术患者同意

C. 输血护士须征得内科患者同意　　D. 经治医师无须征得患者或家属同意

E. 经治医师须征得患者或家属同意

57. 关于输血原则的描述，正确的是（　　）

A. ABO 同型输血，交叉配血的主侧管和次侧管都不凝集

B. 紧急情况下，尽量输 O 型血给其他血型的受血者　　C. 只要交叉配血主侧不凝就可以输血

D. 只要 ABO 血型相同就可以输血

E. 第一次配血相合且顺利输血，再次接受同一献血员的血液无须交叉配血

58. 实验室开展室内质控时，应首先对实验方法进行（　　）

A. 标准仪器　　B. 收集及分析　　C. 选择及评价　　D. 挑选最实用的试剂

E. 以上均正确

59. 关于临床输血实验室室内质量控制，说法正确的是（　　）

A. 血型鉴定试验不宜采用特异性控制

B. 抗体筛查试验和交叉配血试验可以采用特异性控制

C. 依据免疫学定性试验的室内质量控制原则，主要是检测能力控制和特异性控制

D. 可以参照和使用生化定量试验质量控制方法和规则

E. 可以参照和使用临床检验质量控制方法和规则

60. 关于试剂质控，下列说法正确的是（　　）

A. 每批次试剂在正式使用前进行一次　　B. 每月第一个工作日进行　　C. 每周一进行

D. 每次试验前进行　　E. 每天进行 2 次

61. 实验室进行试剂质控应在（　　）

A. 试验前 B. 试验中 C. 试验后 D. 怀疑试剂有问题时 E. 怀疑结果不准确时

62. 为了确保 ABO 血型鉴定结果，最佳的试验流程和模式是（ ）

A. 采用 1 位员工独自完成 ABO 正反定型试验

B. 采用 1 位员工完成 ABO 正定型，另一位完成 ABO 反定型

C. 用 1 位员工独自完成 ABO 正反定型试验，另一位审核试验结果

D. 由 2 位员工分别进行 ABO 正反定型，再由其中 1 人或第三者审核试验结果

E. 分别由 2 位员工进行 ABO 正反定型，再由两人共同审核试验结果

63. 开展交叉配血试验室内质量控制，正确的做法是（ ）

A. 临床输血实验室应当根据工作模式选择合适的交叉配血试验质控方法和规则

B. 使用高效价抗 D 质控血清和试剂红细胞作为质控品

C. 每天上午和下午试验前进行质控

D. 手工试管法进行单个人份交叉配血试验不需要做质控

E. 批量手工试管法交叉配血不需要做质控

64. 室间质控应在下列哪项的基础上进一步实施（ ）

A. 先进设备 B. 高级技术人员 C. 室内质控 D. 质控试剂 E. 以上均正确

65. 关于室间质控样品的检测，下列哪项描述是正确的（ ）

A. 必须由资质高的人员使用特殊检测方法测试

B. 质控样品检测次数必须等同于患者样品的检测次数 C. 不同实验室间应交流检测结果

D. 当结果可疑时，实验室可将质控样品送到其他实验室进行分析

E. 必须将处理、准备、方法、审核、检验的每一步骤和结果的报告文件化

66. 关于室间质评样本的检测，哪种检测要求是正确的（ ）

A. 在最佳条件下 B. 与临床样本一样的方式 C. 重新维护仪器后

D. 在室内质控样本检测后 E. 使用配套的检测系统后

67. EQA 是由专门机构所采用的一系列办法，对各个实验室的检验结果进行评价，其实质是（ ）

A. 控制当天检验报告 B. 控制隔天检验报告 C. 控制每月检验报告

D. 在实验室之间比较检验结果 E. 比较各实验室之间的各种检测项目

68. 输血相容性试验 EQA 项目的合格要求是结果全部正确，每个项目要求的标本是（ ）

A. 15 个 B. 12 个 C. 9 个 D. 6 个 E. 3 个

69. 血液发出后，受者和供者的血样标本如何保存（ ）

A. 在 2～6℃下保存 7 天 B. 常温下保存 10 天 C. 0℃保存一个月 D. 22℃保存一周

E. –20℃保存一年

70. 关于紧急情况下的输血和发血，哪种说法是正确的（ ）

A. 迅速检测 ABO 及 Rh 血型，选择 ABO 和 Rh 配合的血液

B. 若未经配血，也不知道患者血型，最好选用 Rh 阴性 O 型血液，并在标签上醒目注明“未经配血”字样

C. 留取患者血样，以便以后核对血型和开展配合性试验

D. 发血后进行配合试验 E. 以上都是

（三）A2 型（案例摘要型选择题）

1. 足月患儿，女，出生 2 天，黄疸迅速加重 1 天，实验室检验血清 TB 289μmol/L，母亲血型为 O

型、Rh 阳性，父血型为 AB 型、Rh 阳性。最可能的诊断是（　　）

A. 新生儿败血症　B. 新生儿肝炎综合征　C. 新生儿母乳性黄疸　D. ABO-HDN　E. Rh-HDN

2. 患者，女，48 岁，确诊急性白血病 1 年余，拟行异基因 HCST，有利于提高移植物存活最重要的措施是（　　）

A. 血型相同　B. HLA 成功配型　C. 输注间充质干细胞　D. 适时应用免疫抑制药物　E. 输注血液制品前辐照

3. 患者，女，31 岁，妊娠 38 周，B 超示胎儿脐带绕颈 2 周，拟行剖宫产术。3 年前患者曾因外伤住院，输血后出现严重过敏反应。孕妇入院时一般状况良好，心、肝、肾功能正常，Hb 110g/L，术前拟申请备血 400mL，应选择的血液成分是（　　）

A. 悬浮红细胞　B. 浓缩血小板　C. FFP　D. 洗涤红细胞　E. 冷沉淀凝血因子

4. 患儿，女，出生 3 天，患先天性心脏病室间隔缺损并伴大量左右分流，需输血治疗，输血前不需要开展的试验是（　　）

A. ABO 正定型　B. ABO 反定型　C. 意外抗体筛查　D. RhD 血型鉴定　E. 交叉配血试验

5. 患者，男性，65 岁，无输血史，因贫血入院检查，Hb 65g/L，Hct 0.23，医生申请输注悬浮红细胞，ABO 血型鉴定显示正定型抗 A 抗体凝集“2+mf”、抗 A, B 抗体凝集“2+mf”、抗 H 抗体凝集“3+”，抗 A_1 抗体和抗 B 抗体均无凝集，患者血清与 A_1 细胞为凝集“2+”、B 细胞为凝集“4+”，该患者的血型为（　　）

A. A_1B 型　B. AB 型　C. A_2 型　D. A_mB 型　E. A_3 型

6. 献血者，怀疑为 A 亚型，通过吸收试验后哪种抗体的效价会降低（　　）

A. 抗 A　B. 抗 B　C. 抗 D　D. 抗 E　E. 抗 H

7. 患者，男，55 岁，诊断为骨髓异常增生综合征，ABO 血型鉴定正定型为 O 型，反定型为 B 型，经吸收放散确定患者为 B 型，导致正反定型不符的原因是（　　）

A. 疾病导致抗原减弱　B. 患者的年龄问题　C. 正定型未加抗 A, B 血清　D. 反定型未加 O 细胞　E. 由于未做自身对照

8. 献血者，红细胞与抗 A_1 抗体、抗 B 抗体均不凝集，但与抗 A 抗体、抗 A, B 抗体出现“4+”凝集，与抗 H 抗体出现“2+”凝集，以上信息可判断该献血者的血型为（　　）

A. A_1　B. A_2　C. A_3　D. B_3　E. B

9. 患者，A 型，利用凝集抑制试验进行唾液血型物质检测时，若出现 A 型红细胞、B 型红细胞、O 型红细胞均发生凝集的现象，则该患者为（　　）

A. A 型分泌型　B. O 型非分泌型　C. O 型分泌型　D. B 型分泌型　E. A 型非分泌型

10. 利用凝集抑制试验进行唾液血型物质检测时，若出现 A 型红细胞、B 型红细胞均未发生凝集的现象，说明受检者血型为（　　）

A. A 型非分泌型　B. B 型分泌型　C. AB 型非分泌型　D. AB 型分泌型　E. O 型非分泌型

（四）A3 型（案例组/串型最佳选择题，即“共题干型”）

1. 患者，女，因尿毒症入院透析治疗，术前备血，凝聚胺配血时主侧未出现非特异性凝集，次侧出现非特异性凝集，增加 3 倍凝聚胺用量后主、次侧配血均出现了非特异性凝集，配血结果正常。

第 1 问　该患者交叉配血不合的原因是由于（　　）

A. 血型鉴定错误　B. 肝素中和作用　C. 抗原或抗体减弱　D. Fg 干扰

E. 标本被细菌污染

第 2 问　在凝聚胺配血试验中，一般不使用的试剂是（　　）

A. 低离子溶液　B. PBS 缓冲液　C. 重悬液　D. 凝聚胺溶液　E. 生理盐水

2. 患者，男性，45 岁，因骨折入院治疗，实验室检查为 AB 型，Hb 100g/L，凝血功能正常，急诊手术进行骨折复位，术中输注 AB 型悬浮红细胞 4U 半小时后，血压骤降，出血不止，尿液呈现酱油色，临床立即停止输血并进行抢救。

第 1 问　该患者发生输血反应的可能原因是（　　）

A. 过敏性反应　B. 细菌污染反应　C. 急性溶血反应　D. 迟发性溶血反应

E. 循环超负荷

第 2 问　此时输血科应首先进行（　　）

A. 交叉配血　B. 血型复核　C. 抗体筛查　D. DAT　E. 检测传染病标志物

第 3 问　若复核患者血型为 B 型，紧急换血应输注的血液为（　　）

A. O 型悬浮红细胞　B. B 型全血　C. O 型洗涤红细胞和 O 型血浆

D. O 型悬浮红细胞和 B 型血浆　E. O 型洗涤红细胞和 AB 型血浆

3. 患者，20 岁，因贫血乏力入院治疗，血常规：Hb 61g/L，WBC 32.5×10^9/L，RBC 2.7×10^{12}/L，PLT 60×10^9/L。临床诊断为骨髓增生异常，临床备血时发现交叉配血不合，需要进一步检查。实验室检查结果见表 2-2。

表 2-2　红细胞 ABO 血型正反定型

反应温度	正定型				反定型			
	抗 A	抗 B	抗 A, B	抗 H	Ac	Bc	Oc	Pc
4℃	–	4+	4+	2+	4+	2+	2+	2+
室温	–	4+	4+	1+	4+	1+	1+	1+
37℃	–	4+	4+	1+	4+			

注："Pc" 为患者红细胞；"–" 为无凝集反应；"+" 为发生凝集反应

第 1 问　患者 ABO 血型鉴定困难和配血不合原因为（　　）

A. 患者血清中含有非特异性的温抗体型自身抗体

B. 患者为 A_xB 型　C. 患者血清中含有非特异性冷抗体型自身抗体

D. 患者为 AB 亚型　E. 患者血清中含有抗 H 抗体

第 2 问　患者的血型为（　　）

A. A 型　B. B 型　C. O 型　D. AB 型　E. A_1B 型

第 3 问　该患者注意保暖，输血时应（　　）

A. 室温静置血液，缓缓输入　B. 血液 37℃预温，快速输入　C. 室温静置血液，快速输入

D. 血液 37℃预温，缓缓输入　E. 正常输入

（五）B1 型（配伍选择题，即"共答案型"）

（1～7 题共用备选答案）

A. 1+　B. 2+　C. 3+　D. ±　E. mf　F. 溶血　G. dcp

1. 使用试管法鉴定 ABO 血型时，若反应结果为背景清晰，凝块较细小较多，游离红细胞较少，则

被判定为（　　）

2. 使用试管法鉴定ABO血型时，反应结果出现背景清澈透明红色，液体中无红细胞凝块，则被判定为（　　）

3. 在试管法中血型鉴定时，反应结果若出现既有红细胞凝块又有游离红细胞，则被判定为（　　）

4. 在试管法中血型鉴定时，反应结果若出现小颗粒样，试管中的液体呈现混浊，显微镜下观察有细小凝块，则被判定为（　　）

5. 在微柱凝集试验中，红细胞凝块绝大部分集中在微柱顶部，同时在上 1/3 也有少量散在凝集，则被判定为（　　）

6. 在微柱凝集试验中，红细胞大部分集中在微柱底部，同时在下 1/3 也有少量散在凝集，则被判定为（　　）

7. 在微柱凝集试验中，微柱顶部和管底部均有红细胞，则被判定为（　　）

（8～10题共用备选答案）

A. 0.8%～1%　B. 2%　C. 2%～5%　D. 8%　E. 10%　F. 15%　G. 20%

8. 试管法血型鉴定的红细胞悬液浓度为（　　）

9. 微柱凝集法鉴定血型的红细胞悬液浓度为（　　）

10. 测定标准血清抗体亲和力的红细胞悬液浓度为（　　）

（六）X型（多项选择题）

1. 输血前的检查内容包括（　　）

A. 受血者、献血者的ABO和Rh血型鉴定　B. 患者血清的同种抗体筛查　C. 交叉配血
D. 患者血液标本的采集　E. 患者血液标本的核对与处理

2. 临床医师申请输血时，必须知晓受血者的（　　）

A. 血型　B. 心血管病史　C. 输血史和孕产史　D. 遗传病史　E. 药物过敏史

3. 接收标本时需要检查标本质量的相关内容是（　　）

A. 标本标识　B. 标本信息　C. 标本运送过程是否规范　D. 标本量
E. 标本中有无抗凝剂

4. 患者一天前已经输注红细胞，由于贫血症状无明显缓解临床再次申请输血，下列哪些标本是合格的（　　）

A. 有正确标签的标本　B. 无溶血的标本　C. 抗凝和不抗凝的标本均可
D. 3天内的血标本　E. 从静脉输液管路收集的血液

5. 用于ABO血型鉴定的标准血清试剂，应符合以下哪些条件（　　）

A. 无非特异性凝集　B. 抗A抗体效价应在64以上　C. 冷凝集效价在4以下
D. 无菌　E. 灭活补体

6. 关于ABO血型鉴定，下列说法正确的是（　　）

A. 对于六个月内的婴儿只需进行ABO血型正定型
B. 反定型需要使用Ac、Bc、Oc和自身对照细胞　C. Oc主要用于排除意外抗体的干扰
D. 抗 A_1 抗体可区分 A_1 和 A_2 亚型　E. O型血清可用于鉴别 A_x 血型

7. 下列哪些血液成分输注时，需要开展血型鉴定和交叉配血（　　）

A. 悬浮红细胞　B. 全血　C. 浓缩白细胞　D. 手工分离浓缩血小板　E. 血浆

8. 下列哪些情况可以导致ABO血型鉴定出现假阴性（　　）

A. 抗体试剂与红细胞比例不适合 B. 弱凝集漏报 C. 离心时间过短
D. 忽略了溶血现象 E. 试剂与生理盐水被细菌污染

9. 下列哪些体液中广泛存在着 ABO 血型物质（ ）
A. 唾液 B. 羊水 C. 泪液 D. 脑脊液 E. 精液

10. 下列哪些个体输血前需要筛查意外抗体（ ）
A. 短期多次大量输血者 B. 有妊娠史或输血史者 C. 交叉配血不合者
D. 非同型骨髓移植患者 E. 怀疑发生 HDN 的患者

11. 进行交叉配血试验时，正确的做法是（ ）
A. 试验前应仔细核对输血申请单上的信息与受血者标本上的信息是否一致
B. 交叉配血试验必须能够检测出 IgM 和 IgG 型抗体与红细胞的反应
C. 试验结束后应当进行核对 D. 必须一人完成整个试验过程
E. 结果判定时需要首先观察是否有溶血反应

12. 关于交叉配血试验，下列说法正确的是（ ）
A. 检测患者血清中是否有针对供者红细胞抗原的抗体
B. 阴性结果可以发血 C. 溶血和凝集都是阳性结果
D. 抗体筛查阴性者交叉配血一定是阴性
E. 检测供者血清中是否存在有针对患者红细胞抗原的抗体

13. 交叉配血能发现（ ）
A. 患者与献血者 ABO 血型是否相合 B. 患者与献血者 Rh 血型是否相合
C. 患者与献血者 Kell 血型是否相合 D. 患者与献血者 Duffy 血型是否相合
E. 患者与献血者 HLA 血型是否相合

14. 能检出 IgG 抗体的交叉配血方法是（ ）
A. 微柱凝集法 B. IAT C. 盐水法 D. 凝聚胺法 E. 酶法

15. 有关抗球蛋白试验，描述正确的是（ ）
A. 又称为 Coombs 试验 B. 是检测 IgM 抗体的一种有效方法
C. IAT 能检测游离血清中的 IgG 抗体 D. IAT 多用于检测母体 IgG 抗体
E. DAT 能检测红细胞表面是否致敏抗体

16. 关于抗球蛋白法交叉配血，可能引起假阴性的原因有（ ）
A. 37℃孵育后未洗涤红细胞 B. 一次性试管被污染 C. 孵育温度过低
D. 操作过程不连续、时间过长 E. 血清中存在有意外抗体

17. 使用微柱凝胶卡进行交叉配血，下列说法正确的是（ ）
A. 使用前应离心处理微柱凝胶卡 B. 防止抗体漏加，应先加血清，再加红细胞
C. 标本应新鲜，避免红细胞破碎或细菌污染等引起假阳性
D. 非人为原因出现的溶血结果应视为阳性 E. Fg 过多可以产生假阳性

18. 微柱凝集法交叉配血的优点是（ ）
A. 操作简单 B. 重复性好 C. 灵敏度高 D. 标本离心时间较长
E. 结果易于判断

19. 下列哪些情况是主侧交叉配血不合的原因（ ）
A. 患者或供者 ABO 血型鉴定不正确，或者二者的 ABO 血型不一样
B. 患者血清中存在同种抗体，与供者红细胞上的相应抗原反应

C. 患者血清中存在自身抗体，与供者红细胞上的相应抗原反应
D. 供者红细胞上致敏有抗体，导致 DAT 阳性
E. 患者红细胞已经包被抗体，DAT 阳性

20. 下列哪些情况可引起交叉配血试验结果假阴性（　　）
A. 试管被洗涤剂污染　　B. 标本已溶血　　C. 试验温度过高
D. 血清中有高浓度血型物质　　E. 血清中存在有意外抗体

21. 下列哪些情况可以导致交叉配血试验结果假阳性（　　）
A. 玻璃器皿严重污染了血清或红细胞　　B. 细菌污染了血液标本
C. 患者输入了高分子血浆代用品或者静脉注射造影剂等药物
D. 患者纤维蛋白原增高或者为异常蛋白血症　　E. 试验温度过高

22. 关于溯源性，下列描述正确的是（　　）
A. 用于描述测量、测量方法或测量程序
B. 溯源链是指计量学级别由低到高、交替出现的测量程序和校准物
C. 在检验医学领域，溯源性中的参考标准可简单理解为参考物质或参考测量程序
D. 溯源性是测量结果的属性　　E. 溯源链越短，测量的不确定度往往越大

23. 关于质量控制的目的，描述正确的是（　　）
A. 满足相关的质量要求　　B. 检测分析过程的误差　　C. 防止得出不可靠的结果
D. 控制与分析相关的各个环节　　E. 保证检测的特异性

24. 输血医学实验室的质控内容，包括（　　）
A. 采供血机构实验室应对检测前、检测中和检测后的过程进行测量和控制
B. 定期对室内质控结果进行分析，并正确处理失控结果　　C. 开展室内质控
D. 积极参加室间质评　　E. 对工作人员进行培训

25. 质控物的性能指标包括（　　）
A. 稳定性　　B. 瓶间差　　C. 定值和非定值　　D. 分析物水平　　E. 保存要求

26. 关于质控物的使用与保存，下列说法正确的是（　　）
A. 严格按说明书规定的步骤进行操作　　B. 确保溶剂质量并复溶冻干质控物
C. 准确加入溶剂的量以复溶冻干质控物　　D. 在特定条件下测定质控物
E. 复溶冻干质控物时应轻轻摇匀，使内容物完全溶解，切忌剧烈振摇

27. 理想标准品和质控品的条件有（　　）
A. 基质对测定结果无影响　　B. 特殊要求室内质控品的浓度
C. 标准品所含待测物的浓度要接近实验或临床决定性水平　　D. 无生物传染危险性
E. 已确定靶值或预期结果

28. 关于检测血型的室内质控，正确的是（　　）
A. 每次试验前进行试剂质控　　B. 严格按照 SOP 进行检测　　C. 培训技术人员
D. 定期保养、校准实验设备　　E. 控制实验室温度和湿度

29. 控制 ABO 血型鉴定检测能力，下列说法正确的是（　　）
A. 控制抗 A 的检测能力，是使用 A 型试剂红细胞作为阳性对照
B. 控制抗 A 的检测能力，是使用 B 型试剂红细胞作为阴性对照
C. 控制抗 A 的检测能力，是使用 O 型试剂红细胞作为阴性对照
D. 控制抗 B 的检测能力，是使用 B 型试剂红细胞作为阳性对照

E. 控制抗 B 的检测能力，是使用 A 型试剂红细胞作为阴性对照

30. 使用全自动检测系统进行交叉配血试验时，正确室内质控做法是（　　）

A. 每批都要进行室内质控　B. 每天上午和下午试验前进行质控

C. 使用呈弱反应抗 D 质控血清和试剂红细胞作为质控物

D. 质控方法与规则与单个人份交叉配血试验的工作模式相同

E. 一旦出现失控的现象，立即停止试验

31. 若发现质控数据违背了质控规则，操作者应（　　）

A. 填写失控报告单　B. 对失控结果要进行回顾、检查、重复测定

C. 另取质控品分析　D. 检查仪器、试剂和操作　E. 马上重测患者样本

32. 室内质控的质控物应选择哪些浓度（　　）

A. 医学决定水平　B. 报告范围的上限值浓度　C. 报告范围的下限值浓度

D. 正常浓度　E. 以上都不是

33. 室间质评涉及的内容包括（　　）

A. 客观比较某实验室测定结果与靶值的差异　B. 外单位客观评价实验室的结果

C. 是对实验室操作和实验方法的回顾性评价　D. 独立测定结果之间的一致性程度

E. 起自我教育的作用

34. 关于室间质评，描述正确的是（　　）

A. 为了提高实验室常规检测的准确度　B. 不能代替室内质控

C. 未开展室内质控的实验室也可以参加

D. 分析试验中存在的问题，采取相应措施改进试验方法

E. 中国是由国家卫健委临检中心和各省市临检中心组织实施

35. 有关输血相容性检测的室间质量评价，下列说法正确的是（　　）

A. 客观评价实验室检测的精密度　B. 了解不同实验室之间结果的差异

C. 帮助校正试验结果，提高准确性　D. 帮助实验室提高检验质量

E. 客观评价实验室的检测能力

36. 检测室间质评样本，正确的做法是（　　）

A. 按照 EQA 计划检测与回报相关项目　B. 采用常规方法检测质控样本

C. 与日常输血相容性试验同步检测质控样本　D. 采用最敏感的方法检测质控样本

E. 各参评实验室可在规定检测与回报时间内相互交流检测结果

37. 输血相容性试验室间质量评价组织者的工作流程，包括（　　）

A. 设计与组织质评计划　B. 确认质控品的分装和靶值　C. 决定是否采取纠正措施

D. 与参评者有效沟通　E. 按照年度计划书进行预试验和确认

38. 输血相容性试验室间质量评价参与者的工作流程，包括（　　）

A. 接受质控品　B. 按规定日期进行试验　C. 接受、录入、分析回报结果

D. 上报试验结果　E. 分析报告和发现相关问题

39. 下列说法正确的是（　　）

A. 准确度是待测物的测定值与其真值的接近程度

B. 诊断的特异性是将实际无病者正确地判断为阴性（真阴性）的百分率

C. 阳性预测值是指使用特定试验方法测定得到的阳性结果中真阳性的比率

D. 诊断的敏感性是指将实际患病者正确地判断为阳性的百分率

E. 阴性预测值是指使用特定试验方法测定得到的阴性结果中真阴性的比率

40. 评价检验结果的常用指标主要包括（　　）

A. Cut off 值　　B. ROC 曲线　　C. 特异性　　D. 准确度　　E. 灵敏性

（七）简答题

1. 简述 ABO 血型鉴定的正定型试剂及要求。
2. 简述不同种类微柱凝胶卡的成分与应用。
3. 简述凝聚胺交叉配血试验的质量控制。

（八）案例分析题

[案例 2-5]　MNS 血型抗体干扰 ABO 血型鉴定

患者，女，31 岁，孕 39 周，G_2P_1，有 2 次流产史，无输血史，ABO 血型鉴定时正反定型不符。

1. 实验室检查

（1）红细胞 ABO 血型鉴定：ABO 正反不符（案例表 2-5）。B 型？但是受检血清与试剂 Bc 呈弱反应，血清有抗 B 抗体？或者有能与 Bc 反应的意外抗体？而 Oc 未出现凝集反应。

案例表 2-5　ABO 血型鉴定

	抗 A	抗 B	Ac	Bc	Oc	Pc
IS	–	4+	4+	2+	–	–

注：“IS”为直接离心；“Pc”为患者红细胞

（2）血清意外抗体筛查：在微柱凝胶介质中，受检血清与 2 种筛查红细胞（Ⅰ和Ⅲ细胞）发生凝集反应。结合筛查细胞谱（案例表 2-6），初步判定受检血清中存在的意外抗体可能是抗 M？抗 C？抗 e？抗 Ce？一种或多种混合抗体干扰了 ABO 血型鉴定。

案例表 2-6　意外抗体检测试剂的抗原谱

	Rh					Kidd		MNS				Duffy		Kell		Lewis		P
	D	C	E	c	e	JK^a	JK^b	M	N	S	s	Fy^a	Fy^b	K	k	Le^a	Le^b	P1
Ⅰ	+	+	–	–	+	+	+	+	+	+	+	+	–	–	+	–	+	–
Ⅱ	+	–	+	+	–	+	+	–	+	–	+	+	+	–	+	–	–	–
Ⅲ	+	+	+	+	+	+	–	+	+	–	+	+	–	–	+	+	–	+

（3）血清意外抗体鉴定：应用 10 人份的谱细胞进行抗体鉴定，发现受检者血清中有抗 M 抗体，无抗 C、抗 e、抗 Ce 抗体。

2. 结果　抗 M 抗体影响 ABO 血型鉴定。

3. 思考题

（1）结合案例表 2-5，请分析 ABO 正反定型不一致的可能原因。

（2）本案例能直接使用筛查细胞谱进行意外抗体确认吗？

[案例 2-6]　$A_{el}B$ 亚型导致 ABO 正反定型不符

患者，男性，48 岁，无输血史，因肾结石手术备血，ABO 正反定型不符，正定型为 B 型，反定型为 AB 型，怀疑是 A 亚型。

1. 实验室检查

（1）复检红细胞血型：反定型血清中有弱抗 A 抗体（案例表 2-7）。A 亚型？抗 A 抗体减弱？

案例表 2-7　ABO 血型鉴定

	正定型				反定型			
	抗 A	抗 B	抗 A, B	人源抗 A	Ac	Bc	Oc	Pc
室温	–	4+	4+	–	–	–	–	–
4℃	–	4+	4+	–	±	–	–	–
2 倍血清量	/	/	/	/	1+	–	–	–

注："Pc"为患者红细胞

（2）检查红细胞 A 和 H 抗原（案例表 2-8）：受检者红细胞上的 H 抗原介于正常成人 Oc 和 Ac 之间。使用 B 型个体血清（含有抗 A 抗体）与患者红细胞（Oc 作为阴性对照）进行冷吸收，进而进行热放散处理，发现 Pc 放散液中有弱 A 抗原（"1+"）。

案例表 2-8　红细胞 A 抗原确认和 H 抗原检查

	Pc	Oc	Ac		Oc 的放散液	Pc 的放散液
抗 H	1+	2+	$1+^{w}$	Ac	–	1+

注："Pc"为患者红细胞

2. 结果　受检者为 $A_{el}B$ 型。

3. 思考题

（1）针对 ABO 血型正反定型不符的个案应考虑哪些情况？如何开展血型血清学试验？

（2）哪些 ABO 亚型的鉴定需要开展吸收放散试验？

[案例 2-7]　Rh 血型系统抗体引起交叉配血不合

患者，男，55 岁，既往曾多次输血治疗，本次因慢性粒细胞性白血病病情加重入院治疗，入院时 Hb 50 g/L，临床申请输注悬浮红细胞 4U，但实验室检查发现患者交叉配血困难。

1. 实验室检查

（1）红细胞血型鉴定　O 型 CCDee（案例表 2-9）。

案例表 2-9　ABO 和 Rh 血型鉴定

	ABO 正定型		ABO 反定型				Rh 定型				
	抗 A	抗 B	Ac	Bc	Oc	Pc	抗 D	抗 E	抗 C	抗 c	抗 e
IS	–	–	4+	4+	–	–	4+	–	3+	–	2+

注："Pc"为受检者自身红细胞

（2）意外抗体筛查及鉴定

1）意外抗体筛查：在盐水介质中，患者血清与筛查红细胞均不发生凝集反应；在抗人球蛋白和凝聚胺介质中，患者血清与 2 种筛查红细胞均发生凝集反应。

2）意外抗体鉴定：通过凝聚胺和抗球蛋白意外抗体鉴定试验，初步判断患者血清可能存在与 E、c 抗原反应的 IgG 抗体，可能是抗 E、抗 c，也可能是抗 Ec。

3）交叉配血：筛查 E、c 抗原阴性的红细胞 2 袋 4U，与患者血清通过凝聚胺和抗球蛋白方法进行配血，主次侧均相合。

2. 结果　为患者输注配血相合的悬浮红细胞 4U 后，输血治疗效果很好。

3. 思考题

（1）请结合病史和上述实验室检查结果分析交叉配血不合的原因。

（2）患者血清中的抗体可能是抗 E、抗 c，也可能是抗 Ec，如何进行区分？

（3）请评价盐水法、抗球蛋白法、凝聚胺法和酶法进行意外抗体筛查的优缺点。

[案例 2-8]　异常球蛋白导致交叉配血不合

患者，男，67 岁，因反复头晕乏力 3 年余，并伴发牙龈出血加重 1 天入院。输血前检查 RBC 2.16×10^{12}/L，Hb 60g/L；PT 14.2s，APTT 81.8s，TT 25.1s；TP 119.6g/L，ALb 21.9g/L，A/G 0.22。CT 提示胸、腰椎体及部分肋骨广泛骨质疏松，部分骨质类似溶骨破坏表现，临床诊断为多发性骨髓瘤（MM）。患者因病情需要临床申请输注红细胞。

1. 实验室检查

（1）红细胞血型鉴定：O 型 RhD 阳性。

（2）意外抗体筛查：在盐水介质中，患者血清与筛查细胞反应均为阳性。

（3）DAT：阴性，红细胞上未致敏抗体或补体。

（4）交叉配血试验：盐水法、微柱凝胶卡配血为主侧凝集，次侧不凝集。

2. 结果　多发性骨髓瘤患者过多的血浆 M 蛋白干扰交叉配血试验。

3. 思考题

（1）依据病例资料，分析交叉配血试验出现凝集的原因。

（2）临床上微柱凝集法交叉配血试验出现假阳性的因素有哪些？

四、答案-4（红细胞血型系统的检测技术）

（一）名词解释

1. 交叉配血试验：指在血型鉴定的基础上，进一步检测受血者和供血者血液之间是否存在不配合的抗原和抗体成分。交叉配血试验包括主侧、次侧配血试验，主侧配血试验是检测受者血清或血浆中是否含有针对供者红细胞的抗体，次侧配血试验是检测供者血清或血浆中是否含有针对受者红细胞的抗体。

2. 凝聚胺配血试验：是临床输血实验室最常用的交叉配血方法。由于红细胞表面带有大量的负电荷，阳离子会被红细胞的负电荷吸引，在红细胞周围形成扩散的双层离子云，即 Zeta 电位，决定着红细胞在电解质中相互排斥。凝聚胺技术首先利用低离子溶液（LIM）降低溶液的离子强度，降低 Zeta 电位，减少红细胞周围的阳离子云，促进红细胞与血清（或血浆）中的抗体结合。其次加入的凝聚胺（Polybrene）溶液是一种高价阳离子多聚物、肝素中和剂，溶解后能产生很多的正电荷，可以中和红细胞表面的负电荷，缩短红细胞之间的距离，使红细胞产生非特异性的凝集。最后加入的悬浮液可以中和凝聚胺的阳离子，使正常红细胞产生的非特异性凝集散开，试验结果为阴性。若红细胞被相应的抗体致敏，则凝聚胺引起的凝集不会散开，试验结果为阳性。

3. 抗球蛋白试验：是检查不完全抗体的常用方法，是诊断 AIHA 的重要试验。一般分为直接抗球蛋白试验（DAT）和间接抗球蛋白试验（IAT）两种。DAT 主要用于检查红细胞表面是否致敏有不完全抗体，IAT 是检查血清中是否存在游离的不完全抗体。

4. 吸收放散试验：包括吸收试验和放散试验。吸收试验是利用抗原与相应抗体特异性结合的原理，将被检红细胞与相应的已知效价的血清抗体反应，如果血清抗体效价降低，则可以间接证明被检红细胞上有相应抗原。放散试验是利用抗原与抗体可逆性结合的原理，通过改变条件把致敏在红细胞上的 IgG、IgM 类抗体蛋白释放下来，然后用已知抗原阳性的红细胞检查放散液中抗体的强度及其类型。在临床上，吸收放散试验多用于 ABO 亚型的鉴定、分离和鉴定混合抗体、确诊 HDN。

5. 电子交叉配血：是指在供血者、受血者红细胞 ABO、RhD 血型鉴定和意外抗体筛查的基础上，直接由计算机系统选择血型相容的血液出库，即用计算机代替传统的血清学交叉配血，利用计算机信息技术辨认供血者信息、受血者信息及检测输血前血液的相容性，计算机系统直接为受血者选择出 ABO 血型相容的供者血液。

（二）A1 型

1. A 2. D 3. A 4. D 5. D 6. B 7. D 8. E 9. A 10. B 11. C 12. E 13. A 14. D 15. B 16. C 17. D 18. E 19. D 20. B 21. D 22. C 23. E 24. E 25. D 26. C 27. C 28. C 29. B 30. E 31. C 32. D 33. D 34. D 35. A 36. D 37. C 38. E 39. B 40. B 41. A 42. E 43. C 44. D 45. D 46. B 47. A 48. C 49. C 50. A 51. D 52. C 53. C 54. B 55. A 56. E 57. A 58. C 59. C 60. D 61. A 62. D 63. A 64. C 65. E 66. B 67. D 68. A 69. A 70. E

（三）A2 型

1. D 2. B 3. D 4. B 5. E 6. A 7. A 8. B 9. E 10. D

（四）A3 型（不同问题的答案，使用“、”间隔）

1. B、B 2. C、B、E 3. C、B、D

（五）B1 型

1. B 2. F 3. E 4. D 5. C 6. A 7. G 8. C 9. A 10. E

（六）X 型

1. ABCE 2. CE 3. ABCD 4. ABC 5. ACDE 6. ABCDE 7. ABCD 8. ABCD 9. ABCE 10. ABCDE 11. ABCDE 12. ABCE 13. ABCD 14. ABDE 15. ACDE 16. ABCD 17. ACDE 18. ABCE 19. ABCD 20. ABCD 21. ABCD 22. BCD 23. ABCD 24. ABCD 25. ABCD 26. ABCE 27. ABDE 28. ABCDE 29. ABDE 30. ACDE 31. ABCD 32. ABCD 33. ABCE 34. ABDE 35. BCDE 36. ABC 37. ABDE 38. ABDE 39. ABCDE 40. CDE

（七）简答题

1. 简述 ABO 血型鉴定的正定型试剂及要求。

ABO 血型鉴定正定型试剂是指特异性抗体，如抗 A、抗 B、抗 A, B、抗 A_1、抗 H 抗体等试剂，其质量必须符合以下要求：①特异性高：只与相应红细胞抗原发生凝集反应，无非特异性凝集。②效价高：抗 A 抗体和抗 B 抗体的效价均不低于 128。③亲和力强：抗 A 抗体与 A_1、A_2 和 A_2B 红细胞发生反应开始出现凝集的时间分别为 15s、30s 和 45s，抗 B 抗体与 B 型红细胞发生反应开始出现凝集的时间为 15s。④已灭活补体。⑤无菌。⑥冷凝集效价在 4 以下。

2. 简述不同种类微柱凝胶卡的成分与应用。

微柱凝胶卡包括中性卡和特异性卡，其成分差异见表 2-3。

表 2-3 不同凝胶卡的成分与应用

类型	成分	临床应用
中性凝胶卡	不含特异性抗体和抗人球蛋白试剂	检测红细胞 IgM 类抗体与相应抗原的反应，如 ABO 血型鉴定、交叉配血
特异性凝胶卡	含有特异性抗体	检测红细胞相应抗原
抗球蛋白凝胶卡	含有抗人球蛋白试剂	检测 IgG、IgM 不完全抗体和相应抗原的反应，用于交叉配血试验、意外抗体筛查与鉴定

3. 简述凝聚胺交叉配血试验的质量控制。

凝聚胺交叉配血试验操作步骤较多，各个环节的合格质量控制是保证临床安全输血基础。

（1）标本与试剂：试剂与标本质量要求合格。①枸橼酸钠、肝素能中和凝聚胺，使红细胞之间非特异性聚集反应减弱，最好选择 EDTA-K_2 抗凝标本，不使用枸橼酸钠或肝素抗凝的标本；使用血清标本效果更好。②凝聚胺溶液保存在玻璃瓶中过久可以引起红细胞凝集减弱，应保存于深色或黑色塑料瓶中。

（2）操作方法：①无论标本或试剂，应先加抗体（血浆或血清）后加红细胞悬液，防止漏加抗体。②按临床操作规程要求加样和离心。③低离子盐水溶液加入后，适当静置 1～2 分钟以增加致敏时间。④凝聚胺溶液加入后，必须出现非特异性聚集，否则需要重新操作。⑤如标本中含有枸橼酸钠或肝素时，需要增加凝聚胺溶液用量。⑥每次加试剂后摇动试管动作要轻缓，使用枸橼酸钠重悬液中和凝聚胺阳离子时，应在 1 分钟内观察非特异性凝集是否消失。⑦临床配血，必须先进行盐水法配血试验，可以直接排除 IgM 抗体引起的配血不合。⑧本试验不适用于 Kell 血型系统抗原抗体检测，尤其是外籍人员需加做抗球蛋白试验。⑨血液透析患者，建议使用抗球蛋白交叉配血试验，以保证试验的准确可靠。

（八）案例分析题

[案例 2-5]　MNS 血型抗体干扰 ABO 血型鉴定

（1）结合案例表 2-5，请分析 ABO 正反定型不一致的可能原因。

本案例红细胞上无 A 抗原，血清中有抗 A 抗体。但是，红细胞有 B 抗原，血清又与 Bc 发生了凝集反应，出现这种情况的可能原因：①血清中有抗 B 抗体，与红细胞上的 B 抗原发生了凝集反应；②红细胞上有其他血型系统抗原与血清中的意外抗体发生了反应。由于该患者既往有妊娠史，机体已经受免疫刺激产生了意外抗体抗 M，与试剂 Bc 上的 M 抗原发生了反应，导致反定型结果异常。另外，由于试剂 Oc 上无 M 抗原，所以意外抗体未引起 Oc 凝集，但是干扰了 ABO 血型鉴定。

（2）本案例能直接使用筛查细胞谱进行意外抗体确认吗？

由于一组筛查细胞是由 3 人份的 Oc 组成，其包含的红细胞抗原较少，无法进行抗体的确认，有可能导致意外抗体的漏检、误检。抗体鉴定需要结合抗体鉴定谱（一组 10～16 人份的谱细胞）进行确认，必要时还需要通过吸收放散试验进行抗体分离和确认。

[案例 2-6]　A_{el}B 亚型导致 ABO 正反定型不符

（1）针对 ABO 血型正反定型不符的个案应考虑哪些情况？如何开展血型血清学试验？

1）ABO 血型正反定型不符可能的原因：标本或试剂质量有问题，人为因素出现操作失误或错误，冷抗体、自身抗体、意外抗体等的干扰，ABO 亚型、老年人、婴幼儿、疾病等因素导致的抗原减弱，某些个体出现抗体减弱（老年人、婴幼儿）或增强（如 Fg 过多、高球蛋白血症等）。

2）ABO 血型正反定型不符需要进行的血型血清学试验：基于上述原因，首先保证标本和试剂质量合格，红细胞洗涤后再进行 ABO 定型。①若考虑为 ABO 亚型：需要用单克隆抗 A_1、抗 A, B、人源的抗体验证红细胞有无 AB 抗原；使用抗 H 抗体检测红细胞上 H 抗原的强弱；通过唾液血型物质检测受检者体液中有无 ABH 物质；若红细胞上 AB 抗原很弱（＜“1+”），还需要开展吸收放散试验证实红细胞上有无抗原。②若考虑冷抗体的干扰：需要将正反定型结果放 4℃、37℃进行观察。③需要结合病例资料，通过意外抗体筛查，结合受检者其他红细胞血型抗原结果，予以证实。④疾病因素、年龄因素也可以出现 ABO 血型正反定型不符，需要结合患者病史，具体问题具体分析。

3）本案例结果分析：①受检者 ABO 正反定型不符，单克隆、多克隆抗体均无法测到 A 抗原。②增加血清用量和 4℃处理后发现血清中有弱抗 A 抗体，抗体量减少，不能排除 A 亚型，通过 H 抗原检查发现受检者红细胞上有 H 抗原，强于正常 Ac，弱于正常 Oc，符合亚型的特征。③正定型虽然无法检测红细胞上的 A 抗原，但是吸收放散试验显示红细胞上有弱 A 抗原。④红细胞这些反应结果符合 A_{el} 亚型特征。⑤红细胞上 B 抗原正常，因此受检者定型为 $A_{el}B$。

（2）哪些 ABO 亚型的鉴定需要开展吸收放散试验？

针对 ABO 正反定型不符的标本，且红细胞上 A 和/或 B 抗原表达较弱，使用单克隆试剂抗 A、抗 B 无法检测到红细胞抗原，或者检测到极弱表达的红细胞抗原（凝集强度＜"2+"），需要开展吸收放散试验予以确认红细胞上有无 A 和/或 B 抗原。对于有些 ABO 亚型的标本，无须开展吸收放散试验，比如 A_2、A_{int} 的红细胞与抗 A 可以出现强凝集反应（"3+" ～ "4+"）。只有与抗 A 抗体不反应、弱反应的红细胞（凝集＜"2+"）者，如 Am、A_{el} 等血型才需要开展吸收放散试验。

[案例 2-7]　Rh 血型系统抗体引起交叉配血不合

（1）请结合病史和上述实验室检查结果分析交叉配血不合的原因。

患者是白血病患者，可能会出现 ABO 抗原减弱现象，但本案例患者 ABO 血型鉴定结果正常。患者血型为 O 型，CCDee 血型。患者既往曾多次输血，体内可能产生了意外抗体，所以输血前需要进行意外抗体筛查，筛查发现患者血清中存在意外抗体，干扰交叉配血试验。临床上，首先需要筛查出相当抗原阴性的血液成分，并经交叉配血相合后才能提供给临床开展输血治疗。

（2）患者血清中的抗体可能是抗 E、抗 c，也可能是抗 Ec，如何进行区分？

患者血清抗体鉴定发现，可能有抗 E 和抗 c 抗体，或者是抗 Ec 抗体，需要进一步进行区分。具体操作：①使用 O 型 ccDee 的红细胞与患者血清进行 37℃热吸收。②吸收后的红细胞进行乙醚放散，在抗人球蛋白介质中观察放散液与 O 型 ccDee、O 型 CCDEE 红细胞的反应情况。③若放散液仅与 O 型 ccDee 细胞反应、与 O 型 CCDEE 红细胞不反应，并且吸收后的血清与 O 型 CCDEE 发生反应，说明患者血清中有抗 c、抗 E 抗体；若放散液与 O 型 ccDee、O 型 CCDEE 红细胞均反应，说明患者血清中有抗 Ec 抗体。

（3）请评价盐水法、抗球蛋白法、凝聚胺法和酶法进行意外抗体筛查的优缺点。

1）盐水法：抗体筛查时必须开展的试验，主要用于筛查患者血清有无 IgM 抗体，无法筛查 IgG 抗体。

2）抗球蛋白法：是鉴定意外抗体最可靠的方法，能筛查血清 IgM、IgG 抗体。

3）酶法：能检测血清中的 IgM、IgG 抗体，对 Rh、Kidd 血型系统的检出效果最好，但是酶试剂容易失活，可破坏 Duffy、MNS 等红细胞血型抗原，无法检测 Duffy、MNS 血型系统的抗原抗体。

4）凝聚胺法：能检测血清中的 IgM、IgG 抗体，临床上较常用。但由于凝聚胺在溶液中带正电荷，无法检测带正电的 Kell 血型系统抗原，也就是说凝聚胺法不适用于 Kell 血型系统检测。

[案例 2-8]　异常球蛋白导致交叉配血不合

（1）依据病例资料，分析交叉配血试验出现凝集的原因。

该患者是多发性骨髓瘤（MM），血清中有大量的异常免疫球蛋白，能包裹供者的红细胞，扰乱红细胞负电荷的排斥，出现了非特异性的假凝集，这种凝集在显微镜下呈缗钱状排列，在生理盐水的作用下能散开。所以，临床上出现交叉配血不合现象，需要结合患者病史和实验室检查结果，综合分析。

（2）临床上微柱凝集法交叉配血试验出现假阳性的因素有哪些？

临床上，诸多因素可导致微柱凝集法配血出现假阳性。①镰形红细胞增多症患者，因红细胞变形能力降低、巨幼细胞贫血患者因红细胞体积过大可导致结果假阳性。②严重感染患者，因白细胞过多可堵塞凝胶间隙，导致假阳性。③血清标本中未完全去除纤维蛋白、异常免疫球蛋白增多等均导致假阳性。④标本被污染，可导致假阳性。⑤由于试验操作错误或标本本身质量问题引起的溶血现象，也可导致假阳性。

（孙连桃　张晨光）

第三章 白细胞血型系统与检验

一、学习目标

1. 掌握 白细胞血型抗原抗体的种类及临床应用。

2. 熟悉 HLA 基因及分子结构；HLA 抗原的种类；HLA 抗体的产生机制；HLA 抗原抗体的检测方法；HLA 在输血医学、移植医学、法医学和亲子鉴定中的应用。

3. 了解 粒细胞抗体的产生及其在临床输血中的应用。

二、重点难点内容

1. 重点内容 白细胞血型抗原种类及分布情况；HLA 抗体的产生机制；HLA 系统检测原理及方法学评价。

2. 难点内容 HLA 在输血医学、移植医学、法医学和亲子鉴定中的应用。

三、习 题

（一）名词解释

1. HLA　2. 微量淋巴细胞毒试验　3. MHC

（二）A1 型（单项选择题）

1. HLA-Ⅰ类抗原几乎表达在所有有核细胞上，下列哪种细胞的表达量最高（　　）

A. 巨噬细胞　B. T 淋巴细胞　C. 树突状细胞　D. 中性粒细胞　E. 血小板

2. HLA-Ⅱ类抗原主要表达在（　　）

A. 红细胞　B. 血小板　C. T 细胞　D. B 细胞　E. 内皮细胞

3. HLA-Ⅱ类抗原在细胞上表达范围极狭窄，下列哪种细胞上几乎不表达（　　）

A. 树突状细胞　B. 单核细胞　C. 巨噬细胞　D. B 淋巴细胞　E. 中性粒细胞

4. 关于 HLA 分子的组织分布，错误的是（　　）

A. HLA-Ⅰ类分子广泛分布于所有有核细胞表面

B. HLA-Ⅱ类分子主要表达在巨噬细胞、树突状细胞等专职 APC 表面

C. 在血、尿、唾液、精液及乳汁中 HLA 分子一般不表达

D. 巨噬细胞和树突状细胞 HLA 分子的表达量都比较高

E. 心、肝、肺组织表达 HLA-Ⅰ类分子水平比较低

5. HLA 每个位点表达几个抗原（　　）

A. 1 个　B. 2 个　C. 3 个　D. 4 个　E. 5 个

6. 下列哪项不属于 HLA 的遗传特点（　　）

A. 多态性　B. 连锁不平衡　C. 多基因性　D. 显性遗传　E. 隐性遗传

7. 关于 HLA 等位基因型别，正确的是（　　）

A. 受恶性疾病影响可以发生改变

B. 受自身免疫性疾病影响可以发生改变

C. 受粉尘影响可以发生改变　　D. 受放射线影响可以发生改变　　E. 终身不变

8. 下列哪种血型抗原可以作为亲子鉴定的依据（　　）

A. ABO　B. Rh　C. HLA　D. HPA　E. Gm

9. 在亲子鉴定中，排除亲生关系的条件是（　　）

A. 鉴定人之间有 1 个或 1 个以上 STR 位点违反孟德尔遗传定律
B. 鉴定人之间有 2 个或 2 个以上 STR 位点违反孟德尔遗传定律
C. 鉴定人之间有 3 个 STR 位点违反孟德尔遗传定律
D. 鉴定人之间有 3 个或 3 个以上 STR 位点违反孟德尔遗传定律
E. 鉴定人之间有 3 个以上 STR 位点违反孟德尔遗传定律

10. 经过多次输血免疫刺激，人体所产生的 HLA 抗体多属于（　　）

A. IgA 类　B. IgD 类　C. IgE 类　D. IgM 类　E. IgG 类

11. 多次输注不同献血者血液的患者，其体内主要产生的抗体是（　　）

A. C2 抗体　B. HLA-Ⅱ细胞毒抗体　C. HSP70 抗体　D. HLA-I 细胞毒抗体
E. TNF-β 抗体

12. 临床常用的 HLA 分型技术中的基因分型方法与血清学检测方法侧重点不同，其前者主要检测的是（　　）

A. HLA-Ⅰ类抗原　B. HLA-Ⅱ类抗原　C. HNA 抗体　D. 抗体
E. 核苷酸多态性

13. 目前最准确的 HLA 分型技术是（　　）

A. 基因分型技术　B. 淋巴细胞毒试验　C. 纯合子细胞分型
D. 预处理淋巴细胞分型　E. 抗球蛋白-微量淋巴细胞毒试验

14. 在微量淋巴细胞毒试验中，NIH 计分法中的 2 分表示死亡细胞比例为（　　）

A. 0%～10%　B. 11%～20%　C. 21%～50%　D. 50%～80%　E. >80%

15. 微量淋巴细胞毒试验的 NIH 计分法中 8 分表示（　　）

A. 阴性　B. 可疑阴性反应　C. 可疑阳性反应　D. 阳性反应
E. 强阳性反应

16. 淋巴细胞毒试验阳性结果是指死细胞数量高于（　　）

A. 10%　B. 20%　C. 40%　D. 60%　E. 80%

17. 微量淋巴细胞毒试验需要补体的参与，该补体的主要作用是（　　）

A. 破坏淋巴细胞膜　B. 溶解淋巴细胞　C. 促进淋巴细胞增殖　D. 增强抗体活性
E. 增强淋巴细胞免疫原性

18. 下列哪项试验需要使用补体（　　）

A. 微量淋巴细胞毒试验　B. 流式细胞术　C. 混合淋巴细胞培养
D. 聚合酶链式反应　E. 血小板免疫荧光试验

19. 在微量淋巴细胞毒试验中，关于补体特性描述错误的是（　　）

A. 补体对淋巴细胞毒试验存在影响　B. 实验前应先对补体进行预试验
C. 补体天然细胞毒性产生假阴性　D. 补体活性偏高可产生假阳性
E. 补体活性偏低可产生假阴性

20. 下列哪项不是 HLA 抗体检测方法（　　）

A. 补体依赖细胞毒试验　B. 酶联免疫法　C. 流式细胞术　D. 单抗原磁珠法

E. 酶联免疫斑点检测

21. HLA 细胞学分型检测所使用的方法是（　　）
A. IFE　B. CDC　C. CLIA　D. MLC　E. ELISA

22. 通过细胞分型法判断结果是观察（　　）
A. 死细胞百分比　B. 细胞的增殖速度和数量　C. 细胞结合抗体数量
D. 检测吸光值　E. 细胞间相互作用产生的凝集强度

23. 用直接免疫荧光法检测 T 细胞上 CD4 抗原，荧光素应标记在（　　）
A. CD4 抗原上　B. CD4 单克隆抗体上　C. 固相载体上　D. 抗人 Ig 抗体上
E. 某种动物红细胞上

24. HLA 基因分型方法中结果最准确的是（　　）
A. 基因芯片　B. PCR-SSOP　C. PCR-SSP　D. PCR-SBT
E. Luminex 检测技术

25. 关于 HLA-Ⅱ类分子分型方法，下列哪种方法应用最广、最简便快捷和精确（　　）
A. SBT　B. PCR-SSO　C. PCR-SSP　D. RFLP　E. 以上均不对

26. 以下哪种不属于分子生物学 HLA 分型法的是（　　）
A. PCR-RFLP　B. LAMP-PCR　C. PCR-SSCP　D. PCR-SBT　E. PCR-SSO

27. 白细胞表达的特有血型抗原为（　　）
A. ABO 血型抗原　B. Rh 血型抗原　C. P 血型抗原　D. 中性粒细胞特异性抗原
E. 人类白细胞抗原

28. 在粒细胞系统检测方法中最早应用于粒细胞抗原、抗体鉴定的方法是（　　）
A. 单克隆抗体特异性粒细胞抗原捕获试验　B. 流式细胞检测技术
C. 粒细胞免疫荧光试验　D. 粒细胞凝集试验　E. ELISA

29. 评价粒细胞输注疗效的最佳指标是（　　）
A. 感染是否得到控制　B. 外周血中性粒细胞百分比是否增加
C. 外周血中性粒细胞绝对值是否增加　D. 出血症状是否改善
E. 贫血是否得到纠正

30. 关于粒细胞输注的说法，正确的是（　　）
A. 无任何副作用　B. 很多情况下以粒细胞集落刺激因子代替
C. 目前很多疾病仍需大量输注粒细胞
D. 应当每次足量输注且间隔数天使用
E. 感染者可以用丙种球蛋白治疗

31. 恶性细胞表面表达的 HLA 抗原往往是（　　）
A. HLA-Ⅰ类抗原增强　B. HLA-Ⅱ类抗原增强　C. HLA-Ⅰ类抗原减弱
D. HLA-Ⅱ类抗原减弱　E. HLA-Ⅰ、Ⅱ类抗原均减弱

32. HLA 关联疾病是（　　）
A. 单因素疾病　B. 多因素疾病　C. HLA 起主要作用　D. HLA 起次要作用
E. 环境因素起主要作用

33. HLA 哪种抗原分别与发作性睡眠、强直性脊柱炎存在着相关性（　　）
A. D2、B27　B. A2、B7　C. A12、B7　D. D12、B27　E. A2、B27

34. HLA 与下列哪种疾病关联的相对危险度最高（　　）

A. 强直性脊柱炎　B. 银屑病　C. 疱疹样皮肤病　D. 急性前葡萄膜炎
E. Reiter 综合征

35. 下列哪项是增加白血病患者异基因 HSCT 成功概率的因素（　　）
A. HLA 相合亲缘供者　B. 减小移植前免疫抑制剂的剂量　C. 移植物去除 T 细胞
D. HLA 单倍型相合供者　E. 患者病情加重

36. 由 HLA 抗原与 HLA 抗体反应引起的输血反应是（　　）
A. 过敏性反应　B. 急性溶血性输血反应　C. 输血相关性循环超负荷
D. 输血相关性急性肺损伤（TRALI）　E. 迟发性溶血性输血反应

37. 影响肾移植的主要基因位点是（　　）
A. HLA-C　B. HLA-DP　C. HLA-A　D. HLA-DQ　E. HLA-F

（三）A2 型（案例摘要型选择题）

1. 患者，男性，53 岁，体重 50kg。双肾结石 20 年，贫血貌，双下肢浮肿 2 年。诊断慢性肾功能衰竭拟行肾移植手术，组织配型时需要考虑的位点是（　　）
A. HLA-A、B　B. HLA-A、B、DR　C. HLA-A、B、DP　D. HLA-DP、DQ 和 DR
E. HLA-A、B 和 DQ

2. 重型再生障碍性贫血患者，女性，28 岁，需要长期输血，反复输血可使患者体内出现（　　）
A. HNA-Ⅰ抗体　B. HLA-Ⅱ类抗体　C. HNA-2a 抗体　D. HNA-4a 抗体
E. HLA-Ⅰ类抗体

3. 患者，女性，51 岁，子宫肌瘤入院，曾有输血史，术后需要输注悬浮红细胞，为避免发生 FNHTR，用于筛查供者的试验（　　）
A. 混合淋巴细胞培养　B. 微量淋巴细胞毒试验　C. 盐水试管法　D. 微柱凝集法
E. 预致敏淋巴细胞试验

4. 患者，男性，35 岁，O 型 RhD 阳性，临床诊断为急性单核细胞白血病，经过多次化疗后病情完全缓解，准备行异基因 HSCT，经过 HLA 配型后确定其哥哥为供者，其血型为 B 型 Rh（D）阳性，还需要了解患者机体的成分的是（　　）
A. Rh 抗原分型　B. 血小板抗体　C. 白细胞抗体　D. MNS 血型
E. IgM、IgG 抗 B 抗体效价

（四）A3 型（案例组/串型最佳选择题，即“共题干型”）

1. 患者，女性，28 岁，因外伤致左小腿出血伴活动受限 10 小时入院，入院诊断左胫腓骨开放性粉碎性骨折，术中输注悬浮红细胞 3U、FFP 400mL，术后约 20 分钟时出现烦躁不安，胡言乱语，唇甲发绀，呼吸窘迫，双肺可闻及散在的湿性啰音，动脉血气分析氧合指数小于 90%。

第 1 问　该患者术后出现的临床表现，应考虑是（　　）
A. TRALI　B. 发热性非溶血性输血反应　C. 血小板输注无效
D. 精神因素所致的病理反应　E. 输血反应

第 2 问　临床应严格掌握患者的输血适应证，为避免上述症状发生，输血前供受者需要开展的试验（　　）
A. 粒细胞凝集试验　B. 粒细胞免疫荧光试验　C. ELISA 方法
D. 交叉淋巴细胞毒试验　E. 单克隆抗体特异性粒细胞抗原捕获试验

第 3 问　引起患者发病的因素可能是（　　）

A. HLA 抗体　B. HNA 抗体　C. HPA 抗体　D. HLA 抗体和/或 HNA 抗体
E. 血浆蛋白抗体

2. 患儿，男性，1 岁 3 个月，贫血，右眼球突出，经医院各项检查确诊神经母细胞瘤，建议行 HSCT 手术。

第 1 问　该患儿 HSCT 的首选供者为（　　）
A. ABO 血型相同的有血缘关系的供者
B. HLA 不完全相同非血缘关系的供者
C. ABO、Rh 完全一致的非血缘关系的供者
D. HLA 不完全相同并有血缘关系的供者
E. HLA 完全相同并有血缘关系的供者

第 2 问　HSCT 要求全部匹配的基因位点（　　）
A. HLA-A、B、C、DP、DQ　B. HLA-A、B、DR　C. HLA-A、B、DP
D. HLA-DP、DQ 和 DR　E. HLA-A、B、C 和 DP、DQ、DR

（五）B1 型（配伍选择题，即“共答案型”）

（1～5 题共用备选答案）
A. HLA-DP　B. HSP-70　C. HLA-A　D. HLA-DM　E. HLA-E

1. 经典 HLA-Ⅰ类分子（　　）
2. 非经典 HLA-Ⅰ类分子（　　）
3. 经典 HLA-Ⅱ类分子（　　）
4. 非经典 HLA-Ⅱ类分子（　　）
5. HLA-Ⅲ类分子（　　）

（六）X 型（多项选择题）

1. 对 HLA 的描述，下列哪些选项是正确的（　　）
A. 通过分析亲代和子代的 HLA 表型可获知该家庭成员的 HLA 基因型
B. HLA-Ⅰ类抗原的结构与Ⅱ类抗原不同，前者含有 β_2-微球蛋白
C. HLA-Ⅰ类抗原的 α 和 β 链是由不同染色体编码的
D. HLA 纯合子罕见，一般在近亲婚配的家庭中可以检出
E. 血小板表面表达 HLA 抗原

2. 经典的 HLA-Ⅰ类基因含有多个基因位点，正确的是（　　）
A. HLA-A 位点　B. HLA-B 位点　C. HLA-E 位点　D. HLA-G 位点
E. HLA-C 位点

3. 经典的 HLA-Ⅱ类基因含有多个基因位点，正确的是（　　）
A. HLA-DM 位点　B. HLA-DP 位点　C. HLA-DQ 位点　D. HLA-DR 位点
E. HLA-TAP 位点

4. 下列哪些属于 HLA 基因复合体中的非经典Ⅰ类基因（　　）
A. HLA-E　B. HLA-F　C. HLA-A　D. HLA-X　E. HLA-DR

5. 关于 HLA 复合体的单体型遗传特点，叙述正确的是（　　）
A. 子女有两条 HLA 单体型，分别来自父亲、母亲
B. 同胞间 HLA 基因完全相同的概率为 25%

C. 同胞间一个单体型相同的概率为 75%
D. HLA 单体型遗传的特点在法医学中具有重要意义
E. HLA 单体型遗传的特点在器官移植配型中具有重要意义

6. 关于血清学分型方法的特性描述，正确的是（　　）
A. 需要分型标准血清　B. 需要活性淋巴细胞　C. 常用于指定抗原
D. 只能检测 HLA-Ⅰ类抗原　E. 常见方法是微量淋巴细胞毒试验

7. 下列哪些是 HLA 血清学分型检测的 SD 抗原（　　）
A. HLA-A　B. HLA-B　C. HLA-C　D. HLA-DR　E. HLA-DP

8. 关于血清学方法检测 HLA 抗原，描述正确的是（　　）
A. 血清学方法可以检测 HLA-Ⅰ类抗原
B. 血清学方法可以检测 HLA-Ⅱ类抗原
C. 检测 HLA-Ⅰ类抗原需要系统分离纯化 B 淋巴细胞
D. 检测 HLA-Ⅱ类抗原需要系统分离纯化 B 淋巴细胞
E. HLA-DPB1 抗原表达弱，很难采用血清学确定抗原型

9. 关于 ELISA 方法检测 HLA 抗体的特性描述，正确的是（　　）
A. 检测补体依赖的 HLA 抗体　B. 检测非补体依赖的 HLA 抗体
C. 鉴定出 HLA-Ⅰ类抗体　D. 鉴定出 HLA-Ⅱ类抗体
E. 不能区分免疫球蛋白的类型

10. 关于微量淋巴细胞毒试验中的淋巴细胞特性描述，正确的是（　　）
A. 需要高纯度淋巴细胞
B. 肿瘤患者 HLA 抗原可以减弱
C. 需要制备新鲜标本
D. 淋巴细胞与血清比例可以任意调整
E. 无效等位基因在淋巴细胞表面不表达抗原

11. 关于在微量淋巴细胞毒试验，描述正确的是（　　）
A. 孵育时间不足可以产生假阴性
B. 孵育时间过长易产生假阳性
C. 孵育的温度以 37℃最为适宜
D. 温度过低易出现细胞毒冷抗体干扰
E. 需要优化 HLA 抗血清条件

12. 关于 HLA 基因分型 PCR-RFLP 的方法描述，说法正确的是（　　）
A. 早期应用于 HLA-A、B 位点基因分型
B. 利用限制性核酸内切酶消化
C. 可受实验条件影响导致消化不完全
D. 为早期的 HLA 基因分型方法
E. 部分碱基差异难以找到合适的限制性核酸内切酶

13. 关于 HLA 基因分型与血清学方法比较的特性描述，正确的是（　　）
A. 基因分型检测的是个体 HLA 等位基因的核苷酸序列
B. 血清学技术检测的是 HLA 的抗原表达　C. 两种方法均不需要新鲜标本
D. 基因分型错误率远低于血清学方法　E. 两种方法在临床应用上互相补充

14. 关于粒细胞凝集试验，描述正确的是（　　）

A. 早期建立的方法　B. 需要分离粒细胞　C. 方法灵敏度最高

D. HLA 抗体可导致假阳性　E. 高滴度免疫复合物可导致假阳性

15. HLA 抗体检测的 Luminex 检测技术特性，描述正确的是（　　）

A. 以包被抗原的微球磁珠作为靶细胞

B. 多种磁珠可以在同一体系内反应

C. 每种磁珠上包被一种抗原

D. 有 HLA 抗体筛查和 HLA 抗体确认两种试剂

E. 不能区分 HLA-Ⅰ和 HLA-Ⅱ抗体

16. 下列关于粒细胞集落刺激因子的生物学特性描述，正确的是（　　）

A. 有种族特异性　B. 促进粒系祖细胞增殖、分化、成熟

C. 有细胞特异性　D. 促进骨髓粒细胞释放入外周血

E. 有种属特异性

17. 下列哪些细胞受抗原诱导后能产生粒细胞-巨噬细胞集落刺激因子（　　）

A. T 淋巴细胞　B. 浆细胞　C. 单核-巨噬细胞　D. 内皮细胞　E. 成纤维细胞

18. 输注哪种血液成分，可能会产生 HLA 抗体（　　）

A. 浓缩红细胞　B. 悬浮红细胞　C. 浓缩血小板　D. FFP　E. 全血

19. 人类白细胞血型是最复杂的血型系统之一，目前广泛应用的领域是（　　）

A. 造血干细胞移植　B. 实体器官移植　C. 临床输血　D. 亲子鉴定

E. 人类学研究

（七）简答题

1. 比较 HLA-Ⅰ和Ⅱ类分子的差异性。
2. 临床上如何预防 HLA 所引起的输血反应？
3. 粒细胞抗原能通过免疫刺激产生粒细胞抗体，临床上引起的免疫性粒细胞减少症和输血反应有哪些？

四、答　案

（一）名词解释

1. HLA　人类白细胞抗原（human leukocyte antigen），表达在细胞表面的一类糖蛋白，具有高度多态性的同种异体抗原，通过识别自体和异己成分，参与免疫调节，在组织器官移植和临床输血治疗中具有重要的临床意义。

2. 微量淋巴细胞毒试验　淋巴细胞的 HLA 抗原与分型血清中的相应抗体结合后，在补体参与的情况下，破坏或损伤淋巴细胞膜，致使淋巴细胞死亡。

3. MHC　主要组织相容性复合体（major histocompatibility complex），是所有编码生物相容复合体抗原的基因群统称。不同种类哺乳动物 MHC 基因的编码产物的名称各异。人类 MHC 通常被称为 HLA，即人类白细胞抗原。

（二）A1 型

1. B　2. D　3. E　4. C　5. B　6. E　7. E　8. C　9. D　10. E　11. D　12. E　13. A　14. B　15. E
16. B　17. B　18. A　19. C　20. E　21. D　22. B　23. B　24. D　25. C　26. B　27. D　28. D

29. A　30. B　31. C　32. B　33. A　34. A　35. A　36. D　37. C

（三）A2 型

1. B　2. E　3. B　4. E

（四）A3 型（不同问题的答案，使用“、”间隔）

1. A、D、D　2. E、E

（五）B1 型

1. C　2. E　3. A　4. D　5. B

（六）X 型

1. ABCDE　2. ABE　3. BCD　4. ABD　5. ABDE　6. ABCE　7. ABCD　8. ABDE　9. ABCD　10. ABCE　11. ABDE　12. BCDE　13. ABDE　14. ABDE　15. ABCD　16. BCDE　17. ACDE　18. ABCE　19. ABCDE

（七）简答题

1. 比较 HLA-Ⅰ和-Ⅱ类分子的差异性。

HLA-Ⅰ和-Ⅱ类分子的差异性比较见表 3-1。

表 3-1　HLA-Ⅰ和 HLA-Ⅱ类分子的差异性比较

性质	Ⅰ类分子	Ⅱ类分子
HLA 基因	A、B、C	DP、DQ、DR
化学结构	重链 MHC 编码，轻链非 MHC 编码	α 链和 β 链均由 MHC 编码
组织中的分布	所有体细胞	B 细胞、巨噬细胞等
主要作用	提呈内源性抗原	提呈外源性抗原
同种移植物排斥作用	很强	很强
诱发产生抗体的能力	很强	很强
混合淋巴细胞反应能力	弱	很强
移植物抗宿主反应能力	较强	很强
补体介导的淋巴细胞溶解作用	很强	尚可
物种间的交叉反应	常见	少见
抗原提呈的限制作用	少见	很强

2. 临床上如何预防 HLA 所引起的输血反应？

临床上因 HLA 诱发的免疫反应，可引起患者出现发热性非溶血性输血反应（FNHTR）、血小板输注无效（PTR）、输血相关急性肺损伤（TRALI）、嵌合体及输血相关移植物抗宿主病（TA-GVHD）等症状。为了预防 HLA 引起的输血反应，临床上应采用无热源器具（如采血器具、输血器具等）输注去除白细胞的血液制剂，输血前给予抗致热源性药物或者常规解热药；最好选择 ABO 同型、HLA 重要位点相同、血小板特异性抗原相配合的供者血小板进行输注；尽量避免使用新鲜全血和亲属血，输血前应用 γ 射线辐照处理，使具有免疫活性的淋巴细胞丧失复制和分化的能力。

3. 粒细胞抗原能通过免疫刺激产生粒细胞抗体，临床上引起的免疫性粒细胞减少症和输血反应有哪些？

临床上，粒细胞抗原引起的免疫性粒细胞减少症和输血反应包括：

（1）新生儿同种免疫性粒细胞减少症，多由 HNA-1a、HNA-1b 和 HNA-2a 等抗体引起，少数病例也可检测到 HNA-1c、HNA-3a 和 HNA-4a 等抗体。

（2）自身免疫性粒细胞减少症，多由 HNA-1、HNA-2a 和 HNA-4a 等抗体引起。

（3）药物诱导的免疫性粒细胞减少症，常由于止痛药、抗炎药、抗精神病药、抗抑郁症药、抗惊厥药、抗甲亢药及抗生素等引起。

（4）输血相关性同种免疫性粒细胞减少症（TRAIN）和 TRALI，由供者血浆中高效价的 HNA 抗体（如 HNA-1b 抗体）引起。

（5）骨髓移植后同种免疫性粒细胞减少症，主要由患者体内的粒细胞抗体（IgM、IgG 抗体）引起。

（6）发热性非溶血性输血反应（FNHTR），多由于粒细胞破坏、致热原释放等引起。

（赵琳琳）

第四章　血小板血型系统与检验

一、学习目标

1. 掌握　血小板抗原的分类；血小板特异性抗原的定义和命名；血小板血型抗原抗体的常用检测技术；血小板抗原免疫相关性疾病的类型和特点。

2. 熟悉　影响血小板输注效果的因素；血小板输注的临床效果评价。

3. 了解　血小板血型系统抗原多态性的分子基础；血小板免疫相关性疾病的治疗原则。

二、重点难点内容

1. 重点内容　血小板特异性抗原的命名和基本特点；血小板的常用血清学检测技术、方法学评价和临床应用；血小板相关性疾病的发病原因和基本特点。

2. 难点内容　血小板特异性抗原的种类和基本特点；血小板血清学检测技术的原理和临床应用；常见血小板相关性疾病的发病原因和基本特点；血小板输注效果的评价。

三、习　　题

（一）名词解释

1. 血小板特异性抗原　2. 血小板相关抗原　3. PPR　4. CCI

（二）A1 型（单项选择题）

1. 血小板细胞膜的主要成分是（　　）
   A. 糖脂、蛋白质　B. 胆固醇、蛋白质　C. 磷脂、蛋白质　D. 蛋白质、无机盐
   E. 磷脂、核酸
2. 血小板的主要功能是（　　）
   A. 携带氧　B. 抵御炎症感染　C. 参与凝血　D. 增加血黏度　E. 增加抵抗力
3. 血小板血型系统包括（　　）
   A. 特异性抗原　B. 非特异性抗原　C. 粒细胞抗原　D. 特异性和非特异性抗原
   E. 红细胞血型系统共有抗原
4. 只在血小板表面表达的抗原是（　　）
   A. ABO　B. HLA-Ⅰ类　C. HLA-Ⅱ类　D. Rh　E. HPA
5. 在血小板同种免疫反应中，最重要的抗原是（　　）
   A. HLA-A　B. HLA-B　C. HLA-A/B　D. HLA-DR　E. HLA-A/B/DR
6. 血小板表面通常不表达的抗原是（　　）
   A. HLA-Ⅱ类抗原　B. HLA-B　C. HLA-A　D. ABO 抗原　E. HPA 抗原
7. 截至 2022 年，已经发现的血小板抗原种类个数为（　　）
   A. 28　B. 41　C. 32　D. 20　E. 22
8. 位于血小板膜糖蛋白 CD109 上的 HPA 抗原是（　　）
   A. HPA-1　B. HPA-2　C. HPA-3　D. HPA-5　E. HPA-15

9. 关于血小板特异性抗原系统的国际命名原则，描述不正确的是（　　）

A. 以首次发现血小板血型的人员姓名进行命名

B. 血小板特异性抗原系统统一命名为人类血小板抗原系统（HPA）

C. 按人群中出现的高低频率命名对偶抗原，高频抗原为 a，低频抗原为 b

D. 未发现对偶抗原的 HPA 在其后标记“w”

E. 不同血小板抗原系统按命名的先后顺序，用数字编号

10. 血小板特异性抗原主要位于哪些血小板糖蛋白上（　　）

A. GPⅠb　B. GPⅠa　C. GPⅨ　D. GPⅡb/Ⅲa　E. GPⅢa

11. 血小板膜糖蛋白 GPⅡa 可以与哪种糖蛋白结合（　　）

A. GPⅠa　B. GPⅠb　C. GPⅠc　D. GPⅡa　E. GPⅡb

12. 血小板膜糖蛋白 GPⅡb 可以与哪种糖蛋白结合（　　）

A. GPⅠa　B. GPⅢb　C. GPⅠc　D. GPⅡa　E. GPⅡb

13. 参与血小板聚集反应的血小板膜糖蛋白为（　　）

A. GPⅠa　B. GPⅠb　C. GPⅡa　D. GPⅡb　E. GPⅢb

14. 血小板膜糖蛋白Ⅰb 与血小板哪种功能有关（　　）

A. 黏附功能　B. 聚集功能　C. 分泌功能　D. 凝血功能　E. 维护血管内皮完整性

15. 血小板特异性抗体存在的概率大约是（　　）

A. 2%～3%　B. 6%～9%　C. 10%～15%　D. 16%～20%　E. 21%～25%

16. 在血小板血清学试验中，使用低离子强度介质（LISS）的目的是（　　）

A. 提高血小板抗原抗体反应的敏感性　B. 有利于检出药物抗体

C. 减少血小板表面非特异性蛋白质的吸附　D. 有利于检出血小板自身抗体

E. 增加血小板抗原抗体反应的特异性

17. 关于简易致敏红细胞血小板血清学技术（SEPSA），说法正确的是（　　）

A. 检测血小板抗体时，将血小板裂解后固相包被在微孔中

B. 交叉反应试验时，患者血小板包被在微孔内，再加入献血者血清

C. 检测结果是红细胞在微孔底形成单层，判为阴性

D. 指示红细胞在微孔中央形成紧密的细胞扣，判为阴性

E. 不用处理血小板，直接检测出 HPA 抗体

18. 关于 MAIPA 方法，说法正确的是（　　）

A. 特异性高　B. 不能检测血小板膜上表达量少的 HPA-5 抗原

C. 不能去除 HLA 抗体的干扰　D. 不宜单独检测 HPA 抗体

E. 待检抗体和单克隆抗体均与同一抗原决定簇反应时，可以引起假阴性

19. 关于微柱凝集法血小板定型试验，说法正确的是（　　）

A. 是建立在传统血小板检测和免疫凝胶电泳基础上的一项新技术

B. 将血小板、待检血清和指示红细胞加到微柱反应腔中，直接离心观察结果

C. 若离心后指示红细胞凝聚在微柱上部或中间，则为阳性结果

D. 若离心后指示红细胞集中到柱底，则为阳性结果

E. 该法操作简便、快速，但是敏感性不高

20. 对于流式细胞术检测血小板抗原抗体，说法正确的是（　　）

A. 特异性非常高　B. 需要专业操作人员，成本较低

C. 针对血小板裂解后的不稳定 GP 表位所产生的抗体，MAIPA 和 MACE 法不易检测，该法可以检测

D. 血小板经洗涤后直接加入荧光标记抗人 IgG（二抗），并上机检测待检血清中的血小板抗体

E. 该法使用裂解的血小板，根据阴性血清确定 cutoff 值，判断反应结果

21. 目前检测血小板抗原的最常用方法是（　　）

A. 分子生物学方法　B. 单克隆抗体免疫固定血小板抗原方法　C. 免疫荧光技术

D. 简易致敏红细胞血小板血清学试验　E. 细胞培养方法

22. 下列哪项属于血小板血型抗原的基因分型技术（　　）

A. PIFT　B. MAIPA　C. 放射免疫沉淀　D. PCR-SSP　E. ELISA

23. 血小板基因分型方法至少有（　　）

A. 2 种　B. 3 种　C. 4 种　D. 5 种　E. 6 种

24. 下列哪种疾病可出现血小板减少（　　）

A. 急性白血病　B. 真性红细胞增多症　C. 恶性肿瘤　D. 急慢性炎症　E. 脾切除术后

25. 引起血小板输注无效（PTR）的最常见抗体是（　　）

A. ABO　B. Rh　C. I　D. HLA　E. HPA

26. 免疫性血小板减少症（ITP）患者自身抗体的性质是（　　）

A. IgG　B. IgM　C. IgA　D. IgG+IgM　E. IgG+IgM+IgA

27. 关于新生儿同种免疫性血小板减少症（NAIT）的病因，下列哪项是正确的（　　）

A. 母亲体内无血小板抗体，胎儿血小板血型与母亲不相同

B. 母亲体内含有血小板抗体，胎儿血小板上含有相应抗原

C. 母亲体内无血小板抗体，胎儿血小板血型与母亲相同

D. 母亲体内含有血小板抗体，胎儿血小板上无相应抗原

E. 母亲体内含有血小板抗体，胎儿血小板血型与母亲相同

28. 欧美国家 PTR 和 FNAIT 大多数是由于哪种抗体引起的（　　）

A. HPA-1a 抗体　B. HPA-2a 抗体　C. HPA-2b 抗体　D. HPA-3a 抗体　E. HPA-3b 抗体

29. 所有 HPA 低频抗原均与以下哪种疾病情况有关（　　）

A. PTR　B. PTP　C. ITP　D. FNAIT　E. HDN

30. 造成同种免疫性血小板减少症的直接原因是（　　）

A. 输血　B. 妊娠　C. 骨髓移植　D. 血小板抗体　E. 自身免疫系统紊乱

31. 在输注血小板过程中，影响效果的是（　　）

A. 在 30 分钟左右输注完毕　B. 输注速度宜先慢后快　C. 使用合格输血器

D. 输注红细胞后换一套输血器再输血小板　E. 输注红细胞后冲洗输血器再输血小板

32. 评价血小板输注疗效的最佳指标是（　　）

A. 输注后 1h 血小板上升数　B. 输注后 24 小时血小板上升数　C. CCI　D. 凝血指标

E. HLA 相合位点

33. 导致 PTR 的主要原因是（　　）

A. 受体产生 HLA 抗体和血小板特异性抗体　B. 受体产生温自身免疫性抗体

C. 供者血清中血小板特异性抗体　D. 受体产生冷自身免疫性抗体

E. 针对受体血小板的供者 ABO 抗体

34. 免疫因素导致 PTR 的解决方法是（　　）

A. 输注配型相合的血小板　　B. 输注 ABO 血型一致的血小板
C. 输注 24h 以内的血小板　　D. 血浆置换
E. 加大输注剂量

35. ABO 血型主侧不合可能导致血小板输注疗效下降的原因是（　　）
A. 受者含有高滴度 IgG 类抗 A 和/或抗 B 抗体，与 A/B 型供者血小板抗原反应
B. 供者含有的高滴度 IgG 类抗 A 和/或抗 B 抗体，与 A/B 型受者血小板抗原反应
C. 供者抗 A 和/或抗 B 抗体可与受者血清中的可溶性 A/B 物质结合形成抗原抗体复合物，后者可以通过 Fc 受体结合至血小板表面
D. 受者血小板上高表达 AB 血型抗原
E. 受者和供者血小板表面的 ABO 抗原物质含量有极大的差异

36. ABO 血型次侧不合，引起 PTR 的原因是（　　）
A. 供者血清抗体与受者血液中的可溶性 A/B 物质结合形成复合物，黏附在血小板表面，被单核细胞吞噬
B. 受血者含有高效价 IgG 类抗体，能与供者血小板抗原反应
C. 受者曾多次输注血小板
D. 受者血小板上高表达 A/B 血型抗原
E. 受者和供者血小板表面的 ABO 抗原物质含量有极大的差异

37. 针对输血后紫癜（PTP），受血者一般在输血后多少天出现血小板急剧被破坏，皮肤黏膜有出血症（　　）
A. 1～3 天　　B. 3～5 天　　C. 5～7 天　　D. 7～10 天　　E. 10～14 天

38. 下列哪种抗体易引起 PTP（　　）
A. I 抗体　　B. HPA 抗体　　C. ABO 抗体　　D. Rh 抗体　　E. HLA 抗体

39. 引起 PTP 的血小板特异性抗体主要是（　　）
A. 抗 HPA-1a　　B. 抗 HPA-1b　　C. 抗 HPA-2a　　D. 抗 HPA-2b　　E. 抗 HPA-3a

40. 对于患者不能接受随机供者或 HLA 相合同胞兄弟的血小板时，应采用以下哪种方法促进其血小板计数（PLT）的恢复（　　）
A. 输注手工血小板　　B. 输注机采血小板　　C. 大剂量皮质激素治疗　　D. 脾脏切除
E. 输注配型的血小板

41. 可以选用抗 Rh 免疫球蛋白（抗 D）治疗 RhD 阳性的慢性 ITP，是因为（　　）
A. 可以选择性结合 D 抗原
B. 可以封闭单核-巨噬细胞系统的 Fc 受体
C. 升高血小板起效快，作用持久
D. 可以起到免疫抑制作用
E. ITP 患者的自身抗体具有 Rh 血型特异性

42. 发生血小板输血反应的患者，必须进行下列哪项检测（　　）
A. 筛查意外抗体　　B. 测量血压　　C. 测量心率、脉搏　　D. 检测 IgA 抗体
E. 检测血小板抗体（包括 HPA 和 HLA）

（三）A2 型（案例摘要型选择题）

1. 白血病患者王某，51 岁，既往曾多次输注 ABO 同型的血小板进行治疗，但是最近几次输注血

小板后效果均不佳，最有可能的原因是（ ）

A. 患者体内产生了 HLA 抗体　B. 患者体内产生了 HPA-1 抗体

C. 患者体内产生了粒细胞抗体　D. 患者体内产生了其他红细胞抗体

E. 患者体内产生了自身血小板抗体

2. 患者张某，多次输血体内产生了抗 CD36 抗体，出现了 PTR，关于 CD36 的叙述错误的是（ ）

A. CD36 位于 GPⅣ上　B. CD36 可视为 HPA　C. CD36 位于 GPⅨ

D. 是多功能的细胞膜 GP 分子　E. 免疫刺激可以产生抗 CD36 抗体

（四）A3 型（案例组/串型最佳选择题，即“共题干型”）

1. 患者，男，55 岁，近半年来，皮肤黏膜出血，实验室检查 PLT 40×10^9/L，血小板自身抗体阳性，骨髓巨核细胞增多伴有成熟障碍。

第 1 问　该患者可能的诊断为（ ）

A. 输血后紫癜　B. 过敏性紫癜　C. 骨髓增生异常综合征　D. 免疫性血小板减少症

E. 自身免疫性溶血性贫血

第 2 问　患者若诊断为免疫性血小板减少症，下列哪项不是血小板输注的指征（ ）

A. 消化系统明显出血　B. 泌尿生殖系统明显出血　C. 呼吸系统明显出血

D. 中枢神经系统明显出血　E. PLT 56×10^6/L，无出血

2. AB 型患者，因血小板减少急需输血治疗，但医院无同型血小板，家人进行了 AB 型血小板单采献血。

第 1 问　家人进行血小板单采献血，年龄必须达到（ ）

A. 16 岁　B. 17 岁　C. 18 岁　D. 19 岁　E. 20 岁

第 2 问　若家人注射了乙肝疫苗，能否献血（ ）

A. 不能献血小板　B. 不能献全血　C. 可以献血小板　D. 一个星期后才可以献血小板

E. 一个月后才可以献血小板

第 3 问　无偿献血者单采血小板至少需要间隔（ ）

A. 2 周　B. 4 周　C. 6 周　D. 8 周　E. 9 周

第 4 问　献血者单采血小板后，再献全血的间隔时间至少需要（ ）

A. 2 周　B. 4 周　C. 6 周　D. 8 周　E. 9 周

第 5 问　献出 400mL 全血后需要间隔多久才能献单采血小板（ ）

A. 4 周　B. 8 周　C. 10 周　D. 3 个月　E. 6 个月

（五）B1 型（配伍选择题，即“共答案型”）

（1～4 题共用备选答案）

A. ABO 抗原　B. HPA-1　C. HPA-15　D. HPA-13w　E. HPA-14w

1. 在已知的血小板抗原中，由核苷酸缺失导致基因多态性的是（ ）

2. 不同个体血小板表面含量差异较大的抗原是（ ）

3. 新鲜与陈旧血小板膜上，差异较大的 HPA 抗原是（ ）

4. 最容易引起 FNAIT 的血小板抗原是（ ）

（5～6 题共用备选答案）

A. GPⅠa　B. GPⅠb　C. GPⅡb　D. GPⅢa　E. CD109

5. HPA-1a 位于（ ）

6. HPA-2a 位于（ ）

（7～10 题共用备选答案）

A. ABO 抗体 B. 自身抗体 C. 药物抗体 D. HLA 抗体 E. HPA 抗体
F. HPA-3a 和 HPA-4a 抗体

7. 易引起 ITP 疾病的血小板抗体是（ ）
8. 最易引起 PTR 的抗体（ ）
9. 血小板经酸预处理的目的是检测（ ）
10. 在黄种人中，易引起 FNAIT 的主要抗体是（ ）

（11～12 题共用备选答案）

A. HPA 抗原 B. HLA 抗原 C. 血小板相关抗原

11. 血小板上的 ABO 抗原属于（ ）
12. 经白细胞滤器处理后，大幅减少的抗原是（ ）

（六）X 型题（多项选择题）

1. 血小板表面通常表达的抗原是（ ）
A. HLA-A 抗原 B. HLA-B 抗原 C. HLA-D 抗原 D. ABO 抗原 E. HPA 抗原
2. HPA-la 对哪些人研究的意义较大（ ）
A. 白种人 B. 黄种人 C. 黑种人 D. 棕种人 E. 混血儿
3. 血小板药物抗体检测方法还存在较大局限性，原因是（ ）
A. 药物抗体可能针对药物代谢物而非药物本身 B. 疏水性药物较难溶解
C. 很多药物的最适检测浓度尚未确定
D. 检测血小板结合 Ig 抗体的血清学试验无法用于检测药物依赖性血小板抗体
E. FCM 法需要特殊仪器和专业操作人员，不易普及
4. 下列哪些选项是正确的（ ）
A. 血小板抗体的检测方法为 ELISA 法
B. 若被检血小板中的 PAIg 含量高，加底物显色后颜色加深
C. 多种疾病中均可检测出 PAIg 增高 D. PAIg 可以作为 ITP 病情变化的指标
E. 若被检血小板中的 PAIg 含量高，加底物显色后颜色变浅
5. SEPSA 可以用于（ ）
A. 筛查意外抗体 B. 交叉配合试验 C. 检查药物依赖性抗体 D. 鉴定血小板抗原
E. 检测血小板抗体
6. 在 MAIPA 法中，能与鼠抗人单克隆抗体结合的血小板膜糖蛋白包括（ ）
A. GPⅠb B. GPⅡb C. GPⅢa D. GPⅨ E. GPA
7. 关于 MAIPA 方法，说法正确的是（ ）
A. 血小板先结合人的同种抗体，然后再与不同的抗血小板膜糖蛋白的单克隆抗体孵育
B. 通过加入辣根过氧化物酶标记的羊抗人 IgG，经酶底物显色反应可以检测血小板膜糖蛋白特异的同种抗体
C. 使用未裂解的完整血小板 D. 该技术的敏感性较强
E. 可以去除血小板非特异性抗体，尤其是 HPA 抗体的干扰，单独检测 HLA 抗体
8. 关于 FCM 方法检测血小板抗原抗体，说法正确的是（ ）

A. 适用于鉴定血小板抗原　　B. 成本低，操作要求不高　　C. 适用于检测血小板抗体
D. 适合于血小板交叉配合试验　　E. 敏感性非常高

9. 微柱凝集法鉴定血小板血型所使用的试剂和材料是（　　）
A. 献血者血小板　　B. 微柱凝胶卡　　C. 指示红细胞　　D. 鼠抗人血小板抗体
E. 待检血清

10. 血小板输注时应注意的问题是（　　）
A. 输注前要轻摇血袋，充分混匀　　B. 因故未及时输注，血液要及时放入冰箱
C. Rh 阴性育龄女性要求 ABO 和 RhD 同型输注　　D. 以患者可以耐受的最快速度输注
E. 输注间隔时间不宜过长，应连续输注效果更佳

11. 关于配合性血小板输注，理解正确的是（　　）
A. 最好输注 ABO 同型的血小板，但在紧急情况下无 ABO 同型血小板时，可输注 ABO 不同型血小板进行抢救
B. 血小板上无 RhD 抗原，一般情况下无须考虑 Rh 同型血小板输注
C. Rh 阴性育龄妇女输注 RhD 阳性血小板应该慎重
D. 理想的配合性输注应考虑供受者 HLA 和 HPA 配合
E. 输注前轻摇血袋混匀，输注速度宜先快后慢

12. 计算 CCI，涉及的参数是（　　）
A. 输注前 PLT　　B. 血小板输注速度　　C. 患者体表面积　　D. 输入的血小板数量
E. 输注后 PLT

13. 计算 PPR，涉及的参数是（　　）
A. 输注前 PLT　　B. 输注后 PLT　　C. 患者体表面积　　D. 患者体重
E. 输入的血小板数量

14. 导致 PTR 的非免疫因素包括（　　）
A. TTP、DIC 等疾病　　B. 感染　　C. 经产妇产生的 HLA 抗体　　D. 严重出血
E. 脾脏肿大

15. 患者发生 PTR 时应该如何处理（　　）
A. 检测血小板 HLA 抗体　　B. 检测 ABO 抗体　　C. 鉴定抗体特异性　　D. 检测 Rh 抗体
E. 配合性血小板输注

16. 下列哪些选项是影响血小板输注疗效的因素（　　）
A. 血小板制备过程中混入较多的白细胞　　B. 脾脏大和脾功能亢进　　C. 急性失血
D. 严重感染　　E. DIC

17. 下列哪些选项与血小板输注效果有关（　　）
A. 血小板质量和数量　　B. 血小板保存不当　　C. 感染与发热　　D. 脾功能亢进
E. 过敏反应

18. 有助于诊断和处理 PTR 的措施是（　　）
A. 检测 HLA 抗体　　B. 检测 HPA 抗体　　C. 鉴定抗体特异性　　D. 检测血小板膜糖蛋白
E. 配合性血小板输注

19. 可作为 ITP 诊断依据的是（　　）
A. 广泛出血　　B. 脾不大或轻度肿大　　C. 伴发有小细胞低色素性贫血
D. 多次检查为 PLT 减少　　E. 骨髓巨核细胞增多

20. ITP 较易出现的症状是（　　）

A. 皮肤瘀斑　B. 肌肉血肿　C. 乏力　D. 口腔黏膜出血　E. 消化道出血

21. 关于急性型血小板减少性紫癜，描述正确的是（　　）

A. 出血症状严重，可累及内脏　B. 多数与感染因素有关　C. 多见于儿童

D. 血小板寿命缩短　E. 骨髓巨核细胞数量减少

22. 关于 PTP 的描述，正确的是（　　）

A. 多发生在有输血史和妊娠史的女性

B. 与 PTP 有关的抗体通常是抗 HPA-1a，但 HPA-1a 抗原对中国人意义不大

C. 与 PTP 有关的抗体是 GPⅡb/Ⅲa 上抗原所针对的抗体

D. 输入抗原阳性的血小板易被破坏，而自身抗原阴性的血小板不会被破坏

E. 可通过检测血清中的血小板抗体，结合血小板抗原定型、血小板基因分型，可为疾病提供诊断依据

23. 下列哪些选项是 PTP 的临床特点（　　）

A. 多见于有妊娠史或输血史患者　B. 多为自限性疾病

C. 骨髓示巨核细胞数正常或增多，伴血小板生成障碍　D. 多在输血后 5～10 天发病

E. 起病急，出血可连续 2～3 天

（七）简答题

1. 简述血小板特异性抗原系统的国际命名原则。
2. 简述免疫和非免疫因素导致 PTR 的原因。
3. 为避免 PTR 和提高血小板输注疗效，临床上常采取的预防措施有哪些？
4. 血小板输血为何需要选择 ABO 同型输注？

（八）案例分析题

[案例 4-1]　新生儿血小板减少症

患儿，女性，早产，出生时体重 2.46kg，出生 3 天后皮肤、黏膜有出血点，注射疫苗部位止血困难，同时全身有感染症状，体格检查：T 38.9℃，R 37 次/分，P 126 次/分，BP 62/46mmHg；实验室检查：WBC 8.07×10^9/L，RBC 2.33×10^{12}/L，Hb 92g/L，PLT 68×10^9/L，CRP 11.7mg/L，APTT 59.7s，PT 15.7s，Fg 1.2g/L。

1. 临床诊断　结合本案例资料，该患儿应诊断为新生儿血小板减少症。

2. 思考题

（1）临床上导致患儿血小板减少的原因有哪些？

（2）本案例患儿是否要进行血小板输注？临床需要如何处理？

[案例 4-2]　新生儿同种免疫性血小板减少症

新生女婴，出生时体重 3.2kg，出生 2 天后皮肤和黏膜有出血点，随即入院检查，RBC 7.2×10^{12}/L，PLT 56×10^9/L，APTT 41.7s，PT 16.4s，Fg 3.8g/L，咨询父母知其母亲曾有 3 次妊娠史。患儿多次进行 ABO 同型血小板输血治疗及其他的临床对症治疗，8 天后病症去除，痊愈出院。为了找寻致病原因，出院时临床同时采集了新生儿及其父母的血液标本，继续开展试验。

1. 实验室检查

（1）基因分型：提取新生儿及其双亲血液 DNA，通过 PCR-SSP 检查血小板基因型，发现新生儿、父亲、母亲的血小板基因分别是 HPA-9ab、HPA-9ab、HPA-9aa。

（2）血小板抗体检测：通过流式技术，发现母亲血清中有抗 HPA-9b 抗体。

2. 思考题

（1）结合本案例资料，请分析新生儿发病的原因。

（2）简述该患者可能进行的输血治疗措施。

[案例 4-3]　免疫性血小板减少症

患者，女性，28 岁，反复出现皮肤瘀点瘀斑，伴月经量过多一年，发热 5 天，实验室检查发现 WBC 3.5×10^9/L，RBC 3.42×10^{12}/L，Hb 88g/L，PLT 20×10^9/L，并伴有出血、发热等症状，但脾脏无肿大，临床医生申请输注了 1 治疗量的机采血小板，但症状无明显改善，脑 CT 诊断有左侧颅骨下出血，再次输注机采血小板 1 治疗量，PLT 仍持续下降。

1. 诊断与治疗　临床初步诊断为 ITP。临床改用大剂量地塞米松和 IVIg 治疗，再查患者 PLT 98×10^9/L，患者临床症状和体征均出现明显改善。

2. 思考题

（1）简述 ITP 的发病机制。

（2）结合本案例资料，简述 ITP 疾病可选用的治疗方案。

四、答　　案

（一）名词解释

1. 血小板特异性抗原　又称为人类血小板抗原（HPA），是血小板膜 GP 携带的一类特异性抗原，是构成血小板膜结构的一部分，具有独特的遗传多态性，独特的型特异性。

2. 血小板相关抗原　是指血小板与其他细胞或组织共有的抗原，又称血小板非特异性抗原，包括 HLA 和某些红细胞血型系统抗原。

3. PPR　为实际血小板回收率(practical platelet recovery rate),是评价血小板输注疗效的常用指标。计算公式：

$$PPR=\frac{输血前后血小板计数的差值（\times10^9/L)\times血容量（L）}{输入的血小板总数值（\times10^{11}）}$$

血小板计数的单位为 10^9/L，输入血小板数值的计量为 10^{11}。如果输血有效，血小板输注后 1 小时 PPR 应大于 60%，输血后 24 小时的 PPR 应大于 40%。

4. CCI　校正后的血小板上升数（corrected count increment），用来衡量血小板输注的效果。计算公式：

$$CCI=\frac{输血前后血小板计数的差值（\times10^9/L）\times体表面积（m^2）}{输入的血小板数值（\times10^{11}）}$$

血小板计数的单位为 10^9/L，输入血小板数值的计量为 10^{11}，体表面积的单位为 m^2。体表面积（m^2）=0.0061×身高（cm）+0.0128×体重（kg）–0.01529。

如果输血有效，血小板输注后 1 小时的 CCI 应大于 $10m^2$/L。

（二）A1 型

1. C　2. C　3. D　4. E　5. C　6. A　7. B　8. E　9. A　10. D　11. A　12. B　13. D　14. A　15. A　16. A　17. D　18. E　19. C　20. C　21. A　22. D　23. E　24. A　25. D　26. E　27. B　28. A　29. D　30. D　31. E　32. C　33. A　34. A　35. A　36. A　37. D　38. B　39. A　40. C　41. B　42. E

（三）A2 型

1. A　2. C

（四）A3 型（不同问题的答案，使用“、”间隔）

1. D、E　2. C、C、A、B、D

（五）B1 型

1. E　2. A　3. C　4. B　5. D　6. B　7. B　8. D　9. E　10. F　11. C　12. B

（六）X 型

1. ABDE　2. ACDE　3. ABCE　4. ABCD　5. ABCDE　6. ABCD　7. ABCD　8. ACDE　9. ABCE　10. ACDE　11. ABCD　12. ACDE　13. ABDE　14. ABDE　15. ABCE　16. BCDE　17. ABCD　18. ABCE　19. ABDE　20. ACDE　21. ABCD　22. ABCE　23. ABDE

（七）简答题

1. 简述血小板特异性抗原系统的国际命名原则。

1990 年国际血液学标准化委员会（ICSH）和国际输血协会（ISBT）统一了血小板特异性抗原系统的国际命名方法：①人类血小板抗原系统用英文缩写 HPA 表示。②不同的抗原系统按发现时间的先后顺序进行数字编号。③在共显性双等位基因遗传系统中，“a”表示高频等位基因对应的抗原，“b”表示低频等位基因对应的抗原，而“w”则表示没有对应等位基因的抗原。

2. 简述免疫和非免疫因素导致 PTR 的原因。

（1）免疫性因素：由于反复输血或多次妊娠等免疫刺激，患者体内可以产生同种抗体，当再次输入对应抗原阳性的血小板时，机体就会发生免疫学反应，导致输注的血小板被破坏。临床上，HLA 抗体、HPA 抗体、ABO 抗体、血小板自身抗体、药物相关的血小板抗体和异体血浆蛋白抗体等均可导致 PTR，其中 HLA 抗体占主导地位。

（2）非免疫性因素：由非免疫性因素引起的血小板寿命缩短逐渐成为 PTR 的主要原因：①血小板本身质量因素：血小板采集数量不足，不合适的保存温度、保存时间、保存器材，离心或振荡损伤，运输和输注的过程中操作不当等因素均可影响血小板输注效果。②患者自身因素：脾肿大伴脾功能亢进、感染、发热、败血症、药物作用和 DIC 等，均可使血小板破坏或消耗增加。

3. 为避免 PTR 和提高血小板输注疗效，临床上常采取的预防措施有哪些？

（1）提倡血液中心或中心血站建立 HLA、HPA 供者资料库，充分为患者提供 HLA、HPA 同型或配合型的单采血小板。

（2）反复输血或多次妊娠的患者，血小板输注前需要进行抗体筛查，选择配合性血小板输注。最好进行 ABO 同型血小板输血治疗。

（3）采用过滤去除白细胞、紫外线照射灭活淋巴细胞等措施，尽可能避免由 HLA 抗原引发的输血反应。

（4）条件允许情况下，也可通过血浆置换、静脉输注免疫球蛋白等措施降低或避免血小板输血反应的发生。

4. 血小板输血为何需要选择 ABO 同型输注？

部分非 O 型个体血小板膜上有着较高含量的 A/B 抗原，其血清中含有高水平的糖基转移酶，在 ABO 非同型输血时，O 型受血者血清中的高效价 IgG 抗 A 抗体、抗 B 抗体可以与 A、B 型血小板表面的抗原物质结合，导致 PTR。①ABO 主侧不相容的血小板输血：供者血小板上的 A/B 抗原，容易与患者血清中的 ABO 血型抗体反应，导致 PTR。②ABO 次侧不相容的血小板输血：例如，O 型血小板输注给 A 型受血者时，供者血清中的抗 A, B 抗体可以与受血者血小板上的 A 抗原物质结合形成抗原抗体复合物，后者黏附在血小板表面，通过结合单核巨噬细胞的 Fc 受体，加速血小板的破坏。因此，临床建议 ABO 血型同型输注。

（八）案例分析题

[案例 4-1]　新生儿血小板减少症

（1）临床上导致患儿血小板减少的原因有哪些？

新生儿血小板减少症的病因很多，如宫内感染、寒冷损伤、新生儿溶血病、红细胞增多症、出血坏死性肠炎、免疫性血小板减少等，以细菌感染、新生儿窒息为主。随着患儿日龄不同，病因侧重有所不同。细菌感染时血小板非免疫性破坏是血小板减少的主要原因。血小板对细菌脂多糖和炎症介质产生反应造成凝集，这种凝集反应会因血小板和白细胞间相互作用而加强，可诱发血小板减少。约 30%重症感染患儿体内可检测到非特异性血小板相关抗体，这种相关抗体结合在血小板（或变异血小板）表面上，或者形成免疫复合物，导致血小板减少。引起血小板减少的程度及预后与感染严重程度有关。

本案例患儿系新生儿，有全身感染症状，PLT 减少且凝血指标异常，高度怀疑血小板减少为感染所致。

（2）本案例患儿是否要进行血小板输注？临床需要如何处理？

怀疑血小板减少为感染所致，应考虑先治疗感染等原发病。治愈原发病后，血小板能自动恢复。所以，不需要输血治疗，因为输血风险较大，临床主张不用输血治疗的决不输血。

[案例 4-2]　新生儿同种免疫性血小板减少症

（1）结合本案例资料，请分析新生儿发病的原因。

患儿及其父亲拥有的血小板基因，恰是其母亲缺乏的，所以母亲多次妊娠过程中可能导致其免疫系统激活，体内产生了抗新生儿血小板抗原的抗体（抗 HPA-9b），这种抗体为 IgG 型，通过胎盘致敏在胎儿或新生儿的血小板上，引起血小板破坏和减少，致使新生儿出现皮肤和黏膜出血。

（2）简述该患者可能进行的输血治疗措施。

该患儿是由抗 HPA-9b 抗体诱发的 NAITP，由于其体内存在母亲 IgG 抗体，仍在持续破坏新生儿的血小板，引起新生儿血小板减少，可能诱发出血，所以临床需要给患儿输注不含 HPA-9b 的血小板进行治疗。为调解患儿的免疫状态和改善输注效果，在血小板输注前可先给予静脉滴注丙种球蛋白进行治疗。

[案例 4-3]　免疫性血小板减少症

（1）简述 ITP 的发病机制。

ITP，为免疫性血小板减少症，又称为免疫性血小板减少性紫癜，是临床较为常见的原因不明的出血性疾病，临床表现为免疫性血小板破坏过多，外周血中血小板减少，血小板表面结合有抗血小板抗体，血小板寿命缩短，骨髓巨核细胞可代偿性增多而血小板生成障碍。

（2）结合本案例资料，简述 ITP 疾病可选用的治疗方案。

本病例患者住院时因诊断未明，PLT 低，并伴有出血，为防止继续出血，临床首先考虑补充血小板，但输入血小板后未见升高，PLT 反而下降，并发生颅内出血，表明患者出现 PTR。结合实验室检查结果，明确患者是 ITP 后，采用肾上腺糖皮质激素结合 IVIg 治疗，出血症状持续缓解，PLT 增加，取得很好的治疗效果。当然，有些患者也可采用脾切除术、TPO 类似物、免疫抑制剂等治疗，视具体情况做出合理选择。

1）肾上腺糖皮质激素是治疗ITP的首选药物，作用机制：①减少自身抗体生成或减轻抗原抗体反应。②抑制脾脏单核巨噬细胞对致敏有抗体的血小板的吞噬作用。③降低毛细血管通透性，减少出血倾向。④刺激骨髓造血及血小板释放。

2）IVIg也是治疗ITP的理想选择，作用机制：①免疫球蛋白可封闭单核巨噬细胞上的Fc受体，抑制巨噬细胞对血小板的结合与吞噬。②在血小板上形成保护膜，抑制血浆免疫球蛋白或免疫复合物与血小板结合，减少巨噬细胞对血小板的破坏。③抑制自身免疫反应，减少血小板抗体的产生。

（王　林）

第五章　血液成分制备及其临床应用

一、学　习　目　标

1. 掌握　不同血液成分（红细胞成分、血小板成分、血浆成分）的种类、特点和保存要求。

2. 熟悉　不同血液成分临床输注的优缺点评价。

3. 了解　血液的采集方法，各种血液成分的制备方法。

二、重点难点内容

1. 重点内容　各种红细胞制剂输注的适应证；血小板输注的适应证与禁忌证；新鲜冰冻血浆（FFP）和冷沉淀凝血因子输注的适应证。

2. 难点内容　不同血液制剂的剂量和临床应用特点；如何科学、合理地选择血液制剂进行临床输血治疗。

三、习　　题

（一）名词解释

1. 成分血　2. PRP　3. FFP　4. PBMC　5. 冰冻解冻去甘油红细胞　6. 单采　7. LRRBC

（二）A1 型（单项选择题）

1. 正常成人的血液总量约相当于体重的（　　）
   A. 3%～4%　B. 4%～5%　C. 5%～6%　D. 6%～7%　E. 7%～8%

2. 人体每天被更新的血液大约为（　　）
   A. 10～20mL　B. 20～25mL　C. 25～30mL　D. 30～50mL　E. 50～80mL

3. 全血中所含血液成分（　　）
   A. 较全　B. 含各种成分　C. 主要为有形成分　D. 可达到 1 治疗剂量
   E. 成分不全，纯度不高

4. 临床输血应遵循（　　）
   A. 尽量输全血　B. 以新鲜全血为主　C. 根据患者的要求和意愿
   D. 根据“缺什么输什么”原则，进行配合性输注，输成分血
   E. 根据输血科血液库存情况，进行多种血液成分混合输注

5. 血液成分应在采血后多长时间内完成制备（　　）
   A. 6～8 小时　B. 10～12 小时　C. 24 小时　D. 36 小时　E. 48 小时

6. 全血保存液的配制主要依据（　　）
   A. 红细胞存活率　B. 白细胞存活率　C. 血小板存活率　D. 凝血因子活性
   E. 所有血细胞及凝血因子活性

7. 可以将红细胞保存期达到 35 天的血液保存液为（　　）
   A. CPDA-1　B. ACD　C. CPD　D. AS-1　E. AS-3

8. 血液成分制备时，分离效果的好坏取决于被分离成分的（　　）

A. 比重　B. 浓度　C. 体积　D. 功能　E. 分类

9. 抗凝血液离心后分为不同层面，最接近血浆层的是（　　）

A. 氧合红细胞　B. 白细胞　C. 血小板　D. 淋巴细胞　E. 还原红细胞

10. 200mL 或 400mL 全血分离的悬浮红细胞，容量标示量应为（　　）

A. ±5%　B. ±10%　C. ±15%　D. ±20%　E. ±30%

11. 红细胞制剂的质量要求储存期末溶血率低于红细胞总量的（　　）

A. 0.3%　B. 0.5%　C. 0.8%　D. 1.0%　E. 1.8%

12. 红细胞保养液 CPDA 比 CPD 保存红细胞更久，原因是前者增加了（　　）

A. 葡萄糖　B. 枸橼酸钠　C. 磷酸二氢钠　D. 腺嘌呤　E. 羟乙基淀粉

13. 悬浮红细胞标签上不应该出现的内容有（　　）

A. 血液制剂名称　B. 献血者姓名　C. 采血日期　D. 血型　E. 血站名称

14. 关于悬浮红细胞，下列说法正确的是（　　）

A. 含有全血中全部的红细胞、白细胞、血小板、血浆和保存液
B. 含有全血中全部的红细胞、血小板、一定量的白细胞和少量血浆
C. 含有全血中全部的红细胞、一定量的白细胞、少量血浆和保存液
D. 含有全血中全部的红细胞、血小板、一定量的白细胞、少量血浆和保存液
E. 含有全血中全部红细胞、一定量的白细胞和血小板、少量血浆和保存液

15. 200mL 全血制备去白细胞悬浮红细胞时，残余白细胞含量和 Hb 分别为（　　）

A. ≤2.0×10^6个，≥15g　B. ≤2.5×10^6个，≥18g　C. ≤3.0×10^6个，≥30g
D. ≤3.8×10^6个，≥40g　E. ≤5.0×10^6个，≥50g

16. 去白细胞悬浮红细胞血袋上采血管合格的标准为（　　）

A. 保留至少 15cm 长分段热合注满去白细胞悬浮红细胞的采血管
B. 保留至少 20cm 长分段热合注满全血的采血管
C. 保留至少 15cm 长分段热合注满全血的采血管
D. 保留至少 35cm 长分段热合注满全血的采血管
E. 保留整段注满全血的采血管

17. 对去白细胞悬浮红细胞进行无菌试验时，抽检数量标准为（　　）

A. 2 袋/月　B. 4 袋/批　C. 2 袋/次　D. 4 袋/月　E. 2 袋/批

18. 浓缩红细胞血细胞比容标准和检查频率分别是（　　）

A. 0.35～0.45，4 袋/月　B. 0.65～0.80，4 袋/月　C. 0.35～0.45，5 袋/月
D. 0.50～0.65，5 袋/月　E. 0.35～0.45，8 袋/月

19. 洗涤红细胞常用的等渗溶液为（　　）

A. 甘油　B. 葡萄糖　C. 0.9%氯化钠　D. 0.9%枸橼酸钠　E. 肝素

20. 使用 400mL 全血制备的洗涤红细胞，上清液中的蛋白质含量应为（　　）

A.＜0.5g　B.＜0.75g　C.＜1.0g　D.＜1.25g　E.＜1.5g

21. 第三代白细胞过滤器制备去白细胞悬浮红细胞时，白细胞滤除率可达（　　）

A. 80%　B. 90%　C. 95%　D. 99.99%　E. 100%

22. 第三代白细胞过滤器制备去白细胞悬浮红细胞时，红细胞和血小板回收率分别为（　　）

A. 均≥99.99%　B. ≥80%，≥90%　C. ≥85%，≥90%　D. ≥90%，≥85%
E. ≥98%，≥90%

23. 以生理盐水作为保存液保存洗涤红细胞，其保存期为（　　）

A. 6 小时　B. 8 小时　C. 12 小时　D. 24 小时　E. 48 小时

24. 在输注红细胞制剂时，洗涤红细胞的输注剂量要比相同单位的浓缩红细胞增加（　　）

A. 10%　B. 20%　C. 30%　D. 40%　E. 50%

25. 在制备洗涤红细胞过程中，至少需要使用生理盐水洗涤红细胞（　　）

A. 1 次　B. 2 次　C. 3 次　D. 4 次　E. 5 次

26. 手工制备洗涤红细胞，必须在哪种环境中操作（　　）

A. 普通房间　B. 万级净化间　C. 洁净间　D. 100 级净化间　E. 真空房间

27. 洗涤红细胞的血浆清除率和白细胞清除率分别为（　　）

A. ≥98%，≥80%　B. ≥98%，≥90%　C. ≥90%，≥80%　D. ≥80%，≥80%

E. ≥98%，≥75%

28. 洗涤红细胞的红细胞回收率为（　　）

A. ≥60%　B. ≥70%　C. ≥80%　D. ≥90%　E. ≥99%

29. 洗涤红细胞的保存温度是（　　）

A.（4±2）℃　B.（4±1）℃　C. 22℃　D. –20℃　E. –80℃

30. 以下不属于细胞防冻剂的是（　　）

A. 甘油　B. 葡萄糖　C. DMSO　D. 羟乙基淀粉　E. 乳糖

31. 年轻红细胞与老年红细胞可以通过比重差异法分离，原因是年轻红细胞（　　）

A. 细胞功能较好　B. 细胞存活时间长　C. 细胞体积大、质量轻

D. 细胞体积小、密度大　E. 细胞体积大、密度大

32. 冰冻解冻去甘油红细胞的游离 Hb 和甘油残留量应为（　　）

A. ≤1g/L，≤10g/L　B. ≤1g/L，≤20g/L　C. ≤10g/L，≤20g/L　D. ≤2g/L，≤10g/L

E. ≤20g/L，≤10g/L

33. 40%甘油慢冻法和 20%甘油超速冷冻法制备冰冻红细胞时，其冰冻温度和解冻温度分别为（　　）

A. –196℃，37～40℃；–80℃，45℃　B. –196℃，45℃；–80℃，37～40℃

C. <–65℃，37～40℃；<–120℃，37～40℃　D. –65℃，45℃；–196℃，37～40℃

E. –80℃，45℃；–196℃，37～40℃

34. 冰冻红细胞解冻后保存时间不得超过（　　）

A. 4 小时　B. 6～8 小时　C. 8～12 小时　D. 24 小时　E. 48 小时

35. 400mL 全血制备冰冻解冻去甘油红细胞时，其白细胞残留量为（　　）

A. ≤2.0×10^7个　B. ≤3.0×10^7个　C. ≤4.0×10^7个　D. ≤5.0×10^7个　E. ≤6.0×10^7个

36. 冰冻解冻去甘油红细胞的白细胞去除率和甘油残留量分别为（　　）

A. ≥99%，<1%　B. ≥98%，<1%　C. ≥99%，<2%　D. ≥98%，<2%

E. ≥95%，<1%

37. 冰冻解冻去甘油红细胞的红细胞回收率和血小板残余量分别为（　　）

A. ≥70%，≤2%　B. ≥75%，≤3%　C. ≥80%，≤1%　D. ≥85%，≤2%

E. ≥90%，≤3%

38. 膜滤式红细胞分离机不能用于（　　）

A. 血细胞单采　B. 过滤白蛋白成分　C. 去除球蛋白　D. 血浆置换

E. 去除 IgM 抗体

39. 在年轻红细胞制剂中，具备较多的细胞是（　　）

A. 成熟红细胞　　B. 网织红细胞　　C. 嗜碱性点彩红细胞　　D. 嗜多色性红细胞

E. 晚幼红细胞

40. 关于年轻红细胞制剂，下列描述不正确的是（　　）

A. 是平均细胞年龄较小的红细胞成分　　B. 胞内酶活性较高

C. 寿命明显长于成熟红细胞，适用于长期依赖输血的患者

D. 较脆弱，保存适宜温度为 2～10℃

E. 年轻红细胞的保存期在 ACD、CPDA 保养液中分别为 21 天、35 天

41. 关于悬浮红细胞，下列哪项说法是不正确的（　　）

A. 贫血患者输注悬浮红细胞比输注全血效果好

B. 与全血相比，输注悬浮红细胞具有降低循环超负荷的风险

C. 与全血相比，输注悬浮红细胞可降低过敏性反应　　D. 悬浮红细胞中不含有血浆蛋白

E. 悬浮红细胞中钠、钾、钙、氨含量高于全血

42. 下列哪种疾病适合输注洗涤红细胞（　　）

A. 珠蛋白合成障碍性贫血　　B. 阵发性睡眠性血红蛋白尿（PNH）　　C. 缺铁性贫血（IDA）

D. 巨幼细胞贫血　　E. 再生障碍性贫血（AA）

43. 关于制备浓缩血小板的全血，要求多长时间内采集完毕（　　）

A. 200mL 全血在 2 分钟内，400mL 全血在 4 分钟内

B. 200mL 全血在 3 分钟内，400mL 全血在 6 分钟内

C. 200mL 全血在 4 分钟内，400mL 全血在 8 分钟内

D. 200mL 全血在 5 分钟内，400mL 全血在 10 分钟内

E. 200mL 全血在 6 分钟内，400mL 全血在 12 分钟内

44. 浓缩血小板应在血液采集后的多少小时内制备（　　）

A. 4　　B. 6　　C. 8　　D. 12　　E. 24

45. 浓缩血小板外观为（　　）

A. 淡黄色雾状　　B. 白色雾状　　C. 白色絮状　　D. 有少量纤维蛋白析出

E. 无色透明状

46. 使用 PRP 法制备浓缩血小板时，其回收率为全血中的（　　）

A. 50%　　B. 55%　　C. 60%　　D. 70%　　E. 90%以上

47. 使用 PRP 法制备的血小板，第一次轻离心时，血液成分的残留量为（　　）

A. 40%的血浆和 10%～20%的血小板　　B. 20%的白细胞和 20%～30%的血小板

C. 20%的血浆和 20%～30%的白细胞　　D. 20%的血浆和 20%～30%的血小板

E. 20%～30%的血浆和 20%～30%的血小板

48. 200mL 全血制备浓缩血小板时，红细胞混入量和血小板含量分别为（　　）

A. $\leqslant 1.0\times 10^9$ 个，$\geqslant 2.0\times 10^{10}$ 个　　B. $\geqslant 1.0\times 10^9$ 个，$\geqslant 2.0\times 10^{10}$ 个

C. $\leqslant 1.0\times 10^9$ 个，$\leqslant 2.0\times 10^{10}$ 个　　D. $\leqslant 2.0\times 10^9$ 个，$\geqslant 1.0\times 10^{10}$ 个

E. $\geqslant 2.0\times 10^9$ 个，$\leqslant 2.0\times 10^{10}$ 个

49. 血小板专用采集袋内的浓缩血小板容量为（　　）

A. 200mL 全血制备容量为 15～25mL　　B. 200mL 全血制备容量为 25～30mL

C. 400mL 全血制备容量为 25～38mL　　D. 400mL 全血制备容量为 38～57mL
E. 400mL 全血制备容量为 50～76mL

50. 使用血细胞分离机采集血小板时，献血者可选择补充的物质是（　　）
A. 铁剂　B. 生理盐水　C. 葡萄糖　D. 葡萄糖酸钙　E. 葡萄糖酸锌

51. 达到一个单采血小板治疗量，需要手工浓缩血小板的混合单位数为（　　）
A. 1～3U　B. 3～5U　C. 5～7U　D. 7～9U　E. 10～12U

52. 单采血小板时，每个收集袋保存的血小板大约是（　　）
A.（1.5～4.7）$\times 10^7$ 个　B.（1.5～4.7）$\times 10^9$ 个　C.（1.5～4.7）$\times 10^{11}$ 个
D.（1.5～4.7）$\times 10^{13}$ 个　E.（1.5～4.7）$\times 10^{15}$ 个

53. 关于机器单采血小板，对献血者要求不正确的是（　　）
A. PLT 应在（150～450）$\times 10^9$/L　B. Hct≥0.36
C. 采集前保持空腹状态，以免影响血小板数量　D. 献血前 72 小时内不得服用阿司匹林
E. 献血后需要 PLT≥100×10^9/L

54. 采用专用血小板采集袋制备的单采血小板容量为（　　）
A. 125～175mL　B. 125～200mL　C. 125～250mL　D. 250～275mL
E. 250～300mL

55. 血小板制剂在专用血小板保存箱保存时，持续振摇的频率和振幅为（　　）
A. 20 次/分，1cm　B. 30 次/分，2cm　C. 40 次/分，3cm　D. 50 次/分，4cm
E. 60 次/分，5cm

56. 采用过滤法制备去白细胞血小板时，白细胞滤除率和血小板回收率分别为（　　）
A. >90%，>70%　B. >98%，>90%　C. >95%，>80%　D. >98%，>80%
E. >95%，>90%

57. 关于手工制备的浓缩血小板和机器制备的单采血小板，叙述正确的是（　　）
A. 浓缩血小板纯度更高，输注效果好，不良反应低
B. 浓缩血小板混入的红细胞、白细胞含量较低，输注前无须交叉配血
C. 浓缩血小板可一次性获得 1 个或 2 个成人治疗剂量的血小板
D. 单采血小板通常采用血细胞分离机制备，过程需持续 1～1.5 小时
E. 目前临床常用的血小板制剂为手工制备的浓缩血小板

58. 由血细胞分离机获得单采血小板每袋血小板含量和白细胞残留量应为（　　）
A. ≥2.0×10^{10} 个，≤5.0×10^6 个　B. ≥2.5×10^{11} 个，≤5.0×10^8 个
C. ≥2.0×10^{11} 个，≤5.0×10^8 个　D. ≥2.5×10^{11} 个，≤5.0×10^6 个
E. ≥4.0×10^{11} 个，≤5.0×10^{10} 个

59. 急性白血病患者输注红细胞、血小板的指征分别为（　　）
A. Hb<60g/L，PLT<20×10^9/L　B. Hb<70g/L，PLT<30×10^9/L
C. Hb<80g/L，PLT<40×10^9/L　D. Hb<90g/L，PLT<50×10^9/L
E. Hb<100g/L，PLT<60×10^9/L

60. 粒细胞的主要功能是（　　）
A. 携氧　B. 止凝血　C. 扩容　D. 抗感染　E. 促进伤口愈合

61. 为采集足够量的粒细胞，通常需要给献血者使用的药物是（　　）
A. 类固醇皮质激素　B. 铁剂　C. 叶酸和维生素 B_{12}　D. 肝素　E. 枸橼酸

62. 采用手工制备浓缩粒细胞时，抗凝全血经离心分层后的粒细胞应处于（　　）

A. 血浆与红细胞交界处　B. 血浆中　C. 血浆与血小板交界处　D. 红细胞中

E. 血小板与红细胞之间

63. 关于粒细胞制剂的应用，正确的是（　　）

A. 目前临床广泛应用单采粒细胞治疗疾病　B. 粒细胞输注副作用较小，应用较安全

C. 以最大剂量为原则输注粒细胞　D. 感染患者主要使用丙种球蛋白治疗，不能输注粒细胞

E. 很多情况下以粒细胞集落刺激因子代替

64. 下列哪些血液成分是最不容易分离的（　　）

A. 红细胞和血浆　B. 红细胞和粒细胞　C. 血小板和血浆　D. 红细胞和血小板

E. 血浆和粒细胞

65. 在单采粒细胞中，中性粒细胞含量为（　　）

A. $\geqslant 1.0\times 10^{9}$ 个/袋　B. $\geqslant 1.0\times 10^{10}$ 个/袋　C. $\geqslant 1.5\times 10^{9}$ 个/袋　D. $\geqslant 1.5\times 10^{10}$ 个/袋

E. $\geqslant 1.0\times 10^{11}$ 个/袋

66. 正常成人血浆容量约为（　　）

A. 30mL/kg 体重　B. 40mL/kg 体重　C. 50mL/kg 体重　D. 60mL/kg 体重

E. 70mL/kg 体重

67. 关于成人血液成分参考范围，正确的是（　　）

A. Hb 90～150g/L　B. PLT（100～300）$\times 10^{9}$/L　C. WBC（4～10）$\times 10^{12}$/L

D. RBC（3.5～5.0）$\times 10^{9}$/L　E. Hct 0.32～0.86

68. 关于血浆的描述，正确的是（　　）

A. 血浆是全血未经抗凝处理直接离心分离的淡黄色液体

B. 血浆中含有大量电解质、蛋白质及凝血因子

C. 目前常用的血浆制剂包括新鲜冰冻血浆（FP）和普通冰冻血浆（FFP）

D. FFP 和 FP 之间可相互转化　E. FFP 和 FP 的区别主要在于采集时间不同

69. 关于血浆的说法，下列哪项是不正确的（　　）

A. 开始输注的速度不应超过 1～2mL/min　B. 融化后不可再冰冻

C. 输注前须放入 37℃专用恒温水浴箱中融化　D. 融化后 4℃放置不能超过 24 小时

E. 融化后一次性输不完，可再冰冻保存

70. FFP 中Ⅷ因子在保存一年后会下降（　　）

A. 20%　B. 30%　C. 35%　D. 65%　E. 85%

71. FFP 与 FP 的区别在于后者缺乏（　　）

A. 因子Ⅴ，因子Ⅷ　B. 因子Ⅰ，因子Ⅳ　C. 因子Ⅲ，因子Ⅵ　D. 因子Ⅱ，因子Ⅸ

E. 因子Ⅶ，因子Ⅺ

72. 应在采血后几小时内制备 FFP（　　）

A. 2　B. 4　C. 6 或 8　D. 12　E. 24

73. 维持 FFP 中凝血因子活性的最佳温度是（　　）

A. （4±2）℃　B. −80℃以下　C. −12℃以下　D. −196℃以下　E. −18℃以下

74. 在 FFP 质量标准中，血浆蛋白含量应为（　　）

A. ≥45g/L　B. ≥50g/L　C. ≥55g/L　D. ≥60g/L　E. ≥65g/L

75. 在制备病毒灭活 FFP 时，要求亚甲蓝残留量和Ⅷ因子含量分别为（　　）

A. ≤0.20μmol/L，≥0.7IU/mL　　B. ≤0.30μmol/L，≥0.7IU/mL
C. ≤0.20μmol/L，≥0.5IU/mL　　D. ≤0.30μmol/L，≥0.5IU/mL
E. ≤0.40μmol/L，≥0.7IU/mL

76. 关于冰冻血浆，描述正确的是（　　）
A. 与 FFP 的区别在于Ⅷ因子和Ⅴ因子含量有所增加　B. 在−20℃以下可保存 2 年
C. 从新鲜全血中直接制备的血浆　D. 在−18℃以下可保存 2 年
E. 输注 FP 可提高患者凝血因子含量，改善凝血障碍

77. 单采 FFP 的容量应为（　　）
A. 标示量±5%　B. 标示量±10%　C. 标示量±15%　D. 标示量±20%
E. 标示量±25%

78. 新鲜分离的液体血浆中含有（　　）
A. 血浆蛋白　B. 全部的凝血因子　C. 血浆蛋白、全部的凝血因子
D. 血浆蛋白、稳定的凝血因子　E. 稳定的凝血因子

79. 新鲜血浆进行速冻时，冰箱的最佳温度应设置为（　　）
A. −18℃　B. −20℃　C. −30℃　D. −40℃　E. −50℃

80. 测定 FFP 标本中的Ⅷ因子含量，应该（　　）
A. 30～37℃融化后抽样，立即开始测定Ⅷ因子
B. 37℃水浴融化后抽样，立即开始测定Ⅷ因子
C. 37℃水浴，轻轻摇动，使之在 6 分钟内融化后抽样，迅速置于冰水浴中，立即开始Ⅷ因子测定
D. 37℃水浴，轻轻摇动，使之在 6 分钟内融化后抽样，立即开始Ⅷ因子测定
E. 37℃水浴，使之在 6 分钟内融化后抽样，立即开始Ⅷ因子测定

81. 对脂质包膜病毒和非脂质包膜病毒均具有灭活作用的血浆病毒灭活方法（　　）
A. 亚甲蓝/光照法、巴氏消毒法　B. 有机溶剂/清洁剂法、补骨脂/紫外线照射法
C. 巴氏消毒法、补骨脂/紫外线照射法　D. 有机溶剂/清洁剂法、亚甲蓝/光照法
E. 亚甲蓝/光照法、补骨脂/紫外线照射法

82. 关于 DIC 患者的血液制剂输注原则，正确的是（　　）
A. 不需要应用 AT-Ⅲ　B. 需持续输注 Fg　C. 在 DIC 任何阶段都可以输注血小板
D. 一旦发生 DIC 就应该补充红细胞　E. 在充分抗凝的基础上应用 FFP

83. 冷沉淀凝血因子常用于临床治疗血友病，主要原因是其富含（　　）
A. 凝血因子Ⅴ、Fg 和 vWF 因子　B. 凝血因子Ⅴ、凝血因子Ⅷ和 Fg
C. 凝血酶、Fg 和 vWF 因子　D. 凝血因子Ⅷ、Fg 和 vWF 因子
E. 凝血酶原、Fg 和 vWF 因子

84. 在冷沉淀凝血因子中，不存在的凝血因子是（　　）
A. Ⅷ因子　B. Ⅴ因子　C. vWF 因子　D. XIII因子　E. Ⅰ因子

85. 冷沉淀凝血因子的保存条件为（　　）
A. −18℃，6 个月　B. ≤−18℃，12 个月　C. −30℃，6 个月　D. −30℃，12 个月
E. −40℃，60 个月

86. 我国制备 1U 冷沉淀凝血因子的所需新鲜全血量为（　　）
A. 100mL　B. 200mL　C. 300mL　D. 400mL　E. 500mL

87. 有关 FFP 的输注，不正确的是（　　）

A. 应放置在室温下自然融化后输注　B. 一经融化后，不可再冰冻保存
C. 融化后应尽快输用，以避免血浆蛋白变性和不稳定凝血因子丧失活性
D. 输注前应置入 37℃专用恒温水浴中快速融化
E. 解冻后应在 22±2℃存放，6 小时内输注

88. 血友病甲和血友病乙患者应分别补充凝血因子（　　）
A. Ⅷ和Ⅸ　B. Ⅰ和Ⅲ　C. Ⅶ和Ⅱ　D. Ⅴ和Ⅷ　E. vWF

89. 关于冷沉淀凝血因子，正确的叙述是（　　）
A. 容量较大，输注时容易出现循环超负荷　B. 价格十分昂贵
C. 副作用多，易出现输血反应　D. 可用于治疗血友病
E. 含有人体全部的凝血因子

90. 全血采集后应在多少天内完成辐照（　　）
A. 1 天　B. 3 天　C. 5 天　D. 7 天　E. 14 天

91. 制备辐照血液时应使用何种射线对血液制剂进行照射（　　）
A. α 射线　B. β 射线　C. γ 射线　D. δ 射线　E. ε 射线

92. 血液制品的最佳辐照剂量是辐照中心靶剂量为（　　）
A. 10Gy　B. 15Gy　C. 20Gy　D. 25Gy　E. 30Gy

93. 辐照后的红细胞，有核细胞的灭活率为（　　）
A. 60%　B. 70%　C. 80%　D. 90%　E. 100%

94. 下列哪种情况不需要使用辐照血液（　　）
A. 免疫功能低下者　B. 免疫功能严重损害者　C. 直系亲属间输血
D. 6 个月以下婴幼儿　E. 大量失血者

95. 用于移植的外周血干细胞的冻存温度是（　　）
A. −256℃　B. −150℃　C. −50℃　D. −196℃　E. −45℃

96. 下列哪种疾病或症状使用 HSCT 治疗效果最佳（　　）
A. 肿瘤骨髓转移　B. AA　C. 骨髓增生异常综合征　D. 骨髓抑制
E. 急性淋巴细胞白血病

（三）A2 型（案例摘要型选择题）

1. 患者，女，27 岁，因产后子宫收缩不良出血 1500mL，Hb 38g/L，该患者应输注（　　）
A. 悬浮红细胞　B. 冷沉淀凝血因子　C. 单采血小板　D. FP　E. 辐照红细胞

2. 患者，男，32 岁，因外伤入院，术前 BP 120/60mmHg，RBC 4.2×10^{12}/L，Hb 105g/L，Hct 0.33。术中出血 700mL。术后 Hb 90g/L，BP 90/60mmHg。不正确的处理是（　　）
A. 复查血常规　B. 适当补充血容量　C. 输注悬浮红细胞　D. 复查凝血功能
E. 输注 FFP

3. 患者，女，因急性胰腺炎入院，拟进行胰腺坏死组织清除术。术前实验室检查 Hb 95g/L，PLT 40×10^9/L，APTT 40s，以下处理正确的是（　　）
A. 立即输注血小板　B. 立即输注悬浮红细胞
C. APTT 时间延长是由于血小板数量减少造成的，与凝血因子无关
D. 该患者应使用小分子肝素，防止血小板继续下降　E. 该患者可输注 FP 改善凝血功能

4. 患儿，出生 3 天后诊断为 HDN，经检查为 AB 型 RhD 阳性，母亲为 B 型 RhD 阴性，输注洗涤

红细胞时应首选（　　）

A. B 型 RhD 阳性　B. AB 型 RhD 阴性　C. O 型 RhD 阴性　D. AB 型　E. B 型

5. 患者，女，A 型 RhD 阴性，既往有输血史，因急性非淋巴细胞白血病入院，WBC 20.5×10^9/L，Hb 48g/L、PLT 36×10^9/L，意外抗体阳性，准备行异基因 HSCT，患者输血首选（　　）

A. 年轻红细胞　B. 新鲜全血　C. 辐照红细胞　D. 去白细胞悬浮红细胞

E. 洗涤红细胞

6. 患者，男，18 岁，因关节腔出血入院。以往有多次发作史，家族中其父亲有类似病史。经诊断该患者可能患有甲型血友病，输血治疗应首选（　　）

A. 悬浮红细胞　B. 全血　C. FFP　D. 冰冻血浆　E. 白蛋白制品

7. 患者，女，因外伤引起急性大出血约 2500mL。经手术止血，以及在应用晶体液和胶体液补足血容量的基础上，宜输注（　　）

A. 新鲜全血　B. FFP　C. 洗涤红细胞　D. 去白细胞悬浮红细胞　E. FP

8. 患者，女，剖宫产后胎盘残留，宫腔持续出血，失血性休克入院，行刮宫术时继续出血 2500mL，输注晶体液 1000mL、悬浮红细胞 16U、冷沉淀凝血因子 20U 和 FFP 1800mL 后，检查 Hb 98g/L，PLT 40×10^9/L，PT、APTT 正常，患者须立即输注（　　）

A. FFP　B. 全血　C. 单采血小板　D. 冷沉淀凝血因子　E. 悬浮红细胞

9. 患者，男，50 岁，半年前行胃癌根治术曾输红细胞 6U、血浆 800mL。患者突然出现头晕、心慌，呕血 1 次、黑便 3 次入院，查体面色苍白，出冷汗，心率 120 次/分，血压 80/50mmHg，Hb 70g/L，Hct 0.22，PLT 80×10^9/L。临床输血应首选（　　）

A. 血小板制剂　B. 白蛋白制品　C. 悬浮红细胞　D. 普通冰冻血浆

E. 晶体液+胶体液

10. 患者，女，3 年前诊断为 AIHA，既往有输血史，本次主诉"心慌、气短"就诊，实验室检查 Hb 40g/L。在输注悬浮红细胞 15 分钟后，患者出现全身皮疹表现，瘙痒，诊断为输血引发的过敏反应，立即停止输血。若该患者再次输注红细胞制剂，应首选（　　）

A. 年轻红细胞　B. 全血　C. 洗涤红细胞　D. 冰冻红细胞　E. 悬浮红细胞

11. 患者，女，因月经量增多、乏力就诊。实验室检查 WBC 2.1×10^9/L，RBC 0.55×10^{12}/L，PLT 3×10^9/L，临床诊断为重型再生障碍性贫血（AA），输注悬浮红细胞及单采血小板治疗 20 分钟后，出现寒战、发热、头痛、恶心，体温 38.8℃，血压 120/90mmHg。立即停止输血，1 小时后症状逐渐缓解，7 小时后体温恢复正常。若该患者再次输注红细胞制剂首选（　　）

A. 悬浮红细胞　B. 去白细胞悬浮红细胞　C. 年轻红细胞　D. 辐照红细胞　E. 全血

12. 患者，女，妊娠合并血栓性血小板减少性紫癜（TTP），实验室检查 WBC 8.1×10^9/L，RBC 2.5×10^{12}/L，PLT 30×10^9/L，患者不能输注的血液制剂是（　　）

A. 悬浮红细胞　B. 单采血小板　C. FFP　D. 去白细胞悬浮红细胞　E. FP

（四）A3 型（案例组/串型最佳选择题，即"共题干型"）

1. 患者，女，33 岁，因患甲型血友病入院，RBC 3.5×10^{12}/L，Hb 120g/L，PLT 153×10^9/L，APTT 110s，BT、PT 正常。

第 1 问　该患者体内可能缺乏（　　）

A. Fg　B. Ⅴ因子　C. Ⅷ因子　D. Ⅸ因子　E. Ⅲ因子

第 2 问　患者输血治疗应首选（　　）

A. 冰冻血浆　B. FFP　C. 悬浮红细胞　D. 冷沉淀凝血因子　E. 单采血小板

第3问　若输注上述血液制剂效果不佳，此时应（　）

A. 更换其他血液制剂　B. 输注白蛋白制品　C. 加大输注剂量　D. 输注全血

E. 口服阿司匹林药物

2. 患者，男，35岁，因外伤脾破裂引发大出血，实验室检查 Hb 40g/L，RBC 2.3×10^{12}/L，PLT 120×10^{9}/L。

第1问　患者采用的不正确治疗措施是（　）

A. 立即止血　B. 立即给予吸氧　C. 建立静脉通道，给予晶体液扩容

D. 立即更换为头低脚高体位　E. 保持呼吸道通畅

第2问　为纠正本案例患者贫血，应首选（　）

A. 悬浮红细胞　B. 浓缩红细胞　C. 辐照红细胞　D. 年轻红细胞　E. 冰冻红细胞

第3问　若该患者体重60kg，需将 Hb 升高至100g/L，应输注以上红细胞制剂的剂量为（　）

A. 3U　B. 7U　C. 10U　D. 12U　E. 20U

第4问　患者如果在输血过程中出现严重过敏反应，继续输血应选择（　）

A. 悬浮红细胞　B. 浓缩红细胞　C. 辐照红细胞　D. 年轻红细胞　E. 洗涤红细胞

第5问　该患者输注血液制剂之前，无需开展的实验室检查是（　）

A. ABO 及 RhD 血型鉴定　B. 传染病四项检查　C. 交叉配血试验

D. 意外抗体筛查试验　E. 直接抗球蛋白试验

3. 患者，男，B型血，一年前患有 AA，实验室检查 Hb 70g/L，RBC 3.1×10^{12}/L，WBC 2.0×10^{9}/L，PLT 25×10^{9}/L，TP 50g/L，Alb 15g/L。

第1问　关于该患者纠正贫血的治疗措施，不正确的是（　）

A. 该患者未出现明显的临床症状，不需要纠正贫血

B. 为防止贫血引起的继发疾病，应将血红蛋白水平提高至110g/L以上

C. 该患者属于长期依赖输血，应首选年轻红细胞输注

D. 多次输血后可引起 HLA 抗体的产生，红细胞输注时应进行去白处理

E. 当输血次数较多时，应适当给予去铁胺注射

第2问　根据实验室检查结果，该患者诊断为低蛋白血症，宜首选输注（　）

A. 去白细胞悬浮红细胞　B. 洗涤红细胞　C. 白蛋白制品　D. FP　E. 全血

第3问　该患者早晨刷牙时发现出血，立即处理的措施是（　）

A. 继续观察病情　B. 应用止血药物　C. 输注血小板制剂

D. 根据患者的具体情况决定是否需要输注血小板制剂　E. 输注 FFP

4. 患者，女性，22岁，因左髋部行走后疼痛数年，右髋 DDH 术后而入院。入院检查：血型为O型 RhD 阴性，Hb 129g/L，RBC 4.53×10^{12}/L，Hct 0.39，PLT 289×10^{9}/L，WBC 6.67×10^{9}/L。凝血功能检查无异常，传染性标志物为阴性。临床与患者沟通后，实施自体血储存手术备用。

第1问　采血前需要检查采血袋，合格的检查内容和方法为（　）

A. 采血袋有无渗漏，血袋标识是否完好，护针帽有无脱落

B. 采血袋无渗漏、无破损、无霉变、管路无折叠，保存液无混浊和异物，护针帽无脱落，血袋在有效期内

C. 采血袋是否在有效期内　D. 采血袋有无渗漏，护针帽有无脱落

E. 采血袋有无渗漏和霉变，是否有保存液，是否在有效期内

第 2 问　采血前患者手臂消毒的时间和皮肤消毒的范围分别为（　　）

A. ≥15s，直径 4cm×6cm　　B. ≥15s，直径 6cm×8cm　　C. ≥20s，直径 4cm×6cm

D. ≥30s，直径 6cm×6cm　　E. ≥30s，直径 6cm×8cm

第 3 问　采血秤的混合频率应为每分钟（　　）

A. 10～15 次　B. 15～20 次　C. 20～25 次　D. 25～30 次　E. 30～35 次

第 4 问　采足血量后用止血钳夹住血流导管，其位置距针尾部（　　）

A. 3～5cm　B. 5～10cm　C. 2～3cm　D. 5～8cm　E. 10～15cm

（五）B1 型（配伍选择题，即“共答案型”）

（1～3 题共用备选答案）

A. 2.5×10^6 个/袋　B. 2.5×10^7 个/袋　C. 2.5×10^8 个/袋　D. 2.5×10^9 个/袋

E. 2.5×10^{10} 个/袋

1. 避免因白细胞抗体所致的发热性非溶血性反应，一般需将白细胞降至（　　）
2. 预防 HLA 抗体所致的同种免疫，一般需将白细胞降至（　　）
3. 为了预防巨细胞病毒的感染，一般需将白细胞降至（　　）

（4～8 题共用备选答案）

A. （4±2）℃　B. （22±2）℃　C. −65℃以下　D. −18℃以下　E. 37℃

4. 洗涤红细胞保存温度为（　　）
5. FFP 保存温度为（　　）
6. FP 融化温度为（　　）
7. 单采血小板保存温度为（　　）
8. 冰冻解冻去甘油红细胞解冻后保存温度为（　　）

（9～11 题共用备选答案）

A. 全血　B. 单采血小板　C. 浓缩粒细胞　D. 去白细胞悬浮红细胞　E. T 淋巴细胞

9. 输血反应发生率最高的是（　　）
10. 输血反应发生率较低的是（　　）
11. TTP 患者不宜输（　　）

（12～18 题共用备选答案）

A. 悬浮红细胞　B. 年轻红细胞　C. 洗涤红细胞　D. 辐照红细胞　E. 冰冻红细胞

12. 急性失血患者输血治疗首选（　　）
13. 自体输血和稀有血型患者输血治疗首选（　　）
14. 直系亲属间输血治疗首选（　　）
15. IgA 过敏或缺乏患者输血治疗首选（　　）
16. 需要长期输血的重型 AA 患者输血治疗首选（　　）
17. 血容量正常的慢性贫血患者，输血治疗首选（　　）
18. 早产儿输血治疗首选（　　）

（19～21 题共用备选答案）

A. $\leqslant100\times10^9$/L　B. $\leqslant80\times10^9$/L　C. $\leqslant50\times10^9$/L　D. $\leqslant20\times10^9$/L　E. $\leqslant10\times10^9$/L

19. 行眼部手术需进行预防性血小板输注的指征为（　　）
20. 病情稳定的非出血患者，进行预防性血小板输注的指征为（　　）

21. 行胃镜探查术的患者，进行预防性血小板输注的指征为（ ）

（六）X 型（多项选择题）

1. 一次性医用注射器外观检查内容包括（ ）
   A. 洁净度 B. 润滑性能 C. 内表面 D. 刻度标尺 E. 外套卷边检查
2. 关于负压采血管的使用，下列说法正确的是（ ）
   A. 负压采血管应保存在避光，温、湿度适宜的环境下 B. 负压采血管不宜反复离心
   C. 负压采血管的盖塞不影响血液成分 D. 使用前勿松动试管盖塞
   E. 多管采血时应遵循一定的抽血顺序
3. 血液的输注原则包括（ ）
   A. 最小剂量原则 B. 不可替代原则 C. 合理有效输注原则 D. 个体化输注原则
   E. 有效输注原则
4. 血液成分制剂的最终检定内容包括（ ）
   A. 对库存成分进行抽检 B. 血液发放时对成分进行检查
   C. 采供血机构对血液进行筛检 D. 检查血液的贮存条件 E. 最终检定血液成分的血型
5. 全血输注的缺点包括（ ）
   A. 易发生循环超负荷 B. 易造成血源浪费 C. 有效成分浓度低 D. 易发生过敏反应
   E. 治疗效果相对较差
6. 全血保存过程中会增加的成分有（ ）
   A. 血钾 B. 血氨 C. ATP D. 血细胞碎屑 E. 游离血红蛋白
7. 下列哪些情况不宜输注全血（ ）
   A. 免疫功能缺陷 B. 年老体弱及婴幼儿的慢性贫血 C. 低血容量已被纠正的急性贫血
   D. 拟行骨髓移植或其他器官移植 E. 心力衰竭伴贫血
8. 血液中微聚物包括（ ）
   A. 红细胞 B. 血小板 C. 白细胞 D. 纤维蛋白 E. 细胞碎片
9. 成分输血的优点包括（ ）
   A. 制剂容量小、纯度高、疗效好 B. 使用安全、输血反应少 C. 减少输血传染疾病
   D. 一人献血、多人受益 E. 便于保存
10. 关于红细胞的说法正确的是（ ）
    A. 是外周血中数量最多的血细胞 B. 正常成年女性的红细胞数高于男性
    C. 主要功能是携氧至组织器官 D. 红细胞破裂后释放血红蛋白
    E. 外周血液中红细胞数量或血红蛋白含量低于参考值下限时，称为贫血
11. 红细胞生理性增多的原因包括（ ）
    A. 年龄与性别的差异 B. 兴奋、恐惧 C. 剧烈运动 D. 高原地区 E. 老年人
12. 促红细胞生成素（EPO）具有（ ）
    A. 抗氧化作用 B. 调节红细胞生成 C. 抗炎症作用 D. 抗凋亡作用
    E. 促血管生成作用
13. CPDA 保存液配方中包含的成分为（ ）
    A. 枸橼酸盐 B. 磷酸盐 C. 葡萄糖 D. 腺嘌呤 E. 氯化钠
14. SAGM 保存液配方中包含的成分为（ ）

A. 枸橼酸　B. 甘露醇　C. 腺嘌呤　D. 葡萄糖　E. 氯化钠

15. 临床上常用红细胞制剂主要有（　　）

A. SLRBC　B. YRBC　C. WRBC　D. SRBC　E. IRC

16. 影响血液成分分离效果的因素包括（　　）

A. 离心速度　B. 离心时间　C. 离心温度　D. 储血容器　E. 抗凝剂类型

17. 关于输注悬浮红细胞的叙述，下列说法正确的是（　　）

A. 输注前需充分混匀　B. 可加入生理盐水　C. 可加入抗凝剂

D. 可与其他药物混合后输注　E. 急性大量失血患者应加快输血速度

18. 悬浮红细胞的输注好处是（　　）

A. 以较小的容量提高携氧能力　B. 抗凝剂随血浆去除，减少输血反应

C. 其他血细胞残留较少　D. 一血多用，多人受益　E. 便于保存

19. 关于去白细胞悬浮红细胞，正确的是（　　）

A. 去白细胞悬浮红细胞是全血经过白细胞过滤器后，向剩余物内加入红细胞添加液制成的成分血

B. 去白细胞悬浮红细胞是临床普遍应用的红细胞制剂

C. 去白细胞悬浮红细胞中含有全部红细胞，无白细胞、血小板和血浆

D. 300mL 全血制备的去白细胞悬浮红细胞，其中 Hb 不得低于 27g

E. 去白细胞悬浮红细胞只能通过全血进行制备

20. 输注红细胞制剂时，应注意（　　）

A. 输注前需加温至 37℃，以防出现低体温不良反应

B. 输注前轻摇血袋，观察外观有无异常　C. 严格 ABO 血型同型输注

D. 若患者需要同时输注药物，可将其先添加进红细胞制剂内再输注

E. 以患者最大承受速度进行输注

21. 红细胞胞内防冻剂包括（　　）

A. 甘油　B. DMSO　C. 葡萄糖　D. 羟乙基淀粉　E. 乙酰胺

22. 关于冰冻解冻去甘油红细胞，下列叙述正确的是（　　）

A. 冰冻红细胞的制备方法包括高浓度甘油速冻法和低浓度甘油慢冻法

B. 甘油洗脱的方法包括盐水洗涤法和糖浆洗涤法，通常以前者为主

C. 盐水洗涤法去甘油时，需要采用梯度洗涤的方式进行

D. 冰冻解冻去甘油红细胞应尽早输注，不得超过 24 小时

E. 冰冻解冻去甘油红细胞中不得残留甘油成分

23. 洗涤红细胞的输注适应证包括（　　）

A. 血浆蛋白过敏者　B. 换血的新生儿　C. 肾功能不全患者　D. 急性大出血患者

E. 异型骨髓移植者

24. 下列关于粒细胞制备方法包括（　　）

A. 血细胞分离机单采白细胞　B. 挤白膜法　C. 洗涤法　D. 沉降法单采白细胞

E. 过滤法单采白细胞

25. 治疗性粒细胞输注呈日益减少的趋势，是因为（　　）

A. 粒细胞离体后功能很快丧失　B. 容易产生同种免疫反应

C. 手工法制备浓缩白细胞，所含粒细胞剂量不足　D. 难以掌握适应证

E. 粒细胞输入后很快离开血管到达感染部位

26. 机器单采血小板与手工法相比的优点是（　　）
A. 易达到所规定的治疗剂量　B. 采集纯度高、质量好
C. 红细胞混入量少，只需 ABO 同型输注不必作交叉配血试验　D. 输血反应发生率低
E. 采集速度快，仅需 30 分钟即可完成

27. 特制血小板包括（　　）
A. 洗涤血小板　B. 冰冻血小板　C. 去白细胞血小板　D. 辐照血小板
E. 机采血小板

28. 血小板必须振荡保存，是由于（　　）
A. 有利于维持保存期内环境的 pH　B. 可避免血小板聚集
C. 可延长血小板保存期至 14 天　D. 可以保持较好的血小板形态
E. 有利于气体通过贮存血袋壁进行气体交换

29. 血小板输注的适应证包括（　　）
A. TTP　B. 预防性输注　C. 血小板功能异常　D. 稀释性血小板减少
E. 血小板生成障碍引起的血小板减少

30. 关于单采血小板的质量控制要求，正确的是（　　）
A. 储存期末 pH 6.4～7.0　B. PLT≥2.5×10^9/L　C. 白细胞残留量≤5.0×10^{11}/L
D. 红细胞混入量≤8.0×10^9 个/袋　E. 保留注满血小板经热合导管至少 15cm

31. 浓缩血小板抽检的项目包括（　　）
A. HBsAg　B. HCV-Ab　C. HIV-Ab　D. 梅毒螺旋体血清学试验　E. 疱疹病毒

32. 下列与血小板输注效果相关的因素包括（　　）
A. 血小板保存条件　B. 血小板质量　C. 脾肿大　D. 发热　E. 过敏反应

33. 关于各种血液制剂的保存条件，正确的是（　　）
A. 悬浮红细胞在（4±2）℃可保存 24 小时　B. 洗涤红细胞在（4±2）℃可保存 24 小时
C. 冰冻血浆≤–18℃保存 4 年　D. 冷沉淀凝血因子在≤–18℃保存 1 年
E. 单采血小板（22±2）℃保存 7 天

34. 关于血浆，描述正确的是（　　）
A. 血浆是指血液中的液体部分　B. 血浆是由水和固体成分组成
C. 血浆固体成分中主要是血浆蛋白质
D. 血浆蛋白质中主要含有白蛋白、免疫球蛋白和各种凝血因子
E. 血浆主要用于补充血容量，改善出凝血情况

35. 血液中血浆蛋白具备的功能是（　　）
A. 运氧功能　B. 参与免疫反应　C. 参与凝血及抗凝血　D. 增加血容量
E. 维持血液晶体渗透压

36. FP 中缺少的凝血因子是（　　）
A. 因子Ⅷ　B. 因子Ⅴ　C. 因子Ⅶ　D. 因子Ⅸ　E. 因子Ⅺ

37. FP 不适用于（　　）
A. 单纯Ⅴ因子缺乏者　B. 单纯Ⅷ因子缺乏者　C. 单纯Ⅶ因子缺乏者　D. 血友病甲
E. 稀释性凝血病

38. 冷沉淀凝血因子中第Ⅷ因子的收获率及活性与下列哪些项目有关系（　　）

A. 采集血液时的抗凝剂种类　B. 血浆的保存温度　C. 献血者个体的差异
D. 制备方法　E. 血液离体后的血浆制备时间

39. 关于冷沉淀凝血因子的适应证，正确的是（　　）
A. 用于血友病患者　B. 用于低 Fg 血症患者　C. 用于血小板无力症患者
D. 用于先天性 V 因子缺乏症患者　E. 用于巨大血小板综合征患者

40. 关于 FFP 输注的适应证，可用于（　　）
A. 低蛋白血症患者　B. TTP 患者　C. 因大量输血导致出血患者
D. 单纯凝血因子缺乏患者　E. 肝硬化伴凝血障碍者

（七）简答题

1. 请列表描述不同红细胞制剂的临床输注适应证。
2. 简述冷沉淀凝血因子的主要成分及输注时的注意事项。
3. 简述病毒灭活 FFP 的质量要求。
4. 请列表比较单采血小板与浓缩血小板的特点。
5. 简述 FFP 的临床输注适应证。

四、答　案

（一）名词解释

1. 成分血　在一定的条件下，采用特定的方法将全血中一种或多种血液成分分离而制成的血液组分及单采血液成分的统称。

2. PRP　富血小板血浆（platelet-rich plasma，PRP），指将采集后 6 小时内的全血置于 20～24℃保存和运输，在全封闭条件下离心，使红细胞、白细胞基本下沉，血小板因相对密度较轻约 70%保留于血浆中，收集白膜层以上成分。

3. FFP　新鲜冰冻血浆（fresh frozen plasma），为采集后储存于冷藏环境中的全血最好 6 小时（ACD 保养液）或 8 小时（CPD 或 CPDA-1 保养液）内但不超过 18 小时将血浆分离出并速冻呈固态的成分血。

4. PBMC　外周血单个核细胞（peripheral blood mononuclear cell，PBMC），即外周血中具有单个核的细胞，包括淋巴细胞和单核细胞，常用聚蔗糖-泛影葡胺（ficoll-hypaque）密度梯度离心法分离提取。

5. 冰冻解冻去甘油红细胞　采用特定的方法将冰冻红细胞解冻后，清除几乎所有的甘油，并将红细胞悬浮一定量的氯化钠注射液中的红细胞成分血。

6. 单采　从一个献血者体内采集一种或几种血液成分，并将其余成分回输给献血者的过程，通常由血细胞分离机自动完成。

7. LRRBC　去白细胞红细胞（leukocyte reduced red blood cell，LRRBC），指将全血中大部分白细胞、血小板及血浆去除后的红细胞制剂，又分为去白细胞浓缩红细胞和去白细胞悬浮红细胞

（二）A1 型

1. E　2. D　3. E　4. D　5. A　6. A　7. A　8. A　9. C　10. B　11. C　12. D　13. B　14. E　15. B
16. D　17. D　18. B　19. C　20. C　21. D　22. D　23. D　24. C　25. C　26. D　27. A　28. B
29. A　30. B　31. C　32. A　33. C　34. D　35. C　36. B　37. C　38. A　39. B　40. D　41. E
42. B　43. D　44. B　45. A　46. C　47. D　48. A　49. E　50. D　51. E　52. C　53. C　54. E

55. E　56. B　57. D　58. B　59. A　60. D　61. A　62. E　63. E　64. B　65. B　66. B　67. B
68. B　69. E　70. D　71. A　72. C　73. E　74. B　75. D　76. E　77. B　78. C　79. E　80. C
81. C　82. E　83. D　84. B　85. B　86. D　87. A　88. A　89. D　90. E　91. C　92. D　93. E
94. E　95. D　96. E

（三）A2 型

1. A　2. C　3. A　4. C　5. C　6. C　7. D　8. C　9. E　10. C　11. B　12. B

（四）A3 型（不同问题的答案，使用“、”间隔）

1. C、D、C　2. D、A、D、E、E　3. B、C、C　4. B、E、B、C

（五）B1 型

1. C　2. A　3. A　4. A　5. D　6. E　7. B　8. A　9. A　10. D　11. B　12. A　13. E　14. D　15. C
16. B　17. A　18. D　19. A　20. E　21. C

（六）X 型

1. BCDE　2. ABDE　3. ABCDE　4. ABCE　5. ABCDE　6. ABDE　7. ABCDE　8. BCDE
9. ABCDE　10. ABCDE　11. ABCD　12. ABCDE　13. ABCD　14. BCDE　15. ABCDE　16. ABC
17. ABE　18. ABCDE　19. BD　20. BC　21. AB　22. BCD　23. ABCE　24. ABCD　25. ABC
26. ABCD　27. ABCD　28. ABDE　29. BCDE　30. DE　31. ABCD　32. ABCD　33. BCD
34. ABCDE　35. BCD　36. AB　37. ABD　38. ABCDE　39. AB　40. BCDE

（七）简答题

1. 请列表描述不同红细胞制剂的临床输注适应证。

红细胞制剂包括浓缩红细胞、悬浮红细胞、去白细胞悬浮红细胞、洗涤红细胞、冰冻解冻去甘油红细胞、辐照红细胞和年轻红细胞等种类，其适应证见于 5-1。

表 5-1　不同红细胞制剂的适应证

类别	适应证
浓缩红细胞	适用于循环超负荷有高危因素的患者，如充血性心力衰竭患者及婴幼儿患者等
悬浮红细胞	悬浮红细胞主要用于纠正各种贫血，如慢性贫血或急性失血患者
去白细胞悬浮红细胞	适用于反复输血、有非溶血性发热反应史、免疫功能低下且易感染巨细胞病毒等病原微生物、器官移植的患者
洗涤红细胞	适用于对血浆成分过敏的患者，IgA 缺乏的患者，非同型 HSCT 的患者，高钾血症及肝肾功能障碍的患者，以及应用于新生儿输血、宫内输血及换血等
冰冻解冻去甘油红细胞	适用于稀有血型患者，以及有特殊情况患者的自体红细胞保存与使用等
辐照红细胞	适用于有免疫缺陷或免疫抑制患者的输血、新生儿换血、宫内输血、选择近亲供血者的血液输血等情况
年轻红细胞	适用于长期依赖输血治疗的患者，如严重的 AA，珠蛋白生成障碍性贫血和重型地中海贫血等疾病

2. 简述冷沉淀凝血因子的主要成分及输注时的注意事项。

（1）冷沉淀凝血因子的主要成分包括Ⅷ因子、纤维蛋白稳定因子（ⅩⅢ因子）、血管性血友病因子（vWF）、Fg、纤维结合蛋白。

（2）冷沉淀凝血因子一般在临床输注前进行融化，不宜在血站或血液中心融化。因为冷沉淀凝血因子融化要求尽快输注，防止融化后Ⅷ因子的活性降低。冷沉淀凝血因子输注时需注意 ABO 和 RhD 血型同型。

3. 简述病毒灭活 FFP 的质量要求。

根据中华人民共和国国家标准《全血及成分血质量要求》(GB18469—2012)中要求病毒灭活 FFP：①外观：目视观察应呈黄色澄清液体，无色泽异常、蛋白析出、气泡及重度乳糜等情况；血袋完好，并保留注满病毒灭活 FFP 经热合的导管至少 10cm。②容量：标示量(mL)±10%。③血浆蛋白含量：≥50g/L。④Ⅷ因子含量：≥0.5IU/mL。⑤亚甲蓝残留量：≤0.30pmol/L。⑥无菌试验：无细菌生长。

4. 请列表比较单采血小板与浓缩血小板的特点。

单采血小板与浓缩血小板的特点见表 5-2。

表 5-2　单采血小板与浓缩血小板的特点

项目	单采血小板	浓缩血小板
血小板含量(个)	≥2.5×10^{11}/袋	从 200mL 全血中分离，血小板≥2.0×10^{10}；从 400mL 全血中分离，血小板≥4.0×10^{10}
白细胞混入量	较少	较多
红细胞混入量(个)	≤8.0×10^{9}/袋	200mL 全血来源，血小板≤1.0×10^{9}
保存期	开放系统制备或普通血袋 1 天 密闭系统制备或血小板专用袋 5 天	普通血袋 1 天；专用血袋 5 天
容量	普通血袋：125～200mL 专用血袋：250～300mL	200mL 全血来源，25～38mL

5. 简述 FFP 的临床输注适应证。

临床上若缺乏相应凝血因子浓缩制剂时，可选用 FFP 用于多种原因导致的凝血因子缺乏患者的治疗：①Ⅷ因子、Ⅴ因子缺乏的患者，在缺乏冷沉淀凝血因子的情况下。②肝病患者获得性凝血功能障碍，如急性肝衰竭引起的出血。③24 小时内输注等于或大于自身血容量的大量输血，发生了稀释性凝血病，或伴发凝血功能障碍者。④口服香豆素类药物过量引起 PT 延长的出血者，应立即应用维生素 K1，若为急性出血应先输注 FFP 或 FFP。⑤抗凝血酶Ⅲ缺乏引起的出血患者。⑥免疫功能紊乱性疾病、TTP 实施血浆置换者。

（宋镜南）

第六章　血液制品及代用品的临床应用

一、学 习 目 标

1. 掌握　白蛋白制品的适应证和禁忌证；免疫球蛋白制品的种类、适应证和禁忌证；凝血因子制品的特点和适应证。

2. 熟悉　白蛋白的生理功能和临床输注要求；晶体液的特点和作用。

3. 了解　白蛋白的制备过程；血红蛋白代用品的种类和临床应用评价；血浆代用品的特点、适应证和禁忌证；部分细胞因子制品的作用和应用。

二、重点难点内容

1. 重点内容　白蛋白的生理功能、适应证和禁忌证；免疫球蛋白制品的种类、适应证和禁忌证；凝血因子制品的适应证；晶体液的特点和用途。

2. 难点内容　血浆代用品的适应证和禁忌证；临床常用细胞因子制品的作用和特点。

三、习　　题

（一）名词解释

1. IVIg　2. PCC　3. 纤维蛋白胶　4. 血浆代用品　5. 血红蛋白代用品

（二）A1 型（单项选择题）

1. 下列哪种是人工胶体溶液中最安全的且是人血清蛋白最好替代物的药物（　　）
   A. 贺斯　B. 脉通　C. 10%中分子羟乙基淀粉 200/0.5　D. 万汶
   E. 6%中分子羟乙基淀粉 200/0.5
2. 下列哪种疾病是羟乙基淀粉类血浆代用品的适应证（　　）
   A. 颅内出血　B. 尿毒症　C. 肺水肿　D. 少尿或无尿的肾衰竭
   E. 各种原因所致低容量性休克
3. 右旋糖酐是由哪种大分子组成（　　）
   A. 二硫酸氨基葡萄糖　B. 乙酰氨基葡萄糖　C. 葡萄糖醛酸　D. 硫酸艾杜糖醛酸
   E. 果糖磷酸
4. 关于纤维蛋白胶，描述正确的是（　　）
   A. 有组织毒性，几秒内快速黏合　B. 无组织毒性，几秒内快速黏合
   C. 无组织毒性，几分钟内快速黏合　D. 有组织毒性，几分钟内快速黏合
   E. 无组织毒性，几秒到几分钟内快速黏合
5. 理想血浆代用品的平均分子量应接近哪种蛋白（　　）
   A. 球蛋白　B. 白蛋白　C. 血红蛋白　D. 肌红蛋白　E. Fg
6. 人体血浆白蛋白产生的器官是（　　）
   A. 肝脏　B. 肾脏　C. 心脏　D. 肺　E. 心脏
7. 人血白蛋白的分子量约为多少万道尔顿（　　）

A. 0.6～0.9　　B. 6.6～6.9　　C. 5.6～5.9　　D. 1.6～1.9　　E. 2.6～2.9

8. 白蛋白制品在制备过程中需要加温处理以灭活病毒，所需温度和时长是（　　）

A. 56℃ 30 分钟　　B. 56℃ 1 小时　　C. 56℃ 10 小时　　D. 60℃ 1 小时　　E. 60℃ 10 小时

9. 临床上白蛋白输注的主要作用是（　　）

A. 维持晶体渗透压　　B. 维持胶体渗透压　　C. 补充营养　　D. 中和抗原　　E. 调节 pH

10. 人血白蛋白制品主要用于（　　）

A. 补充营养　　B. 预防细菌感染　　C. 治疗自身免疫性疾病

D. 低血容量性休克的扩容治疗　　E. 低丙种球蛋白血症的替代治疗

11. 在治疗 HDN 的过程中，用于清除血浆游离胆红素的血液制品是（　　）

A. 白蛋白　　B. 丙种球蛋白　　C. PCC　　D. Fg　　E. 右旋糖酐

12. 血容量正常或轻度减少的患者，25%白蛋白的最佳输注速度是（　　）

A. 1mL/min　　B. 2mL/min　　C. 3mL/min　　D. 4mL/min　　E. 5mL/min

13. 免疫球蛋白的合成部位是（　　）

A. 肝脏　　B. 肾脏　　C. 胸腺　　D. 脾脏　　E. 肺

14. 来自于人体血液且用于人体预防或治疗的免疫球蛋白是（　　）

A. IgG　　B. IgM　　C. IgA　　D. IgD　　E. IgE

15. ITP 患者输注血小板前可应用（　　）

A. FFP　　B. IVIg　　C. Fg　　D. PCC　　E. 冷沉淀凝血因子

16. IVIg 是机体获得何种物质而达到被动免疫的目的（　　）

A. 抗原　　B. 补体　　C. 糖分子　　D. 抗体　　E. 脂蛋白

17. 属于免疫球蛋白使用禁忌证的是（　　）

A. 脊髓灰质炎　　B. 器官移植排斥反应　　C. 已产生抗 IgA 抗体的疾病

D. 病毒或细菌感染性疾病　　E. 先天性免疫缺陷

18. 进行大手术或大创伤治疗时，纤维蛋白原（Fg）应保持在（　　）

A. ≥0.5g/L　　B. ≥1.0g/L　　C. ≥1.5g/L　　D. ≥2.0g/L　　E. ≥2.5g/L

19. 凝血因子约占血浆总蛋白含量的（　　）

A. 5%　　B. 10%　　C. 15%　　D. 20%　　E. 25%

20. 在肝脏中合成且依赖维生素 K 的凝血因子是（　　）

A. Ⅷ、Ⅸ、Ⅺ、Ⅻ　　B. Ⅱ、Ⅴ、Ⅶ、Ⅹ　　C. Ⅱ、Ⅶ、Ⅸ、Ⅹ　　D. Ⅰ、Ⅲ、Ⅴ、Ⅶ

E. 以上均不正确

21. 存在于组织中的凝血因子是（　　）

A. FI　　B. FⅡ　　C. FⅢ　　D. FX　　E. FV

22. 下列哪种是用于凝血因子活性测定的缓冲液（　　）

A. 咪唑缓冲液　　B. 磷酸盐缓冲液　　C. Tris-HCl 缓冲液　　D. TE 缓冲液　　E. 以上均不是

23. 在凝血因子活性测定中，缺乏因子的基质血浆所缺乏的因子水平应（　　）

A.＜1%　　B.＞1%　　C.＜5%　　D. 没有要求　　E. 以上均不是

24. 凝血酶敏感的凝血因子是（　　）

A. FⅧ　　B. FⅡ　　C. FⅢ　　D. FⅦ　　E. FⅨ

25. 下列凝血因子中，哪种是草酸盐抗凝剂对其保护较差（　　）

A. FⅡ　　B. FⅣ　　C. FⅤ　　D. FⅧ　　E. FⅨ

26. 白陶土可激活的凝血因子是（　　）
A. FⅠ　B. FⅡ　C. FⅢ　D. FV　E. FⅫ
27. 在病毒灭活血浆中含有稳定的和不稳定的凝血因子，但是大量缺乏（　　）
A. FⅤ　B. FⅧ　C. FⅤ和FⅧ　D. vWF　E. Fg
28. 临床上成人FⅧ浓缩剂使用剂量的计算方法是（　　）
A. 所需剂量=期望提高值（%）×体重（kg）×1
B. 所需剂量=期望提高值（%）×体重（kg）×0.5
C. 所需剂量=期望提高值（%）×体重（kg）×0.67
D. 所需剂量=期望提高值（%）×体重（kg）×0.85
E. 所需剂量=期望提高值（%）×体重（kg）×0.95
29. 在肝脏疾病中，凝血因子发生减少的先后顺序依次是（　　）
A. Ⅶ、Ⅱ和Ⅹ、Ⅴ　B. Ⅱ、Ⅶ和Ⅹ、Ⅴ　C. Ⅴ、Ⅱ和Ⅹ、Ⅶ　D. Ⅹ、Ⅱ和Ⅶ、Ⅴ
E. 以上均不是
30. 在急性反应相中，发生升高的凝血因子为（　　）
A. FⅡ　B. FⅤ　C. FⅧ　D. FⅩ　E. 以上均不正确
31. 关于晶体液的叙述，错误的是（　　）
A. 晶体溶液主要用来快速补充血容量　B. 晶体液的黏度较低，可快速输入
C. 晶体液为小分子溶液，不能自由透过毛细血管
D. 晶体液为小分子溶液，不能自由透过细胞膜
E. 晶体液分为电解质溶液和非电解质溶液
32. 临床治疗时补充血容量的晶体液和胶体液的体积比是（　　）
A. 1∶1　B. 1∶2　C. 2∶1　D. 1∶3　E. 4∶1
33. 治疗失血性休克用于扩容的最佳晶体液是（　　）
A. 平衡盐溶液　B. 5%碳酸氢钠　C. 乳酸林格液　D. 5%葡萄糖　E. 10%葡萄糖
34. 第一个被发现且由肾脏产生的用于造血的刺激因子是（　　）
A. IFN　B. IL　C. G-CSF　D. EPO　E. TNF
35. EPO的主要作用是（　　）
A. 刺激骨髓粒系造血祖细胞的增殖和分化　B. 刺激骨髓红系造血祖细胞的增殖和分化
C. 抗感染　D. 特异性杀伤肿瘤细胞　E. 增强肾脏滤过功能
36. 在抗原或丝裂原刺激下，下列哪种细胞可产生IL-2（　　）
A. Treg细胞　B. Th细胞　C. 单核细胞　D. 巨噬细胞　E. 中性粒细胞
37. TNF-α能特异性杀伤某些肿瘤细胞，主要由何种细胞产生（　　）
A. 淋巴细胞　B. 巨噬细胞　C. 单核细胞　D. 肥大细胞　E. 中性粒细胞

（三）A2型（案例摘要型选择题）

1. 张某，有慢性肝炎病史，因无力、纳差、腹胀就诊，诊断为肝炎后失代偿性肝硬化，白蛋白降低，球蛋白增高，治疗该患者低蛋白血症宜首选（　　）
A. 全血　B. FFP　C. FP　D. 白蛋白　E. 冷沉淀凝血因子
2. 患者，女，31岁，体重55kg，因车祸引起失血性休克，WBC 9.2×10^9/L，RBC 2.2×10^{12}/L，PLT 125×10^9/L，补液应首选（　　）

A. 库存全血　B. 血浆代用品　C. 新鲜全血　D. 白蛋白　E. 晶体液

3. 患者，男，因淋巴结肿大就诊，诊断为恶性淋巴瘤，治疗首选（　　）

A. EPO　B. GM-CSF　C. G-CSF　D. IFN　E. TNF

（四）A3型（案例组/串型最佳选择题，即"共题干型"）

1. 患者，近日体检发现血液HCV-RNA（+）和抗HCV-IgM（+）。

第1问　该患者可初步诊断为（　　）

A. 甲肝　B. 乙肝　C. 丙肝　D. 丁肝　E. 原发性肝癌

第2问　该患者最积极有效的处置方法是（　　）

A. 卧床休息　B. 注射抗生素　C. 注射干扰素　D. 注射丙种球蛋白　E. 接种疫苗

2. 凝血因子Ⅷ和vWF是两种蛋白，其中因子Ⅷ是以单链形式合成，由2332个氨基酸残基组成，分子量为330kDa。成熟vWF单体是由2050个氨基酸残基组成的多肽链，分子量为260kDa。

第1问　凝血因子Ⅷ和vWF在血液中的存在方式为（　　）

A. 以非共价键方式结合成复合物　B. 各自独立方式　C. 复合物形式

D. 以共价键方式结合成复合物　E. 依赖维生素K结合成复合物

第2问　与凝血因子Ⅷ的氨基酸顺序和蛋白结构相似的凝血因子为（　　）

A. 凝血因子Ⅱ　B. 凝血因子Ⅶ　C. 凝血因子Ⅹ　D. 凝血因子Ⅰ　E. 凝血因子Ⅴ

（五）B1型（配伍选择题，即"共答案型"）

（1～4题共用备选答案）

A. Fg浓缩剂　B. 凝血因子Ⅸ浓缩剂　C. 抗凝血酶浓缩剂　D. PCC

E. 凝血因子Ⅷ浓缩剂

1. 治疗血友病A出现的出血，首选的血液制品是（　　）
2. 治疗血友病B出现的出血，首选的血液制品是（　　）
3. 治疗原发性纤溶症患者，首选的血液制品是（　　）
4. 治疗先天性AT-Ⅲ缺乏症患者，首选的血液制品是（　　）

（5～8题共用备选答案）

A. 白蛋白　B. Ig　C. 凝血因子制品　D. 右旋糖酐　E. 干扰素

5. 治疗心肌梗死首选的血液制品是（　　）
6. 治疗血友病首选的血液制品是（　　）
7. 治疗犬咬伤首选的血液制品是（　　）
8. 治疗类风湿性关节炎首选的血液制品是（　　）

（9～10题共用备选答案）

A.（18.8±12.9）%　B.（98.8±12.5）%　C.（100.4±12.9）%　D.（200.4±12.9）%

E.（300.4±12.5）%

9. FⅦα：Ag正常值为（　　）
10. FⅦβ：Ag正常值为（　　）

（六）X型（多项选择题）

1. 以氟碳化合物为基础的红细胞代用品，其缺点是（　　）

A. 使用时需要高纯度的氧　B. 需单核-吞噬细胞系统清除　C. 使用前要乳化

D. 生理性氧分压范围较窄　E. 可以运送水溶性的代谢产物

2. 聚乙二醇（PEG）修饰的人血红蛋白（MP4）是新一代红细胞代用品，下列描述正确的是（　　）

A. PEG 能使血红蛋白表面形成一层“水防护膜”　B. 防止血管收缩

C. 提供与血液相似的黏滞度，延长体内半衰期　D. 保持正常运送和释放 O_2 的能力

E. 选择性地向氧分压高的组织释放 O_2

3. 以血红素为辅基的蛋白质包括（　　）

A. 血红蛋白　B. 肌红蛋白　C. 清蛋白　D. 细胞色素　E. 过氧化物酶

4. 下列哪些大分子具有促进蛋白质折叠的功能（　　）

A. 热休克蛋白　B. 伴侣蛋白　C. 蛋白质二硫键异构酶　D. 蛋白质激酶

E. 肽基脯氨酰顺反异构酶

5. 血红蛋白代用品的临床应用前景较好，其优势体现在（　　）

A. 无红细胞血型抗原，输注前不需要进行交叉配血试验　B. 适用于急症处理和战伤抢救

C. 可以长期储存　D. 可以耐受灭菌处理灭活病毒，无传播病毒的危险

E. 利用基因工程生产的重组人血红蛋白有可能成为新的来源

6. 下列哪些物质是血浆代用品（　　）

A. 贺斯　B. Hemotech　C. 血定安　D. 脲联明胶　E. 右旋糖酐

7. 下列哪些药物可以用作血浆代用品（　　）

A. 二磷酸果糖　B. 右旋糖酐　C. 阿胶　D. 羟乙基淀粉　E. 明胶

8. 理想血浆代用品应具有的性能是（　　）

A. 对凝血功能和肾功能均无明显影响　B. 能够快速补充血容量

C. 增加组织灌注并在血管内快速通过　D. 具有稳定的理化性质，容易代谢

E. 能够改善机体供氧和器官功能，无过敏反应和组织毒性

9. 关于血浆代用品，下列描述正确的是（　　）

A. 扩充血容量　B. 改善微循环　C. 纠正机体凝血功能障碍　D. 提高生存率

E. 可用于血容量降低导致的休克

10. 关于血浆代用品的作用机制，下列说法正确的是（　　）

A. 增加红细胞变形能力　B. 增加表面电荷及避免发生聚集　C. 改善微循环作用

D. 降低血液黏滞性　E. 增加血小板黏附和聚集功能以及血小板第 3 因子的释放

11. 关于代用品的研发目的，下列说法正确的是（　　）

A. 避免经血传播传染病的风险　B. 缓解供需矛盾　C. 降低免疫血液学安全

D. 无法大量较长时间储存红细胞　E. 比天然红细胞产生更强的携氧能力

12. 关于明胶类血浆代用品，叙述正确的是（　　）

A. 是动物皮肤、骨骼、肌腱中的胶原经水解后提取的一种蛋白质　B. 主要结构是羟脯氨酸

C. 扩容作用弱于右旋糖酐和羟乙基淀粉　D. 较大分子有改善微循环作用

E. 与人血浆清蛋白具有相近的胶体渗透压

13. 下列哪些是明胶制剂类的适应证（　　）

A. 治疗各种原因导致的低血容量性休克　B. 作为治疗性血浆置换术的置换液

C. 脲联明胶可用作胰岛素的载体溶液　D. 为体外循环的预充液

E. 少尿或无尿的肾衰竭

14. 关于明胶制品的作用机制，描述正确的是（　　）

A. 较大分子可有效维持血浆胶体渗透压　　B. 较小分子可迅速改善微循环
C. 多尿意味着已补足血容量且肾功能得到了改善　　D. 增加血液的运氧能力
E. 所含的分子大小不一

15. 关于羟乙基淀粉类血浆代用品的作用机制，下列描述正确的是（　　）
A. 防止和堵塞毛细血管渗漏　　B. 减轻组织水肿和减少炎症介质的产生
C. 在毛细血管通透性增加的情况下使用，可以减少清蛋白渗漏
D. 具有较强的容量扩充效应和较长的维持时间
E. 中等相对分子质量的羟乙基淀粉相较于较低相对分子质量的羟乙基淀粉具有更大的扩容强度

16. 白蛋白制品使用的适应证是（　　）
A. 充血性心力衰竭　　B. 低钙血症　　C. 大面积烧伤　　D. 急性失血　　E. 脑水肿

17. 免疫球蛋白制品的种类包括（　　）
A. IVIg　　B. 抗乙型肝炎免疫球蛋白　　C. 抗 RhD 免疫球蛋白
D. 肌内注射免疫球蛋白（IMIg）　　E. 皮下注射免疫球蛋白（SCIg）

18. IVIg 适用于（　　）
A. 先天性 Ig 缺乏　　B. 获得性 Ig 缺乏　　C. 病毒感染性疾病　　D. 自身免疫性疾病
E. 细菌感染性疾病

19. 普通冰冻血浆中含有的凝血因子为（　　）
A. FⅠ　　B. FⅡ　　C. FⅩ　　D. FⅦ　　E. FⅧ

20. 病毒灭活后的血浆含有多种凝血因子，凝血因子高于 0.7IU/mL 的为（　　）
A. FⅧ、FⅨ　　B. FⅪ、FⅫ　　C. FⅣ、FⅤ　　D. FⅤ、FⅩⅢ　　E. FFⅡ、Ⅶ、FⅩ

21. 以下哪些为晶体液（　　）
A. 生理盐水　　B. 乳酸林格液　　C. 葡萄糖　　D. 右旋糖酐　　E. 碳酸氢钠溶液

22. 右旋糖酐类的临床治疗禁忌证是（　　）
A. 心肌梗死　　B. 充血性心力衰竭　　C. 肾功能衰竭　　D. 脑血栓　　E. 严重出血性疾病

（七）简答题

1. 临床常用的凝血因子制品种类有哪些？请列表比较不同凝血因子制品的临床应用。
2. 简述白蛋白制品的临床适应证和禁忌证。
3. 请比较晶体液与胶体液的不同点。
4. 简述活化蛋白 C 的主要临床治疗作用。

四、答　　案

（一）名词解释

1. IVIg　静脉注射免疫球蛋白（intravenous immunoglobulin，IVIg），是采用低温乙醇法从正常人血浆中分离提取的免疫球蛋白组合，经深加工和病毒灭活等步骤精制而成，去除了高分子量聚合物，多为冻干粉剂，主要用于免疫缺陷性疾病、自身免疫性疾病、病毒或细菌感染性疾病等的治疗。

2. PCC　凝血酶原复合物（prothrombin complex concentrate，PCC），是依赖维生素 K 的凝血因子Ⅱ、Ⅶ、Ⅸ、Ⅹ的混合制品，通过多人份混合血浆制备，主要用于治疗先天性或获得性凝血因子Ⅱ、Ⅶ、Ⅸ、Ⅹ缺乏症，最适治疗血友病 B。

3. 纤维蛋白胶　是从人血浆中分离制备的具有止血作用的黏合剂，也叫纤维蛋白黏合剂，由 Fg、

因子ⅩⅢ、纤维结合蛋白和凝血酶、$CaCl_2$组成，广泛应用于临床心脏外科、普外科、泌尿科等疾病的止血治疗。

4. 血浆代用品 指用天然形成或人工合成的高分子人造胶体颗粒溶液，分子量比晶体大，不能穿过毛细血管壁而保留在血管内，从而维持或提升血液胶体渗透压，可代替血浆用于补充循环血容量。

5. 血红蛋白代用品 又称为红细胞代用品，主要用于替代红细胞行使携氧和供氧功能，可以作为具有携氧能力的血浆容量扩充剂。

（二）A1 型

1. D 2. E 3. C 4. E 5. B 6. A 7. B 8. E 9. B 10. D 11. A 12. A 13. C 14. A 15. B 16. D 17. C 18. B 19. A 20. C 21. C 22. A 23. A 24. A 25. C 26. E 27. D 28. B 29. A 30. C 31. C 32. C 33. A 34. D 35. B 36. B 37. B

（三）A2 型

1. D 2. E 3. D

（四）A3 型（不同问题的答案，使用"、"间隔）

1. C、C 2. A、E

（五）B1 型

1. E 2. B 3. A 4. C 5. D 6. C 7. B 8. E 9. B 10. C

（六）X 型

1. ABCD 2. ABCD 3. ABDE 4. ABCE 5. ABCDE 6. ACDE 7. BDE 8. ABDE 9. ABDE 10. ABCD 11. ABCD 12. ABCE 13. ABCD 14. ABDE 15. ABCDE 16. CE 17. ABCDE 18. ABCDE 19. ABCD 20. ABE 21. ABCE 22. BCE

（七）简答题

1. 临床常用的凝血因子制品种类有哪些？请列表比较不同凝血因子制品的临床应用。

凝血因子制品种类较多，临床常用的有 Fg 浓缩剂、凝血因子Ⅷ浓缩剂、凝血因子Ⅸ浓缩剂、AT 浓缩剂、PCC、纤维蛋白胶和活化的蛋白 C 制品等（表 6-1）。

表 6-1 不同凝血因子制品的临床应用

凝血因子制品	临床应用
Fg 浓缩剂	先天性无（低）Fg 血症、肝病等引起的 Fg 缺乏症、DIC、原发性纤溶症等
凝血因子Ⅷ浓缩剂	FⅧ缺乏症（血友病 A）的替代治疗、vWD 的预防和治疗、DIC
凝血因子Ⅸ浓缩剂	FⅨ缺乏（血友病 B）的替代治疗、肝功能障碍导致 FⅨ合成障碍者、维生素 K 缺乏症、DIC 等
AT 浓缩剂	先天性 AT-Ⅲ缺乏症、获得性 AT-Ⅲ缺乏症
PCC	先天性凝血因子Ⅱ、Ⅶ、Ⅸ、Ⅹ缺乏症、严重肝病、DIC 等，以及口服过量抗凝剂（如香豆素类）诱导的出血

2. 简述白蛋白制品的临床适应证和禁忌证。

白蛋白制品具有维持血液胶体渗透压、扩充血容量的作用

（1）适应证：①低蛋白血症患者，通过补充白蛋白减轻水肿、减少腹水和胸腔积液。②大面积烧伤、失血性休克等患者，需要补充蛋白质和维持血容量。③开展血浆置换疗法的患者。④新生儿高胆红素血症患者，需要补充白蛋白制品以结合血液游离胆红素。⑤脑水肿患者。⑥体外循环者。

（2）禁忌证：①对白蛋白制品过敏者。②体内容量负荷过重者，如充血性心衰和肺水肿等。③低钙血症和高铝血症患者：白蛋白能结合 Ca^{2+}，引起低钙血症。白蛋白制品中含有微量的铝，大剂量使用可引起高铝血症。④急性失血引起血容量不足者，可先采用晶体液部分扩容，恢复组织灌注，再输注白蛋白，否则可能会加重组织灌注不足，导致组织器官功能衰竭。

3. 请比较晶体液与胶体液的不同点。

晶体液与胶体液各有优缺点，差异性见表 6-2。

表 6-2　晶体液与胶体液的比较

不同点	晶体液	胶体液
分子量	较小	较大
通透性	能透过毛细血管壁，不能自由通过细胞膜	不能透过毛细血管壁
半衰期	较短，20～30 分钟	长
生理作用	扩充血容量，维持细胞内外水分的相对平衡，纠正电解质紊乱	扩充血容量，维持血浆胶体渗透压

4. 简述活化蛋白 C 的主要临床治疗作用。

活化蛋白 C 是一种重要的生理抗凝剂，通过灭活凝血因子Ⅴa 和Ⅷa、抑制凝血酶的生成，起到抗凝作用，主要用于治疗：①血栓性疾病。②DIC。③死亡危险高的成年严重感染患者。但重组人活化蛋白 C 可导致出血，如胃肠道和腹腔内出血。

（李　萍）

第七章　输 血 治 疗

一、学 习 目 标

1. 掌握　治疗性血液成分去除术及置换术的概念、技术原理和临床应用。

2. 熟悉　治疗性血液成分去除术及置换术的种类；临床常用置换液的种类和用于细胞治疗的细胞种类。

3. 了解　细胞治疗的特点。

二、重点难点内容

1. 重点内容　治疗性血液成分去除术及置换术；病理性血液成分及其去除原则；治疗性血浆置换术的适应证和临床应用；治疗性红细胞去除术、治疗性白细胞去除术和治疗性血小板去除术的临床应用。

2. 难点内容　治疗性血液成分去除术及置换术；治疗性血浆置换术的适应证和临床应用；治疗性红细胞去除术、治疗性白细胞去除术和治疗性血小板去除术的临床应用。

三、习　　题

（一）名词解释

1. 治疗性血液成分去除术　2. 血浆置换液　3. 治疗性血浆置换术　4. 细胞治疗　5. 单采血小板　6. HSCT

（二）A1 型（单项选择题）

1. 治疗性血液成分去除术及置换术是（　　）

A. 采集患者的血液成分　B. 采集献血者的血液成分

C. 采集患者的血液成分，同时输入置换液

D. 采集献血者的血液成分，同时输入置换液

E. 采集献血者的血液成分，回输给患者

2. 治疗性血液成分单采和置换术必须有良好的静脉通路，应选择粗大、充盈度好、弹性佳、不宜滑动的静脉进行穿刺。下列哪种血管最为理想（　　）

A. 股静脉　B. 动静脉瘘　C. 桡动脉　D. 前臂肘静脉　E. 大隐静脉

3. 在单采和置换术中，血液离体后需要经抗凝处理，临床最常用的抗凝剂是（　　）

A. ACD-A　B. 羟乙基淀粉　C. 肝素　D. 草酸盐　E. EDTA-K_2

4. 手工法治疗性血液成分去除和置换，常用（　　）

A. 血浆置换　B. 红细胞去除　C. 血小板去除　D. 外周血干细胞采集

E. 粒细胞去除

5. 临床开展治疗性血浆置换，其目的是（　　）

A. 收获粒细胞　B. 收获血小板　C. 去除淋巴细胞　D. 去除血浆中存在的病理性成分

E. 收获红细胞

6. 通常认为血浆置换时的 1 个血浆容量可以置换去除血浆有害物质总量的（　　）

A. 65% B. 75% C. 85% D. 95% E. 98%

7. 理论上，置换出 3 个血浆容量可去除的病理性成分约为（ ）

A. 65% B. 75% C. 85% D. 95% E. 98%

8. 在血浆置换时，晶体液与胶体液使用的最适比例是（ ）

A. 0.5∶1.0 B. 1.0∶1.0 C. 2.0∶1.0 D. 3.0∶1.0 E. 4.0∶1.0

9. 治疗 TTP，应首选（ ）

A. 红细胞去除 B. 全血置换 C. 血浆置换 D. 血液透析 E. 淋巴细胞去除

10. TTP 患者实施血浆置换治疗时应选择的置换液为（ ）

A. 生理盐水 B. HES C. FFP D. ACD E. 林格液

11. 下列哪种疾病可出现 IgM 抗体升高，采用血浆置换术可迅速缓解症状（ ）

A. ITP B. TTP C. Waldenström 巨球蛋白血症 D. AIHA

E. 溶血性尿毒症综合征

12. 巨球蛋白血症患者血浆置换是为了除去（ ）

A. 抗原 B. 过量 M 蛋白 C. 过量 IgG 抗体 D. 异常血小板

E. 过量 IgA 抗体

13. 血浆置换时，不需要使用 FFP 作为置换液的疾病是（ ）

A. 高黏滞综合征 B. 急性神经根炎 C. 肝衰竭 D. 有Ⅷ因子抗体的甲型血友病

E. 低纤维蛋白原血症

14. 下列哪种情况不适合开展血浆置换（ ）

A. 高黏滞综合征 B. 急性神经根炎 C. HELLP 综合征 D. 溶血性尿毒症综合征

E. 成人型呼吸窘迫综合征

15. 血浆置换中患者出现皮肤痒、荨麻疹、呼吸困难等症状，可能是（ ）

A. 肺水肿 B. 急性左心衰 C. 过敏反应 D. 低钙血症

E. 输血相关急性肺损伤

16. 血液成分去除治疗时，患者若出现口周和舌尖麻木，应注意补充（ ）

A. 晶体液 B. 铁剂 C. 晶体液和胶体液 D. 胶体液 E. 钙剂

17. 评价血浆置换的治疗效果，下列说法正确的是（ ）

A. 首次置换时应尽量去除更多的血浆量 B. 生理盐水作为置换液优于 BSS

C. 置换意外抗体的 IgG 的效果优于 IgM D. 不能与免疫抑制疗法联合应用

E. 去除尿素氮、肌酐等病理性小分子物质的效果优于血液透析

18. 在纠正等渗性缺水的措施中，下列哪项措施是错误的（ ）

A. 静脉输入 0.9%氯化钠溶液 B. 静脉输入 5%葡萄糖溶液

C. 静脉输入平衡盐溶液 D. 静脉输入复方氯化钠溶液

E. 静脉输入血浆

19. 患者需要开展治疗性血液成分去除或血浆置换，下列说法正确的是（ ）

A. 由分管医生申请，输血科或血库参加，制定医疗方案，由输血科和分管医生负责治疗和监护

B. 由分管医生申请，血站制定方案来完成治疗

C. 由病房医护人员共同完成

D. 由分管医生制定治疗方案，下医嘱后由护士完成

E. 由分管医生制定治疗方案，输血科负责完成

20. 针对输血后紫癜的治疗，效果最佳的是（　　）

A. 输注 FFP　B. 血浆置换　C. 环磷酰胺治疗　D. 肾上腺皮质激素治疗

E. 大剂量丙种球蛋白治疗

21. 男性真性红细胞增多症是指（　　）

A. 外周血 Hb 超过 150g/L　B. 外周血 Hb 超过 160g/L　C. 外周血 Hb 超过 170g/L

D. 外周血 Hb 超过 185g/L　E. 外周血 Hb 超过 190g/L

22. 镰状细胞贫血行治疗性红细胞单采术时，适宜的置换液是（　　）

A. FFP　B. 悬浮红细胞　C. 血小板　D. 沉淀　E. 生理盐水

23. 实施治疗性白细胞单采术，要求 WBC 超过（　　）

A. 2×10^9/L　B. 20×10^9/L　C. 100×10^9/L　D. 500×10^9/L　E. 800×10^9/L

24. 实施治疗性血小板单采术，要求 PLT 超过（　　）

A. 10×10^9/L　B. 100×10^9/L　C. 300×10^9/L　D. 500×10^9/L　E. 1000×10^9/L

25. 单采术可用于采集细胞，但是哪种细胞除外（　　）

A. 白细胞　B. 巨噬细胞　C. 造血祖细胞　D. 血小板　E. 淋巴细胞

26. 关于外周血造血干细胞（HSC），描述正确的是（　　）

A. 负责吞噬细菌　B. 在红细胞去除术时应该被除去

C. 在外周血液循环中是具有多潜能的造血前体细胞

D. 可作为未成熟红细胞输血治疗地中海贫血

E. 与免疫应答有关的淋巴细胞

27. 根据骨髓来源的不同，可将骨髓移植分为（　　）

A. 自体、同种同基因　B. 自体、异种

C. 自体、同种异基因、同种同基因　D. 自体、同种异基因

E. 自体、同种异基因、同种同基因、异种

28. HSCT 选择供者时，不要求考虑的（　　）

A. 供者 ABO 基因分型　B. 供者染色体分析　C. 供者病史和全面体检

D. 储备自体血 600～800mL　E. 供者心、肝、肾、免疫功能

29. 由于外周血 HSC 采集时机与动员方案有关。使用动员剂诱导动员外周血干细胞（PBSC），采集时机应为用药开始后的第几天（　　）

A. 第 1 天　B. 第 5～6 天　C. 第 14 天　D. 第 2 天　E. 第 10 天

30. 关于异基因外周血 HSCT，动员剂应选择（　　）

A. 肾上腺皮质激素　B. 环磷酰胺　C. 阿糖胞苷　D. G-CSF 或 GM-CSF

E. 环孢霉素 A

31. 临床上 HSCT 的阈值是（　　）

A. 有核细胞（2～6）$\times10^8$/kg，同时 $CD34^+$细胞达到（1～3）$\times10^6$/kg

B. PLT 为 5×10^9/L　C. 有核细胞为（2～6）$\times10^8$/kg

D. WBC 为 5×10^9/L　E. $CD34^+$细胞为（1～3）$\times10^6$/kg

32. 用于自体骨髓移植的骨髓，在 4℃的保存时间不能超过（　　）

A. 108 小时　B. 96 小时　C. 72 小时　D. 48 小时　E. 24 小时

33. 能够长时间保存外周血 HSC 的温度是（　　）

A. −196℃　B. −4℃　C. −296℃　D. −20℃　E. −15℃

34. 为保证外周血 HSCT 成功，要求 $CD34^+$细胞至少应达到（　　）

A. 2×10^5/kg 受者体重　B. 2×10^6/kg 受者体重　C. 2×10^7/kg 受者体重

D. 2×10^8/kg 受者体重　E. 2×10^9/kg 受者体重

35. 关于同种同基因 HSCT，下列描述正确的是（　　）

A. 会出现急性肺损伤　B. 移植时需免疫抑制处理　C. 不会出现排斥和 GVHD

D. 不会出现感染　E. 比同种异基因移植的肿瘤复发率低

36. 实施同种异基因 HSCT 时，关键的检测项目是（　　）

A. HPA　B. HGA　C. HLA　D. HMA　E. HCA

37. 同种异基因骨髓移植骨髓植活的间接证据是（　　）

A. 受者体内出现供者型的标记型染色体　B. 受者发生急、慢性 GVHD

C. 移植后 2～4 周受者骨髓造血　D. 受者免疫功能恢复　E. 受者 Hb 升高

38. 异基因 HSCT 后受者血型发生了变化，下列说法错误的是（　　）

A. 患者转变为供者的血型，预示移植成功

B. 移植后的 80 天，患者完全转变为供者血型

C. 患者原有的血清抗体随着时间减弱

D. 移植后患者的原有抗体立即减少

E. 移植后的 22～42 天，患者体内出现供者血型

39. 下列哪项是骨髓移植造血重建的标志（　　）

A. WBC 恢复到 1.0×10^9/L　B. 中性粒细胞绝对值达到 5×10^9/L

C. 淋巴细胞总数恢复正常　D. 血小板恢复到 100×10^9/L　E. 血常规正常

40. 关于进行自体骨髓移植的描述，下列哪项是不正确的（　　）

A. 不受供髓者限制　B. 肿瘤必须对放化疗敏感　C. 肿瘤必须未累及骨髓

D. 移植后不发生 GVHD　E. 不会出现出血性膀胱炎

41. 下列哪项不是脐带血移植存在的主要问题（　　）

A. 单份脐带血 HSC 数量不足　B. 脐带血移植后肿瘤复发率较高

C. GVHD 发生率较骨髓移植高　D. 移植后造血和免疫重建延迟

E. 脐带血移植后感染发生率较高

42. 有关 ABO 血型不合的 allo-HSCT 溶血反应，描述错误的是（　　）

A. 动员剂 G-CSF 诱导外周血淋巴细胞向 Th2 偏移促进体液免疫反应发生

B. ABO 血型主侧不合的外周血 HSCT 引起急性溶血反应的发生率较高

C. 环孢菌素 A 加剧迟发型溶血反应

D. MTX 治疗可显著降低迟发型溶血反应的发生率

E. MTX 是 B 淋巴细胞毒性药，抑制淋巴细胞增殖

43. 在 HSCT 过程中的最致命性并发症是（　　）

A. 白质脑病　B. GVHD　C. 出血性膀胱炎　D. 肝静脉闭塞病　E. 间质性肺炎

44. 移植后慢性排斥反应常发生在移植后（　　）

A. 5～6 周　B. <1 周　C. 1～2 周　D. 3～4 周　E. 数月或数年

45. CIK 细胞是指（　　）

A. 造血干细胞　B. 淋巴细胞　C. 自然杀伤细胞　D. 树突状细胞

E. 细胞因子诱导的杀伤细胞

（三）A2 型（案例摘要型选择题）

1. 患者，男性，60 岁，脾切除术后感头痛头昏，PLT 1100×10^9/L，治疗首选（　　）

A. 阿司匹林　B. 液体疗法　C. 血小板去除术　D. 干扰素　E. 羟基脲

2. 患者，男性，42 岁，体重 70kg，行直肠癌根治术。术前血常规：WBC 6.5×10^9/L，Hb 150g/L，N 77%，PLT 228×10^9/L，凝血、肝肾功能正常。手术顺利，术中失血 800mL，输血应该选择（　　）

A. 红细胞　B. 全血　C. 不输血　D. 血浆　E. 红细胞及血浆

3. 患者，男性，61 岁，结肠癌术后 5 年，双下肢浮肿加重两周入院。实验室检查：Hb 58g/L，RBC 2.08×10^{12}/L，TP 46.4g/L，ALb 21.9g/L，该患者输血的最佳选择（　　）

A. 人血白蛋白+悬浮红细胞　B. FFP+悬浮红细胞　C. 全血

D. 普通冰冻血浆+悬浮红细胞　E. 冷沉淀凝血因子+悬浮红细胞

4. 患者，女性，45 岁，发热、头痛 2 天，意识不清 1 天。实验室检查：Hb 50g/L，PLT 10×10^9/L，血涂片出现裂片红细胞；TB 138μmol/L，DB 119μmol/L，Cr 233μmol/L，尿隐血 2+，LDH 1000U/L。下列哪种治疗方法是错误的（　　）

A. 输注血小板　B. 大剂量静脉注射免疫球蛋白　C. 输注 FFP　D. 血浆置换

E. 应用糖皮质激素

5. 患者，女性，54 岁，体重 50kg，肝破裂引起失血性休克，血常规检查 WBC 9.5×10^9/L，RBC 2.0×10^{12}/L，Hb 50g/L，PLT 130×10^9/L。补充血容量应首选（　　）

A. 新鲜全血　B. 白蛋白　C. 血浆代用品　D. 库存全血　E. 晶体液

6. 患者，男性，42 岁，因发热、乏力、头痛、呕吐 2 天，昏迷 3 小时入院。检查：T 40℃；WBC 7.5×10^9/L，RBC 1.5×10^{12}/L，Hb 42g/L，PLT 8×10^9/L，Ret 20%；外周血涂片见大量破碎红细胞，诊断为 TTP，该患者的治疗首选（　　）

A. 输注红细胞　B. 输注血小板　C. 输注冷沉淀凝血因子　D. 血浆置换

E. 输注 FFP

（四）A3 型（案例组/串型最佳选择题，即"共题干型"）

1. 患者，女性，19 岁，急性白血病化疗期间多次输注机采血小板。本次输注血小板后 PLT 50×10^9/L，病情稳定。7 天后患者突然寒战、高热，牙龈出血，全身皮肤黏膜出血点，四肢肢端穿刺处大块瘀斑，PLT 为 1.0×10^9/L。

第 1 问　首先要考虑的输血反应是（　　）

A. 迟发性溶血性输血反应　B. FNHTR　C. TA-GVHD　D. TRALI　E. PTP

第 2 问　临床采用何种治疗方法可取得较快的疗效（　　）

A. 输全血　B. 输手工血小板　C. 血浆置换　D. 输机采血小板　E. 抗组织胺药物

第 3 问　为确保血小板输血治疗有效，关于患者的实验室检查说法错误的是（　　）

A. 血小板抗体筛查　B. 药物抗体筛查　C. HLA 抗体检查

D. 血小板交叉配血，进行配合性输血

E. 供患者 ABO 同型，可避免血小板输注无效

2. 患者，女，45 岁，因面部潮红、头晕、头痛 3 年入院，确诊为真性红细胞增多症。

第 1 问　真性红细胞增多症属于骨髓增生性疾病。骨髓增生性疾病不包括（　　）

A. 慢性中性粒细胞白血病　B. 急性白血病　C. 慢性粒细胞白血病

D. 原发性骨髓纤维化　　E. 原发性血小板增多症

第 2 问　诊断真性红细胞增多症要求 Hb 达到的标准是（　　）

A. 成年男 Hb＞185g/L、女 Hb＞155g/L　　B. 成年男 Hb＞175g/L、女 Hb＞165g/L

C. 成年男 Hb＞185g/L、女 Hb＞165g/L　　D. 成年男 Hb＞180g/L、女 Hb＞165g/L

E. 成年男 Hb＞185g/L、女 Hb＞175g/L

第 3 问　真性红细胞增多症的首选治疗方式是（　　）

A. 对症治疗或采用红细胞机采去除　　B. 放疗　　C. 化学治疗　　D. 脾切除术

E. 血浆置换

（五）B1 型（配伍选择题，即“共答案型”）

（1～4 题共用备选答案）

A. 红细胞去除术　　B. 白细胞去除术　　C. 血浆置换术　　D. 血小板去除术

E. 红细胞置换术

1. 急性高白细胞白血病可采用（　　）
2. CO 中毒病人可采用（　　）
3. 真性红细胞增多症患者可采用（　　）
4. TTP 患者可采用（　　）

（5～7 题共用备选答案）

A. O 型洗涤红细胞　　B. AB 型洗涤红细胞　　C. 同供者血型的洗涤红细胞

D. 同供者血型的红细胞　　E. 同受者血型的洗涤红细胞

5. ABO 主侧血型不合的异体外周血 SCT 患者，移植期宜选择输注（　　）
6. ABO 次侧血型不合的异体外周血 SCT 患者，移植期宜选择输注（　　）
7. ABO 主、次侧血型不合的异体外周血 SCT 患者，移植期宜选择输注（　　）

（六）X 型（多项选择题）

1. 下列哪些是病理性血液成分去除治疗原则（　　）

A. 血液中含有能被去除的明确的病理性成分　　B. 正常成分能有效保留

C. 病理性成分所致的基本病症能得到治疗　　D. 能恢复受累器官的功能

E. 病理性成分能被完全去除

2. 为防止血液离体后凝固，在血液成分去除和置换过程中常用的抗凝剂有（　　）

A. ACD　　B. 肝素　　C. ACD 与肝素的混合液　　D. EDTA-K_2　　E. 草酸钾

3. 关于稀释液，描述正确的是（　　）

A. 由晶体液和胶体溶液组成稀释液　　B. 原则上不使用血浆作为胶体溶液

C. 胶体溶液和晶体溶液的比例为 1∶2

D. 采血总量与稀释液（替补液）总量的比例为 1∶3

E. 可以根据患者全身情况以及重要脏器功能作适度调整

4. 血浆置换术中常用的置换液是（　　）

A. 晶体液　　B. 血浆代用品　　C. 葡萄糖液　　D. 蛋白质溶液　　E. FFP

5. 血浆置换时，置换液的选择原则包括（　　）

A. 维持正常血容量　　B. 补充患者血液成分需要　　C. 添加促进康复的药物

D. 抑制产生病理性成分　　E. 凝血功能异常者可用 FFP

6. 下列哪些情况适合开展血浆置换（　　）
A. 高黏滞综合征　B. TTP　C. 溶血性尿毒综合征　D. 败血症并发感染性休克
E. ABO 不合的骨髓移植
7. 下列哪些情况是血浆置换的适应证（　　）
A. 有机磷中毒　B. 肺出血肾炎综合征　C. 恶性肿瘤的过继免疫治疗　D. 重症肌无力
E. 家族性高胆固醇血症
8. 关于血浆置换的特点，下列说法正确的是（　　）
A. 防止血浆置换后病理性成分“反跳”　B. 去除了全部异常血浆
C. 置换掉大部分异常血浆　D. 适用于 AIHA　E. 适用于母胎不合的妊娠
9. 关于 TTP 和 ITP 的治疗，说法正确的是（　　）
A. 血浆置换对两者均有效　B. IVIg 对两者均有效
C. 脾切除对两者均有效　D. 输注血浆对两者均有效
E. 当发生危及生命的出血时可以输注血小板
10. 下列哪些中毒性疾病适用于血浆置换术（　　）
A. 麻醉药物性中毒　B. 重金属中毒　C. 有机磷中毒　D. 代谢性中毒
E. 细菌内毒素
11. 关于血浆置换治疗过程中的低钙血症，下列说法正确的是（　　）
A. 血浆置换约 90 分钟时，Ca^{2+}下降可达到 25%
B. 临床多使用 10%葡萄糖酸钙溶液补钙
C. 肝功能不全者易出现低钙血症
D. 血浆置换可导致甲状旁腺激素分泌减少
E. 在置换治疗的前 30 分钟内 Ca^{2+}下降最快
12. 血浆置换术中常见的并发症有（　　）
A. 枸橼酸盐中毒　B. 高钙血症　C. 心血管反应　D. 休克　E. 穿刺部位血肿
13. 关于治疗性血细胞去除术，适用于下列哪些情况（　　）
A. 镰状细胞贫血，以减少危急情况的发生
B. 系统性红斑狼疮（SLE），以去除免疫复合物
C. 白血病，以增加粒细胞的产量
D. 重症肌无力，以增加患者自身抗体产量
E. 原发性血小板增多症，以去除病理性增多的血小板
14. 适宜实施治疗性红细胞置换术的疾病包括（　　）
A. HDN　B. 急性溶血性输血反应　C. CO 中毒　D. AIHA　E. IDA
15. 适宜实施治疗性红细胞去除术的疾病有（　　）
A. 真性红细胞增多症伴高黏滞血症　B. 遗传性红细胞增多症
C. 继发性红细胞增多症　D. 镰状细胞贫血伴急性危象
E. 红细胞相对增多症
16. 下列哪些情况，应实施治疗性白细胞去除术（　　）
A. 外周血 WBC＞200×10^9/L
B. 外周血 WBC＞100×10^9/L，伴有血液高黏滞综合征
C. 伴有脑或肺部并发症的高白细胞急性白血病

D. 外周血 WBC＞100×10^9/L 的慢性粒细胞白血病

E. 外周血 WBC 为 10.2×10^9/L，为预防 HLA 同种免疫

17. 去除病理性血细胞后未及时跟进治疗，易出现“反跳”现象的是（　　）

A. 原发性红细胞增多症　B. CO 中毒　C. 原发性血小板增多症

D. 镰状细胞贫血　E. 高白细胞性白血病

18. 常用于细胞治疗的细胞是（　　）

A. 外周血造血干细胞　B. DC　C. CIK　D. 脂肪细胞　E. NK

19. allo-HSCT 后，若需要施行第 2 次移植，下列叙述正确的是（　　）

A. 白血病患者复发，第 2 次移植两年内生存率不高

B. 二次移植预处理方案均可选用全身照射（TBI）

C. 第 1 次选 TBI+化疗，第 2 次则宜用大剂量化疗

D. 第 1 次选用大剂量化疗，第 2 次宜选用 TBI+化疗　E. 预处理方案因人而异

20. 下列哪些是外周血 HSCT 的特点（　　）

A. 移植后植入概率高，重建造血和发挥免疫功能快

B. 外周血含量随昼夜波动，上午 10 时最高　C. 外周血受肿瘤细胞污染少

D. 外周血 SCT 发生感染的风险较骨髓移植小

E. 外周血 SCT 发生 GVHD 的概率较骨髓移植小

21. 关于 HSCT 的表述，正确的是（　　）

A. HSCT 指将从骨髓、外周血或脐带血中分离出的自体或同种异体干细胞注射到骨髓，以使患者重建造血功能

B. 冷冻、融解过程对造血干细胞损伤比较大

C. HSCT 指静脉输入从骨髓、外周血或脐带血肿分离出的自体或同种异体干细胞，以使患者重建造血功能

D. HSC 具有分化和自我更新的能力　E. HSC 不具有归巢能力

22. ABO 血型不合的 allo-HSCT，移植前免疫血液学评估包括（　　）

A. 鉴定 ABO 血型和 RhD 血型　B. DAT　C. 筛查红细胞抗体

D. 检测抗巨细胞病毒抗体　E. HLA 分型和检查 HLA 抗体

23. allo-HSCT 后进行 IVIg，是为了防治（　　）

A. 出血性膀胱炎　B. 肝静脉闭塞病　C. 白质脑病　D. CMV 所致间质性肺炎

E. CMV 所致 GVHD

24. 关于脐带血干细胞的叙述，正确的是（　　）

A. 脐带血（UCB）采集方便且对母亲和胎儿无危险

B. UCB 含有大量 HSC，移植成功的概率大，在成人患者的移植中应用前景广

C. UCB 免疫系统处于比较原始阶段，免疫细胞功能尚不成熟，因而 GVHD 发生率及严重程度低于其他 HSC

D. UCB 移植后早期植活时间延迟，增加感染和出血的危险

E. UCB-SCT 不要求 HLA 完全相合

25. 属于细胞治疗技术范畴的是（　　）

A. 骨髓移植　B. CIK 细胞治疗　C. DC 细胞治疗　D. 肿瘤疫苗免疫　E. 计划免疫

（七）简答题

1. 简述治疗性血浆置换术置换液的选用原则。
2. HSC 有哪些来源？临床上 HSCT 有哪些种类？
3. 简述 ABO 血型不合 HSCT 患者的输血选择。

（八）案例分析题

[案例 7-1]　血浆置换治疗 TTP

患者，女性，35 岁，A 型 RhD 阳性，因皮肤黄染 1 周、皮下有块状青紫和身体发热、神志不清 3 天入院，头部 CT 示左小脑半球低密度灶可疑。实验室检查：Hb 57g/L、PLT 27×10^9/L，外周血涂片可见破碎红细胞，盔形红细胞；TB 52.3μmol/L、DB 20.6μmol/L，LDH 1876.5U/L，CK 214U/L，CK-MB 24.3U/L，肌红蛋白（Mb）207.8U/L；C3、C4 下降，IgG 上升；3P 试验阳性，血氨 102.6μmol/L；尿常规检查隐血“2+”，蛋白“2+”，红细胞 3 个/HP。怀疑为 TTP，予以抗炎、止血和维持水、电解质平衡，每天行血浆置换、输红细胞和血小板、激素治疗、抑制血小板聚集、碱化尿液、护胃及对症支持治疗，治疗 5 天后病情仍无好转，患者仍昏迷，间断发生溶血，自动出院。

1. 临床诊断　本案例患者有溶血性黄疸、血小板下降、发热、感染、肾功能异常、神经系统改变，明确诊断为 TTP。

2. 思考题

（1）简述 TTP 的病因和发病机制。

（2）简述 TTP 需要开展的实验室检查和临床应采取的输血治疗方案。

四、答　　案

（一）名词解释

1. 治疗性血液成分去除术　又称治疗性血液成分单采术，是通过手工方法或仪器自动化将患者血液中某一种病理性成分去除，再将其余成分回输患者体内，或同时补充一定量置换液的治疗技术。
2. 血浆置换液　在治疗性血浆置换术中，为维持患者血容量的动态平衡，需补充一定溶液替代被去除的血浆，该溶液称为置换液。临床常用的置换液包括晶体溶液、血浆代用品和蛋白质溶液。
3. 治疗性血浆置换术　是指通过血细胞分离技术，使用健康人血浆、白蛋白制剂、代血浆、晶体溶液等置换液，将患者循环血液中的病理性物质（如异常免疫球蛋白、低密度脂蛋白、同种或自身抗体、免疫复合物等）和内、外源性毒素物质（如代谢性毒性物质、有害药物和毒物等）置换出来，以去除病理性血浆物质的一种治疗技术。
4. 细胞治疗　是一种利用某些具有特定功能细胞的特性，采用生物工程方法获取或/和通过体外扩增、培养等处理后，使其具有增强免疫、杀灭病原体和肿瘤细胞、促进组织器官再生和机体康复等治疗功效，从而达到治疗疾病的目的。
5. 单采血小板　利用全自动血细胞分离机从单一献血个体体内采集 1～2 个成人治疗剂量的血小板，通常又称为机采血小板。该血小板具有纯度高、质量好、白细胞含量少等优点。
6. HSCT　HSCT 为造血干细胞移植（hematopoietic stem cell transplantation），是通过大剂量放化疗预处理，清除受者体内的肿瘤或异常细胞，再将自体或异体造血干细胞移植给受者，使受者重建正常造血系统及免疫系统。

（二）A1 型

1. C　2. D　3. A　4. A　5. D　6. A　7. D　8. C　9. C　10. C　11. C　12. B　13. A　14. E　15. C

16. E 17. A 18. B 19. A 20. B 21. D 22. B 23. C 24. E 25. B 26. C 27. C 28. A 29. B 30. D 31. A 32. C 33. A 34. B 35. C 36. C 37. B 38. D 39. A 40. E 41. C 42. A 43. B 44. E 45. E

（三）A2 型

1. C 2. C 3. A 4. A 5. E 6. D

（四）A3 型（不同问题的答案，使用“、”间隔）

1. E、C、E 2. B、C、A

（五）B1 型

1. B 2. E 3. A 4. C 5. E 6. C 7. A

（六）X 型

1. ABCD 2. ABC 3. ABCE 4. ABDE 5. ABDE 6. ABCE 7. ABDE 8. ACDE 9. ABCE 10. ACDE 11. ABCE 12. ACE 13. AE 14. ABCD 15. ABCD 16. ABCD 17. ACE 18. ABCE 19. ACDE 20. ACE 21. BCD 22. ABCDE 23. DE 24. ACDE 25. ABCD

（七）简答题

1. 简述治疗性血浆置换术置换液的选用原则。

置换液的选用，需要结合患者病情、临床用药。选用原则：①晶体液与胶体液配比为（1.5∶1）～（2∶1），用以维持正常血容量。②补充患者所需要的成分。③凝血异常或免疫球蛋白低下者，可选用 FFP 或静脉注射免疫球蛋白（IVIg）。④选用含有免疫球蛋白的置换液，可反馈性地抑制病理成分的产生，防止血浆置换后“反跳”。⑤选用白蛋白作为置换液，能大量结合病理成分，可去除内源性或外源性毒性物质。

2. HSC 有哪些来源？临床上 HSCT 有哪些种类？

造血干细胞（HSC）可来源于骨髓、外周血和脐带血。临床上，造血干细移植（HSCT）的分类：①按 HSC 来源：骨髓 HSCT、外周血 HSCT、脐带血 HSCT。②按供、受者关系：自体 HSCT 和异体 HSCT。③按 HLA 配型相合程度：HLA 相合 HSCT 和 HLA 部分相合 HSCT。

3. 简述 ABO 血型不合 HSCT 患者的输血选择。

ABO 血型不合 HSCT 患者的输血选择，要根据供者、受者的血型和血清抗 A、抗 B 抗体效价，选择相应血型的红细胞、血小板、血浆。①主侧不合时，需要输注与受者血型相同的红细胞，与供者血型同型或 AB 型的血小板、血浆。②次侧不合时，输注与供者血型相同的红细胞、与受者血型同型或 AB 型血小板、血浆。③主次侧均不合时，输 O 型红细胞、AB 型血小板或血浆。④当患者血型完全转为供者血型后，可按供者血型选择各种血液制品供患者输注。

（八）案例分析题

[案例 7-1] 血浆置换治疗 TTP

（1）简述 TTP 的病因和发病机制。

TTP（血栓性血小板减少性紫癜）是一组微血管栓塞、出血综合征，以广泛微血管血栓形成和血小板减少为主要病理特征的疾病。TTP 的发病机制：血浆中出现大量 vWF 超大聚合物，将血小板相互连接、聚集，形成大量血小板血栓阻塞微循环，红细胞经过微循环时被挤压发生机械性溶血。若患者发生脏器损伤，可出现神经精神异常、发热及肾脏损害。vWF 超大聚合物的形成与去整合素域和金属蛋白酶域蛋白（ADAMTS13）有关。正常情况下 ADAMTS13 裂解大分子 vWF，小分子 vWF 不会导致血小板在正常血管的黏附和聚集。而 ADAMTS13 先天性缺乏或者自身免疫性抗体可导致 ADAMTS13 缺陷致微血管的形成。

（2）简述 TTP 需要开展的实验室检查和临床应采取的输血治疗方案。

1）实验室检查：①血常规和红细胞形态检查：一般情况下，TTP 患者可出现贫血和血小板明显减少，外周血出现破碎红细胞（1%）和异形红细胞，有核红细胞和网织红细胞计数大多增高。②生化检验：LDH 升高。LDH 增高和血小板减少常与病情变化一致，可作为 TTP 疗效判断和复发监测的重要指标。③血浆 ADAMTS13 活性检测是诊断 TTP 的重要指标之一。

2）输血治疗方案：①血浆置换：TTP 病情凶险，血浆置换是治疗 TTP 唯一有效的方法，能有效清除巨大 vWF 和 ADAMTS13 自身抗体，补充 ADAMTS13 酶活性。置换液一般采用新鲜血浆、FFP，不宜使用冷沉淀凝血因子（因含大量 vWF）。②输血治疗：无法开展血浆置换的患者，可输注新鲜血浆或 FFP。根据情况输注相应的血液成分制剂。③其他治疗：药物治疗。严重肾衰竭时，可联合应用血液透析。

（张　伶）

第八章　自 体 输 血

一、学 习 目 标

1. 掌握　预存式自体输血、稀释式自体输血、回收式自体输血的适应证和禁忌证。

2. 熟悉　不同方式自体输血的血液采集剂量和保存方法；自体输血在临床多种疾病中的应用。

3. 了解　自体输血时发生的不良反应和临床上的处理措施。

二、重点难点内容

1. 重点内容　不同方式自体输血的适应证和禁忌证；自体输血的血液采集剂量和保存方法；自体输血在心脏和血管外科、骨科和创伤外科、肿瘤外科、妇产科疾病中的应用。

2. 难点内容　自体输血方式及各自优势；自体输血在临床多种疾病中的应用。

三、习　　题

（一）名词解释

1. 预存式自体输血　　2. 稀释式自体输血　　3. 回收式自体输血

（二）A1 型（单项选择题）

1. 根据相关规定，承担自体输血采集血液职责的机构是（　　）
A. 红十字会　　B. 在治的医疗机构　　C. 血站　　D. 医疗主管部门
E. 医疗主管部门指定单位

2. 为保障公民临床急救用血的需要，国家提倡并指导择期手术的患者自体储血，并动员下列哪些人员献血（　　）
A. 家庭亲友　　B. 单位人员　　C. 社会互助献血　　D. 医务人员　　E. 以上所有人员

3. 自体输血适用于（　　）
A. DIC 患者　　B. 异位妊娠失血患者　　C. 溶血性贫血患者　　D. 血小板减少患者
E. 粒细胞缺乏合并严重感染患者

4. 患者在什么单位做自体储血的采集和贮存（　　）
A. 采供血机构　　B. 医院输血科或血库　　C. 医院病房　　D. 手术室　　E. 社区诊所

5. 对于 RhD 阴性和其他稀有血型患者，除配合型输血外还可采用（　　）
A. 自体输血　　B. 补充铁剂+EPO　　C. 应用血液代用品　　D. 骨髓移植
E. 补充铁剂+EPO+叶酸+维生素 B_{12}

6. 自体输血的最大益处是（　　）
A. 避免发生输血传播性疾病　　B. 避免发生免疫性溶血反应　　C. 避免差错事故
D. 避免发生非免疫性输血反应　　E. 降低血液黏稠度，改善微循环

7. 目前认为输注哪种血液最为安全（　　）
A. 采供血机构库存血　　B. 术中回收血　　C. 同卵双生兄弟供血　　D. 亲属血
E. 自体储血

8. 下列哪种肝炎病毒不是通过输血途径进行传播的（　　）
A. 甲型肝炎病毒　B. 乙型肝炎病毒　C. 丙型肝炎病毒　D. 丁型肝炎病毒
E. 庚型肝炎病毒
9. 预存式自体输血要求 HCT 和 Hb 至少为（　　）
A. Hct＞0.15，Hb＞40g/L　B. Hct＞0.20，Hb＞60g/L　C. Hct＞0.20，Hb＞100g/L
D. Hct＞0.33，Hb＞100g/L　E. Hct＞0.33，Hb＞110g/L
10. 预存式自体输血时，应给患者补充（　　）
A. 叶酸+维生素 B_{12}　B. 铁剂　C. 叶酸　D. 铁剂+EPO　E. EPO
11. 预存式自体输血一次采血量不超过（　　）
A. 200mL　B. 300mL　C. 400mL　D. 500mL　E. 700mL
12. 预存式自体输血的采血频次间隔至少为（　　）
A. 1 天　B. 3 天　C. 5 天　D. 7 天　E. 9 天
13. 预存式自体输血，患者采血前需要做的准备包括（　　）
A. 补充铁剂　B. 采血前多喝水　C. 应用 EPO　D. 采血前 24 小时不饮酒
E. 以上都是
14. 转换式采血法储存血液的时间可长达（　　）
A. 17 天　B. 21 天　C. 14 天　D. 7 天　E. 3 天
15. 转换式采血法术前一次性可以采集血量为（　　）
A. 1600mL　B. 1200mL　C. 800mL　D. 600mL　E. 400mL
16. 预存式自体输血时，血液采集后的正确做法是（　　）
A. 应置于 2～6℃贮血专用冰箱中保存　B. 放在室温条件下保存
C. 必须进行深低温处理与保存　D. 必须在−196℃条件下保存
E. 应使用 DMSO 保护剂保存
17. 患者一般情况较好，择期手术时进行预存式自体输血，要求 Hb 水平高于（　　）
A. 70g/L　B. 90g/L　C. 110g/L　D. 140g/L　E. 150g/L
18. 预存式自体输血适用于（　　）
A. 有献血史并发生过迟发性昏厥者　B. 低体重患者　C. 严重高血压者
D. 服用抑制代偿性心血管反应的药物者　E. 充血性心力衰竭者
19. 预存式自体输血所采集的血液在回输时可能产生（　　）
A. 菌血症　B. GVHD　C. 红细胞抗体　D. 血小板抗体　E. 白细胞抗体
20. 预存式自体输血所采集的血液在回输时应（　　）
A. 进行碱化处理　B. 血液加温至 38℃　C. 常规使用抗过敏药
D. 注意观察是否有输血反应　E. 预防性使用抗生素
21. 估计患者术中有大量失血，可以考虑进行急性等容血液稀释时，要求 Hb 高于（　　）
A. 70g/L　B. 90g/L　C. 110g/L　D. 140g/L　E. 160g/L
22. 急性等容性稀释式自体输血的血液稀释，一般界限为 Hct 不应低于（　　）
A. 0.45　B. 0.40　C. 0.33　D. 0.25　E. 0.15
23. 急性等容性血液稀释时 Fg、PLT 与 Hct 平行性降低，凝血不受影响的条件是 Hct 大于（　　）
A. 0.45　B. 0.40　C. 0.33　D. 0.30　E. 0.20
24. 为在术中降低血液黏稠度、改善微循环灌流，可采用（　　）

A. 急性等容性血液稀释　B. 术前自身贮血　C. 术中血液回收　D. 全身麻醉
E. 吸入纯氧

25. 急性高容性稀释式自体输血，术前应扩充血容量达（　　）
A. 10%～15%　B. 15%～20%　C. 20%～25%　D. 25%～30%　E. 30%～35%

26. 可与术前自身贮血、术中血液稀释联合开展或应用的是（　　）
A. 全身麻醉　B. 头孢菌素　C. 导管穿刺　D. 局部麻醉　E. 血液回收

27. 蛙跳式采血不能够得到哪袋血（　　）
A. 第 4 袋　B. 第 5 袋　C. 第 6 袋　D. 第 7 袋　E. 第 9 袋

28. 蛙跳式采血法，术前采集自体血液最高可达（　　）
A. 1400mL　B. 1600mL　C. 1800mL　D. 2000mL　E. 2200mL

29. 麻醉后为了减少出血，稀释式自体输血通常联合应用（　　）
A. 减少心肺灌注量　B. 提高血浆蛋白结合率　C. 控制性低血压　D. 应用升压药物
E. 增加周围血管阻力

30. 既往有严重输血反应的脾破裂患者，急诊手术应首选（　　）
A. 预存式自体输血　B. 控制性低血压　C. 稀释式自体输血　D. 回收式自体输血
E. 同型异体输血

31. 稀释式自体输血所采集的血液若存放时间超过 6 小时，应将全血（　　）
A. 进行分离，分别贮存不同的血液成分　B. 放置于 4℃家用冰箱
C. 放置（4±2）℃贮血专用冰箱中保存　D. 室温保存　E. 室温放置手术室中保存

32. 稀释式自体输血要求 PLT 应为（　　）
A. PLT≥70×10^9/L　B. PLT≥80×10^9/L　C. PLT≥90×10^9/L　D. PLT≥100×10^9/L
E. PLT≥110×10^9/L

33. 稀释式自体输血适用于（　　）
A. 肝功能衰竭　B. 严重高血压　C. 肝部分切除　D. 心肌梗死　E. 肺动脉高压

34. 下列关于急性等容血液稀释的叙述，正确的是（　　）
A. 血液稀释后动脉氧含量降低，氧供会受一定影响
B. 心输出量和组织氧摄取率不会有明显变化　C. 血组织灌注不受影响
D. 方法简单、耗费低，血液血小板和凝血因子保存较好
E. 不适宜于疑有菌血症的患者及肿瘤手术患者

35. 可与术前自身贮血、术中血液稀释联合应用的是（　　）
A. 抗生素　B. 全身麻醉　C. 深静脉穿刺　D. 漂浮导管　E. 血液回收

36. 外伤出血适用的自体输血方式是（　　）
A. 急性等容性稀释式　B. 急性高容性稀释式　C. 急性非等容性稀释式　D. 储存式
E. 术中回收式

37. 术中引流的血液最长应在多长时间内回输（　　）
A. 1 小时内　B. 4 小时内　C. 6 小时内　D. 12 小时内　E. 24 小时内

38. 乳酸林格液不能用作血液回收时的洗涤液，因为该溶液（　　）
A. 为等渗性溶液　B. 含有钙　C. 含有镁　D. pH 明显偏低　E. 易引起红细胞聚集

39. 回收式自体输血时，若需要补充不稳定凝血因子宜选用（　　）
A. 新鲜全血　B. 红细胞制剂　C. FP　D. 代血浆　E. FFP

40. 在应用肝素抗凝回收式自体输血中，若出现肝素过量征象，应使用的药物是（ ）
A. 小分子肝素 B. 大分子肝素 C. 羟乙基淀粉 D. 右旋糖酐 E. 鱼精蛋白

（三）A2 型（案例摘要型选择题）

1. 患者，男，52 岁，手术过程中出血量约 1200mL，术中采用洗涤回收式自体输血，下列描述不正确的是（ ）
A. 血液经洗涤可有效去除脂肪颗粒 B. 肿瘤细胞污染的血液不能回收
C. 不适用于菌血症或败血症患者 D. 洗涤后要求 Hct＞0.80
E. 洗涤不能清除血液中的肿瘤细胞

2. 患者，男性，54 岁，因腰椎骨肉瘤手术失血达 100 mL 以上，Hb 115g/L，Hct 0.32，该患者不适用哪种自体输血方式（ ）
A. 急性等容性血液稀释 B. 术中回收式 C. 术前预存式 D. 急性非等容性血液稀释
E. 急性高容性血液稀释

3. 张某，男性，56 岁，血常规 Hb 120g/L，Hct 0.37，因肺癌早期择期手术入院，术前适用（ ）
A. 回收式自体输血 B. 预存式自体输血 C. 稀释式+预存式自体输血
D. 稀释式自体输血 E. 蛙跳式自体输血

（四）A3 型（案例组/串型最佳选择题，即“共题干型”）

1. 患者，男性，55 岁，无输血史，AB 型、Rh 阴性，因胃癌择期手术入院，心、肝、肺、肾功能正常，Hb 112 g/L、Hct 0.37、PLT 115×10^9/L；PT、APTT、Fg 正常。

第 1 问 该患者最适宜的自体输血方式（ ）
A. 预存式 B. 稀释式 C. 回收式 D. 预存式+稀释式 E. 稀释式+回收式

第 2 问 下列哪项不是预存式自体输血的缺点（ ）
A. 血液细菌污染的机会增大 B. 有献血反应 C. 血液质量异源性程度小
D. 增加术后输血的机会 E. 贫血

2. 患者，女，24 岁，足月妊娠，因前置胎盘诱发 DIC，阴道大出血入院，T 35℃，P 130 次/分，R 25 次/分，BP 90/40 mmHg，Hb 55 g/L，PLT 20×10^9/L，Fg 1.6 g/L。

第 1 问 该患者若需要输血治疗，下列哪项是不正确的选择（ ）
A. FFP B. 浓缩血小板 C. FP D. 冷沉淀凝血因子 E. 悬浮红细胞

第 2 问 下列选项中，在 DIC 诊断中最为敏感的指标是（ ）
A. PLT B. 血浆 Fg 测定 C. 优球蛋白溶解时间测定 D. 血浆鱼精蛋白副凝固试验
E. 血清 FDP 测定

（五）B1 型（配伍选择题，即“共答案型”）

A. 步积式采血 B. 蛙跳式采血 C. 转换式采血 D. 稀释式输血 E. 回收式输血

1. 适用于复杂的手术，需血量多的储存方式是（ ）
2. 对稀有血型行手术治疗，采用的自体输血方式是（ ）

（六）X 型（多项选择题）

1. 节约用血的措施包括（ ）
A. 加强临床用血管理 B. 提高输血技术 C. 应用血液代用品 D. 应用全血治疗
E. 加强血液质量管理

2. 关于自体输血的分类，包括（　　）
A. 预存式自体输血　B. 稀释式自体输血　C. 回收式自体输血
D. 急性等张性稀释式自体输血　E. 急性等容性稀释式自体输血
3. 下列哪些选项属于自体输血（　　）
A. 术前多次采集自体血　B. 手术当日采集自体血　C. 术中采集自体血
D. 自体失血回收　E. 非补偿性输血
4. 关于自体输血，下列哪些说法是正确的（　　）
A. 预存式自体输血，可于术前 1 个月开始采血
B. 应用稀释式自体输血时，最好先采的先输，后采的后输
C. 脾破裂出血手术时，可采用回收式自体输血　D. 自体输血可降低输血反应和传播疾病
E. 胸腔、腹腔开放性损伤超过 4 小时，或者血液在体腔内存留过久，是自体输血的禁忌
5. 下列哪些选项是自体输血的优点（　　）
A. 避免血型鉴定和交叉配血　B. 避免输血传播疾病　C. 增加血容量
D. 避免产生同种免疫　E. 节约血源
6. 有关自体输血的意义，描述正确的是（　　）
A. 扩大血液来源，减少同种异体血液的需求量，缓解血液紧张状况　B. 刺激红细胞再生
C. 交叉配合实验不合者禁用　D. 在一定程度上降低患者就医成本
E. 有利于稀有血型个体的输血治疗
7. 关于自体输血的描述，正确的是（　　）
A. 在不需要输血的情况下，可将自体血液转让给他人使用
B. 向家属或患者交代输血的目的、过程、涉及的危险性和可能出现的并发症
C. 血液发生污染、有凝块、过期等意外情况，需放弃自体血液　D. 必要时输注异体血液
E. 患者或家属需要填写自体输血申请单并签署自体输血同意书
8. 有关自体输血的实验室检查项目，包括（　　）
A. ABO 和 RhD 血型　B. 血常规　C. 意外抗体　D. 输血传染病检测
E. 血清铁、总铁结合力和血清铁蛋白
9. 关于预存式自体输血行血液采集时，可以应用的抗凝剂为（　　）
A. ACD-A 保养液　B. 必须是小分子肝素　C. ACD-B 保养液　D. CPD 保养液
E. CPD-A 保养液
10. 以下哪些患者适合使用预存式自体输血（　　）
A. 服用抑制性心血管反应药物者　B. 避免分娩时输异体血（如剖宫产）的孕妇
C. 配血不合者或有严重输血反应者　D. 严重贫血者　E. 稀有血型者
11. 下列适合开展预存式自体输血的患者为（　　）
A. 边远地区供血困难或经济困难，而预计术中又需要输血者　B. 脓毒症或菌血症者
C. 血液可能受到肿瘤细胞污染者　D. 估计术中需要输血的择期手术者
E. 有过敏史、移植史或输血史者
12. 下列哪些患者可以考虑预存式自体输血（　　）
A. 肝肾功能不良者　B. 有严重输血反应者　C. 贫血或血压偏低者
D. 不能耐受失血的严重心血管疾病患者　E. 备血量大于 1000mL 的患者
13. 下列哪些是预存式自体输血的适应证（　　）

A. 稀有血型或曾经发生配血困难者 B. 伴有严重输血反应需再次输血者
C. 体内含有红细胞意外抗体所致血液交叉配型不合的患者
D. 身体状况良好，行择期手术者 E. 身体状况良好且即将行剖宫产的孕妇

14. 下列哪种疾病是预存式自体输血的禁忌证（ ）
A. 红细胞遗传缺陷疾病者 B. 严重高血压 C. 充血性心力衰竭 D. 血管外科手术
E. 严重主动脉瓣狭窄

15. 下列哪些患者不宜进行急性等容血液稀释（ ）
A. Hb＜110g/L 的患者 B. 低蛋白血症患者 C. 凝血功能障碍患者
D. 静脉输液通路不畅患者 E. 不具备监护条件的患者

16. 关于稀释式自体输血的血液采集，说法正确的是（ ）
A. 在麻醉诱导及维持平衡后进行急性等容性血液稀释
B. 在手术失血前经患者中心静脉或周围大静脉抽取血液
C. 在体外循环开始前采集血液更为安全 D. 可以采集患者动脉血
E. 在麻醉前进行急性非等容性血液稀释采血

17. 关于稀释式自体输血的禁忌证，下列哪些选项是正确的（ ）
A. 充血性心力衰竭、冠心病 B. 严重贫血 C. 稀有血型患者 D. 严重肺疾患
E. 脓毒血症

18. 下列哪些疾病是稀释式自体输血的禁忌证（ ）
A. 心功能正常的冠状动脉搭桥术患者 B. 造血系统疾病 C. 休克未纠正
D. 有严重内脏疾病或功能不全者 E. 伴有感染性发热或菌血症

19. 稀释式自体输血过程中若出现生命体征异常，应急处理措施包括（ ）
A. 针对性地采取急救措施 B. 减慢或停止采血
C. 加快或减慢稀释液（替补液）的输注速度
D. 调整稀释液（替补液）中胶体液与晶体液的比例
E. 一律利用利尿剂降低患者的液体负荷

20. 回收式自身输血的适应证包括（ ）
A. 创伤外科 B. 骨科手术 C. 胸腹部与脑部疾病 D. 泌尿外科疾病
E. 预计术中及术后出血在 400mL 以下的手术疾病

21. 关于回收式自体输血的注意事项，描述正确的是（ ）
A. 对回收处理的血液可经输液器直接快速回输
B. 血液洗涤后血小板、凝血因子、血浆蛋白等基本丢失，故应根据回收血量补充血小板和凝血因子
C. 若术中血液因未做洗涤处理，应根据抗凝剂使用剂量给予相应的拮抗剂
D. 术中回收的血液不得转让给其他患者使用 E. 患者术后应常规使用抗生素

22. 下列哪些属于洗涤式自体血回收的优点（ ）
A. 洗涤后的红细胞更适合回输 B. 能够清除血红蛋白和细胞团块等异物
C. 能清除回收血液中的纤维素 D. 能够清除抗凝剂防止柠檬酸中毒
E. 去除激活血小板、凝血因子等，可防止凝血障碍

23. 下列哪些可能是回收式自身输血的副作用（ ）
A. 溶血倾向 B. 细菌感染 C. 肾功能不全 D. 暴发性肝炎 E. 出血倾向

24. 回收式自体输血（含洗涤操作）可出现的并发症（　　）
A. 出血倾向　B. 血红蛋白血症　C. 柠檬酸中毒　D. 肺功能障碍
E. 细菌感染、败血症

25. 以下哪些选项是手术室的自体输血（　　）
A. 术野自体血回输　B. 由麻醉科医师负责实施　C. 术中控制性低血压
D. 预存式自体输血　E. 急性等容性血液稀释

（七）简答题

1. 简述适合稀释式自体输血的适应证。
2. 简述预存式自体输血的不良反应。
3. 简述三氧自体输血的适应证及禁忌证。

四、答　　案

（一）名词解释

1. 预存式自体输血　指在术前数天或数十天预先分阶段采集患者的自体血液或血液成分，并储存起来，于术中、术后需要时再回输给患者，以达到输血治疗的目的。
2. 稀释式自体输血　指特定患者在术前采集一定量的血液，同时输以晶体液或胶体液维持其血容量，于术中和/或术后再将预采的血液回输给患者。
3. 回收式自体输血　指在严格无菌操作下，将患者术中或创伤后流失在术野或体腔内无污染的血液回收，经抗凝、过滤、洗涤、浓缩等处理后再回输给患者的一种输血方法。

（二）A1 型

1. B　2. A　3. B　4. B　5. A　6. A　7. E　8. A　9. E　10. D　11. D　12. B　13. E　14. D　15. A　16. A　17. A　18. A　19. A　20. D　21. C　22. D　23. E　24. A　25. C　26. E　27. A　28. D　29. C　30. D　31. C　32. D　33. C　34. D　35. E　36. E　37. C　38. E　39. E　40. E

（三）A2 型

1. D　2. B　3. B

（四）A3 型（不同问题的答案，使用“、”间隔）

1. A、C　2. C、E

（五）B1 型

1. B　2. D

（六）X 型

1. ABCE　2. ABCE　3. ABCD　4. ACDE　5. ABDE　6. ABDE　7. BCDE　8. BCDE　9. ACDE　10. BCE　11. ADE　12. BE　13. ABCD　14. ABCE　15. ABCDE　16. AB　17. ABDE　18. BCDE　19. ABCD　20. ABCD　21. BCDE　22. ABCD　23. ABCE　24. ABDE　25. ABCE

（七）简答题

1. 简述适合稀释式自体输血的适应证。

各种择期手术患者，估计术中出血量≥1000mL 或 20%血容量，术前 Hb≥110g/L，Hct≥0.33，PLT≥100×10^9/L 且功能正常，PT 和 APTT 正常，无明显肝肾功能异常和心肺疾病，适用于稀释式自体输血。根据患者状况和术中可能的失血量确定采血量，一般按总血容量的 10%～15%计算。严重心、肝、肾功能不全，贫血，低蛋白血症，凝血功能障碍等不宜进行血液稀释。

2. 简述预存式自体输血的不良反应。

（1）局部反应：①血肿：采血部位出现血肿应立即停止采血。用消毒棉球或无菌纱布覆盖穿刺针孔并压迫，嘱患者抬高手臂达心脏水平以上持续 10 分钟左右。②局部感染：采血部位出现红、肿、热、痛等症状，提示有感染倾向，严重者可出现疖肿、蜂窝织炎、静脉炎等，应按相应的治疗方法分别予以处理。

（2）全身反应：血压过低是最常见不良反应。对出现低血压，甚至心动过速和昏厥者，倘若恢复时间超过 15 分钟，可能出现潜在危险，应引起重视。故对情绪紧张者，应作科学宣传，打消顾虑；出现症状时，可让患者平卧，抬高下肢，肌注地西泮 5～10mg（神志不清及呼吸困难者禁用），密切观察呼吸、心率、血压。

（3）其他反应：局部感染后导致全身性感染，也可出现晕厥、肌肉痉挛或抽搐、恶心或呕吐、心功能紊乱或呼吸困难、空气栓塞或微血栓、失血性贫血等。应按相应的治疗方法分别予以处理。

3. 简述三氧自体输血的适应证及禁忌证。

（1）适应证：主要有感染性疾病（包括 COVID-19）、缺血缺氧性疾病，如高血压、高血糖、高血脂、痛风、癌症等辅助治疗。

（2）禁忌证：主要有甲状腺功能亢进、低血压、低血钙、低血糖、三氧过敏症等。

（张　鹏）

第九章 内科输血

一、学习目标

1. 掌握 贫血、血液系统疾病的输血治疗原则。

2. 熟悉 贫血、血液系统疾病、出血性疾病和 AIHA 患者的输血。

3. 了解 粒细胞、血浆蛋白制品的输注指征。

二、重点难点内容

1. 重点内容 急性失血、慢性贫血的病因及输血指征；各类血液系统疾病的输血指征；AIHA、TTP 的输血治疗原则和具体要求。

2. 难点内容 贫血、血液系统疾病、出血性疾病、AIHA 的输血指征。

三、习 题

（一）名词解释

1. 急性贫血　2. AA　3. AIHA　4. ITP

（二）A1 型（单项选择题）

1. 疾病发生的基本条件是（　　）

A. 机体抵抗力下降　B. 环境中存在大量的病原体　C. 营养状况普遍不良

D. 致病因素、宿主和环境相互作用失去平衡　E. 致病因素与宿主同时存在

2. 外周血 Hb 为多少时称为红细胞增多症（　　）

A.＞150g/L　B.＞160g/L　C.＞170g/L　D.＞180g/L　E.＞190g/L

3. 叶酸缺乏症患者可出现粒细胞核分叶过多，5 叶者大于（　　）

A. 5%　B. 4%　C. 3%　D. 2%　E. 1%

4. 珠蛋白生成障碍性贫血可导致哪种异常红细胞增多（　　）

A. 靶形　B. 棘形　C. 椭圆形　D. 球形　E. 泪滴状

5. 血清转铁蛋白受体降低见于（　　）

A. IDA　B. AA　C. 无效生成性贫血　D. 溶血性贫血　E. 巨幼细胞贫血

6. 骨髓检查巨核细胞明显减少，最常见于（　　）

A. 巨幼细胞贫血　B. IDA　C. AA　D. 溶血性贫血　E. ITP

7. 下列为遗传性贫血的是（　　）

A. 增生不良性贫血　B. AIHA　C. IDA　D. 巨幼细胞贫血　E. 珠蛋白生成障碍性贫血

8. AA 的典型特征是（　　）

A. 全血细胞减少，淋巴细胞比例增高　B. 中性粒细胞比例增多　C. 网织红细胞＞1.5%

D. 嗜多色性红细胞比例增多　E. 形态学上属于小细胞性低色素贫血

9. 纯红细胞再生障碍时可见于（　　）

A. 骨髓增生活跃　B. 血清铁减低　C. 血清铁饱和度减低

D. 血液和尿液中的 EPO 增多　E. 幼红细胞生存时间缩短

10. 脾梗塞危象发生于哪种疾病（　　）
A. PNH　B. 海洋性贫血　C. 镰状细胞贫血　D. G-6-PD 缺乏症　E. HDN
11. 下列哪种疾病最易发生继发性血色病（　　）
A. IDA　B. AA　C. 营养不良性贫血　D. AIHA　E. 遗传性球形红细胞增多症
12. 下列哪种情况是血红素合成抑制的重要体征（　　）
A. CO 中毒　B. 氰中毒　C. 铅中毒　D. 有机磷中毒　E. 酒精中毒
13. 易侵犯中枢神经系统的白血病是（　　）
A. 急性原粒细胞白血病　B. 急性早幼粒细胞白血病　C. 急性髓细胞性白血病
D. 急性淋巴细胞白血病　E. 慢性粒-单核细胞白血病
14. 在 ALL 骨髓象中少见的细胞是（　　）
A. 退化细胞　B. 蓝细胞　C. 幼红细胞　D. 幼稚淋巴细胞　E. 原始淋巴细胞
15. 下列哪项符合急性早幼粒细胞白血病（　　）
A. 过氧化酶强阳性　B. 中性粒细胞 ALP 偏高　C. 细胞内铁染色强阳性
D. 非特异酯酶染色阳性，可被氟化钠抑制　E. 酸性磷酸酶染色阳性
16. 慢性粒细胞白血病 Ph 染色体阳性的检出率为（　　）
A. 90%～95%　B. 70%～80%　C. 50%～60%　D. 30%～40%　E. 20%～30%
17. 有明显神经精神症状的营养性巨幼细胞贫血，首选的治疗药物是（　　）
A. 叶酸　B. 维生素 C　C. 硫酸亚铁　D. 右旋糖酐铁　E. 维生素 B_{12}
18. 上消化道出血的特征性表现是表现呕血和/或黑便，主要取决于（　　）
A. 出血速度和量　B. 出血部位高低　C. 病变性质　D. 胃肠蠕动　E. 凝血功能
19. 上消化道出血的最常见原因是（　　）
A. 胃、十二指肠溃疡　B. 胃癌　C. 急性胰腺炎　D. PTP　E. 胃息肉
20. 下列哪项为上消化道出血的范围（　　）
A. 幽门以上出血　B. 贲门以上出血　C. 空回肠交界以上出血
D. 屈氏韧带以上出血　E. 回盲部以上出血
21. 在出血性休克液体复苏中，监测肾灌注的良好指标是（　　）
A. 血压　B. 皮肤温度　C. 肾功能　D. 血糖　E. 动脉血乳酸
22. 引起 PNH 患者发生血管内溶血的主要成分是（　　）
A. 血浆　B. 免疫球蛋白　C. 补体　D. 同种抗体　E. 凝血因子
23. 支持 AA 的实验室检查结果是
A. 外周血淋巴细胞比例降低　B. 外周血出现有核红细胞　C. 骨髓幼红细胞增生
D. 骨髓中粒系细胞明显减少　E. 骨髓中非造血细胞比例降低
24. 以下哪种疾病可使红细胞沉降率加快
A. 遗传性球形红细胞增多症　B. 心绞痛　C. 良性肿瘤
D. 遗传性镰形红细胞增多症　E. MM
25. 急性白血病患者，ABO 血型鉴定出现正定型为 O 型、反定型为 A 型，患者的血型是（　　）
A. O 型　B. A 型　C. A 亚型　D. 血型发生了变异
E. 可能是因疾病发生了血型抗原减弱，需进一步确认
26. 失血性休克患者在液体复苏过程中一般要求 Hct 大于（　　）
A. 0.2　B. 0.25　C. 0.3　D. 0.35　E. 0.4

27. 红细胞增多症的治疗首选（　　）
A. 血液稀释疗法　B. 静脉放血　C. BFU-E 抑制因子　D. 32P 化疗
E. 干扰素治疗
28. 血容量正常贫血的患者，应首选输注（　　）
A. 晶体液　B. 全血　C. 血浆　D. 白蛋白　E. 浓缩红细胞
29. 一般情况下，成人每输注 1 单位全血可升高 Hb 为（　　）
A. 2g/L　B. 5g/L　C. 10g/L　D. 15g/L　E. 20g/L
30. 1 单位全血宜在多长时间内完成输注（　　）
A. 8 小时　B. 6 小时　C. 4 小时　D. 2 小时　E. 1 小时
31. 需要输新鲜血的是（　　）
A. 器官移植患者　B. 需要长期或反复输血的患者　C. 血容量正常的慢性贫血患者
D. 需要输血或换血的新生儿（特别是早产儿）　E. 以上都不正确
32. 急性白血病患者的血小板输注指征是（　　）
A. PLT＜30×10^9/L　B. PLT＜50×10^9/L　C. PLT＜60×10^9/L　D. PLT＜40×10^9/L
E. PLT＜20×10^9/L
33. 内务行为改变时，如何应变才确保避免发生无意识的风险或危险（　　）
A. 报告实验室负责人　B. 逐级上报　C. 报告医务部门　D. 备案　E. 报告医院领导
34. 心血管病患者的红细胞输注速度不宜超过（　　）
A. 1mL/（kg·h）　B. 2mL/（kg·h）　C. 3mL/（kg·h）　D. 4mL/（kg·h）
E. 5mL/（kg·h）
35. 下列哪种情况的输血需加温（　　）
A. 输血 3U　B. 输血速度 30mL/分　C. 输机采血小板　D. 受血者有温抗体
E. 换血疗法或输血时患者静脉痉挛
36. 诱发 DIC 最常见的病因是（　　）
A. 肺心病　B. 恶性肿瘤　C. 产科意外　D. 感染性疾病　E. 大面积烧伤
37. 下列哪种情况是 DIC 病理过程停止的有力佐证（　　）
A. Coombs 试验阴性　B. PT、APTT 小于正常值的 1.5 倍　C. AT-Ⅲ水平恢复正常
D. PLT 升高　E. 出血停止
38. 下列哪种情况是因血小板消耗过多而使血小板生存期缩短的疾病（　　）
A. DIC　B. ITP　C. SLE　D. 恶性肿瘤　E. 肺梗死
39. DIC 治疗的首要措施是（　　）
A. 抗凝　B. 补充血小板　C. 补充 AT-Ⅲ　D. 补充冷沉淀凝血因子　E. 补充 Fg
40. ITP 患者产生自身抗体的性质是（　　）
A. 单纯 IgG　B. 单纯 IgM　C. 单纯 IgA　D. IgG+IgM　E. IgG+IgM+IgA
41. 对肝硬化有确诊价值的检测是（　　）
A. 腹部 CT 示肝外形改变各肝叶比例失调　B. 肝功能试验正常
C. 内镜检查可直接观察到食管静脉曲张　D. 肝肋下可及、质硬
E. 肝穿刺活检观察到假小叶形成
42. 肝硬化患者出现了消化道出血，Hb 90g/L，PT 26.6s，APTT 114.9s，该患者应该使用（　　）
A. PCC　B. FFP　C. 冷沉淀凝血因子　D. 全血　E. 去白细胞悬浮红细胞

43. 肝素不适用于（　　）
A. 蛇毒诱发的 DIC　B. 严重感染诱发的 DIC　C. 白血病诱发的 DIC
D. 急性溶血性诱发的 DIC　E. 羊水栓塞诱发的 DIC
44. 下列哪种成分可用于难治性感染（　　）
A. 浓缩红细胞　B. 冷沉淀凝血因子　C. 凝血因子　D. 免疫球蛋白　E. 血小板
45. 处于高凝期的 DIC 患者，重度贫血伴组织缺氧，首选输注（　　）
A. 全血　B. 悬浮红细胞　C. 洗涤红细胞　D. 年轻红细胞　E. 辐照红细胞
46. AA 患者进行预防性输注血小板时，需将 PLT 保持约在（　　）
A. 50×10^9/L　B. 30×10^9/L　C. 10×10^9/L　D. 20×10^9/L　E. 5×10^9/L

（三）A2 型（案例摘要型选择题）

1. 血液病患者，男，45 岁，黑便，头晕，BP 90/60 mmHg，Hb 48 g/L，输悬浮红细胞后出现呼吸困难，胸闷，腰背疼痛，患者可能发生了（　　）
A. 过敏性反应　B. TRALI　C. 急性溶血反应　D. 急性肺损伤　E. 急性肾损伤
2. 女，20 岁，四肢皮肤瘀斑 2 周，RBC 2.6×10^{12}/L，Hb 80g/L，WBC 1.5×10^9/L，PLT 5×10^9/L，Ret 0.4%，患者最可能的诊断是（　　）
A. 骨髓增生异常综合征　B. Evans 综合征　C. AA　D. ITP　E. PNH
3. 男，70 岁，低热，乏力，消瘦半年，两侧颈部可触及数个蚕豆大小淋巴结、质中，脾肋下 3cm，Hb 130g/L，WBC 98×10^9/L，骨髓中幼稚淋巴细胞 2%，淋巴细胞 80%，最可能的诊断为（　　）
A. 急性早幼粒细胞白血病　B. 急性粒细胞白血病　C. 急性红白血病
D. 慢性淋巴细胞白血病　E. 急性单核细胞白血病
4. 女，25 岁，外伤急性失血约 1000mL，给予手术止血，并输注平衡盐溶液和羟乙基淀粉。术后 P 95 次/分，BP 100/60 mmHg，Hb 80g/L，接着的治疗措施是（　　）
A. 输注悬浮红细胞 1U　B. 输注悬浮红细胞 2U　C. 暂不输血　D. 输注全血 1000mL
E. 输注血浆 400mL
5. A 型血友病患者，男，12 岁，体重 38kg，若将其体内Ⅷ：C 提高 30%，需要输用Ⅷ：C 多少单位（　　）
A. 760U　B. 570U　C. 480U　D. 380U　E. 240U
6. 老年患者，男性，因车祸多发伤、失血性休克需要立即抗休克和手术治疗，经补平衡盐 2000mL、血浆代用品 2000mL 和输注库存红细胞 30U 后，术野渗血仍不止，血压不升。应考虑患者是（　　）
A. 稀释性凝血障碍　B. 细菌污染输血反应　C. DIC　D. 循环超负荷
E. 急性溶血反应
7. AA 患者，男，65 岁，多次输血治疗。最近 2 次输血过程中出现了发热反应，体温达 39℃以上，经对症处理症状缓解。此次拟输血改善贫血症状，应输注的血液成分是（　　）
A. 辐照红细胞　B. 浓缩红细胞　C. 去除白细胞的红细胞　D. 悬浮红细胞
E. 冰冻红细胞

（四）A3 型（案例组/串型最佳选择题，即“共题干型”）

1. 患者，女，有输血和妊娠史，因重度贫血再次输注红细胞时，出现发热，体温升至 38.7℃。
第 1 问　为查明发热原因，患者需要检测的项目是（　　）
A. 红细胞自身抗体　B. 红细胞同种抗体　C. 白细胞抗体　D. 血小板抗体

E. 血浆蛋白抗体

第 2 问　患者输注红细胞应遵循一定的原则，下列说法哪项除外（　　）

A. 充分权衡输血的利弊　B. 选择合适的红细胞制剂

C. 综合考虑患者的一般情况和各方面影响因素　D. 根据患者对氧需求的差异采取措施

E. Hb 决定是否输注红细胞

2. 患者，男，48 岁，乏力，苍白，肝脏轻度肿大，脾脏明显肿大，Hb 63g/L，血涂片可见中、晚幼粒细胞及晚幼红细胞，成熟红细胞大小不均且部分为泪滴状。骨髓穿刺有“干抽”现象。

第 1 问　此患者最可能的诊断是（　　）

A. 多发性骨髓瘤（MM）　B. 慢性粒细胞白血病　C. 慢性淋巴细胞白血病

D. 骨髓纤维化　E. 恶性组织细胞病

第 2 问　为明确诊断，患者首选的检查是（　　）

A. 骨髓活检　B. Ph 染色体检查　C. 造血祖细胞培养　D. 免疫学检查

E. POX 染色

3. 患者，男，42 岁，乏力，浅表淋巴结未触及肿大，腹软，肝肋下 1cm，脾肋下 12cm，质硬，无触痛。实验室检查：Hb 90g/L，WBC 40.0×10^9/L，PLT 400×10^9/L，骨髓增生活跃，原始细胞 8%，嗜碱性粒细胞 12%，中性粒细胞碱性磷酸酶积分阴性，Ph 染色体阳性。

第 1 问　结合实验室检查结果，考虑患者是（　　）

A. 慢性粒细胞白血病　B. 急性粒细胞白血病　C. 急性淋巴细胞白血病

D. 急性红白血病　E. 急性单核细胞白血病

第 2 问　临床上患者容易出现病症是（　　）

A. 巨脾　B. DIC　C. 严重感染　D. 中枢神经系统受侵犯　E. 齿龈肿胀

（五）B1 型（配伍选择题，即“共答案型”）

（1～4 题共用答案）

A. IDA　B. AA　C. 营养不良性贫血　D. AIHA　E. 巨幼细胞贫血

1. 属于正细胞正色素性贫血的是（　　）
2. 属于小细胞低色素性贫血的是（　　）
3. 属于大细胞高色素性贫血的是（　　）
4. 由于自身抗体导致的贫血是（　　）

（5～8 题共用答案）

A. 单采血小板　B. 冷沉淀凝血因子　C. 去白细胞悬浮红细胞　D. FFP　E. FⅧ浓缩剂

5. 血友病 A 患者出血首选（　　）
6. TTP 患者治疗可使用（　　）
7. 有 HLA 抗体的重度贫血患者宜输注（　　）
8. DIC 患者 Fg＜1g/L 宜输注（　　）

（9～15 题共用答案）

A. 浓缩红细胞　B. 洗涤红细胞　C. 悬浮红细胞　D. 辐照红细胞　E. 年轻红细胞

9. 有免疫缺陷或有免疫抑制的患者，输血宜输注（　　）
10. 因输血发生严重过敏的患者，宜输注（　　）
11. 为降低器官移植后病人的排斥反应，红细胞输注宜选择（　　）

12. AIHA 患者贫血严重时，宜输注（　　）
13. 处于高凝血期的 DIC 患者，如果贫血严重伴有组织供氧不足等临床表现，首选输注的血液成分是（　　）
14. PNH 患者贫血严重时，首选输注（　　）
15. 贫血患者，既往输全血及血浆曾引起严重荨麻疹，本次输血宜输注（　　）

（16～17 题共用答案）

A. vWF 测定　B. PF3 有效性测定　C. APTT　D. D-二聚体

16. 内源凝血系统异常的实验室检查项目是（　　）
17. 继发性纤溶异常的实验室检查项目是（　　）

A. BCL-ABL　B. AML-MTG8　C. DEK-CAN　D. PML-RARa

（18～19 题共用答案）

18. AML-M3 常出现的融合基因是（　　）
19. CML 常出现的融合基因是（　　）

（六）X 型（多项选择题）

1. 影响心搏出量的因素包括（　　）
   A. 心室舒张末期充盈量　B. 心肌收缩能力　C. 动脉血压
   D. 心室肌细胞动作电位跨膜离子流动的种类　E. 心率
2. 血液系统疾病包括（　　）
   A. 单核细胞和巨噬细胞疾病　B. 红细胞疾病　C. 淋巴细胞和浆细胞疾病
   D. 脾功能亢进　E. 粒细胞疾病
3. 造血调节异常所致的贫血包括（　　）
   A. 造血细胞凋亡亢进所致贫血　B. 红细胞功能亢进所致贫血
   C. 骨髓基质细胞受损所致贫血　D. 造血调节因子水平异常所致贫血
   E. 淋巴细胞功能亢进所致贫血
4. 可出现肝脾肿大的疾病是（　　）
   A. 急性白血病　B. 恶性淋巴瘤　C. 巨幼细胞贫血　D. AA　E. CML
5. 下列疾病中，红细胞系增多，属于增生性贫血的是（　　）
   A. IDA　B. 巨幼细胞贫血　C. 溶血性贫血　D. AA　E. 失血性贫血
6. 按病因不同，可将贫血分为（　　）
   A. 急性、慢性红细胞丢失过多　B. 红细胞寿命缩短　C. 造血原料不足
   D. 骨髓造血功能减退　E. 精神因素引起的红细胞减少
7. 按发病机制不同，可将贫血分类为（　　）
   A. 红细胞生成减少即造血不良性贫血　B. 红细胞过度破坏即溶血性贫血
   C. 失血性贫血　D. 小细胞低色素性贫血　E. 大细胞性贫血
8. 下列属于正常细胞性贫血的是（　　）
   A. 巨幼细胞贫血　B. 急性失血　C. AA　D. 慢性感染性贫血　E. 白血病
9. 小细胞低色素性贫血主要见于（　　）
   A. IDA　B. 地中海贫血　C. 铁粒幼细胞性贫血　D. AA　E. 急性失血性贫血
10. 在 IDA 的病因中，影响铁摄入减少的因素是（　　）

A. 消化性溃疡 B. 痔疮 C. 钩虫病 D. 饮食不足 E. 妊娠

11. 关于 IDA，下列哪种说法正确的是（ ）

A. 积极寻找并消除病因 B. 补充铁剂 C. 属于小细胞低色素性贫血

D. 当贮存铁、血清铁浓度和总铁结合力均已恢复正常，但贫血仍未纠正，应给予输血治疗

E. 如需输血，以输注悬浮红细胞为宜

12. 关于大细胞性贫血，常见的疾病是（ ）

A. 巨幼细胞贫血 B. 肝病 C. 伴网织红细胞大量增生的溶血性贫血

D. 骨髓增生异常综合征 E. 肾病

13. 下列哪些情况符合 AA 骨髓象表现（ ）

A. 淋巴细胞相对增多 B. 粒系及红系细胞减少 C. 巨核细胞增生，成熟障碍

D. 骨髓增生低下 E. 浆细胞、组织嗜碱细胞相对增多

14. 继发性 AA 的主要病因包括（ ）

A. 药物化学因素 B. 感染因素 C. 电离因素 D. HSC 异常 E. 内分泌因素

15. 重型再生障碍性贫血（SAA）的表现包括（ ）

A. 进展快 B. 出血 C. 贫血 D. 感染 E. 病情重

16. 下列哪些疾病临床上可同时存在贫血及脾肿大（ ）

A. IDA B. G-6-PD 缺乏症 C. 严重的巨幼红细胞贫血

D. 先天性球形红细胞增多症 E. AA

17. 关于遗传性球形红细胞增多症，下列说法正确的是（ ）

A. 多数患者为轻中度贫血，不需要输血治疗

B. 不适合脾切除的婴幼儿患者可施行换血疗法

C. 根据病情及手术风险是否考虑重型病例脾切除

D. 多数患者应补充叶酸，溶血严重者应给予输血

E. 红细胞体积变大，失去正常的双凹圆盘状而呈球形

18. 高血钾症见于（ ）

A. 严重溶血 B. 缺氧 C. 大面积烧伤 D. 长期使用潴钾利尿剂

E. 肾上腺皮质功能减退

19. 下列哪些情况下红细胞增多症患者适宜静脉放血疗法（ ）

A. 高血容量时 B. 心肌梗死 C. 周围血管栓塞 D. 应用 ^{32}P 和化学治疗前

E. 脾切除术前

20. 可引起白细胞病理性增高的情况是（ ）

A. 急性溶血 B. AA C. 广泛组织损伤或坏死 D. 急性感染 E. 急性中毒

21. 针对 AA 患者，对症治疗包括（ ）

A. 控制感染 B. 护肾治疗 C. 纠正贫血 D. 控制出血 E. 护肝治疗

22. vWF 主要存在于下列哪些细胞（ ）

A. 巨核细胞 B. 血小板 C. 红细胞 D. 白细胞 E. 内皮细胞

23. vWD 的筛查试验包括（ ）

A. 多聚体分析 B. 交叉免疫电泳 C. APTT D. 检测 FⅧ：C E. 血小板黏附试验

24. 血友病 A 发生关节出血时的最主要治疗方法（ ）

A. 给予抗纤溶药物 B. 卧床休息，冰袋和弹性绷带 C. 输注血小板悬液

D. 输入Ⅷ因子　　E. 避免关节抽液

25. 属于温抗体型 AIHA 临床表现的是（　　）

A. 贫血　B. 黄疸　C. 肝脾肿大　D. 网织红细胞增高　E. 嗜酸性粒细胞增高

26. AIHA 疾病的实验室检查结果可能出现（　　）

A. 嗜酸性粒细胞增高　B. 尿胆原阳性　C. 补体 C3 下降

D. 血清总胆红素增高，以间接胆红素增高为主　E. 骨髓增生性反应，以幼红细胞增生为主

27. AIHA 患者的治疗包括（　　）

A. 脾切除　B. 抗感染治疗　C. 激素治疗　D. 纠正病因

E. 有明显组织缺氧表现时输注红细胞成分

28. 用于遗传性球形红细胞增多症的诊断及鉴别诊断的实验室检查是（　　）

A. 红细胞渗透脆性试验　B. 红细胞渗透脆性孵育试验　C. 自身溶血试验及其纠正试验

D. 酸化甘油溶血试验　E. 红细胞包涵体试验

29. ABO 血型鉴定时出现的缗钱状凝集，临床常见的疾病是（　　）

A. MM　B. 巨球蛋白血症（MB）　C. 真性红细胞增多症　D. 输注羟乙基淀粉

E. 高球蛋白血症

30. 输血的目的是（　　）

A. 纠正酸碱平衡　B. 纠正贫血　C. 补充血小板　D. 维持水电解质平衡

E. 增加免疫力

31. 下列哪些为输血的适应证（　　）

A. 脱水及代谢性酸中毒　B. 贫血　C. 重症感染　D. 出血　E. 凝血机制障碍

32. 关于输血治疗的原则，描述正确的是（　　）

A. 必须保证 ABO 血型相合　B. 反复输血的患者必须保证 Rh 血型相合

C. 紧急情况下 O 型个体可以少量缓慢接受其他型血液

D. AB 型个体可少量缓慢接受其他类型血液

E. ABO 同型且经主、次侧交叉配血均不凝集为首选

33. 全血输注不适用于（　　）

A. 输血过敏者　B. PNH 患者　C. 贫血伴严重心衰患者　D. 溶血性贫血患者　E. 婴幼儿

34. 适用于全血输注的指征是（　　）

A. IDA　B. 严重创伤　C. 换血　D. AA　E. 大出血

35. 关于输血的描述，正确的是（　　）

A. 成人的输血速度一般为 10～15mL/min

B. 血容量正常的贫血，每次输血量以 200～400mL 为宜

C. 除了生理盐水外，不可向全血或红细胞中加入任何药物

D. 老年或心功能较差者输血速度应减慢

E. 输血完毕后，血袋应保留 2 小时，便于必要时进行化验复查

36. 对于慢性贫血患者的输血治疗，下列说法正确的是（　　）

A. 慢性贫血患者氧离曲线右移，可部分代偿组织供氧

B. 不要等到 Hb 或 Hct 明显降低或症状加重后再输血

C. 最好输去白细胞悬浮红细胞，有条件可输年轻红细胞

D. 输血后测定 Hb 或 Hct 可快速评估输血的效果

E. 长期输血者可用维生素 C 增加尿铁的排泄

37. 针对营养性 IDA 重症患者，其输血治疗是（　　）

A. 贫血越重，输血量应越多　　B. Hb＜30g/L，每次输血 15～20mL/kg

C. 输血速度宜慢　　D. 极重症患者可用浓缩红细胞

E. Hb＜30g/L，每次输血 5～10mL/kg

（七）简答题

1. 简述慢性贫血的输血原则。
2. 简述 AA 患者的粒细胞输注指征。
3. 简述粒细胞缺乏症的输血指征。
4. 简述 ITP 患者的血小板输注指征。

（八）案例分析题

[案例 9-1]　白血病患者的临床输血

患者，女，31 岁，入院检查发现 RBC 1.65×10^{12}/L，Hb 56 g/L，PLT 15×10^{9}/L，WBC 17.5×10^{9}/L，骨髓细胞增生极度活跃，原始粒细胞 80%。临床申请输血治疗。

1. 临床诊断　AML-M2。结合实验室检查结果，WBC 略高，骨髓细胞增生极度活跃，较成熟阶段的细胞缺如，初步诊断患者可能为急性白血病。

2. 思考题

（1）简述急性髓细胞白血病的临床特征及其输血治疗原则。

（2）简述急性白血病患者应采取的临床治疗措施。

（3）若患者化疗后免疫功能受到严重抑制，如何开展输血治疗？

四、答　案

（一）名词解释

1. 急性贫血　指在短时间内红细胞大量丢失或破坏，或急性造血功能障碍，骨髓不能及时生成和补充外周循环血液中的红细胞，导致 Hb 急剧下降的一类贫血。

2. AA　为再生障碍性贫血（aplastic anemia），是一组因物理、化学、生物或不明原因所致骨髓造血多能干细胞、造血微环境损害，引发机体免疫功能异常和骨髓造血功能衰竭的疾病，以全血细胞减少、皮肤黏膜出血为主要特征。

3. AIHA　为自身免疫性溶血性贫血（autoimmune hemolytic anemia），是机体免疫功能调节紊乱，产生了自身抗红细胞抗体，能与红细胞膜表面的抗原结合，然后活化补体，激活巨噬细胞，使红细胞破坏加速；或是自身抗体促进补体与红细胞结合，使红细胞寿命缩短，从而引起获得性溶血性贫血的一组疾病。

4. ITP　为免疫性血小板减少症（immune thrombocytopenia，ITP）或免疫性血小板减少性紫癜（immunologic thrombocytopenic purpura），是一种获得性自身免疫性出血性疾病，因患者血液中含有血小板抗体，导致血小板寿命缩短，血小板免疫性破坏，外周血中血小板数量减少，临床主要表现为皮肤黏膜出血，严重者可致内脏甚至颅内出血。

（二）A1 型

1. D　2. D　3. A　4. A　5. B　6. C　7. E　8. A　9. D　10. C　11. B　12. C　13. D　14. C　15. A
16. A　17. E　18. A　19. A　20. D　21. D　22. C　23. D　24. E　25. E　26. B　27. B　28. E

29. B 30. C 31. D 32. E 33. A 34. A 35. E 36. D 37. C 38. A 39. A 40. E 41. E
42. C 43. A 44. D 45. C 46. A

（三）A2 型

1. C 2. C 3. D 4. C 5. B 6. A 7. C

（四）A3 型（不同问题的答案，使用“、”间隔）

1. C、E 2. D、A 3. A、A

（五）B1 型

1. B 2. A 3. E 4. D 5. E 6. D 7. C 8. B 9. D 10. B 11. B 12. B 13. B 14. B 15. B
16. C 17. D 18. D 19. A

（六）X 型

1. ABCE 2. ABCDE 3. ACDE 4. ABCE 5. ABCE 6. ABCD 7. ABC 8. BCE 9. ABC
10. ABCD 11. ABCE 12. ABCD 13. ABDE 14. ABCE 15. ABCDE 16. BCDE 17. ABCE
18. ABCDE 19. ACDE 20. ACDE 21. ACDE 22. ABE 23. CDE 24. ABDE 25. ABCD
26. BCDE 27. ACDE 28. ABCD 29. ABDE 30. BC 31. BCDE 32. ABDE 33. ABCDE
34. BCE 35. BCDE 36. ABCD 37. CDE

（七）简答题

1. 简述慢性贫血的输血原则。

慢性贫血首选的治疗方案是去除病因，治疗原发病。随着病因的去除，原发病的缓解，贫血可以得到纠正。慢性贫血若无明显症状，一般不建议输血。在病因不明确时，应该慎用输血治疗，以免干扰诊断。患者有输血指征时，可根据“缺什么补什么”的原则适量补充红细胞制剂。

2. 简述 AA 患者的粒细胞输注指征。

AA 患者不轻易输注粒细胞，但是当中性粒细胞持续$<0.5\times10^9$/L，可能危及生命，经广谱抗生素或抗真菌治疗 48 小时以上仍无效，且骨髓细胞增生低下时，可输注浓缩粒细胞并辅助抗生素治疗。因粒细胞半衰期短（6～8 小时），仅能暂时控制严重感染，输注粒细胞愈多，在感染灶内分布亦愈多，效果愈好，为保证足够的粒细胞数量，需连续输注 5～7 天。粒细胞输注的治疗量$>1\times10^{10}$/次，可使成人血液循环中的白细胞增加约 2×10^9/L。

3. 简述粒细胞缺乏症的输血指征。

粒细胞$<0.5\times10^9$/L，合并严重感染，用抗生素治疗 48 小时不能控制者，适合粒细胞输注。但是，粒细胞输注仅为暂时性的治疗措施，适用于药物引起的粒细胞缺乏症，病因去除后粒细胞可自动恢复。临床上，抗感染有效者、恶性肿瘤晚期预后较差的患者，不适合粒细胞输血治疗。

4. 简述 ITP 患者的血小板输注指征。

ITP 患者每次输注 1～2U 机采血小板，2～3 天 1 次。如出血不止，每天输 1～2 次，直至出血停止；输注血小板时，同时大剂量静注免疫球蛋白（1g/kg），可获得良好的止血效果；必要时，反复多次输注血小板，同时给予糖皮质激素治疗。

（八）案例分析题

[案例 9-1] 白血病患者的临床输血

（1）简述急性髓细胞白血病的临床特征及其输血治疗原则。

1）临床特征：急性髓细胞白血病多见于成人，往往因继发感染而高热，可继发贫血，多数患者就诊时已重度贫血，出血可遍及全身，表现为皮肤黏膜出血（如鼻出血，牙龈出血）或月经过多，胸痛提示骨髓腔内白细胞过度增生，结合血液和骨髓检查可初步诊断为急性白血病。

2）输血治疗原则：该患者为白血病，血容量正常，不宜选用新鲜全血进行替代治疗，应根据患者的临床输血指征合理选择血液成分。若白血病患者拟行 allo-HSCT，为避免移植物引起的排斥反应，移植前尽量不输血，特别强调的是不能输家族成员和/或干细胞供者的血液。对于需要反复输血治疗的白血病患者，应选择输注去白细胞的血液成分制剂，输注过程中注意控制铁负荷的风险。

（2）简述急性白血病患者应采取的临床治疗措施。

急性白血病的治疗方案主要为一般治疗（防治感染、纠正贫血、控制出血、防治高尿酸血症肾病、维持营养）、药物化疗、骨髓移植。建议该患者在化疗的同时，预防感染和输血治疗。通过输注浓缩红细胞或全血以纠正贫血，输注浓缩血小板悬液控制出血；鼓励患者多饮水碱化尿液，同时给患者服用抑制尿酸合成的药物，防治白血病细胞因化疗大量破坏而引起的高尿酸血症肾病；条件允许可以考虑骨髓移植。

（3）若患者化疗后免疫功能受到严重抑制，如何开展输血治疗？

该患者是白血病患者，在药物化疗过程中可能需要协同输血治疗。患者输血前需进行感染性标志物的检查，ABO、RhD 血型鉴定，红细胞和血小板抗体筛查，选用交叉配血相合的血液进行输血治疗。若化疗诱发患者免疫功能抑制，临床输血治疗最好选用去白细胞悬浮红细胞或洗涤红细胞，输血前的血液制剂需要经 γ 射线照射，清除残存的淋巴细胞，防止 TA-GVHD 的发生。

（张 鹏）

第十章 外科输血

一、学习目标

1. 掌握 外科输血的基本原则；大量输血的定义；烧伤、心血管手术、严重创伤、大量输血患者的输血策略。

2. 熟悉 烧伤、心血管手术、严重创伤患者的特点；大量输血的注意事项。

3. 了解 术前纠正贫血、纠正凝血功能障碍和恢复血容量的相关措施；术中减少失血所用的技术及设备。

二、重点难点内容

1. 重点内容 外科输血的基本原则；大量输血的定义；烧伤、心血管手术、严重创伤等患者的输血策略。

2. 难点内容 烧伤、心血管手术的输血策略；紧急抢救情况下大量输血的治疗原则。

三、习　题

（一）名词解释

1. 大量输血　2. 烧伤　3. 创伤

（二）A1 型（单项选择题）

1. 正常人的血容量约占体重的（　　）

A. 3%～4%　B. 5%～6%　C. 7%～8%　D. 9%～10%　E. 10%～12%

2. 当个体失血量达到多少时可能发生急性低血容量反应（　　）

A. 5%　B. 8%　C. 10%　D. 15%　E. 20%

3. 急性失血的最重要治疗措施是（　　）

A. 补充血浆扩容　B. 补充冷沉淀凝血因子　C. 输注红细胞　D. 止血　E. 补液

4. 关于术前凝血功能筛查试验，下列说法错误的是（　　）

A. PT 是检查内源性凝血途径　B. APTT 是检查内源性凝血途径

C. TT 是 Fg 转化为纤维蛋白的时间　D. FDP 是检查纤溶功能

E. Fg 是检查纤维蛋白原含量

5. 下列哪项不是反映凝血功能的检测指标（　　）

A. PT　B. TT　C. WBC　D. ACT　E. APTT

6. 手术患者维持正常凝血，需要不稳定凝血因子最低为正常人的（　　）

A. 10%　B. 20%　C. 25%　D. 30%　E. 40%

7. 维生素 K 是肝脏合成凝血因子的辅因子，但哪项除外（　　）

A. Ⅱ因子　B. Ⅶ因子　C. Ⅷ因子　D. Ⅸ因子　E. Ⅹ因子

8. 为保障患者输血安全，对围术期患者采取下列措施，但哪项除外（　　）

A. 所有患者实施自体输血　B. 积极纠正术前贫血　C. 准确评估患者止凝血功能

D. 精细地进行外科止血，减少术中出血

E. 预计术中出血较多和输血可能性较大的患者，应评估并选择适宜的自体输血方式

9. 用血调控是根据什么调配相应血液（ ）

A. 血液成分贮存时间 B. 从血站送血到达或取回血液 C. 完成血液相容性检测的时间

D. 不同血型血液用量 E. 申请用血的方式、病种对血液贮存时间要求及血液库存量

10. 外科手术中常需要输注羟乙基淀粉，下列哪项作用除外（ ）

A. 增加血容量 B. 维持胶体渗透压 C. 不会干扰胰腺炎的诊断

D. 补充细胞外液的电解质和提供碱储备 E. 纠正低血容量性休克

11. 围手术期患者采用的自体输血方式有（ ）

A. 回收式、预存式和体腔自体回输式 B. 预存式、稀释式和术中自体血回收式

C. 预存式、稀释式和回收式自体输血 D. 预存式、稀释式和术后引流自体回输式

E. 回输式、预存式和胸腔血自体回输式

12. 围手术期患者需要采用预存式自身输血，正确的是（ ）

A. Hb＞110g/L B. Hct＞0.35 C. Hb＞120g/L D. 每次采血不超过 600mL

E. 两次采血间隔不少于 2 天

13. 围手术期是指患者和医生决定手术治疗之日始到患者术后基本康复止的一段时间，包含术前、术中及术后的时间，术前和术后的时间大约各为多少天（ ）

A. 5～7、7～12 B. 3～5、7～10 C. 1～3、5～7 D. 3～5、5～7 E. 1～3、3～5

14. 在急诊肝脾破裂术中，回收的自体血液应在多长时间内输注完毕（ ）

A. 2 小时 B. 4 小时 C. 6 小时 D. 8 小时 E. 10 小时

15. 急性高容性血液稀释期间，反映前负荷的可靠指标是（ ）

A. 血细胞比容 B. Hb C. 红细胞变形能力 D. 肺毛细血管楔压

E. 心脏收缩末期容积

16. 手术室进行稀释式自体输血，采集的血液应在患者床旁、室温下保存，多少时间内输注完毕（ ）

A. 2 小时 B. 4 小时 C. 6 小时 D. 8 小时 E. 10 小时

17. 严重出血、大量输血时，患者输注冷沉淀凝血因子的指征为 Fg（ ）

A.＜0.5g/L B.＜1.0g/L C.＜1.5g/L D.＜2.0g/L E. 2.5g/L

18. 输血后的疗效评估，一般应在输血后何时进行（ ）

A. 12 小时 B. 24 小时 C. 36 小时 D. 48 小时 E. 72 小时

19. 对于心脏手术患儿实施输血，下列说法不正确的是（ ）

A. 术前宜积极治疗 IDA B. 术前宜常规使用 EPO 纠正贫血

C. 体外循环不宜常规预冲 FFP

D. 体外循环结束中和肝素时，鱼精蛋白用量与肝素总用量的比例不宜超过 1∶1

E. 对于接受先心病手术的新生儿，当术后 Hb＜110 g/L，宜给予输注红细胞

20. 患者未出现活动性出血时，60kg 的成年人输入 1U 的悬浮红细胞，可以提高 Hb 约（ ）

A. 3g/L B. 5g/L C. 6 g/L D. 8g/L E. 10g/L

21. APTT 和 PT 延长超过正常值的 1.5 倍时，需要使用（ ）

A. 晶体液 B. FFP C. 胶体液 D. 血小板 E. 红细胞

22. 手术患者既往因多次输血出现发热反应者，最适宜选用（ ）

A. 浓缩红细胞　B. 全血　C. 少浆血　D. 去白细胞悬浮红细胞　E. 冰冻红细胞

23. 关于烧伤患者的治疗策略，下列说法错误的是（　　）

A. 输注全血　B. 烧伤早期复苏抗休克治疗

C. 大面积烧伤患者，PLT＜50×10^9/L 合并出血，手术治疗需要输注血小板

D. 大面积烧伤患者需要输注 FFP　E. 一般烧伤后 24 小时补充白蛋白

24. 关于心血管手术患者的输血，下列说法错误的是（　　）

A. 红细胞输血指征一般为 Hb＜80g/L

B. 危重患者和年龄大于 70 岁者，红细胞输血指征为 Hb＜90g/L

C. 需要使用 FFP 扩充血容量和提高血浆蛋白

D. 当回收洗涤血液大于 2000mL 时，需要输注 FFP

E. 拟行心血管大手术，但 PLT＜50×10^9/L 时需要输注血小板

25. 失血性休克抢救成功的关键因素是（　　）

A. 大量输血　B. 使用止血药物　C. 使用血管活性药物　D. 治疗原发疾病

E. 液体复苏

26. 治疗 DIC 时，输注凝血因子的最佳时机是（　　）

A. 衰竭期　B. DIC 早期　C. 低凝期　D. 高凝期　E. 纤溶期

27. 围术期患儿输血时，如果 1 袋去白细胞悬浮红细胞输注时间已经长达多少时间仍未输注完毕，此时宜停止输注并将该袋血液废弃（　　）

A. 2 小时　B. 4 小时　C. 6 小时　D. 8 小时　E. 10 小时

（三）A2 型（案例摘要型选择题）

1. 女性，32 岁，分娩时产道出血 400mL，BP 100/65mmHg，Hb 93g/L，因身体虚弱家属要求输血来补充营养，此时正确的处理是（　　）

A. 输注全血 400mL　B. 输注悬浮红细胞 2U　C. 输注 FFP 400mL

D. 加强营养，不输血　E. 输注白蛋白制剂

2. 患者，男性，38 岁，严重烧伤入院需要紧急输血，但血型鉴定困难，此时患者应首选的血浆为（　　）

A. AB 型　B. O 型　C. A 型　D. B 型　E. 任何血浆

3. 患者，男性，51 岁，肝硬化，ALb 降低，A/G 比率倒置，凝血功能检测指标正常，临床治疗应首选（　　）

A. 全血　B. FP　C. FFP　D. 冷沉淀凝血因子　E. 白蛋白制品

4. 甲型血友病患者，胃切除术中伤口渗血，应首选（　　）

A. 新鲜全血　B. 冷沉淀凝血因子　C. 浓缩凝血因子Ⅸ替代品　D. 血小板制剂

E. 氨甲苯酸

5. 患者，男性，52 岁，体重 68kg，行直肠癌根治术。术前 WBC 5.0×10^9/L，Hb 142 g/L，RBC 4.8×10^{12}/L，PLT 150×10^9/L，凝血功能正常，肝肾功能正常。术中失血 800mL，该患者应输注（　　）

A. 去白细胞悬浮红细胞　B. 洗涤红细胞　C. 晶体液和胶体液　D. FFP

E. 红细胞和血浆

6. 患者，女性，52 岁，G_4P_1，宫颈癌术后 4 年，双下肢浮肿加重 1 周入院，Hb 55g/L，RBC 2.08×10^{12}/L，TP 46g/L，ALb 10.5g/L，凝血功能正常，该患者应输注（　　）

A. 白蛋白+去白细胞悬浮红细胞　B. FFP+去白细胞悬浮红细胞
C. 冷沉淀凝血因子+去白细胞悬浮红细胞　D. FP+去白细胞悬浮红细胞　E. 全血

7. 患者，男性，41 岁，因“主动脉夹层”入院紧急手术，血压下降，术中出血量 2000mL，下列描述哪项是正确的（　　）
A. 术前开展预存式自体输血　B. 术中进行回收式自体输血
C. 术中不能进行回收式自体输血　D. 术中不能输注自体血+异体血
E. 术中不能输注异体血

8. 患儿，男性，1 岁，因“先天性无肛”入院，术前 PLT 25×10^9/L，此时患儿输注单采血小板的剂量应控制在（　　）
A.＜2 mL/kg　B.＜5 mL/kg　C. 5～10mL/kg　D. 8 mL/kg　E. 10 mL/kg

（四）A3 型（案例组/串型最佳选择题，即“共题干型”）

1. 患者，女性，25 岁，因骨折手术，术中输入 A 型去白细胞悬浮红细胞 100mL 后，出现血压下降，手术野渗血，继续输血后血压下降更低，手术野止血难控制。

第 1 问　结合该患者的临床症状，应首先考虑为（　　）
A. 发热反应　B. 过敏反应　C. 溶血反应　D. 细菌污染反应　E. 急性肺水肿

第 2 问　为进一步诊断与治疗，首选的检查是（　　）
A. 血型鉴定和配血试验　B. 心电图　C. 凝血功能检查　D. 过敏原检测
E. 检测血钾和血钙

第 3 问　在明确诊断后的治疗方案中，应着重考虑（　　）
A. 使用强心药物　B. 使用升压药物　C. 静脉注射糖皮质激素
D. 立即停止输血，抗休克和保护肾脏　E. 静脉注射葡萄糖酸钙

2. 患者，因车祸伤于 4 小时内输血 12000mL，出现神志模糊、皮肤苍白、软弱无力，临床考虑高钾血症。

第 1 问　下列哪项是患者可能出现的心电图表现（　　）
A. QRS 间期缩短　B. T 波高耸　C. PR 间期缩短　D. T 波低平　E. QRS 波增宽

第 2 问　该患者血浆 K^+浓度应超过（　　）
A. 1. 5 mmol/L　B. 2. 5 mmol/L　C. 3. 5 mmol/L　D. 4. 5 mmol/L　E. 5. 5 mmol/L

第 3 问　针对患者病情，临床可采取的措施是（　　）
A. 静脉注射 5%碳酸氢钠　B. 静脉缓慢注射 10%葡糖酸钙　C. 静脉缓慢滴注 10%氯化钠
D. 静脉缓慢滴注氯化镁　E. 使用肌肉松弛药物

第 4 问　下列哪项不是预防高钾血症的措施（　　）
A. 选用较新鲜的血液　B. 避免使用库存期过长的血液制剂　C. 选用洗涤红细胞
D. 血液不正确加温　E. 积极纠正酸中毒

（五）B1 型（配伍选择题，即“共答案型”）

（1～2 题共用备选答案）
A. 5%　B. 10%　C. 15%　D. 20%　E. 30%　F. 40%

1. 成年人一次失血量超过多少自身血容量时，可考虑输血治疗（　　）
2. 成年人一次失血量超过自身血容量的多少，若不输血，生命就会发生危险（　　）

（3～4 题共用备选答案）
A. 500mL　B. 800mL　C. 1000mL　D. 1600mL　E. 2000mL

3.《医疗机构临床用血管理办法》规定，同一患者一天申请备血量少于多少毫升，由具有中级以上专业技术职务任职资格的医师提出申请，上级医师核准签发后，方可备血（　　）

4.《医疗机构临床用血管理办法》规定，同一患者一天申请备血量达到或超过多少毫升，须报医务部门批准，方可备血（　　）

（5～7 题共用备选答案）

A. 晶体液　B. 白蛋白　C. 胶体液　D. FFP　E. 分离冷沉淀凝血因子后的血浆

F. 冷沉淀凝血因子　G. 血小板

5. 失血性休克患者，液体复苏首先补充（　　）

6. 肝硬化腹水患者应补充（　　）

7. 一手术患者，术中监测血栓弹力图（TEG）显示患者 R 值明显延长，需要补充（　　）

（六）X 型（多项选择题）

1. 下列哪些选项是术前纠正贫血的主要措施（　　）

A. 减少血液丢失　B. 增强造血作用　C. 增加氧供　D. 降低氧耗　E. 输注 FFP

2. 下列哪些选项是术中减少失血的主要措施（　　）

A. 使用微创外科技术　B. 使用先进外科设备　C. 使用止血药物及止血材料

D. 使用控制性低血压麻醉技术　E. 使患者维持低体温状态

3. 外科手术中减少失血的一般措施包括（　　）

A. 维持体温在 36℃以下　B. 抬高手术部位和避免手术部位静脉回流受阻

C. 维持正常的 Ca^{2+} 水平　D. 保障组织灌注，避免酸中毒

E. 应用个体化的术中控制性降压技术方案，保障重要组织和器官灌注

4. 关于失血性休克时的病理生理变化，下列说法正确的是（　　）

A. 重要脏器损害　B. 抗利尿激素分泌增加以保留水分　C. 微循环衰竭出现 DIC

D. 微循环痉挛以维持血压在正常范围　E. 儿茶酚胺分泌减少，使糖原和蛋白质分解减少

5. 关于大量输血的描述，正确的是（　　）

A. 24 小时内输血量达到患者自身总血容量以上

B. 3 小时内输血量达到自身总血容量 50%以上　C. 1 小时内输入多于 4 单位红细胞制剂

D. 输注的红细胞超过 20U　E. 输血速度大于 1.5mL/（kg · min）

6. 下列哪些为大量输血后的并发症（　　）

A. 输血相关循环超负荷　B. 出血倾向　C. 枸橼酸中毒　D. 高钾血症

E. 酸碱平衡紊乱

7. 关于大量输血引起的死亡三联症，下列说法正确的是（　　）

A. 体温过低　B. 血压过低　C. 酸碱失衡失调　D. 凝血功能障碍　E. 低血钾

8. 围术期患者需要输注血小板，输注阈值为（　　）

A. PLT＞100×10^9/L，不宜输注　B. PLT＜80×10^9/L，拟实施椎管内神经阻滞时，宜输注

C. PLT＜50×10^9/L，拟实施较大手术或有创操作、急性出血时，宜输注

D. PLT 为（50～100）×10^9/L，伴有大量微血管出血时，宜输注

E. 当患者出血且伴有血小板功能异常时（如 TEG 提示血小板功能低下），输注血小板不受输注阈值的限制

（七）简答题

1. 简述外科输血的基本原则。

2. 简述大量输血的相关并发症。
3. 简述烧伤患者的血小板输注指征。
4. 简述心血管手术患者的血浆输注指征。

（八）案例分析题

[案例 10-1] 烧伤患者的临床输血

患者，男，24 岁，全身多处烧伤入院，实验室检查 Hb 124 g/L，RBC 4.2×10^{12}/L，PLT 340×10^{9}/L，WBC 15×10^{9}/L；PT 48s，APTT 112s，Fg 2.4 g/L。

思考题

（1）该患者应该进行哪些治疗？

（2）该患者如何开展输血治疗？

[案例 10-2] 严重创伤患者的输血治疗

患者，男，48 岁，因“车祸伤致胸腹部及臀部疼痛 2 小时”入院，面色苍白，四肢发凉，体温 36℃，脉搏 100 次/分，呼吸 25 次/分，BP 80/40 mmHg，临床初步诊断为失血性休克、闭合性腹外伤、骨盆骨折，RBC 1.41×10^{12}/L，Hb 45 g/L，PLT 122×10^{9}/L，WBC 13×10^{9}/L；PT 18s，APTT 62s，Fg 1.6 g/L。临床积极完善相关检查，予输血、制酸、补液及抗休克治疗，并急诊手术。

思考题

（1）结合案例阐述严重创伤患者引起失血性休克的病理生理特点。

（2）结合案例说明严重创伤患者的输血策略。

四、答　　案

（一）名词解释

1. 大量输血　是指一次输血量超过患者自身血容量的 1～1.5 倍，输注的红细胞超过 20U，或者 3 小时内输血大于自身一半的血容量，输血速度大于 1.5mL/（kg · min）。
2. 烧伤　是指各种原因导致的局部或大部分组织高温损伤的病理反应，常造成皮肤屏障功能破坏，感染机会增加；血管损伤和代谢功能异常，血容量减少，血浆和全血黏度增加。
3. 创伤　是外界机械力导致机体结构完整性的损伤，这不仅仅指机体受伤出血，也可能出现严重的全身性反应，如休克、低体温、创伤性凝血病、机体酸碱失调、全身性炎症综合征，甚至多器官功能障碍综合征等。

（二）A1 型

1. C　2. D　3. D　4. A　5. C　6. D　7. C　8. A　9. E　10. C　11. C　12. A　13. A　14. B　15. D　16. C　17. C　18. B　19. B　20. B　21. B　22. D　23. A　24. C　25. D　26. C　27. B

（三）A2 型

1. D　2. A　3. E　4. B　5. C　6. A　7. B　8. C

（四）A3 型（不同问题的答案，使用“、”间隔）

1. C、A、D　2. B、E、A、D

（五）B1 型

1. D　2. E　3. B　4. D　5. A　6. B　7. D

（六）X 型

1. ABCD　2. ABCD　3. BCDE　4. ABCD　5. ABCDE　6. ABCDE　7. ACD　8. ABCDE

（七）简答题

1. 简述外科输血的基本原则。

外科输血的基本原则包括：①术前限制不必要的输血，包括术前纠正贫血，纠正凝血功能障碍，以及恢复血容量等。②术中减少失血，包括应用先进的外科技术及设备，如止血药物和材料，应用麻醉技术，以及采用适当的体位和保暖等措施。③围手术期开展自体输血。④严格掌握外科输血指征。

2. 简述大量输血的相关并发症。

大量异体血液成分的输入，在一定程度上维持了血浆容量、纠正了贫血、防止了出血，但也出现因大量快速输血造成的并发症。主要见于：①凝血功能障碍。②枸橼酸盐中毒。③高钾血症。④低钙血症。⑤高氨血症。⑥酸碱平衡失调。⑦ 低体温。

3. 简述烧伤患者的血小板输注指征。

通常情况下，PLT＜20×10^9/L 且发生出血可能危及生命，需要补充血小板治疗；若出、凝血时间正常，无明显出血征象，即使血小板很低也无须预防性输注血小板。

大面积烧伤患者的血小板输血治疗指征：①大面积烧伤的白血病患者，PLT＜20×10^9/L，合并严重感染。②烧伤面积较大且伴随血小板功能异常，需要行大手术治疗者。③PLT＜50×10^9/L 合并出血，需行手术治疗者。④烧伤面积较大合并 DIC 者，PLT＜50×10^9/L，应在抗凝治疗基础上补充足够的血小板。一般成人一次输注 1 治疗量的单采血小板。

4. 简述心血管手术患者的血浆输注指征。

心血管手术患者的血浆输注指征：①出血时，PT 超过正常的 1.5 倍或 INR＞1.6，APTT 超过正常的 2 倍。②大量失血或大量输血后。③回收洗涤血液大于 2000mL。④AT-Ⅲ缺乏引起的肝素耐药者。⑤紧急对抗华法林的抗凝血作用。⑥排除外科活动性出血和肝素残余作用后 PT、APTT 或 TEG 支持的术后出血。FFP 的治疗用量为 10～15mL/kg。不能使用 FFP 扩充血容量和提高血浆蛋白。

（八）案例分析题

[案例 10-1]　烧伤患者的临床输血

（1）该患者应该进行哪些治疗？

一级护理，持续吸氧，心电监护；清洁创面，根据不同位置的创面选择不同的清创治疗；常规开展实验室检查，抗生素抗感染治疗，加强营养、补液，维持水电解质平衡。

（2）该患者如何开展输血治疗？

该患者需要输注 FFP。①结合凝血功能结果，需要输注 FFP 补充凝血因子。②烧伤早期，大量液体复苏治疗可能导致患者凝血因子稀释，出现凝血功能障碍。③需要大剂量抗生素抗感染治疗，第三代头孢菌素的应用可以抑制肠道正常菌群产生维生素 K_1，造成凝血因子生成障碍。因此，烧伤患者需要补充 FFP 或凝血因子以防止出血。

[案例 10-2]　严重创伤患者的输血治疗

（1）结合案例阐述严重创伤患者引起失血性休克的病理生理特点。

案例中的患者因车祸引起闭合性腹外伤、骨盆骨折，大量失血未能及时控制，毛细静脉括约肌收缩，组织缺氧，细胞受损，细胞外 Na^+、Cl^-进入细胞内，造成细胞内液积聚，机体为保持平衡又迫使血管内液外流，心排血量急剧下降，血压降低，组织灌注进一步降低，无氧酵解加速，酸性产物大量积聚形成酸中毒，毛细血管通透性增高，血管内的失液加重，最终导致失血性休克。

（2）结合案例说明严重创伤患者的输血策略。

该患者已经出现了失血性休克的临床症状，面色苍白，四肢发凉，血压 80/40mmHg，而且该患者 Hb 45g/L，需要输血。此类严重创伤患者应采取急救治疗措施，控制出血，进行补液、输血抗休克治疗，最大限度维持生命体征平稳，保证血压、心输出量在安全范围。可以通过以下策略：①在充分扩容抗休克治疗的基础上，使用晶体液、胶体液或者同时紧急输注 2～4U 红细胞，以便快速缓解组织供氧不足。②临床输血的同时，应进一步进行更详细地开展输血前相关指标检查，根据检查结果及患者情况综合分析选择更合适的血液制剂。③根据临床出血、止血情况和有关实验室检查，确定血小板、冷沉淀凝血因子、FFP 或其他凝血因子制品输注的时间和剂量。通常情况下，大量输血患者需要输注 1 治疗剂量以上的单采血小板和若干单位的冷沉淀凝血因子或 FFP。一般要求以患者可以耐受的速度快速输注血小板，在 37℃解冻后以最短时间内输注冷沉淀凝血因子或 FFP。

（黄美容）

第十一章　妇产科输血

一、学 习 目 标

1. 掌握　妇产科输血的治疗原则和妇产科疾病的输血方法。

2. 熟悉　妊娠期血液生理和免疫系统的特点；妇产科疾病的实验室检查；严格掌握输血指征。

3. 了解　妇产科疾病的发病机制、临床症状。

二、重点难点内容

1. 重点内容　宫内输血、妊娠期血液系统疾病输血、产科出血的输血、产科并发 DIC 的输血；妇科成分输血指征和输血注意事项。

2. 难点内容　妊娠期血液系统、免疫系统的主要变化。

三、习　　题

（一）名词解释

1. 宫内输血　2. DIC　3. 妊娠期 IDA　4. 产前筛查　5. 产后出血　6. 先兆子痫
7. 妊娠合并 AA　8. 羊水栓塞

（二）A1 型（单项选择题）

1. 妊娠晚期孕妇血容量平均增加约（　　）
A. 1500mL　B. 1000mL　C. 2000mL　D. 500mL　E. 2500mL

2. 妊娠早期孕妇血清总蛋白降低，白蛋白约降至（　　）
A. 10g/L 左右　B. 25g/L 左右　C. 30g/L 左右　D. 35g/L 左右　E. 45g/L 左右

3. 妊娠 7～8 周血液白细胞开始增高，至 30 周达到高峰，约为（　　）
A.（5～10）$\times10^9$/L　B.（10～15）$\times10^9$/L　C.（15～20）$\times10^9$/L　D.（20～25）$\times10^9$/L
E.（25～30）$\times10^9$/L

4. 判断胎儿贫血程度的最可靠指标是（　　）
A. 羊水　B. 抗体效价　C. 孕妇血常规　D. 胎儿大脑中动脉多普勒
E. 通过 Doppler 问诊检测大脑中动脉血流峰值速度（MCA-PSV）

5. 当胎儿大脑中动脉收缩期血流峰值（MCA-PSV）为多少中位数倍数（MoM）可提示胎儿重度贫血（　　）
A.＞3　B.＞2. 5　C.＞2　D. 1. 8　E.＞1. 5

6. 妊娠贫血的诊断标准是（　　）
A. Hb＜120g/L，Hct＜0.30　B. Hb＜80g/L，Hct＜0.25　C. Hb＜100g/L，Hct＜0.30
D. Hb＜110g/L，Hct＜0.33　E. Hb＜60g/L，Hct＜0.20

7. 妊娠期血小板减少症的诊断依据为（　　）
A. PLT＜100$\times10^9$/L　B. PLT＜90$\times10^9$/L　C. PLT＜80$\times10^9$/L　D. PLT＜50$\times10^9$/L
E. PLT＜30$\times10^9$/L

8. 关于妊娠合并严重 AA 的粒细胞输注，哪项描述不正确的是（　　）
A. 可使用 G-CSF　B. 输注时一定要贯彻“足量”原则　C. 输注宜少量多次
D. 应用抗生素或细胞因子等其他方法治疗无效时　E. 粒细胞计数小于 0.5×10^9/L
9. 妊娠期 IDA，其细胞特征是（　　）
A. 大细胞高色素　B. 正常大小正常色素　C. 小细胞高色素　D. 大细胞低色素
E. 小细胞低色素
10. 关于妊娠期母体血容量变化，下列哪个说法是正确的（　　）
A. 血浆容量和红细胞量均增加　B. 红细胞量不增加　C. 单纯血浆容量增加
D. 血浆容量增加和红细胞减少　E. 单纯红细胞容量增加
11. 产科 DIC 使用肝素进行抗凝治疗主要针对（　　）
A. 胎盘早剥　B. 羊水栓塞　C. 先兆子痫　D. 死胎　E. 重症感染
12. 产科出血是指哪些时期女性生殖器官的出血（　　）
A. 妊娠期、分娩期　B. 妊娠期、产褥期　C. 分娩期、产褥期
D. 妊娠期、分娩期、产褥期　E. 妊娠期
13. 产科出血量大于 80%，下列哪个选项内容是无须输注的（　　）
A. 维生素 A　B. 单采血小板　C. 冷沉淀凝血因子　D. Fg　E. PCC
14. 产后出血最常见的原因是（　　）
A. 子宫收缩乏力　B. 子宫收缩过强　C. 凝血功能障碍　D. 胎盘因素
E. 软产道裂伤
15. 产科出血治疗的关键是（　　）
A. 应用抗生素预防细菌感染　B. 防止 DIC　C. 去除病因　D. 预防羊水栓塞
E. 防止急性肾功能衰竭
16. 关于孕产妇出血的临床描述，下列哪项是不正确的（　　）
A. 出血局限于子宫及邻近区域　B. 一般以急性大量出血多见
C. 去除出血病因，病情大多能迅速好转　D. 孕产妇对出血的耐受性相对较差
E. 出血时极易并发 DIC
17. 估计产科出血量的方法，下列哪项说法是不正确的（　　）
A. 目测法　B. 根据临床表现估算　C. 休克指数法　D. 称重法
E. 放射性同位素 ^{51}Cr 标记的红细胞测定
18. 异位妊娠破裂大出血需急诊手术，可采用（　　）
A. 预存式自身输血　B. 稀释式自身输血　C. 同型异体输血　D. 控制性低血压
E. 回收式自身输血
19. 关于产科出血治疗，下列哪项是不正确的（　　）
A. 首选晶体液，再输注胶体液
B. 失血量达到自身血容量的 30%或 Hb<40g/L 时，不需要输血治疗
C. 产前评估，及时纠正贫血　D. 通常不采用全血输注
E. 根据失血量和 Hb 情况，考虑输注悬浮红细胞
20. 关于妊娠合并 IDA 输注红细胞，下列哪项是不正确的（　　）
A. 避免输全血　B. 避免输血后循环超负荷　C. 尽量输注去白细胞悬浮红细胞
D. Hb 为 80～100g/L 时必须进行输注红细胞　E. 输血可提高红细胞的携氧能力

21. 妊娠合并严重 AA 予以输血疗法，下列哪个不宜选用（　　）
A. TPO　B. 全血　C. 血小板　D. EPO　E. 悬浮红细胞
22. 妊娠合并严重 AA 时，输注血小板的绝对指征是要求 PLT 小于（　　）
A. 10×10^9/L　B. 20×10^9/L　C. 50×10^9/L　D. 60×10^9/L　E. 80×10^9/L
23. 关于妊娠合并严重巨幼红细胞贫血，下列哪项描述是不正确的（　　）
A. 妊娠期缺乏叶酸和维生素 B_{12}　B. 多在妊娠后 3 个月发生或加重　C. 积极治疗原发病
D. 当 Hb＜60g/L，可输注悬浮红细胞　E. 血液输注需要大量、快速
24. 剖宫产手术输注血小板的指征是（　　）
A. PLT＜5×10^9/L　B. 不受 PLT 限制　C. PLT 处于（10～50）$\times10^9$/L
D. PLT 处于（50～100）$\times10^9$/L　E. PLT＜50×10^9/L
25. 孕妇和经产妇中检查出 HLA 抗体的概率是（　　）
A. 5%～20%　B. 90%～100%　C. 30%～40%　D. 70%～80%　E. 50%～60%
26. 同种抗体引起的溶血性输血反应易见于（　　）
A. 男性　B. 新生儿　C. 老年人　D. 年轻女性　E. 有妊娠史的女性
27. 胎儿宫内输血的最佳方法（　　）
A. 胎儿腹膜腔内输血　B. 胎儿脐动脉输血　C. 胎儿动脉输血　D. 胎儿脐静脉输血
E. 胎儿静脉输血
28. 孕产妇大量输入库存血后应补充（　　）
A. 全血　B. 白蛋白　C. 白细胞　D. 电解质　E. FFP
29. 关于妇产科自体输血，以下说法不正确的是（　　）
A. 降低经输血传播疾病的风险　B. 为患者节省费用　C. 减少输血反应
D. 达到一血多用的目的　E. 为稀有血型患者输血提供另一条途径
30. 下列哪种疾病适合输新鲜血浆（　　）
A. 妊娠期合并 PTP　B. 妊娠合并白血病　C. 妊娠期 AA　D. 妊娠合并 IDA
E. 妊娠期急性脂肪肝
31. 孕妇全麻手术时若出现急性 HTR，可能表现出（　　）
A. 手术区出血渗血不止　B. 腹痛　C. 发冷　D. 恶心　E. 头痛

（三）A2 型（案例摘要型选择题）

1. 患者，女，因子宫肌瘤持续出血导致贫血，实验室检查发现其 RBC 3.1×10^{12}/L、Hb 92g/L，临床应采取的治疗措施为（　　）
A. 输注红细胞治疗　B. 输注全血治疗　C. 分析诱因并治疗原发病　D. 直接切除子宫
E. 应用激素治疗
2. 王某，A 型 RhD 阴性，体内有 IgG 型抗 D 抗体，孕 35 周时出现宫缩，B 超显示前置胎盘，准备急诊行剖宫产手术，预计术中出血量大于 800mL，若患者需要紧急输血应首选（　　）
A. O 型 RhD 阳性　B. B 型 RhD 阴性　C. A 型 RhD 阴性　D. AB 型 RhD 阴性
E. A 型 RhD 阳性
3. 患者，女性，25 岁，异位妊娠破裂大出血进行抢救，BP 85/50mmHg，WBC 4.0×10^9/L，Hb 75g/L，PLT 150×10^9/L，肝肾功能无异常。开展洗涤式自体回收输血，回输的血液 Hct 一般应为（　　）
A. 40%～50%　B. 60%～70%　C. 10%～15%　D. 20%～30%　E. 80%～90%
4. 患者，女性，36 岁，妊娠合并 TTP，WBC 6.6×10^9/L、Hb 55g/L、PLT 30×10^9/L。下列哪种血

液制剂不能输注（ ）

A. 悬浮红细胞 B. 去白细胞红细胞 C. FFP D. 新鲜液体血浆 E. 单采血小板

5. 患者，白人，女性，40 岁，G_3P_1，既往有胃溃疡病史，现突然出现呕血黑便等症状，就诊时患者烦躁不安，面色苍白，四肢发凉，BP 80/50mmHg，HR 116 次/分，中心静脉压 0.4kPa。输血前不需要进行下面哪项检查（ ）

A. 意外抗体筛查 B. 意外抗体鉴定 C. ABO 血型 D. 交叉配血试验 E. MNS 血型

6. 孕妇，O 型 RhD 阳性，有孕产史，其配偶为 A 型 RhD 阳性，孕妇围产期 28 周时监测到 IgG 抗 A 抗体效价为 64。下列说法不正确的是（ ）

A. 孕妇需要动态监测 IgG 抗 A 抗体效价 B. 孕妇需要检测 IgG 抗 D 抗体效价

C. 孕妇需要筛查意外抗体 D. 需要结合 B 超监测胎儿发育情况

E. 该案例也可能会发生 Rh-HDN

7. 张某，女，因外伤大量出血入院，BP 60/40mmHg，P 125 次/分，表情淡漠，躁动不安，给予抗休克治疗，输注液体 2000mL，输悬浮红细胞 300mL，输血 5 分钟后出现血压急剧下降，酱油色尿，请问可能发生了什么反应（ ）

A. 过敏反应 B. 溶血反应 C. 循环负荷过重 D. 发热反应 E. 细菌感染

8. 一女性，25 岁，因长期月经失调贫血，Hb 45g/L，宜输注的血液成分是（ ）

A. 悬浮红细胞 B. FFP C. 单采血小板 D. 凝血因子 E. 血浆蛋白

（四）A3 型（案例组/串型最佳选择题，即“共题干型”）

1. 患者，女性，32 岁，因胸闷、气促半天入院。入院前 3 天在当地医院进行“胎盘早剥、死胎作剖宫取胎+子宫次全切除术”，术后大量输血，入院当时中午突然胸闷、气促、不能平卧、咳粉红色泡沫痰，傍晚转入本院，T 37℃，呼吸 22 次/分，HR 91 次/分，BP 150/72mmHg，急性面容，半卧位，全身轻度浮肿，颈静脉无怒张，双肺散在哮鸣音，双下肺少量湿啰音，左侧心界扩大，无杂音。

第 1 问 为明确诊断，患者急需要做的辅助检查不包括（ ）

A. 胸部照片 B. 心电图 C. 肝功能 D. 腹部照片 E. 血常规

第 2 问 根据病情和临床检查，最可能的诊断是（ ）

A. 急性肾功能衰竭 B. 急性左心衰竭 C. 急性肺炎 D. TRALI E. 急性过敏反应

第 3 问 患者复查血常规，发现 PLT 11×10^9/L，伴有黏膜出血点，患者若需要输血治疗应选择（ ）

A. 悬浮红细胞 B. FFP C. 新鲜全血 D. 冷沉淀凝血因子 E. 机采血小板

第 4 问 患者入院当晚进行输血治疗，次日凌晨 2：00 突感胸闷，极度呼吸困难，大汗淋漓，剧烈干咳，烦躁，两肺湿啰音，心律齐。T 37.2℃，HR 132 次/分，血气 PaO_2 42mmHg，$PaCO_2$ 23mmHg，胸片示双肺弥漫性渗出性病变，患者可能因输血发生了（ ）

A. 急性超负荷致左心衰 B. TRALI C. 过敏反应 D. 含铁血黄素沉着症

E. 细菌污染致败血症

第 5 问 患者应采取的主要治疗措施是（ ）

A. 呼吸末正压机械通气 B. 大剂量激素 C. 强心、利尿剂 D. 大剂量抗生素

E. 血管扩张剂

2. 王某，女，23 岁，剖宫产后 9 小时，多处出血伴少尿 10 小时，BP 85/45mmHg，腹部切口渗血，阴道出血量增多，按压宫腔，出血量约为 150mL。实验室检查 PT 24.3s，INR 2.31，APTT 93.7s，Fg 0.80g/L，TT 23.0s，拟诊为“剖宫产术后 DIC”。

第 1 问 为明确诊断，患者还需要开展的检查是（ ）

A. 血流变试验 B. PLT C. 尿常规 D. 心电图 E. 胸部照片

第 2 问 下面哪种基础疾病不会引起 DIC（ ）

A. M3 型白血病 B. 错误输血 C. G^-杆菌败血症 D. 慢性肾炎 E. 先兆子痫

第 3 问 关于 DIC 临床分期的描述，下列哪种说法是不正确的（ ）

A. 晚期 DIC 是消耗性低凝期 B. 中期 DIC 是消耗性低凝期

C. 早期 DIC 是初发性高凝期 D. 晚期 DIC 是继发性纤溶亢进期

E. DIC 分期界限不是很明确

第 4 问 DIC 的最主要特征是（ ）

A. 广泛微血栓形成 B. 凝血因子大量消耗 C. 纤溶过程亢进 D. 凝血功能紊乱

E. 严重出血

第 5 问 不能用于 DIC 治疗的血液制品是（ ）

A. 洗涤红细胞 B. Fg C. 单采粒细胞 D. FFP E. 冷沉淀凝血因子

3. 孕妇，36 岁，血型为 O 型，其配偶为 A 型，孕妇围产期保健过程中需要动态检测血清中的 IgG 抗体。

第 1 问 孕妇需要监测何种抗体的效价（ ）

A. 抗 A B. 抗 B C. 抗 A, B D. 抗 H E. 抗 A 及抗 B

第 2 问 检测该抗体效价需要开始的孕周是（ ）

A. 8 周 B. 12 周 C. 16 周 D. 30 周 E. 36 周

（五）B1 型（配伍选择题，即“共答案型”）

（1～3 题共用备选答案）

A. 20mL B. 40mL C. 50mL D. 100mL E. 120mL

1. 宫内输血时，孕 20～22 周的输血量约为（ ）
2. 宫内输血时，孕 24 周的输血量约为（ ）
3. 宫内输血时，孕 30 周的输血量约为（ ）

（4～6 题共用备选答案）

A. ≥500mL B. ≥800mL C. ≥1000mL D. ≥1500mL E. ≥2000mL

4. 传统定义的产后出血，胎儿娩出 24 小时内，阴道分娩者失血量为（ ）
5. 传统定义的产后出血，剖宫产分娩者失血量一般为（ ）
6. 近年来，欧美等发达国家定义产后出血是分娩 24 小时内失血量（ ）

（7～9 题共用备选答案）

A. 15 周～20^{+6}周 B. 13 周～27^{+6}周 C. 10 周～13^{+6}周 D. 16 周～22^{+6}周

E. 受孕～12^{+6}周

7. 孕早期通常是指（ ）
8. 孕中期通常是指（ ）
9. 孕中期筛查时限通常是指（ ）

（10～15 题共用备选答案）

A. 红细胞输注 B. 血小板输注 C. FFP 输注 D. 冷沉淀凝血因子输注

E. 免疫球蛋白输注

10. 手术或侵入性医学操作前，PLT＜50×10^9/L，需要考虑进行（　　）
11. Hb≤70g/L 且贫血症状较为明显，考虑到术中可能出现大出血或者属于麻醉高风险人群可进行（　　）
12. 临床出血患者，PT 和 APTT 超过正常人的 2 倍时，需要考虑进行（　　）
13. DIC、vWD 及凝血因子ⅩⅢ缺乏，且并发出血，需要考虑进行（　　）
14. 妊娠期合并 AA 接近分娩时，若患者出现眼底、黏膜或胃肠道出血，应及时进行（　　）
15. 妊娠期出血，Hct＜0.25，且有持续性出血情况，应进行（　　）

（六）X 型（多项选择题）

1. 妊娠期常出现明显的血液生理改变，孕妇血液多处于（　　）
   A. 正常状态　B. 高凝状态　C. 高纤溶状态　D. 低凝状态　E. 低纤溶状态
2. 关于孕妇血液的生理变化，下列说法正确的是（　　）
   A. 妊娠足月时母体血浆容量可增加 1000mL 左右　B. WBC 随孕周增加而增高
   C. 妊娠期血液处于高凝状态，特别显著增高的是纤维蛋白、Ⅷ因子
   D. 孕妇血容量增加约 1500mL　E. 产妇对失血耐受性较好
3. 妊娠期孕妇血液会发生生理变化，下列哪些说法是正确的（　　）
   A. Fg 升高后改变红细胞表面负电荷，影响血型鉴定　B. 随着血流量增大出现生理性贫血
   C. 一般情况下，PLT 变化不大　D. 血液可出现生理性高凝状态
   E. 妊娠晚期 PT、APTT 不同程度地延长
4. 为避免胎儿血常规标本采集的危险性，临床上用于综合评估胎儿贫血程度的指标包括（　　）
   A. 孕妇抗体效价测定　B. 孕妇孕中期血常规　C. 胎儿脑动脉多普勒检查
   D. 羊水检查　E. 孕妇孕晚期血常规
5. 关于妊娠高血压，可能出现的情况是（　　）
   A. 动脉压升高及循环血量增加　B. 重症患者可应用血浆置换术治疗
   C. 血液浓缩，Hct 升高　D. 血液呈高凝状态　E. 重症患者易发生 DIC
6. 关于 DIC 的叙述，正确的是（　　）
   A. PLT＜100×10^9/L 或进行性下降是其诊断依据之一
   B. 与组织损伤、血管内皮损伤、血小板损伤及纤溶系统激活等有关
   C. 一旦确诊应立即输注凝血因子与血小板　D. 羊水栓塞、胎盘早剥易诱发 DIC
   E. 以微血栓形成、凝血功能异常及微循环障碍为主要特征
7. 产科 DIC 的发病机制包括（　　）
   A. 胎盘早剥　B. 羊水栓塞　C. 先兆子痫、产科大出血　D. 早产　E. 死胎、重症感染
8. 中医一般认为晚期产后出血的因素是（　　）
   A. 气虚　B. 血瘀　C. 血热　D. 肝火旺盛　E. 体寒
9. 关于妊娠期患者输血治疗原则，下列哪些说法是正确的（　　）
   A. 预防出血是最理想的处理措施
   B. 当失血量达到自身血容量的 30%以及 Hb＜60g/L 时，需要输液扩容和输血治疗
   C. 通常采用全血输注　D. 当失血量小于自身血容量的 15%，无须输注红细胞
   E. 对于流产、异位妊娠等引起的急性失血患者，因血容量减少需要及时恢复血容量
10. 产科大量输血时可致（　　）

A. 心脏负荷加重　B. 凝血异常　C. 枸橼酸中毒　D. 高脂血症　E. 低蛋白血症

11. 胎儿宫内输血的主要途径有（　　）

A. 胎儿脐动脉输血　B. 胎儿动脉输血　C. 胎儿脐静脉输血　D. 胎儿静脉输血

E. 胎儿腹膜腔内输血

（七）简答题

1. 简述妊娠期红细胞输注的原则。
2. 简述宫内输血可能出现的并发症。
3. 简述妊娠期白血病对孕妇和胎儿的影响。
4. 简述产科 DIC 的临床特点。
5. 简述产科急性失血的输血原则。
6. 简述宫内输血的指征。
7. 简述妊娠期合并缺铁性贫血的输血治疗原则。

（八）案例分析题

[案例 11-1]　凶险性前置胎盘患者的输血治疗

陈某，29 岁，既往有剖宫产史，因“停经 34 周，发现胎盘位置异常 5 月，下腹胀痛 1 天”入院。查体：腹部膨隆如孕月大小。实验室检查：Hb 93g/L，PLT 正常，肝肾功能、凝血功能未见异常，体内有高效价 IgG 型抗 M 抗体。MRI 检查：凶险性前置胎盘，胎盘植入。拟行剖宫产术，术中估计出血约 1500mL，需要术前周密安排，妥善备血，以确保手术成功。

1. 临床诊断　凶险性前置胎盘。

2. 思考题

（1）该患者的治疗原则是什么？

（2）简述产科出血的特点及其成分输血的治疗方案。

[案例 11-2]　剖宫产术后 DIC

罗某，29 岁，因“停经 37 周，黄疸、水肿 1 周，自觉胎动减少 1 天”入院。查体：全身皮肤黏膜明显黄染，无明显出血点及瘀斑，腹部膨隆如孕月大小，双下肢水肿。实验室检查：ALb 20.7g/L，TB 91.6μmol/L，DB 59.4μmol/L，TBA 67.2μmol/L，ALT 94.6U/L，AST 159.5U/L，Cr 138.9μmol/L，UA 427.3μmol/L；PT 35.2s，APTT 63.2，Fg＜0.75g/L，LDH 515.0U/L。腹部 B 超：肝实质弥漫性病变，腹腔积液，右肾积水，右侧输尿管上段扩张。临床初步诊断：孕 37 周（单活胎）、妊娠急性脂肪肝。临床剖宫产术后 2 小时，患者阴道流血 1150mL，PLT 40×10^9/L，PT 50s，APTT 100s，FDP 20mg/L，D-二聚体 1.5mg/L，AT-Ⅲ活性 35%，Fg 0.45g/L，3P 试验阳性。外周血涂片可见鳞状上皮细胞、脂肪球等羊水有形物质。

1. 临床诊断　产后 DIC。

2. 思考题

（1）患者术前应采取哪些治疗措施？

（2）产后 DIC 的治疗原则有哪些？

四、答　案

（一）名词解释

1. 宫内输血　将同种异体血液经孕妇腹腔、子宫腔输入胎儿脐静脉或胎儿腹腔内，可用于治疗胎儿免疫性、非免疫性贫血和细小病毒 B19 感染引起的严重贫血，以及水肿、出血性疾病等。

2. DIC 弥散性血管内凝血（disseminated intravascular coagulation），是指在某些致病因子作用下凝血因子和血小板被激活，大量可溶性促凝物质入血，从而引起一个以凝血功能失常为主要特征的病理过程。在微循环中形成大量微血栓，同时大量消耗凝血因子和血小板，继发性纤维蛋白溶解（纤溶）过程加强，导致出血、休克、器官功能障碍和贫血等临床表现。

3. 妊娠期 IDA 孕期 Hb＜100g/L，Hct＜0.3，血清铁蛋白＜16μg/L 即可诊断为妊娠期 IDA。

4. 产前筛查 是指通过简便、经济和较小创伤的检测方法，从孕妇群体中发现某些有先天性缺陷和遗传性疾病胎儿的高风险孕妇，以便进一步明确诊断。

5. 产后出血 传统定义为胎儿娩出 24 小时内，阴道分娩者失血量≥500mL，剖宫产分娩者失血量≥1000mL 为产后出血。

6. 先兆子痫 是指母体对胎盘形成的异常反应，可能是机体小动脉痉挛、子宫胎盘缺血使得胎盘受损，母体对滋养层形成强烈的炎性反应，引发急性和慢性 DIC。

7. 妊娠合并再生障碍性贫血 妊娠合并 AA 系骨髓多能干细胞增殖与分化障碍导致的造血功能衰竭，临床表现为全血细胞减少，易发生贫血、出血和感染。

8. 羊水栓塞 羊水中含有大量胎粪、胎脂等促凝物质，进入血液时可启动外源性凝血系统，引发 DIC。

（二）A1 型

1. A 2. D 3. B 4. E 5. E 6. C 7. A 8. C 9. E 10. A 11. B 12. D 13. A 14. A 15. C 16. D 17. E 18. E 19. B 20. D 21. B 22. B 23. E 24. E 25. A 26. E 27. D 28. E 29. D 30. E 31. A

（三）A2 型

1. C 2. C 3. A 4. E 5. E 6. B 7. B 8. A

（四）A3 型（不同问题的答案，使用“、”间隔）

1. C、D、E、B、A 2. B、D、A、A、C 3. A、C

（五）B1 型

1. A 2. B 3. D 4. A 5. C 6. D 7. E 8. B 9. A 10. B 11. A 12. C 13. D 14. B 15. A

（六）X 型

1. BE 2. ABCDE 3. ABCD 4. ABCD 5. BCDE 6. ABDE 7. ABCE 8. ABC 9. ABDE 10. ABC 11. CE

（七）简答题

1. 简述妊娠期红细胞输注的原则。

妊娠期红细胞输注取决于血液 Hb 和 Hct 水平，还需要综合考虑患者的失血量。

（1）失血量：①失血量小于自身循环血量的 15%，无须输注红细胞，但出血前合并有贫血或严重心肺疾病者除外。②失血量达到自身循环血量的 15%～30%，无须输注红细胞，可给予晶体液和胶体液扩充血容量，但患有贫血、严重心肺疾病及活动性出血者除外。③失血量达到自身循环血量的 30%～40%，可给予红细胞输注，应立即给予晶体液和胶体液纠正低血容量。④失血量超过自身循环血量的 40%，应及时纠正低血容量，立即输注红细胞，合并凝血功能异常者可补充 FFP。

（2）Hb 水平：①Hb＞100g/L 且患者情况稳定，无须输注红细胞。②Hb 为 60～100g/L，根据个体具体情况决定。③Hb≤70g/L 且贫血症状明显，估计术中可能大出血或者属于麻醉高风险人群，可输注红细胞。④Hb＜60g/L 可输注红细胞。

2. 简述宫内输血可能出现的并发症。

宫内输血可对孕妇和胎儿造成不良影响：①孕妇：宫内输血对母体影响较小。穿刺可引起胎盘急性羊膜绒毛膜炎，也可引起胎膜早破、流产、早产、胎盘早剥、感染以及输血针穿刺偏位造成的损伤等。②胎儿：胎儿并发症较多，主要有穿刺引起的血管、心脏损伤，以及因腹腔输血造成腹压过高导致脐静脉血流中断等。

3. 简述妊娠期白血病对孕妇和胎儿的影响。

妊娠期白血病对孕妇和胎儿有很大影响。体现在：①可致孕妇贫血，造成功能正常的粒细胞和血小板减少，使分娩（流产）时和产褥期有出血、感染的可能，甚至出现败血症；白血病孕妇常合并病理性妊娠，如胎盘早剥、妊娠期高血压疾病等。②可致胎儿自然流产、早产、胎死宫内和胎儿生长受限；应用化疗药物后胎儿畸形；若妊娠期长期应用糖皮质激素治疗，可使婴儿肾上腺皮质功能减退。

4. 简述产科 DIC 的临床特点。

（1）病因常较明确，病程短，只要能迅速解除病因，DIC 很快缓解。

（2）起病急骤，变化迅速，病情凶险，羊水栓塞引发的 DIC 死亡率较高。

（3）妊娠期高血压和死胎滞留并发的 DIC，部分表现为慢性 DIC。妊高症和产后出血与 DIC 互为因果，使孕妇病情变得更为复杂。

5. 简述产科急性失血的输血原则。

产科急性失血的输血原则是：①妊娠期血液学的改变导致纤溶系统受到抑制，血栓形成变得容易，用晶体液维持血容量可以预防 DIC。②为防止产妇出现 DIC 意外，首先去除诱因，其次考虑用肝素等阻断凝血。③DIC 早期暂不考虑输注冷沉淀凝血因子或浓缩血小板等血液制剂，以防加速血液的凝集速度。④一旦怀疑可能为 DIC，在等待凝集试验结果的同时立即着手处置，不可拖延。

6. 简述宫内输血的指征。

临床上常根据孕妇血清抗体效价、超声结果和羊水检查，综合评估胎儿贫血的严重程度，作为宫内输血的指征。

（1）抗体效价测定：我国一般把 IgG 抗 A、抗 B 抗体效价界定在 64（经典 IAT 法），抗 D 抗体效价定在 16，作为判断是否可能发生 HDN 的临界点。

（2）胎儿大脑中动脉多普勒检查：孕周 35 周以前，通过非侵入性的超声多普勒检查胎儿大脑中动脉最大收缩期峰值流速，可以准确反映胎儿贫血程度。妊娠 35 周以后可采用羊水检查。

（3）羊水检查：通过羊膜腔穿刺检查羊水中的胆红素，间接判断胎儿的溶血程度。

（4）胎儿血标本检查：若胎儿 Hb＜100g/L 或 Hct＜0.30，可以考虑宫内输注红细胞成分；在妊娠 20～24 周时，经皮脐静脉血液取样，若胎儿 PLT 介于（50～100）$\times 10^9$/L 时，考虑宫内输注血小板，同时母体以 1g/kg 的剂量给予静注人体免疫球蛋白治疗。

7. 简述妊娠期合并缺铁性贫血的输血治疗原则。

Hb＜60g/L 的严重贫血，即将分娩或短期内需要行剖宫产手术者，可选择去白细胞悬浮红细胞输注，对血浆蛋白过敏者可输注洗涤红细胞，也可采取换血疗法。当孕妇有心衰、肺炎或其他严重感染、合并非贫血所致心脏病或剖宫产术合并出血时，应放宽红细胞输注指征，Hb 处于 80～100g/L 可考虑输注红细胞。

（八）案例分析题

[案例 11-1]　凶险性前置胎盘患者的输血治疗

（1）该患者的治疗原则是什么？

患者既往有剖宫产史，体内已产生 IgG 型抗 M 抗体，该抗体有可能进入胎儿体内引起新生儿溶血病。此次妊娠胎盘附着于原子宫切口部位，呈现凶险性前置胎盘，患者术前贫血，术中大出血的可能性很大，所以该患者需要术前备血和改善贫血症状。该患者可以通过扩容、输血和控制出血等方法进行治疗。①控制出血：预防出血是最理想的处理措施。②扩容：当出血量达到或超过自身血容量的 20%，为预防失血性休克，必须扩容治疗。③输血：当失血量达到自身血容量的 30%或 Hb＜40g/L 时，除输液扩容治疗外，需要选用 M 阴性的红细胞开展输血治疗，维持 Hb 在 60～100 g/L，PLT≥50×10^9/L，按需补充 FFP 纠正凝血功能障碍。

（2）简述产科出血的特点及其成分输血的治疗方案。

产科出血是病理性产科常见的并发症。根据其发病阶段和病因的不同，可将产科出血分为早中孕期、产前、产后出血，其中产后出血最常见。产科出血与妊娠相关，不同诱因在不同妊娠阶段均可导致出血。

1）产科出血的特点：产科出血除具有与外科出血类似的机体应激反应外，还具备不同妊娠期生殖道损伤出血的特点：①早孕期间先兆流产的阴道少量出血，胎儿娩出后软产道裂伤出血，宫缩乏力的间断性出血，胎盘因素导致的产道出血，凝血功能异常的持续性出血。②孕期血液生理学改变导致血容量增多、血液稀释、血液高凝，以及孕期胎盘分泌较多的类皮质激素，使孕妇对失血的耐受性增强，少量、隐匿、间断性出血。③妊娠期出血一般不被重视，一旦出现临床症状时可能已达到中重度休克标准，很容易诱发 DIC、感染、肾衰和过敏反应，甚至导致孕产妇死亡。因此，孕妇及时有效祛除病因，控制出血尤为关键。

2）产科出血成分输血的治疗方案：通常不采用全血输注。①红细胞输注：Hct＜0.25，且有持续性出现情况时，立即补充红细胞治疗。未知血型时，优先使用 O 型红细胞，但 Rh 阴性的育龄女性慎用 Rh 阳性血液；紧急救治时必须在 30 分钟内进行输注。②血小板输注：维持 PLT≥50×10^9/L，若患者出现血浆 FDP 增加、诱发 DIC 时需要维持 PLT≥75×10^9/L。RhD 阴性育龄女性若在紧急救治时输注了 RhD 阳性的血小板，需要同时静脉注射 75μg 的 RhIG，进行预防性治疗。③FFP 输注：当 PT、APTT 超过正常值的 1.5 倍时，需要补充 FFP。④既往无凝血功能障碍的大出血患者，可补充 rFⅦa 进行止血治疗。

[案例 11-2]　剖宫产术后 DIC

妊娠急性脂肪肝患者多发生孕中晚期，常伴有严重凝血功能障碍，危及母胎生命。孕妇若出现凝血功能紊乱时应合理输注血液制品，纠正凝血功能同时及时终止妊娠。另外，DIC 发病过程分为三个时期：高凝期、消耗性低凝期、继发性纤溶亢进期。一般在急性 DIC 的高凝期即可应用抗凝血药物肝素合并潘生丁；在消耗性低凝期则在使用肝素的同时补充凝血因子；在继发性纤溶亢进期，则应在肝素治疗的基础上加用抗纤溶药物，然后输血或补充凝血因子。同时要尽快去除引起 DIC 的病因，单用抗凝药往往会导致凝血-纤溶失衡，尤其在 DIC 后期要慎用或不用。

（1）患者术前应采取哪些治疗措施？

该患者存在着明显的凝血功能异常，PT、APTT 延长，Fg 降低，患者应先改善凝血功能，可以通过输注冷沉淀凝血因子、FFP 迅速改善凝血功能，同时尽快终止妊娠。

（2）产后 DIC 的治疗原则有哪些？

产后 DIC 的治疗原则：①病因治疗：去除病因，积极治疗原发病。若发生死胎，应立即清除。胎盘早剥者，迅速终止妊娠。宫内感染者，大剂量抗生素控制感染。②抗凝治疗：肝素是抗凝治疗的主要药物，它能阻断凝血因子的进一步消耗，防止微血栓形成，但对于已形成的血栓无效果。羊水栓塞引起的 DIC 血凝期较长，在增加血容量的情况下，尽早应用肝素治疗。其他原因引起的 DIC 不主张肝素治疗。③输血治疗：由于 DIC 消耗大量凝血因子和血小板，补充血小板、FFP 和冷沉淀凝血因子是治疗消耗性凝血功能障碍的主要措施。

（化瑞芳）

第十二章 儿科输血

一、学习目标

1. 掌握 新生儿溶血病的发病机制、相关实验室检查、换血策略。

2. 熟悉 儿科疾病的输血治疗原则和方法；新生儿溶血病的临床表现。

3. 了解 新生儿溶血病的常规治疗方法。

二、重点难点内容

1. 重点内容 新生儿溶血病发病机制、实验室检查、换血治疗原则和方法。

2. 难点内容 儿科疾病的输血治疗原则和方法。

三、习 题

（一）名词解释

1. HDN 2. NAIT 3. 换血疗法

（二）A1 型（单项选择题）

1. 小儿血液系统的特点是（ ）

A. 新生儿常常 Hb＜110g/L，此为生理性贫血 B. 易受感染或营养缺乏等因素影响

C. 婴儿期 WBC 增高，以中性粒细胞为主 D. 易出现髓外造血，故造血功能稳定

E. 不同年龄组的血细胞组分基本相同

2. 儿童发育过程中会出现淋巴细胞与中性粒细胞数量相当，在曲线上出现第二次交叉的年龄段为（ ）

A. 1～2 岁 B. 2～3 岁 C. 4～6 岁 D. 7～8 岁 E. 9～10 岁

3. 新生儿产前失血的主要病因是（ ）

A. 脐带畸形 B. 经胎盘失血 C. 脐部出血 D. 胃肠道出血 E. 内出血

4. 宫内感染时，胎儿血液中含量升高的抗体是（ ）

A. IgA B. IgG C. IgM D. IgD E. IgE

5. 能通过胎盘屏障、防止新生儿感染的免疫球蛋白是（ ）

A. IgA B. IgG C. IgM D. IgE E. IgD

6. 新生儿贫血的诊断标准是血清 Hb 小于（ ）

A. 125g/L B. 135g/L C. 145g/L D. 155g/L E. 165g/L

7. 根据英国新生儿输血指南，出生体重极轻的慢性肺部疾病新生儿出生 2 周后 Hct 应维持在（ ）

A. 0.35～0.40 B.＞0.40 C. 0.30～0.35 D. 0.40～0.45 E.＞0.35

8. 为避免 HDN，孕妇围产期保健需要动态监测哪种抗体的效价（ ）

A. IgG2 B. IgG4 C. IgG D. IgA E. IgM

9. 在新生儿红细胞表面，下列哪种抗原表达强弱与成人一样（ ）

A. A 抗原　B. B 抗原　C. I 抗原　D. D 抗原　E. P1 抗原

10. 引起母胎免疫耐受，有助于胎儿正常发育的 HLA 抗原是（　　）

A. HLA-DP　B. HLA-G　C. HLA-B　D. HLA-E　E. HLA-F

11. 新生儿失血后产生心血管反应，此时失血量至少已达到总血量的（　　）

A. 10%　B. 15%　C. 20%　D. 25%　E. 30%

12. 为预防 HDN，婴儿出生时可采用肌注（　　）

A. 维生素 A　B. 维生素 B　C. 维生素 C　D. 维生素 K　E. 维生素 E

13. 容易引起 NAIT 中的血小板抗原类型是（　　）

A. HPA-1a　B. HPA-2a　C. HPA-3a　D. HPA-1b　E. HPA-2b

14. HDN 的临床表现轻重与缓急取决于（　　）

A. 抗原性强弱　B. 个体免疫反应　C. 胎儿代偿能力　D. 产前干预措施

E. 以上均是

15. 新生儿黄疸指出生多长时间内出现的黄疸（　　）

A. 1 周内　B. 2 周内　C. 3 周内　D. 4 周内　E. 30 天内

16. 符合溶血性黄疸的实验室指征是（　　）

A. 间接胆红素增加为主，尿胆原减少，无尿胆红素

B. 间接胆红素增加为主，尿胆原增加，无尿胆红素

C. 间接胆红素增加为主，尿胆原减少，尿胆红素阳性

D. 直接胆红素增加为主，尿胆原减少，尿胆红素阳性

E. 直接、间接胆红素均增加，尿胆原增加，尿胆红素阳性

17. 中国 HDN 最常见的类型是（　　）

A. RhD 血型不合　B. Rh 血型不合　C. Kell 血型不合　D. MNS 血型不合

E. ABO 血型不合

18. ABO-HDN 主要见于母亲血型为（　　）

A. A 型　B. B 型　C. O 型　D. AB 型　E. 孟买型

19. 关于 HDN 患儿的临床症状，下列哪个说法是正确的（　　）

A. ABO-HDN 的临床症状较重　B. Rh-HDN 的临床症状较轻

C. ABO 合并 Rh 溶血，可减轻 Rh 溶血的程度　D. Rh-HDN 的黄疸程度类似生理性黄疸

E. ABO-HDN 的临床症状较轻，无须光照治疗

20. 下列哪种抗原诱导引起的 Rh-HDN 最严重（　　）

A. Rhc　B. RhC　C. RhD　D. Rhe　E. RhE

21. 恶性肿瘤患儿输血前血型鉴定，需要注意的是（　　）

A. ABO 抗原增强　B. 抗 A 和抗 B 抗体增强　C. ABO 抗原减弱或消失

D. RhD 抗原增强　E. RhD 抗体增强

22. 倘若母亲出生前已被致敏，在其生育第一胎时也可出现 Rh-HDN，被称为（　　）

A. 母亲学说　B. 祖母学说　C. 外祖母学说　D. 外祖父学说　E. 父亲学说

23. 出生一周内新生儿第一次输血行交叉配血试验时，可以采用（　　）

A. 新生儿红细胞与母亲血清　B. 新生儿血清与母亲红细胞　C. 新生儿红细胞与血清

D. 母亲红细胞与血清　E. 以上都不正确

24. ABO-HDN 实验室检查主要采用的放散试验方法是（　　）

A. 冷放散　B. 热放散　C. 乙醇放散　D. 酸放散　E. 乙醚放散

25. 下列哪项试验阳性，有助于证实婴儿患有 HDN（　　）

A. 吸收试验　B. 中和试验　C. 游离抗原检查　D. Hb 检测　E. DAT

26. Rh-HDN 的 DAT 结果一般会出现（　　）

A.＞“1+”　B. 阴性或“±”　C. ≥“2+”　D.＞“4+”　E. 混合凝集现象

27. 光照治疗使用的光线为（　　）

A. 红光　B. 蓝光　C. 黄光　D. 白光　E. 紫光

28. HDN 治疗时使用清蛋白的目的是（　　）

A. 补充婴儿清蛋白　B. 补充血容量　C. 结合游离 Hb　D. 结合游离胆红素
E. 保护红细胞

29. HDN 合并胆红素脑病患儿治疗应首选（　　）

A. 输注清蛋白　B. 换血疗法　C. 光照疗法　D. 液体疗法　E. 血浆置换

30. HDN 拟行换血治疗，主治医师申请，上级医师审核，哪些人签字同意后方可实施（　　）

A. 院长　B. 分管副院长　C. 科主任　D. 医务科长　E. 患儿父母或监护人

31. 下列哪项为患儿输注红细胞的指征（　　）

A. AA 患儿，Hb 95g/L　B. 海洋性贫血患儿，Hb 110g/L
C. 急性 AIHA 且出现严重贫血症状　D. 出生 2 个月的婴儿，Hb 105g/L
E. 血流动力学稳定的脓毒症休克患儿 Hb 80g/L

32. 关于新生儿溶血病（HDN），下列哪项描述是正确的（　　）

A. ABO-HDN 的临床症状轻于 Rh-HDN　B. HDN 患儿的 TB 超过 171μmol/L
C. RhD-HDN 最为常见　D. ABO-HDN 最常见，最严重，临床进展快
E. 中国抗 K 抗体易引起 HDN

33. ABO-HDN 的换血治疗方法，首选（　　）

A. 患儿同型全血　B. 母亲同型全血　C. O 型全血　D. O 型洗涤红细胞+AB 型血浆
E. AB 型红细胞+O 型血浆

34. 假如新生儿血型为 AB 型 RhD 阳性，母体为 A 型 RhD 阴性，新生儿出现了 HDN，输注红细胞时宜选择（　　）

A. O 型洗涤红细胞　B. AB 型洗涤红细胞　C. O 型 RhD 阴性洗涤红细胞
D. AB 型 RhD 阴性洗涤红细胞　E. A 型洗涤红细胞

35. RhD-HDN 行宫内输血治疗，优先选择的血液制剂是（　　）

A. 与患儿同型的去白细胞辐照红细胞　B. 与母亲同型的去白细胞悬浮红细胞
C. O 型 RhD 阴性的去白细胞悬浮红细胞　D. O 型 RhD 阴性的去白细胞辐照红细胞
E. O 型 RhD 阳性的去白细胞辐照红细胞

36. 新生儿换血治疗，换血量为（　　）

A. 70～100mL/kg　B. 110～130mL/kg　C. 150～180mL/kg　D. 200～220mL/kg
E. 230～250mL/kg

37. 新生儿换血量一般为新生儿血容量的（　　）

A. 1 倍　B. 2 倍　C. 3 倍　D. 4 倍　E. 5 倍

38. 新生儿换血时，每换多少血液必须检测静脉压（　　）

A. 100mL　B. 200mL　C. 300mL　D. 400mL　E. 500mL

39. HDN 患儿，体重 3.0kg，欲行换血治疗，至少准备多少毫升血液制剂（　　）

A. 510mL　B. 550mL　C. 600mL　D. 700mL　E. 800mL

40. 关于新生儿输血，下列说法错误的是（　　）

A. 输血时应特别注意血液温度不宜过低　B. 输血速度不宜过快　C. 应严格控制输血量
D. 输血不会感染 CMV　E. 新生儿输血应注意预防 TA-GVHD

41. 新生儿短期大量输血，是指每公斤体重输血量大于（　　）

A. 2mL　B. 4mL　C. 6mL　D. 10mL　E. 25mL

42. 小儿输注红细胞 10～15mL/kg，一般可提高 Hb（　　）

A. 5～10g/L　B. 10～15g/L　C. 15～20g/L　D. 20～30g/L　E. 30～40g/L

43. 化疗引起的儿童骨髓抑制，血小板输注的指征是 PLT 小于（　　）

A.（10～20）$\times 10^9$/L　B.（31～35）$\times 10^9$/L　C.（5～10）$\times 10^9$/L　D.（26～30）$\times 10^9$/L
E.（21～25）$\times 10^9$/L

44. AA 患儿准备行 HSCT，一般需要输注（　　）

A. 辐照红细胞　B. 冰冻红细胞　C. 洗涤红细胞　D. 年轻红细胞
E. 去白细胞红细胞

45. 新生儿出血需要输注 FFP，剂量应控制在（　　）

A. 10～15mL · kg/次　B. 25～30mL · kg/次　C. 6～8mL · kg/次　D. 16～18mL · kg/次
E. 20～22mL · kg/次

46. 以下体何种病情时，宜使用洗涤红细胞（　　）

A. 对血浆成分过敏　B. IgA 缺乏　C. 新生儿换血
D. 接受者和捐献者 ABO 血型不相容 HSCT 的血型转换期　E. 以上均对

47. 重型地中海贫血患儿，输血首选输注（　　）

A. 全血　B. 年轻红细胞　C. 冰冻红细胞　D. 悬浮红细胞　E. 洗涤红细胞

（三）A2 型（案例摘要型选择题）

1. 患儿，3 岁，发热，排酱油色尿 1 天入院，实验室检查血型为 B 型、RhD 阳性，红细胞形态正常、Hb 50g/L、Ret 5%、高铁血红蛋白还原率 40%、变性珠蛋白小体生成试验阳性，氢化物抗坏血酸试验阳性、DAT 阴性、酸溶血试验阴性，其外婆有蚕豆病，临床诊断为（　　）

A. PNH　B. 遗传性球形红细胞增多症　C. G-6-PD 酶缺乏溶血性贫血　D. AIHA
E. 地中海贫血

2. 孕妇，35 岁，G_4P_3，受孕 15 周，自述第一胎为女孩，现 8 岁，夭折 2 胎，现为第 4 胎，产前 HDN 预测时夫妻首先鉴定的血型是（　　）

A. Lewis 与 P 血型　B. Duffy 与 Diego 血型　C. P1PK 与 LW 血型　D. ABO 与 RhD 血型
E. Kell 与 I 血型

3. 一孕妇，第一次受孕，现孕期 24 周，到输血科进行优生优育产前检查为 O 型、Rh 阳性，其丈夫血型为 A 型。输血科应该做的检查是（　　）

A. 丈夫血清 IgG 抗 A 抗体效价　B. 孕妇血清 IgM 抗 A 抗体效价
C. 孕妇血清 IgG 抗 A 抗体效价　D. 孕妇血清 IgG 抗 B 抗体效价
E. 丈夫血清 IgM 抗 B 抗体效价

4. 一孕妇，为 O 型 RhD 阳性，其丈夫为 A 型 RhD 阳性，孕妇产前检查 IgG 抗 A 抗体效价为 64，

抗体筛查为阴性。下列描述不正确的是（ ）

A. 若胎儿血型为 A 型时，有发生 ABO-HDN 的可能性

B. 若孕妇无孕产史，不会发生 ABO-HDN C. 孕妇 IgG 抗 A 抗体效价＞64，有临床意义

D. 若无 Rh 血型抗体产生，不会发生 Rh-HDN E. 母亲抗体的亚型与 HDN 严重性密切相关

5. 患儿，男，6 天，创伤后大量失血，实验室检查 RBC 1.0×10^{12}/L，Hb 20g/L，PLT 6×10^{9}/L，临床表现心悸、呼吸困难，疑为大量失血导致心血管反应，该患儿失血量已达到总血量的（ ）

A. 10% B. 20% C. 25% D. 30% E. 50%

6. 足月顺产女婴，出生后 12 小时发现皮肤黄染，食欲不佳。实验室检查：血清胆红素 286μmol/L，母亲为 O 型，女婴为 A 型，该患儿最有可能是（ ）

A. 生理性黄疸 B. 新生儿败血症 C. 新生儿肝炎 D. ABO-HDN E. Rh-HDN

7. 患者，男，12 岁，因皮肤大面积烫伤入院，WBC 3.6×10^{9}/L，Hb 115g/L，PLT 110×10^{9}/L，血型为 A 型，患者应输注的血液制剂为（ ）

A. A 型红细胞 B. O 型红细胞 C. O 型血浆 D. A 型血浆 E. B 型血浆

8. 患儿，男，出生 1 天，足月顺产，2.6kg，胆红素 422μmol/L，诊断为 HDN，拟行换血治疗，需要准备血液（ ）

A. 110mL B. 165mL C. 221mL D. 275mL E. 442mL

9. 某患儿体重 4.0kg，轻度营养不良，无心衰，Hb 70g/L，将 Hb 水平提高到 90g/L，需要输注红细胞量为（ ）

A. 18mL B. 22mL C. 24mL D. 40mL E. 50mL

10. 急性白血病患儿，女，10 岁，既往化疗期间多次输注 ABO 同型的机采血小板。本次输注血小板后，血小板达 80×10^{9}/L，病情稳定，但 7 天后患儿突然寒战、高热、全身皮肤黏膜出血点，穿刺处大块瘀斑，PLT 1.8×10^{9}/L。下列哪种抗体可能参与了不良反应（ ）

A. HPA 抗体 B. 抗 D C. 抗 H D. 抗 I E. 抗 E

11. 反复自然流产的女性，采用注射配偶淋巴细胞主动免疫的治疗方法，产生了封闭抗体，实现成功妊娠，该抗体为（ ）

A. 特异性 IgG 抗体 B. 非特异性 IgG 抗体 C. 特异性 IgM 抗体

D. 非特异性 IgM 抗体 E. 特异性 IgA 抗体

（四）A3 型（案例组/串型最佳选择题，即“共题干型”）

1. 男性患儿，出生后 2 天有贫血、轻度水肿、黄疸症状，血清胆红素 350μmol/L。血型鉴定发现患儿为 A 型 Rh 阳性，母亲为 O 型 Rh 阳性。

第 1 问 结合病史和实验室检查，患儿应考虑为哪种疾病（ ）

A. 肝细胞性黄疸 B. 贫血 C. 新生儿败血症 D. 阻塞性黄疸 E. 溶血性黄疸

第 2 问 若患儿开展实验室检查，诊断的依据是（ ）

A. 抗体筛查试验 B. DAT C. 抗体鉴定试验 D. 放散试验

E. 唾液血型物质检测试验

第 3 问 若患儿进行换血治疗，可以选择的血液成分为（ ）

A. O 型全血 B. A 型全血 C. O 型洗涤红细胞+AB 型血浆 D. AB 型红细胞+O 型血浆

E. A 型红细胞+AB 型血浆

2. 足月新生儿，男，第 2 胎产，出生时体重 2.8kg，日龄 4 天，出现黄疸 3 天，病情逐渐加重，嗜

睡拒奶 1 天，查体皮肤黄染，反应差，心率 140 次/分，两肺无异常，腹软，肝肋下 3cm。

第 1 问 关于 HDN 的叙述，错误的选项是（ ）

A. 发病是由于母胎血型不合　B. 母亲血液中存在 IgM 抗体
C. 胎儿红细胞被母亲血浆中相应的血型抗体致敏　D. 母亲常为 O 型或 RhD 阴性
E. 为同种免疫性溶血

第 2 问 应用清蛋白治疗 HDN 的目的是（ ）

A. 补充婴儿清蛋白　B. 补充血容量，防止急性肾衰　C. 结合游离血红蛋白
D. 结合游离胆红素　E. 保护红细胞，防止病情加重

第 3 问 ABO-HDN 换血应首选（ ）

A. 与患儿同型的全血　B. O 型全血　C. 与母亲同型的全血
D. O 型洗涤红细胞加 AB 型血浆　E. AB 型红细胞悬液加 O 型血浆

（五）B1 型（配伍选择题，即“共答案型”）

（1～3 题共用备选答案）

A. 母亲 O 型 RhD 阳性，新生儿 A 型 RhD 阳性
B. 母亲 A 型 RhD 阳性，新生儿 B 型 RhD 阴性
C. 母亲 A 型 RhD 阴性，新生儿 B 型 RhD 阳性
D. 母亲 B 型 RhD 阳性，新生儿 O 型 RhD 阳性
E. 母亲 A 型 RhD 阳性，新生儿 AB 型 RhD 阴性

1. ABO-HDN 多发生于（ ）
2. RhD-HDN 多发生于（ ）
3. 可以排除 ABO-HDN 的是（ ）

（4～6 题共用备选答案）

A. DAT　B. 游离试验　C. 放散试验　D. 吸收试验　E. 交叉配血试验

4. 检测新生儿血浆中是否有血型抗体的试验（ ）
5. 检测新生儿红细胞是否被抗体致敏的试验（ ）
6. HDN 血清学检测中最关键的试验是（ ）

（六）X 型（多项选择题）

1. 关于新生儿出血病的病因，包括（ ）

A. 胎儿肝内维生素 K 储存量低　B. 新生儿肠道维生素 K 的合成少
C. 非母乳喂养　D. 维生素 K 通过胎盘量较少　E. 先天性肝胆疾病

2. 孕妇围产期，需要开展的检查有（ ）

A. 夫妇检查 ABO 血型　B. 夫妇检查 Rh 血型　C. B 超检查胎儿发育情况
D. 孕妇意外抗体检测及抗体效价测定　E. 唾液血型物质检测

3. 孕妇围产期 IgG 抗体效价过高，可能对胎儿造成危害，可采取的治疗措施（ ）

A. 采用中药治疗，降低抗体效价　B. 采用血浆置换　C. 使用激素治疗
D. 使用抗生素治疗　E. 宫内输血

4. RhD 阴性产妇，分娩前后需要采取的检查和防范措施是（ ）

A. 妊娠 28～32 周时意外抗体筛查阴性者，孕妇静脉注射 RhD 免疫球蛋白
B. 分娩后 3 天内意外抗体筛查阴性者，产妇静脉注射 RhD 免疫球蛋白

C. 新生儿及时补充白蛋白，用以清除其血清直接胆红素
D. 检测母体血清 IgG 抗体的效价，高效价时可给予血浆置换处理
E. 检查新生儿 RhD 血型

5. 足月儿病理性黄疸的临床特征是（　　）
A. 黄疸持续时间超过 2 周　B. 血清总胆红素＞255μmol/L
C. 伴有贫血或大便颜色变淡　D. 多数于出生 48h 后出现黄疸
E. 黄疸进展快，每天血液总胆红素增加＞85μmol/L

6. HDN 可能出现的临床症状有（　　）
A. 贫血　B. 核黄疸　C. 肝脾肿大　D. 水肿　E. 精神萎靡、嗜睡

7. 新生儿或儿童若发生了严重溶血反应，可导致的危险后果是（　　）
A. 休克　B. DIC　C. 急性肾功能衰竭　D. 低血压　E. 高血压

8. 新生儿若 DAT＞“2+”，需要采用的放散方法是（　　）
A. 冷放散　B. 热放散　C. 乙醇放散　D. 酸放散　E. 乙醚放散

9. HDN 需要开展的实验室检查项目是（　　）
A. ABO、Rh 血型检测　B. 胆红素检测　C. DAT　D. IAT　E. 放散试验

10. 诱发 HDN 的抗体可以为（　　）
A. 同种抗体　B. 意外抗体　C. 自身抗体　D. 规则抗体　E. 免疫性抗体

11. 下列哪些婚配情况可以发生 ABO-HDN（　　）
A. A 型女性与 O 型男性　B. A 型女性与 B 型男性　C. O 型女性与 B 型男性
D. O 型女性与 A 型男性　E. O 型女性与 AB 型男性

12. 地中海贫血患儿的高通量输血方案是（　　）
A. 应维持患儿 Hb 150g/L 以上
B. 可以防止地中海贫血面容和病理性骨改变
C. 确诊后应尽早实施　D. 缓解患儿严重的贫血症状
E. 当短期内反复输血使 Hb 达到预期目标后，可适当延长输血间隔

13. 极低体重新生儿贫血的输血指征有（　　）
A. 出生时严重贫血　B. 一次性出血量＜5%总血容量　C. 出生时低血容量休克
D. 临床上出现明显的贫血症状　E. 动脉导管未闭患儿

14. 新生儿换血疗法的适应证（　　）
A. 脐血胆红素＞59. 84μmol/L　B. 有早期胆红素脑病症状者
C. 患儿母亲产前筛查时血型 IgG 抗体效价高
D. 患儿出生时有贫血、水肿、肝脾大，脐血 Hb＜120g/L
E. 出生后胆红素＞307. 8μmol/L，早产儿胆红素＞273. 6μmol/L

15. 以下哪些符合患儿红细胞输注的指征（　　）
A. 急性失血达自身血量的 30%　B. 地中海贫血患儿 Hb 68g/L
C. 新生儿 Hb 100g/L　D. 慢性贫血患儿 Hb 56g/L，有缺氧症状
E. 6 个月婴儿，Hb 105g/L

16. HDN 的换血治疗指征有（　　）
A. 贫血伴充血性心力衰竭　B. 血清总胆红素＞242μmol/L
C. 前一胎为严重 HDN 者

D. 新生儿出生时 Hb＜120g/L，伴水肿、肝脾肿大

E. 新生儿出现嗜睡、吸吮反射减弱等早期胆红素脑病症状

17. 关于 HDFN，以下说法错误的是（　　）

A. 宫内输血应与胎儿血液交叉配血相合　　B. 多见于母胎 Rh 血型不合

C. 胎儿腹腔内输血较胎儿脐带输血好　　D. 条件允许应选择辐照红细胞输注

E. 母体受胎儿红细胞免疫产生了 IgM 抗体

18. 关于 HDN 换血疗法，正确的说法是（　　）

A. ABO-HDN，应选用 AB 血浆与 O 型悬浮红细胞混合后的血液

B. RhC-HDN，应选用 ABO 同型（或 O 型）、RhD 阳性全血

C. 常用置换血量为 85mL/kg　　D. 每次抽出和注入的血量为 10～20mL

E. 换血速度要均匀，每分钟 10mL

19. 关于 Rh-HDN，说法正确的是（　　）

A. 孕妇体内存在 IgG 类 Rh 抗体，同时胎儿红细胞又存在相应的 Rh 抗原，则胎儿几乎都会出现 HDN

B. 母体内 IgG 类 Rh 抗体浓度与 HDN 严重程度密切相关

C. Rh-HDN 的临床症状重于 ABO-HDN　　D. RhC 抗原的抗原性强于 A、B 抗原

E. Rh 血型不合同时伴有 ABO 血型不合时，对 Rh 血型不合溶血的发生有一定保护作用

20. RhE-HDN 的患儿，血型为 A 型 CCDEe，其母亲为 O 型 Ccdee，红细胞输注的适宜选择（　　）

A. O 型 Ccdee 的红细胞　　B. A 型 CCDEe 的红细胞　　C. A 型 Ccdee 的红细胞

D. O 型 CCdee 的红细胞　　E. O 型 CCDEe 的红细胞

21. 贫血性心力衰竭的新生儿，输血时应注意（　　）

A. 适当吸氧　　B. 新生儿 Hb＜50g/L 时，需要输血

C. 输血过程中给小量速效毛地黄制剂　　D. 尽量选用携氧能力强的年轻红细胞

E. 为防止输血增加心脏负担，可在小量（5mL/kg）慢速输注浓缩红细胞的同时或之前 15 分钟注射足量快速利尿剂

22. 关于 HDN 患儿换血的目的，下列说法正确的是（　　）

A. 防止核黄疸　　B. 纠正贫血　　C. 降低胆红素产生的速度和量

D. 减少体内不相容性抗体　　E. 预防出血

（七）简答题

1. 简述新生儿溶血病的发病机制。
2. 简述新生儿溶血病的临床表现。
3. 简述新生儿溶血病换血疗法的作用。

（八）案例分析题

[案例 12-1]　RhE-HDN

某女，40 岁，停经 7 个月，B 超提示胎儿异常。孕妇既往 G_5P_0，三次人工流产，无输血史，本次入院心肺无异常，腹部膨隆如孕月，下肢水肿，B 超提示宫内妊娠 27 周左右，胎儿心包腔、胸腔、腹膜腔少量积液，患者贫血貌，Hb 80g/L，PLT 40×10^9/L，血型检查为 A 型 CCDee，抗体筛查发现孕妇血清中有 IgG 抗 E 抗体，怀疑胎儿发生了溶血。次日，再次检查发生胎儿宫内死亡，娩出死胎，人工剥离胎盘，出血约 500mL，产妇同型输注悬浮红细胞 2U、1 治疗量的血小板，生命体

征平稳，身体恢复后出院。

1. 临床诊断　新生儿溶血病。

2. 思考题

（1）意外抗体产生后会影响交叉配血，应如何处理？

（2）ABO-HDN 与 Rh-HDN 有何不同？

[案例 12-2]　RhE-HDN 合并 ABO-HDN

患儿，男，出生时体重 2.1kg，全身皮肤紫绀无哭声，有四肢活动及睁眼动作，半小时后出现哭声。母亲 B 型 RhD 阳性，既往有输血史，第 1 次妊娠 5 个月时出现死胎而引产；父亲 A 型 RhD 阳性。患儿出生后 6 小时检查血型为 A 型 RhD 阳性，WBC 8.7×10^9/L，RBC 2.71×10^{12}/L，Hb 118g/L，PLT 115×10^9/L，TB 287.2μmol/L。临床怀疑为新生儿溶血病，需进一步进行实验室检查，要求备血。

1. 实验室检查

（1）血型鉴定和 DAT：患儿为 A 型 RhD 阳性，DAT 结果呈强阳性（红细胞上致敏有 IgG 抗体），结果见案例表 12-1。

案例表 12-1　血型鉴定和直抗检查

	血型鉴定			DAT		
	抗 A	抗 B	抗 D	多特异抗 IgG，C3d	抗 IgG	ABs
IS	4+	–	3+	$3+^{s}$	$3+^{w}$	–

注：“ABs”为 AB 型个体的血浆；作为阴性对照；“s”为凝集加强；“w”为凝集减弱

（2）游离试验和放散试验：在抗人球蛋白介质中，使用母亲血清（替代新生儿血清）、新生儿红细胞的乙醚放散液分别与谱细胞反应，结果均显示有 IgG 抗 E 抗体。

（3）Rh 血型检测：患儿及其父母血型分别为 CcDEe、ccDEe、CCDee。

（4）排除是否合并 ABO-HDN：通过抗人球蛋白介质中，放散液与 A 型“ee”阳性的红细胞反应结果为阳性。

2. 结果　患儿为 RhE-HDN 合并 ABO-HDN

3. 思考题

（1）本案例产生的 Rh 血型抗体，如何鉴定？

（2）如何解读用于 HDN 检查的直接抗球蛋白试验（DAT）、血清游离抗体试验（IAT）、红细胞抗体释放试验的结果？

（3）患儿应选择什么样的红细胞进行输血治疗？

[案例 12-3]　IgG 抗 Ce 抗体引起新生儿溶血病

孙某，女，32 岁，G_6P_3，足月生产，新生儿体重 3.4kg，出生第二天发现黄疸，临床给予中药治疗及光疗，效果不佳；第 4 天患儿出现发热、嗜睡等不良症状，临床初步判断听力及视力已受到损伤。急诊检查 TB 461.7μmol/L，ALb 96g/L，临床要求换血治疗。

1. 实验室检查

（1）产妇检查：①红细胞血型：AB 型、ccDEE（案例表 12-2）。②意外抗体筛查：阳性（案例表 12-3）。③抗体鉴定：血清中检出抗 Ce 抗体（案例表 12-4）。

（2）新生儿检查：①红细胞血型：B 型、CcDEe（案例表 12-2）。②DAT：阳性（使用抗 IgG 检测达“4+”）。③IAT：血清检出 IgG 抗 Ce 抗体（案例表 12-4）。④放散试验：阳性。

（3）新生儿父亲检查：红细胞血型为 AB 型、CcDEe（案例表 12-2）。

案例表 12-2　ABO 和 Rh 血型鉴定

	正定型								反定型		
	抗 A	抗 B	抗 A, B	抗 D	抗 C	抗 c	抗 E	抗 e	Ac	Bc	Oc
产妇	4+	4+	4+	4+	–	4+	4+	–	–	–	–
新生儿	0	4+	4+	4+	4+	4+	4+	4+	/	/	/
父亲	4+	4+	4+	4+	4+	4+	4+	4+	–	–	–

案例表 12-3　意外抗体筛查试剂的抗原谱及微柱凝集法筛查抗体（批号：xxx）

序号	Rh-hr					kidd		MNS				Duffy		Kell		Lewis		P	产妇		新生儿	
	D	C	E	c	e	Jk^a	Jk^b	M	N	S	s	Fy^a	Fy^b	K	k	Le^a	Le^b	P1	盐水法	凝集法	盐水法	凝集法
Ⅰ	+	+	–	–	+	+	+	+	+	–	+	+	–	–	+	+	–	+	–	3+	–	4+
Ⅱ	+	–	+	+	–	–	+	+	+	–	+	+	–	–	+	–	+	–	–	–	–	–
Ⅲ	+	+	+	+	+	+	–	+	–	–	+	+	+	–	+	–	–	+	–	3+	–	4+
Pc																			–	–	–	4+

注：“Pc”为患儿细胞

案例表 12-4　意外抗体鉴定试剂的抗原谱及微柱凝集法鉴定抗体（批号：yyy）

	Rh-hr					kidd		MNS					Duffy		Diego		Kell		Lewis		P	DO		Yt		产妇	新生儿
	D	C	E	c	e	Jk^a	Jk^b	M	N	S	s	Mur	Fy^a	Fy^b	Di^a	Di^b	K	k	Le^a	Le^b	P1	DO^a	DO^b	Yt^a	Yt^b		
1	+	+	–	–	+	–	+	+	+	–	+	–	+	–	–	/	–	+	–	+	+	/	/	/	/	4+	4+
2	+	+	–	–	+	+	–	+	–	+	+	–	+	–	+	/	–	+	–	+	+	/	/	/	/	4+	4+
3	+	+	–	–	+	+	+	+	–	+	+	–	+	–	–	/	–	+	–	+	–	/	/	/	/	4+	4+
4	+	+	+	+	+	–	+	+	+	–	+	–	+	–	+	/	–	+	+	+	+	/	/	/	/	3+	3+
5	+	+	–	–	+	+	+	–	+	–	+	–	+	–	+	/	–	+	+	+	+	/	/	/	/	4+	4+
6	+	+	+	+	+	+	–	+	–	–	+	–	+	–	–	/	–	+	–	+	+	/	/	/	/	3+	3+
7	–	+	–	+	+	+	+	–	+	–	+	–	+	–	–	/	–	+	–	+	–	/	/	/	/	4+	4+
8	+	+	–	+	+	+	+	+	+	–	+	–	+	+	–	/	–	+	+	+	+	/	/	/	/	4+	4+
9	–	–	–	+	+	+	+	–	+	–	+	–	+	–	–	+	–	+	+	–	–	–	+	+	–	4+	4+
10	+	–	+	+	–	+	–	+	+	+	–	+	+	–	+	/	–	+	–	+	–	/	/	/	/	–	–
Pc																										–	4+

注：“Pc”为新生儿红细胞

2. 结果　IgG 抗 Ce 抗体引起的 HDN。

3. 思考题

（1）请结合本案例解析引起 HDN 的原因。

（2）为什么采用母亲的血清进行主侧配血试验？

四、答　　案

（一）名词解释

1. HDN　新生儿溶血病（hemolytic disease of newborn），是指母婴血型不合，母血中含有针对胎儿红细胞的 IgG 抗体，并通过胎盘进入胎儿血液循环发生同种免疫反应，引起胎儿或新生儿发生溶血反应。

2. NAIT 新生儿同种免疫性血小板减少症（neonatal alloimmune thrombocytopenia），主要是由于母亲与胎儿的血小板血型不合，因胎盘出血，胎儿血小板进入母体刺激其产生血小板抗体，该抗体通过胎盘引起胎儿或新生儿血小板减少。
3. 换血疗法 应用健康献血者血液置换出患者血液中已致敏红细胞及抗体，以阻止进一步溶血，降低胆红素对患者的损害。

（二）A1 型

1. B 2. C 3. B 4. C 5. B 6. C 7. B 8. C 9. D 10. B 11. A 12. D 13. A 14. E 15. D 16. A 17. E 18. C 19. C 20. C 21. C 22. C 23. A 24. B 25. E 26. C 27. B 28. D 29. B 30. E 31. C 32. A 33. D 34. C 35. D 36. C 37. B 38. A 39. A 40. D 41. E 42. D 43. C 44. A 45. A 46. E 47. B

（三）A2 型

1. C 2. D 3. C 4. B 5. E 6. D 7. D 8. E 9. D 10. A 11. A

（四）A3 型（不同问题的答案，使用“、”间隔）

1. E、D、C 2. B、D、D

（五）B1 型

1. A 2. C 3. D 4. B 5. A 6. C

（六）X 型

1. ABDE 2. ABCD 3. ABE 4. ABDE 5. ABCE 6. ABCDE 7. ABCD 8. ADE 9. ABCDE 10. ABDE 11. BCDE 12. BCDE 13. ACD 14. ABCDE 15. ABCD 16. ACDE 17. ABCE 18. ACDE 19. ABCE 20. ACD 21. ABCDE 22. ABCD

（七）简答题

1. 简述新生儿溶血病的发病机制。

胎儿或新生儿血型基因一半来自母方，一半来自父方，其遗传父亲的血型抗原恰是母亲所缺乏的，母胎之间可能存在着血型不合现象。在正常妊娠情况下，母胎之间的绒毛膜合体细胞将胎儿与母体的血管分隔，母胎血液循环相互独立，二者血细胞不会相互进入对方免疫系统诱发免疫反应。但是，随着孕期增加，胎盘不断生长和表面扩张，母胎之间合体细胞层变薄，尤其在妊娠后期，由于胎盘局部破裂，母胎之间可能发生出血现象，或者分娩时因胎盘剥离胎儿红细胞经过破损的子宫血窦进入母体，刺激母体产生免疫性的 IgG 血型抗体，此种抗体可通过胎盘到达胎儿体内并与其红细胞结合，诱发 HDN。

2. 简述新生儿溶血病的临床表现。

胎儿或新生儿因为红细胞被破坏，临床可表现出贫血、水肿、黄疸和肝脾肿大等症状，Rh-HDN 临床症状比 ABO-HDN 严重。胎儿或新生儿临床症状轻重与其红细胞抗原的强弱、胎盘的致密程度、母体血清 IgG 抗体的亚类和效价、抗体与红细胞结合的程度、胎儿代偿造血能力等因素有关。

（1）贫血：由于红细胞被破坏，胎儿或新生儿发生不同程度的贫血。

（2）水肿：多见于重症 Rh-HDN 患儿，与严重贫血所致的心力衰竭、继发性组织缺氧、肝功能障碍、低蛋白血症、毛细血管通透性增加等因素有关。

（3）黄疸：ABO-HDN 黄疸临床表现上类似生理性黄疸，症状较轻，一般出生后 2～5 天出现。Rh-HDN

黄疸则出现较早，大多数在出生后 2 天内，甚至在出生后 2～3 小时开始出现，并迅速加重。

（4）肝脾肿大：严重溶血患儿可发生髓外造血，引起肝脾肿大。Rh-HDN 患儿肝脾肿大更明显。

（5）核黄疸：为胆红素脑病，患儿表现为发热、嗜睡、吸吮反射减低、痉挛、肌张力低下或增高，病死率极高。核黄疸患儿可出现智力发育及运动障碍、听力障碍和牙釉质发育不良等。

3. 简述新生儿溶血病换血疗法的作用。

（1）置换出患儿外周血液中已致敏的红细胞及抗体，阻止进一步溶血。

（2）减少血清中非结合胆红素的浓度，预防发生胆红素脑病。

（3）纠正贫血，防止心力衰竭。

（八）案例分析题

[案例 12-1]　RhE-HDN

（1）意外抗体产生后会影响交叉配血，应如何处理？

临床常规检查 ABO、RhD 血型，多采用 ABO、RhD 同型输血，一般不考虑 Rh 血型系统的其他几种抗原（如 E、c、C、e 等）和其他红细胞血型抗原，所以在配合性或相容性输注情况下，外源性红细胞能刺激患者机体产生意外抗体。临床上，Rh 血型抗原可以诱发免疫反应产生 IgG 抗体，如抗 D、抗 E、抗 cE、抗 DE、抗 Ce 等抗体，这些抗体可以通过胎盘导致 HDN 和影响交叉配血试验。本案例患者由于经历多次妊娠免疫刺激，产生免疫性 IgG 抗 E 抗体，应从库存血液中遴选出 E 抗原阴性的血液（或红细胞），再与患者血液进行配血试验。在妊娠后期，若抗体效价持续升高，可考虑提前分娩。

（2）ABO-HDN 与 Rh-HDN 有何不同？

ABO-HDN 与 Rh-HDN 二者在抗体产生、致病机制、临床症状、实验室检查与临床防治等方面均存在着差别。

1）抗体产生与致病机制：①ABO 血型系统抗体为规则抗体，是机体自发产生的“天然抗体”，A 型个体血液中有抗 B 抗体，B 型个体血液中有抗 A 抗体，O 型个体血液中有抗 A, B 抗体（或抗 A、抗 B 抗体），这些抗体以 IgG、IgM 为主，所以 ABO 血型系统抗体在第一胎就可导致 ABO-HDN，并且随着妊娠或输血次数的增加，ABO-HDN 发病的概率增大。②Rh 血型系统抗体基本上都是免疫性抗体，以 IgG 为主，是机体受到免疫刺激才产生的抗体，所以未经免疫刺激的个体，第一胎一般不会发生 HDN，Rh-HDN 多发生在第二胎及多胎妊娠过程中。

2）临床症状：ABO-HDN 病情相对较轻，而 Rh-HDN 病情较为凶险。Rh-HDN 合并 ABO-HDN 时，病情较单纯 Rh-HDN 轻。

3）实验室检查：①患儿父母：夫妇双方均需要开展 ABO、Rh 血型鉴定，有妊娠史或输血史的孕妇需要进行意外抗体的筛查和血清相应 IgG 抗体效价的动态监测。②新生儿：ABO、Rh 血型鉴定，血清胆红素测定，DAT，血清游离抗体检测和抗体释放试验。ABO-HDN 一般采用热放散试验，Rh-HDN 一般采用乙醚放散试验。

4）临床防治：①妊娠中：IgG 抗体持续升高者，需要采取中药治疗、血浆置换等措施降低抗体效价，必要时进行宫内输血治疗和提前分娩。结合临床症状，进行必要的药物和其他技术治疗。②妊娠后：夫妇双方 RhD 血型不合者，或者有 RhD-HDN 史者，在妊娠后期或分娩后 3 天内，孕产妇需要静脉注射抗 D 免疫球蛋白，用于清除进入母体的胎儿或新生儿红细胞，避免诱发母体免疫反应。

[案例 12-2]　RhE-HDN 合并 ABO-HDN

（1）本案例产生的 Rh 血型抗体，如何鉴定？

本案例母亲曾有输血史和妊娠史，在其妊娠期应开展意外抗体筛查与鉴定，并进行动态监测可能诱发 HDN 的 IgG 抗体效价。本案例父母双亲 ABO、RhCE 均不合，有可能出现 Rh-HDN 合并 ABO-HDN。ABO-HDN 最常见于 O 型母亲怀上非 O 型的胎儿，但其他 ABO 血型不合的夫妇，也可发生 HDN。Rh 血型有 5 种主要抗原，如 D、E、c、C、e，可诱发机体产生免疫性 IgG 抗体，如抗 D、抗 E、抗 cE、抗 DE、抗 Ce 等，可引起 Rh-HDN。本案例通过抗体释放试验证实为 RhE-HDN 合并 ABO-HDN。首先，在放散液中发现有 IgG 的抗 E，这种抗体是同种抗体，并通过父母及新生儿血型进行了验证。并且，放散液还与"E^-A^+"的红细胞在抗人球蛋白介质中反应，说明 IgG 的抗 A 也参与了 HDN。

（2）如何解读用于 HDN 检查的直接抗球蛋白试验（DAT）、血清游离抗体试验（IAT）、红细胞抗体释放试验的结果？

HDN 检查的 DAT、IAT 和红细胞抗体释放试验详见表 12-1。

表 12-1 HDN 检查结果的判定

DAT	IAT	释放试验	结论
−	−	−	不能证实为 HDN
+	−	−	怀疑为 HDN
−	+	−	怀疑为 HDN
−	−	+	怀疑为 HDN
+	−	+	证实为 HDN
+	+	−	证实为 HDN
−	+	+	证实为 HDN
+	+	+	证实为 HDN

（3）患儿应选择什么样的红细胞进行输血治疗？

HDN 的输血治疗原则：①ABO-HDN：AB 型血浆和 O 型红细胞的混合血液；②Rh-HDN：选用 Rh 血型同母亲，ABO 血型同新生儿（或 O 型）的血液；③ABO-HDN 合并 Rh-HDN：AB 型血浆和 O 型的 Rh 血型同母亲的混合血液。本案例 ABO、Rh 血型均不合，IgG 的抗 E、抗 A 抗体均参与了 HDN，发生了 RhE-HDN 合并 ABO-HDN，故选用 O 型 CCDee 的红细胞与 AB 型血浆的混合血液进行输血治疗。输血治疗前后，同时进行光照治疗，以分解进入新生儿血液中的 IgG 的抗 E、抗 A 抗体，减弱新生儿红细胞的破坏程度。

[案例 12-3] IgG 抗 Ce 抗体引起新生儿溶血病

（1）请结合本案例解析引起 HDN 的原因。

1）本案例产妇为 AB 型、ccDEE，新生儿为 B 型、CcDEe，母婴 ABO 相合，但是母体意外抗体筛查阳性，血清中检出意外抗体抗 Ce，并且新生儿有 HDN 症状，故此案例为单纯 RhCe-HDN，其溶血症状要重于 ABO 合并的 Rh-HDN。

2）采用阴性排除法和剂量效应可以初步推测抗体种类。①对照筛查细胞格局表（案例表 12-3），初步推测受检血清中可能有抗 e 和/或抗 C 抗体，或者是抗 Ce 抗体。②对照谱细胞格局表（案例表 12-4），可以初步判定受检血清中有意外抗体抗 e 抗体。③本案例血清反应结果存在剂量效应，尤其是 4 号（CcDEe）、6 号（CcDEe）细胞与血清的反应结果明显比其他细胞的凝集强度弱，故推测受检血清中可能有抗 C 抗体。

3）受检血清中是抗 C 和/或抗 e 的混合抗体吗？还是单纯的抗 Ce 抗体？由于抗 Ce 抗体是临床上的一种常见的免疫性抗体，需要采用吸收放散试验进一步判定受检血清中的抗体种类。

4）意外抗体种类的鉴定：①由于 Rh 血型系统产生的抗体为 IgG 类抗体，可以游离于母亲、新生儿血清中，也可以致敏在胎儿或新生儿红细胞上，所以本案例采用 37℃热吸收、乙醚放散的方法进行确认。②使用母体血清与 O 型 C^+e^-红细胞（O 型 C^-e^-红细胞作为对照）进行热吸收，乙醚放散，然后观察放散液与 O 型 C^+e^-、O 型 C^-e^+红细胞的反应结果，若放散液与 O 型 C^+e^-红细胞、O 型 C^-e^+红细胞均反应，说明母体血清中的抗体为抗 Ce 抗体；若放散液与 O 型 C^+e^-红细胞不反应，与 O 型 C^-e^+红细胞反应，说明母体血清中只有抗 e 抗体、无抗 C 抗体；若放散液与 O 型 C^+e^-红细胞反应，与 O 型 C^-e^+红细胞不反应，说明母体血清中是抗 e、抗 C 混合抗体。③新生儿放散试验阳性，对诊断 HDN 更具有说服力。本案例也可以采用新生儿放散液与上述细胞反应，根据反应结果判断引起 HDN 的抗体种类，确定有无抗 C 抗体，以及区分抗体是抗 C、抗 e 的混合抗体，还是单纯的抗 Ce 抗体。

（2）为什么采用母亲的血清进行主侧配血试验？

由于患儿血清中或红细胞上致敏的抗体，均来自于母体，并且患儿体质弱小，采集血量有限，所以临床开展主侧配血试验可以使用母亲的血清替代患儿血清或其放散液。若患儿 DAT 阳性，无须进行次侧配血。

（邱　芳）

第十三章 其他输血

一、学习目标

1. 掌握 输血相关的免疫调节作用；血型和输血对器官移植的免疫学影响；药物诱发的溶血机制及其输血治疗方法；HSCT 的输血治疗原则和不同时段的输血治疗措施。

2. 熟悉 肾移植、肝移植患者的输血治疗方法；感染性疾病患者的输血治疗方法；特殊血型和特殊个体的输血治疗方案。

3. 了解 HSCT 的采集方式及相关的实验室检查。

二、重点难点内容

1. 重点内容 输血相关的免疫调节作用；血型和输血对器官移植的免疫学影响；肝移植患者的输血治疗方法；药物诱发的溶血机制；HSCT 的输血治疗原则和不同时段的输血治疗措施。感染性疾病患者的输血治疗方法；特殊血型和特殊个体的输血治疗方案。

2. 难点内容 血型和输血对器官移植的免疫学影响；药物诱发的溶血机制及其输血治疗方法；HSCT 的输血治疗原则和不同时段的输血治疗措施。

三、习题

（一）名词解释

1. 输血相关的免疫调节　2. 微嵌合体　3. DIHA　4. 免疫耐受　5. TA-GVHD

（二）A1 型（单项选择题）

1. 关于输血对免疫功能的影响，下列叙述不正确的是（　　）
   A. 可延长移植肾的存活时间　B. 可治疗习惯性流产和免疫性炎症
   C. 可刺激潜伏期病毒的活化　D. 可增加术后感染的机会
   E. 可使肿瘤细胞生长、浸润和转移
2. 在肾脏移植前，施行输血治疗可导致移植肾存活概率（　　）
   A. 加大　B. 减小　C. 达到 100%　D. 为 0　E. 无变化
3. 肾移植的输血治疗，下列描述正确的是（　　）
   A. 肾移植患者术前可预防性输血　B. HLA 匹配程度对活体肾移植影响较小
   C. 肾移植供受体间血型不同不能进行肾移植　D. 肾移植贫血患者，术前必须进行输血治疗
   E. 肾移植患者应根据 Hb 水平考虑是否输注成分血
4. 判断肾移植是否能长期存活，筛查供者的试验是（　　）
   A. CDC 试验　B. DAT 试验　C. PRA 试验　D. 吸收试验　E. 放散试验
5. 关于肝移植受体术中出血过多的可能原因，下列说法正确的是（　　）
   A. 排斥反应弱　B. 凝血因子水平低下、血小板数量/功能异常　C. 排斥反应强烈
   D. 输血过多　E. 输血过少
6. 肝移植时，若受者血型为 AB 型，则供者血型可以是（　　）

A. A 型　B. B 型　C. O 型　D. AB 型　E. 以上都可以

7. 器官移植患者急性排斥反应的主要原因是（　）

A. ABO 血型抗体不合　B. HLA-Ⅰ类抗体不合　C. 慢性免疫性炎症

D. 受者曾做过某种同种移植　E. 细胞免疫应答

8. 正常人外周血中的干细胞只有骨髓造血干细胞数量的（　）

A. 1/100～1/10　B. 1/1000～1/100　C. 1/1000～1/10　D. 1/1000　E. 1/100

9. 实施 HSCT，供者应首选（　）

A. HLA 完全相同非血缘关系供者　B. HLA 完全相同家庭供者

C. HLA 半相合非血缘关系供者　D. HLA 半相合家庭供者　E. ABO、Rh 完全一致家庭供者

10. 下列哪种情况符合自体 HSCT 的特点（　）

A. 具有移植物抗肿瘤效应　B. 适合大剂量化疗导致骨髓抑制的患者

C. 治疗骨髓增生异常综合征　D. 治疗地中海贫血　E. 可发生 GVHD

11. 若供者为 O 型，受者为 A 型，在输注前应对骨髓 HSC 所做的处理措施是（　）

A. 只需去除血浆　B. 需同时去除血浆、红细胞及保养液　C. 只需去除红细胞

D. 需同时去除血浆和红细胞　E. 不做任何处理

12. 关于 HSCT 的输血，下列叙述不正确的是（　）

A. 患者无须反复多次输注血小板

B. 血小板制剂可选用去白细胞的单供体血小板或 HLA 相合的供体血小板

C. 最好选择与受体血小板血型相同的血小板输注

D. 主侧 ABO 血型不合时，患者术前应去除供髓中的红细胞

E. 术前受体需进行清髓性预处理，即接受超大剂量化疗和/或放疗

13. ABO 主侧不合的骨髓移植患者，哪种细胞需要恢复的时间最长（　）

A. 血小板　B. 淋巴细胞　C. 红细胞　D. 中性粒细胞　E. 单核细胞

14. 预防因输血产生的 TA-GVHD 的有效方法是（　）

A. 输注 FFP　B. 输注机采血小板　C. 输注浓缩粒细胞　D. 滤白和辐照

E. 大剂量应用抗生素

15. 临床上为了预防 TA-GVHD 的发生，采取的合理措施是（　）

A. 患者为免疫缺陷个体　B. 直系亲属间输血　C. 输注新鲜全血

D. 输注经白细胞过滤和辐照的血液成分　E. 输注新鲜红细胞、粒细胞、血小板

16. 移植患者紧急输入亲属血液，发生 TA-GVHD，死亡率可能达（　）

A. 20%～30%　B. 30%～40%　C. 40%～50%　D. 50%～70%　E. 80%以上

17. HSCT 时，A 型患者接受 O 型供髓，移植早期的输血原则是（　）

A. 选择 A 型洗涤红细胞　B. 选择 B 型洗涤红细胞　C. 选择 O 型洗涤红细胞

D. 血小板应和供者的血型一致　E. 血浆应和供者的血型一致

18. HSCT 患者在围移植期，每次输血前都必须进行的实验室检查是（　）

A. 意外抗体筛查　B. 吸收放散试验　C. Rh 血型定型　D. ABO 血型正反定型

E. DAT

19. 关于自体骨髓移植，下列哪种情况不会出现（　）

A. 免疫抑制　B. 移植失败　C. 排斥反应　D. 白质脑病　E. 免疫亢进

20. 关于老年患者及其输血治疗的描述，正确的是（　）

A. 老年患者体弱，能多输不少输　B. 多次、小量、缓慢输注　C. 能一次性输，不分批输
D. 心功能不全者不能输血　E. 只能输红细胞成分

21. 影响排斥反应发生和移植物存活的重要因素是（　）
A. 抗 HLA 抗体　B. 补体　C. 抗 IgG 抗体　D. 药物抗体　E. 抗 IgM 抗体

22. ABO 主侧不合骨髓移植后 40～60 天可能出现迟发性溶血，可能的原因是（　）
A. 新生的供者来源的红细胞被患者体内残留的抗 A 或抗 B 抗体破坏
B. 供者外周血中未成熟的红细胞被破坏　C. 补体激活　D. 患者原有的自身红细胞被破坏
E. 排斥反应

23. 重症感染者红细胞输注要求 Hb＜70g/L，临床上宜将 Hb 维持在（　）
A. 70～80g/L　B. 70～90g/L　C. 80～90g/L　D. 80～100g/L　E. 90～100g/L

24. 需要输注白蛋白的感染性疾病是（　）
A. 感染性中毒休克　B. 脓毒血症　C. 疟疾　D. 感染性心内膜炎　E. 肺结核

25. 心功能不全的老年慢性贫血患者，输血首选的血液制剂是（　）
A. 全血　B. 去白细胞悬浮红细胞　C. 新鲜血浆　D. 洗涤红细胞
E. 冰冻解冻去甘油红细胞

26. 伴有心肺疾病的老年人，输血要求 Hb 为（　）
A.＜70g/L　B.＜80g/L　C.＜90g/L　D.＜100g/L　E.＜110g/L

27. 稀有的 ABO 亚型个体，临床输血最好选择（　）
A. 预存式自体输血　B. 少量输血　C. 回收式自体输血　D. 直系亲属间输血
E. 同种异体输血

28. 目前 HSCT 常规使用的 HLA 分型方法是（　）
A. 微量淋巴细胞毒试验　B. 流式细胞术　C. 细胞分型法　D. 血小板免疫荧光试验
E. 基因分型法

29. 下列哪项是骨髓移植造血功能重建的标志（　）
A. 外周血白细胞从 0 恢复到 10×10^9/L　B. 中性粒细胞绝对值达到 0.5×10^9/L
C. 淋巴细胞总数恢复正常　D. PLT 恢复到 100×10^9/L　E. 血常规完全恢复正常

30. 有关输血和 HLA 配型与移植成活率的关系，描述正确的是（　）
A. 移植前已输血 10 次以上，HLA 配型相合与否和移植肾成活率无关
B. 未输血患者中 HLA 配型与移植成活无关　C. 输血不影响移植成活率
D. HLA 配型相合影响移植成活，不需考虑输血对肾移植效果的影响
E. 输血一定影响移植成活率

31. 受者与供者在血型配型后进行器官移植，然而却出现排斥反应，可能的原因是（　）
A. 移植物没有充分血液供应　B. 受者产生封闭性抗体　C. HLA 不匹配
D. 供者患有先天性无丙种球蛋白血症　E. 以上均不对

（三）A2 型（案例摘要型选择题）

1. 患儿，女性，5 岁，随母亲到蚕豆地玩耍半天，1 天后小便呈酱油样，面色苍白，巩膜黄染，RBC 3.2×10^9/L，Hb 90g/L，Ret 3.9%，WBC 2.4×10^9/L，PLT 121×10^9/L，血涂片可见红细胞大小不均、异形红细胞增多，可见变性珠蛋白小体，高铁血红蛋白还原率 69%，G-6-PD 酶活性正常。下列说法正确的是（　）

A. 需要检查红细胞渗透脆性　B. 患儿需要立即输血治疗　C. 蚕豆导致患者溶血
D. 给予糖皮质激素治疗最有效　E. 患儿可能发生了免疫性溶血性贫血

2. 患者，女性，23 岁，因鼻腔出血、口腔血泡，皮肤大片瘀斑入院。查体肝肋下未及，脾脏未见明显肿大，RBC 3.2×10^9/L，Hb 100g/L，WBC 5.4×10^9/L，PLT　4×10^9/L，结合骨髓涂片检查，临床诊断为 ITP，下列说法不正确的是（　　）

A. 该患者可输注血小板　B. 患者输注血小板后可能会出现 PTR
C. 该患者是血小板生成减少　D. 该患者是血小板消耗过多
E. 患者颗粒型巨核细胞数量减少

3. 患者，男性，51 岁，两年前确诊为肺癌，实验室检查：血型为 A_2 亚型，血清中含有抗 A_1 抗体；Hb 75g/L，PLT 150×10^9/L。临床申请输 2U 悬浮红细胞，可以选择输注的是（　　）

A. A 型红细胞　B. B 型红细胞　C. AB 型红细胞　D. O 型红细胞　E. RhD 阳性红细胞

（四）A3 型（案例组/串型最佳选择题，即“共题干型”）

1. 患者，男性，45 岁，2 周来不明原因发热、乏力、近 2 月体重减轻 5kg，就诊时发现窦性心动过速，听诊三尖瓣区出现全收缩期杂音，T 38.2℃，Hb 76g/L，WBC 18.5×10^9/L，N 占 85%，ESR 40mm/h，hs-CRP 162mg/L，尿蛋白阳性，镜下可见血尿和管型。

第 1 问　该患者可能患有（　　）

A. 肾小球肾炎　B. PNH　C. 尿路感染　D. 感染性心内膜炎　E. 肾性贫血

第 2 问　如果进一步确诊，患者需要做哪些检查（　　）

A. 血细菌培养、免疫学检验，心电图、头部 CT、心动超声
B. 血细菌培养、骨髓细胞和肾功能检查　C. 血细菌培养、骨髓细胞和肾功能检查，头部 CT
D. 血细菌培养、骨髓细胞和肾功能检查，心电图
E. 血细菌培养、骨髓细胞、肾功能和血清补体水平检查

第 3 问　根据该患者的临床资料，下列哪项说法是正确的（　　）

A. 该患者为轻度贫血，无须输血　B. 该患者为中度贫血，无须输血
C. 该患者需要大量输注红细胞　D. 该患者是红细胞生成减少导致的贫血
E. 该患者为中度贫血，需要输注少量红细胞

2. 肝移植是治疗终末期肝病的唯一治疗手段，移植前、术中和术后均需要大量输注血液制剂，以提高肝脏移植的效果。

第 1 问　移植肝灌注后处于低凝血期时，无须输注（　　）

A. FFP　B. 冷沉淀凝血因子　C. 血小板　D. 去白细胞悬浮红细胞　E. 单采粒细胞

第 2 问　在实体器官移植中，肝移植要求不严格的项目是（　　）

A. HLA 配型　B. ABO 血型　C. 白细胞输注　D. 粒细胞输注　E. 检查淋巴细胞

第 3 问　为了减少肝移植术中的出血，应采用（　　）

A. “背驮式”原位肝移植　B. “平卧式”原位肝移植　C. “趴卧式”原位肝移植
D. “仰卧式”原位肝移植　E. “侧卧式”原位肝移植

第 4 问　目前国内外肝移植时的输血仍多采用（　　）

A. 细胞因子　B. 大分子药物　C. 生物制品　D. 全血输血　E. 成分输血

3. 受者为 A 型，供者为 B 型，受者在 HSCT 后的第 10 天发生了较严重的急性溶血反应。

第 1 问　该案例发生的诱因可能是（　　）

A. 移植物中的淋巴细胞产生的抗 A 抗体　B. 受者体内的抗 B 抗体
C. 输入的 HSC 制品内含有抗 A 抗体　D. 受者新产生的抗 A 抗体　E. TA-GVHD

第 2 问　该受者发生急性溶血的最可能原因是（　　）
A. 供者 B 淋巴细胞产生抗 A 引起溶血　B. 输入的造血干细胞内含抗 A 引起溶血
C. 受者体内的抗 B 引起溶血　D. 受者新产生的抗 A 引起溶血　E. 移植失败所致

第 3 问　此时应该输注的红细胞是（　　）
A. O 型辐照红细胞　B. AB 型辐照红细胞　C. B 型辐照红细胞　D. A 型辐照红细胞
E. O 型去白细胞红细胞

第 4 问　此时若输血小板应该选择的类型是（　　）
A. A 型　B. B 型　C. O 型　D. AB 型　E. A 型或 B 型

（五）B1 型（配伍选择题，即“共答案型”）

（1～4 题共用备选答案）
A. 骨髓移植　B. 肝移植　C. 肾移植　D. 角膜移植

1. 在实体器官移植术中，发展最成熟、移植效果最好的是（　　）
2. 实体器官移植中，供受者 HLA 匹配要求最为严格的是（　　）
3. 免疫因素不影响移植效果，移植成功率最高的是（　　）
4. 非实体器官移植中，HLA 匹配程度影响移植成败的是（　　）

（5～7 题共用备选答案）
A. 全血　B. 悬浮红细胞　C. 辐照红细胞　D. 冰冻解冻去甘油红细胞
E. 去白细胞悬浮红细胞

5. 施行骨髓移植的患者，最适宜输注的是（　　）
6. 老年人反复多次输血者，宜选用（　　）
7. 慢性感染性疾病所致重度贫血患者，宜选用（　　）

（8～9 题共用备选答案）
A. IgA　B. IgG　C. IgM　D. IgM 或 IgG　E. IgE

8. 患者因服用奎尼丁、氯丙嗪、利福平、安乃近等药物引起了急性血管内溶血，诱发的药物抗体属于（　　）
9. 患者因服用青霉素类和头孢类药物引起了溶血性贫血，诱发的药物抗体属（　　）

（六）X 型（多项选择题）

1. 输血对器官移植的免疫学影响主要表现为（　　）
A. 血型抗原致敏反应　B. 诱导免疫耐受　C. 介导 TA-GVHD　D. 诱导免疫抑制
E. 是移植成败的最关键因素

2. 临床开展的器官移植，常见的器官是（　　）
A. 肺脏　B. 肝脏　C. 肾脏　D. 心脏　E. 脑

3. 关于 ABO 血型和器官移植成功率之间的关系，描述正确的是（　　）
A. ABO 血型不配合同种抗体会引起血管内皮损伤
B. 在移植物内形成血栓导致急性移植物排斥反应　C. O 型供者可以供给各种血型的患者
D. ABO 血型不合对肝脏移植是绝对禁忌
E. A_2 亚型供者移植给 O 型受者可以获得同型移植的效果

4. 自体 HSCT 适用于下列哪些人群（　　）
A. 化疗缓解后的急性白血病患者　B. 乳腺癌患者　C. SLE 患者
D. 类风湿关节炎患者　E. 地中海贫血患者
5. 关于 allo-HSCT 前必须进行的实验室检查项目，包括（　　）
A. 检测供者红细胞血型和唾液血型物质　B. 检测 Hb 和筛查意外抗体
C. 开展供、受者的红细胞血型鉴定和 HLA 配型相合性试验
D. 开展淋巴细胞毒交叉试验和混合淋巴细胞共培养试验
E. 检测受者红细胞血型和唾液血型物质
6. 在临床移植治疗中，HLA 作为关键因素影响移植成败的是（　　）
A. 肝移植　B. 肾移植　C. 骨髓移植　D. 角膜移植　E. HSCT
7. 关于 HSCT 在造血重建前需成分输血，说法正确的是（　　）
A. 无出血，PLT≤20×10^9/L 时，需输血小板　B. Hct≤0.3 时，需输红细胞
C. 有出血且 PLT＜100×10^9/L 时，需输血小板　D. Hb≤70g/L 时，需输红细胞
E. Hct≤0.3 时，需输红细胞
8. 关于 HSCT 后的输血，下列描述正确的是（　　）
A. 贫血患者应先使用 EPO，以减少红细胞输注或缩短红系的恢复时间
B. 粒细胞缺乏者一般不输粒细胞，可用 G-CSF 等加速粒细胞恢复
C. 血小板可采用预防性输注　D. 输入辐照的 HSC　E. 输入经滤器去除白细胞的 HSC
9. HSCT 后，血小板预防性输注的指征是（　　）
A. PLT＜20×10^9/L　B. PLT＜50×10^9/L　C. PLT＜80×10^9/L
D. 病情稳定且未合并出血、感染，要求 PLT＜10×10^9/L
E. 活动性出血或需要进行有创性操作时，要求 PLT＜50×10^9/L
10. 能产生移植物抗肿瘤效应的是（　　）
A. HLA 不完全相合的亲缘 HSCT　B. HLA 相合的无血缘 HSCT　C. 异基因 HSCT
D. HLA 相合的亲缘 HSCT　E. 同基因 HSCT
11. 移植排斥反应包括（　　）
A. 超急性排斥反应　B. 急性排斥反应　C. 慢性排斥反应　D. 溶血反应　E. GVHR
12. 可导致 DAT 阳性和引起急性血管内溶血的药物是（　　）
A. 异烟肼　B. 磺胺药　C. 利福平　D. 氨苄青霉素钠　E. 西地兰
13. 药物诱发的溶血性贫血的种类有（　　）
A. 免疫复合物型　B. 半抗原细胞型　C. 自身免疫型　D. 非免疫蛋白质吸附型
E. 药物吸附型
14. 关于临床常见的具有半抗原特征的药物，下列说法正确的是（　　）
A. 在体内与红细胞膜及血清蛋白结合形成完全抗原　B. 该类药物可引起药物吸附型溶血
C. 青霉素类药物具有半抗原特征　D. 该类药物不会吸附于红细胞膜上
E. 头孢类药物具有半抗原特征
15. 关于孟买型患者的输血，下列说法正确的是（　　）
A. 最好选择自体输血　B. 能不输血最好不要输血
C. 输血的理想选择是输注孟买型供者的血液　D. 最好选择相同 ABH 抗原缺乏的血液
E. 只需要考虑不含 AB 抗原的红细胞

16. 老年患者尽量少输库存时间太久的血液，原因是（　　）
A. 库存血可导致尿素氮、肌酐增高　B. 库存血可导致高血钙　C. 库存血可导致高血钾
D. 库存血可诱发肝性脑病　E. 库存血可增加老年人的代谢负担

17. 关于老年患者输血治疗的注意事项，下列说法正确的是（　　）
A. 避免输血治疗的办法有术前纠正贫血，凝血功能管理和减少术中出血及用血
B. 按少量多次的原则输血　C. 反复多次输血，应考虑输注去白细胞的红细胞
D. 输血速度要慢　E. 输血过程中一旦发现静脉压升高，应立即停止输血

18. 关于恶性肿瘤患者的血小板输注指征，下列描述正确的是（　　）
A. 放化疗前，要求 PLT＜20×10^9/L　B. 大手术和支气管活检术前，要求 PLT＜50×10^9/L
C. 眼部和脑部术前，要求 PLT＜100×10^9/L　D. 食管内窥镜活检术前，要求 PLT＜80×10^9/L
E. 肿瘤合并 DIC 时，可按 1～1. 5U/10kg 体重输注冷沉淀凝血因子

19. 关于减少肿瘤复发的输血措施，下列说法正确的（　　）
A. 择期手术采用自体输血　B. 尽量避免输注全血　C. 尽量减少输血量
D. 肿瘤患者不能使用 EPO，只能用输血缓解贫血　E. 严格掌握输血适应证

（七）简答题

1. 简述输血诱导免疫抑制的因素。
2. 简述临床上未全面开展粒细胞输注的原因。
3. 简述肝移植患者的输血指征。
4. 简述造血干细胞移植的输血治疗原则。

（八）案例分析题

[案例 13-1]　肾移植患者的输血治疗

患者，女性，52 岁，G_4P_2，一年前确诊为尿毒症，既往有输血史，现因恶心、呕吐、头晕、乏力加重入院，Hb 29g/L，PLT 96×10^9/L，Cr 867μmol/L，临床决定肾移植，在等待肾源期间申请输注 2U 悬浮红细胞。

思考题

（1）简述肾移植的特点、肾移植的输血治疗原则。

（2）临床实施肾移植需要开展哪些实验室检查？

[案例 13-2]　ABO 血型不合的 PBSCT

患者，女性，35 岁。因头晕、乏力、口腔溃疡入院。询问病史，得知该患者 5 个月前做过异体异基因外周血干细胞移植（PBSCT），患者血型 A 型，供者 B 型，手术期间多次输血。本次入院 RBC 2.11×10^{12}/L，Hb 50 g/L，PLT 93×10^9/L；血清意外抗体筛查阴性，血型定型 A 型；10 天后再次定型为 AB 型，血清中有抗 B 抗体。

思考题

（1）请分析患者两次血型定型结果不一致的原因。

（2）为避免溶血性输血反应，移植后的不同时段患者如何进行输血治疗？

[案例 13-3]　骨髓移植自体输血

吴某，男，46 岁，施行了异基因外周 HSCT，无肝、肾功能异常等禁忌。实验室检查 RBC 4.24×10^{12}/L，Hb 118g/L，Hct 0.35，PLT 195×10^9/L。

思考题

（1）请根据本案例的实验室检查结果分析患者选择的适宜输血方式。

（2）请分析本案例输血方式引起的不良反应。

[案例 13-4]　药物诱发免疫性溶血性贫血

患者，女，47 岁，汉族，A 型 Rh 阳性，无药物过敏史，因急性泌尿道感染就诊，入院后静脉滴注氨苄青霉素 6g/qd，3 天后症状减轻，6 天时患者出现头痛、发热、恶心呕吐，皮肤、巩膜黄染，浓茶色小便。实验室检查发现 Hb 60g/L，RBC 2.0×10^{12}/L，WBC 5.6×10^{9}/L；肉眼血尿，尿隐血“3+”，尿蛋白“3+”，胆红素阴性；TB 80.58 μmol/L，DB 16.2 μmol/L，肝脾肋下未及。临床诊断为“溶血性贫血”，立即停用氨苄青霉素，予以静脉输注浓缩红细胞 1.5U，口服强的松 30mg/qd，发现溶血情况中止，5 天后患者不适症状消失，尿液正常。

1. 临床诊断　药物诱发免疫性溶血性贫血。

2. 思考题

（1）分析本案例患者发生溶血性贫血的原因。

（2）本案例需要开展哪些实验室检查？患者如何施行药物和输血治疗？

四、答　　案

（一）名词解释

1. 输血相关的免疫调节　是指异基因输血后机体发生的免疫调节所致的各种有利或不利的临床事件的统称。

2. 微嵌合体　大剂量输血或 HLA 匹配的输血，少部分供者来源的有核细胞（包括 DC）在受体内长期存活，形成微嵌合体。微嵌合体能分泌 IL-4、IL-10 和 TGF-β，诱导未致敏的 T 细胞向 Th_2 分化，抑制 Th_1 型细胞免疫应答，诱导免疫耐受。

3. DIHA　为药物诱发的溶血性贫血（drug-induced hemolytic anemia），是由于药物与组织蛋白结合形成药物-蛋白复合体后，刺激机体产生针对该药物的特异性抗体，通过免疫反应引起溶血性贫血。

4. 免疫耐受　指免疫活性细胞在接触抗原性物质时所表现的特异性无应答状态。受者对供者抗原免疫耐受是防止器官排斥的理想方法。

5. TA-GVHD　为输血相关移植物抗宿主病（transfusion associated graft versus host disease），指免疫缺陷或免疫抑制患者不能清除所输入血液中的具有免疫活性的淋巴细胞，使其在体内存活、增殖，并将患者的组织器官识别为非己物质，作为靶目标进行免疫攻击、破坏的一种输血并发症。

（二）A1 型

1. E　2. A　3. E　4. C　5. B　6. E　7. E　8. A　9. B　10. B　11. A　12. A　13. C　14. D　15. D　16. E　17. C　18. D　19. C　20. B　21. A　22. A　23. B　24. A　25. B　26. D　27. A　28. E　29. B　30. A　31. C

（三）A2 型

1. C　2. E　3. D

（四）A3 型（不同问题的答案，使用“、”间隔）

1. D、A、B　2. E、A、A、E　3. A、A、A、D

（五）B1 型

1. C 2. C 3. D 4. A 5. C 6. E 7. E 8. D 9. B

（六）X 型

1. ABCD 2. ABCD 3. ABCE 4. ACDE 5. CD 6. BCDE 7. ACDE 8. ABC 9. ADE 10. ABCD 11. ABCE 12. ABC 13. ABCDE 14. ABCE 15. ABCD 16. ACDE 17. ABCDE 18. ABCE 19. ABCE

（七）简答题

1. 简述输血诱导免疫抑制的因素。

异基因输血可降低机体的免疫功能，造成T细胞对抗原刺激的不敏感、NK细胞数量的减少，以及巨噬细胞吞噬和趋化能力的下调，诱导免疫耐受，防止器官排斥、提高器官移植质量。输血诱导免疫抑制的可能因素：①微嵌合体形成：供者的少量细胞在受者体内长期存活，可能与诱导和维持移植免疫耐受有关。②免疫调节：移植术前，若将供体的全血、脾细胞或骨髓细胞等输入受者体内，间隔一定时间后再行移植，能有效地控制移植排斥反应的发生，可能与激活Treg、诱导Th_1向Th_2偏移、提供sHLA抗原、产生抗独特型抗体等有关。

2. 简述临床上未全面开展粒细胞输注的原因。

临床上粒细胞未全面开展输血治疗可能与以下因素有关：①在体外，粒细胞的某些生物学功能很快丧失。②粒细胞的抗原性较强，异体输注极易产生同种异体免疫反应。③浓缩粒细胞中含有大量的具有免疫活性的淋巴细胞，受者在免疫功能低下时输注浓缩粒细胞容易发生TA-GVHD。④粒细胞容易传播病毒。⑤损伤破碎的粒细胞可释放sFasL等可溶性介质，容易引起组织损伤。⑥目前各种高效抗生素、造血因子的基因重组技术以及无菌层流病房的应用，可以达到与输注浓缩粒细胞同样的治疗效果，如使用粒细胞集落刺激因子。

3. 简述肝移植患者的输血指征。

终末期肝病患者存在明显的凝血、抗凝、纤溶异常，如血小板和Fg数量、功能异常等，但是若PT、APTT在正常对照的1.5倍之内，无须输血治疗。临床需要严格按输血指征来实施输血治疗：①Hb＜70g/L，应进行红细胞输血治疗。②PLT＜50×10^9/L，需要输注单采血小板。③Fg＜1.0g/L，应考虑补充Fg制品。一般情况输入2.0g的Fg制品可提高血浆Fg 0.5g/L。④凝血因子缺乏的个体，可以补充FFP，按10～20mL/kg剂量。⑤Fg溶解功能亢进造成严重渗血者，可以考虑给予冷沉淀凝血因子。

4. 简述造血干细胞移植的输血治疗原则。

造血干细胞移植（HSCT）是将正常HSC植入患者体内使其造血重建和免疫重建，是目前治疗恶性血液病、难治性血液病的主要手段。①移植前期：患者从确定为HSCT候选者到接受清髓以前的时期。由于疾病及接受全身放化疗的原因，患者机体免疫功能严重受抑，不能排斥供者的淋巴细胞，此时段能不输血尽量不输血，若需要输血必须输注经过γ射线辐照的血液成分，尽量避免输注近亲属成员的血液成分，以防TA-GVHD的发生。②围移植期：是指从清髓开始到HSC稳定植入的时期，此时段受者造血系统已被彻底破坏，而移植物的造血功能尚未重建，需要充分的输血支持，必须输注γ射线辐照的血液成分。由于HSCT是一个连续的过程，受者体内抗原抗体的消长呈动态变化，存在着明显的个体差异，所以每次输血前都必须进行ABO血型正反定型。③移植后期：是指HSC已稳定植入的时期，即受者已形成了供者血型，此时段受者体内细胞凋亡的速度远远超过了骨髓已恢复的造血能力，因此输血支持仍然必要，同样需要输注γ射线辐照的血液成分。由于存在着个体差异，个别人甚至会终身需要输血治疗。

（八）案例分析题

[案例 13-1] 肾移植患者的输血治疗

（1）简述肾移植的特点、肾移植的输血治疗原则。

1）肾移植的特点：①实体器官移植中，同种异体肾移植具有成功率高、出血量少的特点。②HLA 相容性较好的亲属间活体肾移植可提高肾移植的存活率和功能。③同种异体肾移植时，供受体之间 HLA 的匹配程度、受体免疫细胞功能和免疫分子表达水平等都可影响移植效果。④血浆肾素活性（PRA）可以作为肾移植供者的筛查指标。

2）肾移植的输血治疗原则：①针对贫血患者，术前不轻易输血，但移植前 Hb 较低可能会影响手术正常进行的情况除外。患者 Hb 29g/L，属于极重度贫血，所以需要纠正贫血以利于手术正常进行。②肾移植术前、术中患者输注的红细胞制品以去白细胞的辐照红细胞为宜。③肾移植过程中患者应少输血、输成分血，提倡供体特异性输血。④肾移植术中供体若无明显凝血功能减低及血小板减少，一般不主张采用输血来诱导免疫耐受。

（2）临床实施肾移植需要开展哪些实验室检查？

为了减少移植排斥反应，临床实施肾移植时，需要开展 HLA 配型及 ABO 血型配型，PRA 检测、CDC 试验、免疫分子检测等免疫学检查。

[案例 13-2] ABO 血型不合的 PBSCT

（1）请分析患者两次血型定型结果不一致的原因。

本案例患者施行了 ABO 血型不合的异基因造血干细胞移植（allo-HSCT），移植后患者的红细胞（A 型）在不断衰亡，并逐步转变为供者血型（B 型），入院 10 天时测得患者为 AB 型（患者→供者血型过渡期，A 型→AB 型），患者血型在逐渐发生改变，最终会变成 B 型，这是移植成功的表现。

（2）为避免溶血性输血反应，移植后的不同时段患者如何进行输血治疗？

供受者 ABO 血型不合的 allo-HSCT，随着供者 HSC 在受者体内植活、增殖及分化，产生供者红细胞（B 型）。此时患者体内残余的抗 B 将破坏新生成的、供者来源的 B 型红细胞。因此，在进行输血支持治疗时要慎重选择血液制剂。首次鉴定患者为 A 型，此时若输血治疗仍选择 A 型血；10 天时测得患者为 AB 型，且患者血清中有抗 B 抗体，此时应为患者提供无 AB 抗原的红细胞，即建议输注 O 型洗涤红细胞。

[案例 13-3] 骨髓移植自体输血

（1）请根据本案例的实验室检查结果分析患者选择的适宜输血方式。

该患者 Hb＞110g/L，Hct＞0.33，且无肝、肾功能异常等禁忌证，符合预存式自身输血。一般在术前 3 周开始采血，接着在术前 2 周根据患者的 Hb、Hct、年龄、体重等决定采血量（200～400mL），血液采集后通过数次累加而达到预定的贮血量。

（2）请分析本案例输血方式引起的不良反应。

本案例输血方式引起的不良反应：①患者可以出现溶血反应，一般见于采集的自体血保存不当，如贮血冰箱温度未保持在 2～6℃、自体血过度振荡等，导致红细胞破坏，残留的游离血红蛋白过多，引起溶血反应。溶血反应一旦发现，立即停止输血，保留静脉输液通路，严密观察血压、尿色、尿量等，尽早尽快补充血容量，给予糖皮质激素治疗等。同时采集患者的标本，连同剩余血送输血科进行复查和溶血原因分析。②患者也可以出现细菌污染反应，多见于采血时皮肤消毒不彻底、血袋热合有渗漏或患者本身有细菌感染等。一旦疑有污染血液所致输血反应，立即停止输血，保持静脉通路，给予抗生素治疗。条件允许者，根据血液细菌培养和药敏试验结果，调整抗生素用药。

[案例 13-4] 药物诱发免疫性溶血性贫血

（1）分析本案例患者发生溶血性贫血的原因。

药源性免疫性溶血性贫血中青霉素类药物引起的溶血反应为半抗原型（也称药物吸附型），当青霉素进入机体后，分子中的 β-内酰胺环打开，与血浆和组织蛋白结构中的氨基共价结合，由半抗原变成完全抗原，诱导产生的 IgG 类抗体与吸附青霉素的红细胞相互作用，造成红细胞自溶导致溶血。青霉素类药物包括青霉素钠、青霉素钾、氨苯西林钠、阿莫西林、哌拉西林、青霉素V钾等，其发病特点是红细胞、血红蛋白明显下降，而网织红细胞增多，停药后贫血症状可很快缓解。本案例患者因感染入院，临床上大量使用氨苄青霉素治疗，出现溶血性贫血反应，怀疑是青霉素药物诱发机体产生了青霉素抗体（IgG 类），导致患者出现血管外溶血。临床确诊需要结合实验室检查结果予以确认，如 RBC、Ret、血清结合珠蛋白、血清 TB、DB、IB、LDH、Hb、Hct、细胞形态学观察等。

（2）本案例需要开展哪些实验室检查？患者如何施行药物和输血治疗？

患者若机体产生了药物抗体，可能会出现红细胞直接抗球蛋白试验（DAT）阳性，血清间接抗球蛋白试验（IAT）阳性，放散试验阳性，通过血清抗体筛查与进一步鉴定抗体的种类。患者出现了溶血反应，怀疑是青霉素所致，所以立即停用氨苄青霉素，并碱化尿液，结合病情及时给予糖皮质激素治疗后，患者病情得以好转。临床需要把握疾病的输血指征，需要输血治疗者再开展输血，输注过程中要严密观察，及时处理输血反应；由免疫复合物引起的血管内溶血，除了纠正贫血外，还需注意避免急性肾衰竭或 DIC 等严重并发症。

（化瑞芳）

第十四章　血栓弹力图及其临床应用

一、学习目标

1. 掌握　血栓弹力图的检测原理、普通 TEG 检测、肝素酶对比检测、血小板图检测的各项参数及其临床意义。

2. 熟悉　TEG 检测类型及相关检测结果对临床输血的指导作用。

3. 了解　凝血功能检测的方法学评价。

二、重点难点内容

1. 重点内容　血栓弹力图的原理；以高岭土为激活剂的 TEG 图形的主要参数及参考区间。

2. 难点内容　普通 TEG 检测的临床意义；肝素酶对比检测的临床意义；血小板图检测的临床意义。

三、习　　题

（一）名词解释

1. TEG　　2. TEG 肝素酶对比检测　　3. MA 值　　4. R 时间

（二）A1 型（单项选择题）

1. TEG 参数中，反映凝血启动过程的参数是（　　）
A. R 值　B. K 值　C. MA 值　D. EPL　E. CI 值

2. TEG 检测中，当 MA＞73mm，CI 值＞3 时考虑高凝的原因为（　　）
A. 原发性纤溶亢进　B. 继发性纤溶亢进　C. 血小板功能低　D. 血小板功能亢进
E. Fg 水平高

3. TEG 检测结果提示 MA＜40mm，考虑凝血缺陷的因素是（　　）
A. 内源性凝血因子　B. 外源性凝血因子　C. 血小板　D. Fg　E. 异常抗凝物

4. 以下反映原发性纤溶亢进的 TEG 结果是（　　）
A. Ly30＞7.5%，MA 降低　B. Ly30＞7.5%，CI＞3.0　C. Ly30＜7.5%，CI＞3.0
D. Ly30＞7.5%，MA 正常　E. Ly30＞7.5%，MA 升高

5. 血小板导致的高凝状态下，TEG 检测结果会出现（　　）
A. R 值增大　B. MA 值减小　C. CI≤−3　D. R 值减小　E. MA 值增大

6. TEG 检测结果中，反映 Fg 功能的主要参数是（　　）
A. CI 值　B. R 时间　C. MA 值　D. K 时间　E. EPL

7. TEG 检测中，肝素酶对比检测所使用的激活剂是（　　）
A. 高岭土　B. 高岭土+肝素酶　C. 肝素酶　D. 组织因子　E. ADP

8. 下列 TEG 检测结果中，代表患者血栓前状态的是（　　）
A. R 时间延长，CI −3　B. R 时间缩短，CI 4.0　C. Ly30＞7.5%，CI＜−3
D. K 时间延长，MA 正常　E. α 角变小，MA 减低

9. TEG 检测结果中，代表患者低凝状态的是（　　）
A. R 时间缩短　B. R 时间延长　C. CI＞3　D. K 时间缩短，MA 正常　E. α 角增大

10. TEG 检测结果中，当 R＞20 分钟时提示患者凝血因子活性（　　）
A. 增高　B. 极度增高　C. 降低　D. 极度降低　E. 不受影响

11. 影响 TEG 检测结果的抗凝物质是（　　）
A. EDTA-K_2　B. 肝素　C. 枸橼酸钠　D. 柠檬酸钠　E. EDTA-Na_2

12. 1948 年，德国发明 TEG 仪的科学家是（　　）
A. Landsteiner　B. Larsen　C. Hirszfield　D. Harvey　E. Harter

13. 为了保证实验结果准确，血液标本进行 TEG 测试的时间限定在（　　）
A. 1 小时　B. 2 小时　C. 12 小时　D. 24 小时　E. 48 小时

14. 肝素样本一般需要普通杯子、蓝色杯子同时进行 TEG 测试，蓝色杯子中含有的物质是（　　）
A. 肝素酶　B. 高岭土　C. 花生四烯酸　D. 血小板抑制剂　E. 无成分

15. TEG 结果为 CI −5，MA 35 mm，K 值 1.7 分钟，提示该患者凝血功能（　　）
A. 血小板功能亢进　B. Fg 水平低　C. Fg 水平高　D. 血小板功能极低　E. 纤溶亢进

16. TEG 检测过程中，检测杯在杯槽带动下来回转动的角度是（　　）
A. 4°15′　B. 4°45′　C. 5°15′　D. 5°45′　E. 6°45′

17. 能直接反映最大血块强度的主要 TEG 参数是（　　）
A. R 值　B. K 值　C. α 角　D. MA 值　E. CI 值

18. 反映纤维蛋白积聚和交叉连接（血块加固）速度的 TEG 参数是（　　）
A. R 值　B. K 值　C. α 角　D. MA 值　E. CI 值

19. 描述患者整体凝血情况的主要 TEG 参数是（　　）
A. R 值　B. K 值　C. α 角　D. MA 值　E. CI 值

20. TEG 检测中，41mm＜MA＜50mm 表示（　　）
A. 血小板功能亢进　B. 血小板功能低下　C. 血小板功能极其低下　D. Fg 水平低下
E. Fg 水平极其低下

21. TEG 显示 Ly30＞7.5%，CI＜−3.0，提示患者凝血功能状态是（　　）
A. 血小板功能亢进　B. 凝血因子活性较高　C. 继发性纤溶亢进
D. 原发性纤溶亢进　E. Fg 水平过低

22. 血小板图检测中，加入何种激活剂能反映阿司匹林抑制血小板的治疗效果（　　）
A. 二磷酸腺苷　B. 花生四烯酸　C. 凝血酶　D. 胶原　E. 以上均不是

23. 肝素酶对比检测主要检测患者体内的（　　）
A. 阿司匹林　B. 鱼精蛋白　C. 华法林　D. 肝素　E. 氯吡格雷

24. TEG 显示 CI 3.5，MA 75 mm，说明患者凝血功能（　　）
A. 原发性纤溶亢进　B. 继发性纤溶亢进　C. 血栓前状态　D. 血小板功能亢进
E. 凝血因子活性较高

25. 反映患者纤溶状态的主要 TEG 参数是（　　）
A. R 值　B. α 角　C. MA 值　D. K 值　E. Ly30

26. 反映血块形成速度，体现 Fg 初始血块动力学的参数（　　）
A. R 值　B. K 值　C. MA 值　D. Ly30　E. CI

27. 对血块的稳定性起主要作用的因素是（　　）

A. 纤维蛋白　B. 血小板　C. 凝血酶　D. 凝血因子　E. 组织因子

28. 血栓弹力图的检测优势在于（　　）

A. 评估高凝　B. 评估低凝　C. 检测纤溶　D. 区分 DIC 阶段　E. 以上都是

29. 围手术期可以综合评估凝血状态的检测是（　　）

A. APTT　B. PT　C. TT　D. TEG　E. Fg

30. 术后患者引流部位持续出现血性液体，可以分析出血原因的检测项目是（　　）

A. APTT　B. PT　C. TT　D. TEG　E. D-D

（三）A2 型（案例摘要型选择题）

1. 心脏手术术后患者创面轻度渗血，TEG 结果显示，R 时间 8 分钟，MA＜45mm 且 PLT＜100×10^9/L 时，建议该患者输注（　　）

A. 10U 冷沉淀凝血因子　B. 20U 冷沉淀凝血因子　C. 200mL FFP　D. 1 治疗量血小板　E. 200mL 冰冻血浆

2. 骨科患者，术前各项凝血指标均正常，术中 TEG 结果：R 16.8 分钟，K 3.6 分钟，MA 45.6mm，α 角 43°，术后 TEG 检测结果如图 14-1，提示患者术后凝血功能（　　）

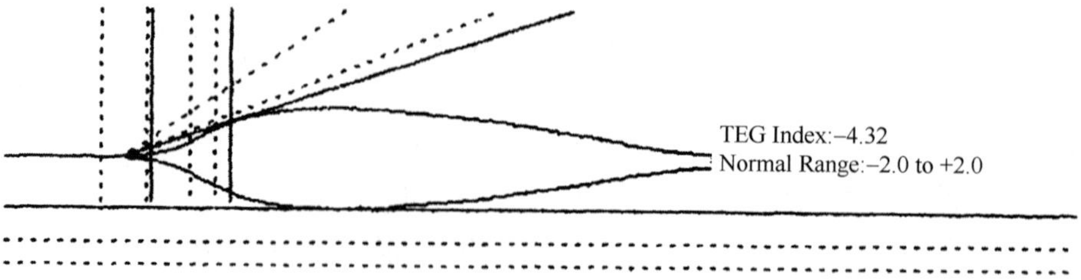

图 14-1　术后 TEG 的检测结果

A. 纤溶亢进　B. 凝血因子活性较低　C. 凝血因子活性极低　D. 血小板功能降低　E. 血小板功能极低

3. 患者术后 3 天发生双下肢静脉血栓，TEG 检测结果如图 14-2，此时患者应采取的处理措施是（　　）

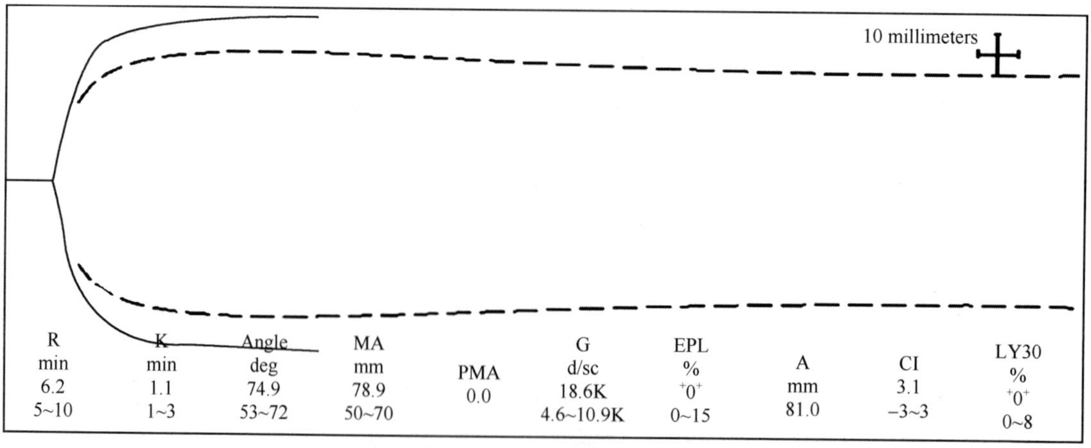

图 14-2　TEG 检测结果

A. 口服华法林　B. 肝素　C. 低分子肝素　D. 抗血小板治疗　E. 抗纤溶

4. 通过图 14-3a～c，可以判断出患者凝血状态分别是（　　）

A. 基本正常、高凝、纤溶亢进　　B. 高凝、继发性纤溶亢进、低凝

C. 低凝、继发性纤溶亢进、纤溶亢进　　D. 纤溶亢进、正常、高凝

E. 继发性纤溶亢进、高凝、无法判断

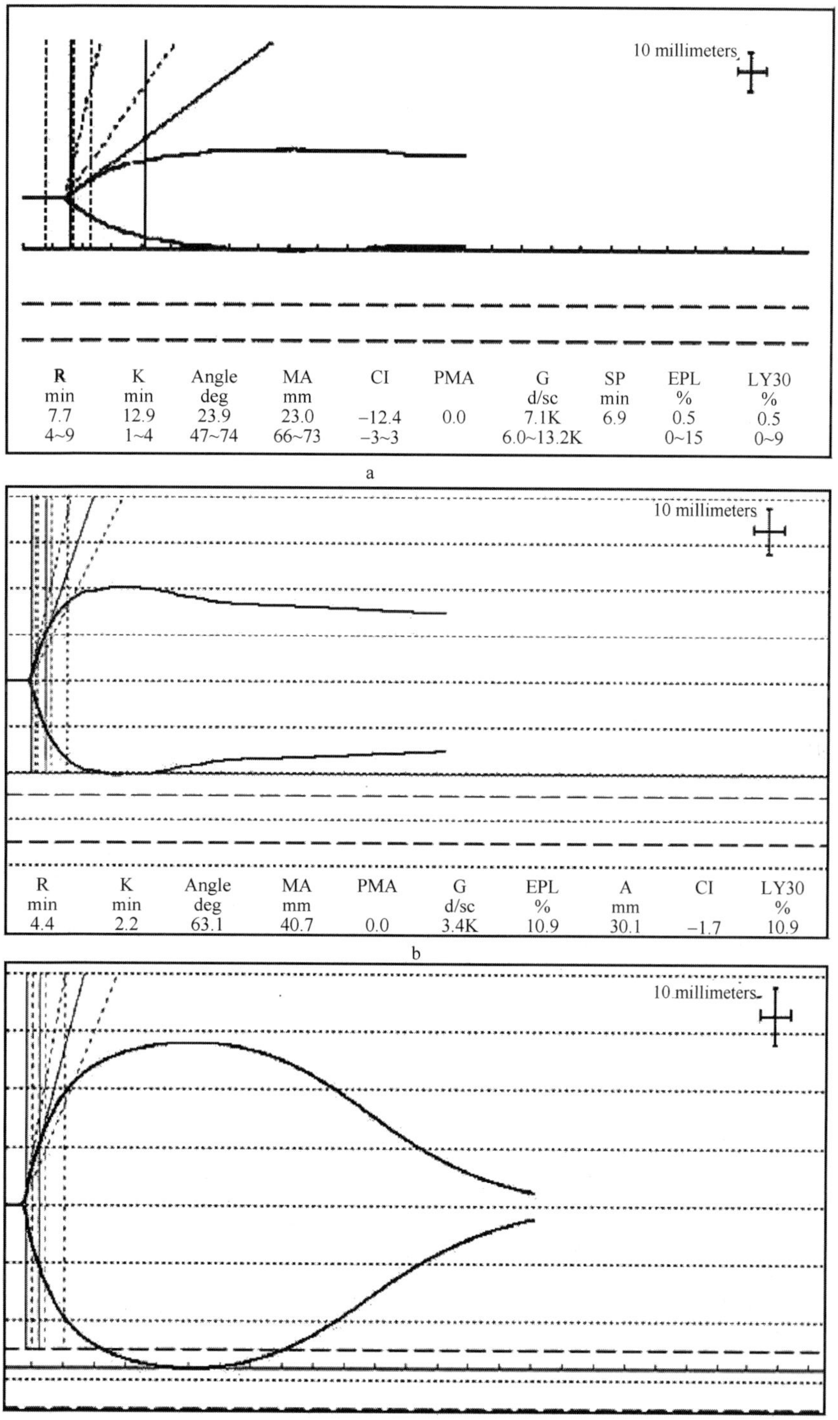

图 14-3　TEG 的检测结果

（四）A3 型（案例组/串型最佳选择题，即“共题干型”）

1. 患者，男，45 岁，术后腹腔引流管持续引出血性液体，TEG 检查结果如图 14-4 所示。

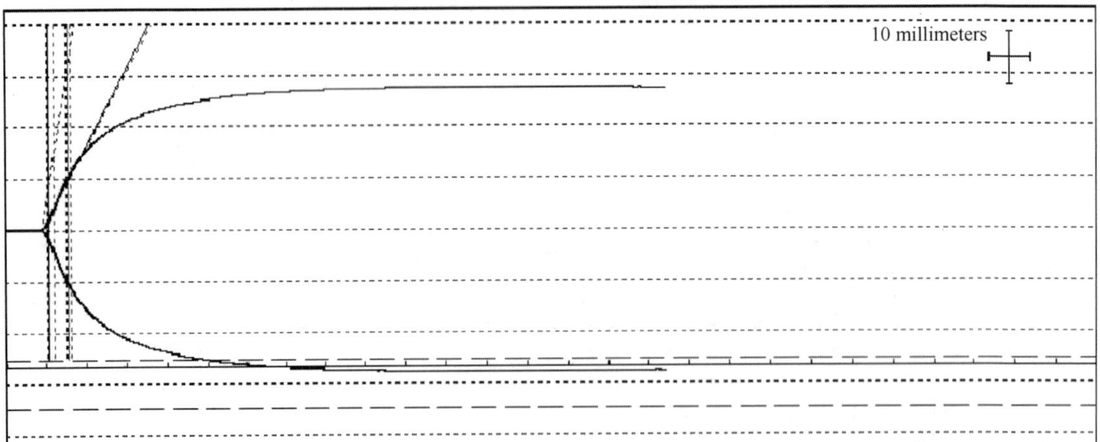

R	K	Angle	MA	LY30	EPL	CI	PMA	G	A
min	min	deg	mm	%	%			d/sc	mm
5.2	2.5	55.9	53.3	0.0	0.0	−1.3	0.0	5.7K	54.9
5~8	1~3	55~78	51~69	0~8	0~15	−3~3		4.6~10.9K	

图 14-4 TEG 的检测结果

第 1 问 图 14-4 说明该患者凝血功能（ ）

A. 血小板功能亢进 B. 血小板功能或数量低下 C. 凝血功能低下

D. 凝血功能亢进 E. 凝血因子及血小板功能正常

第 2 问 针对本案例患者的检查结果，临床医生应该如何处理（ ）

A. 输注血小板 B. 二次手术探查 C. 输注血浆

D. 输注冷沉淀凝血因子 E. 补充 Fg

2. 肾功能衰竭患者，使用肝素抗凝进行血液透析后出现黑便，肝素酶对比检测，结果如图 14-5。

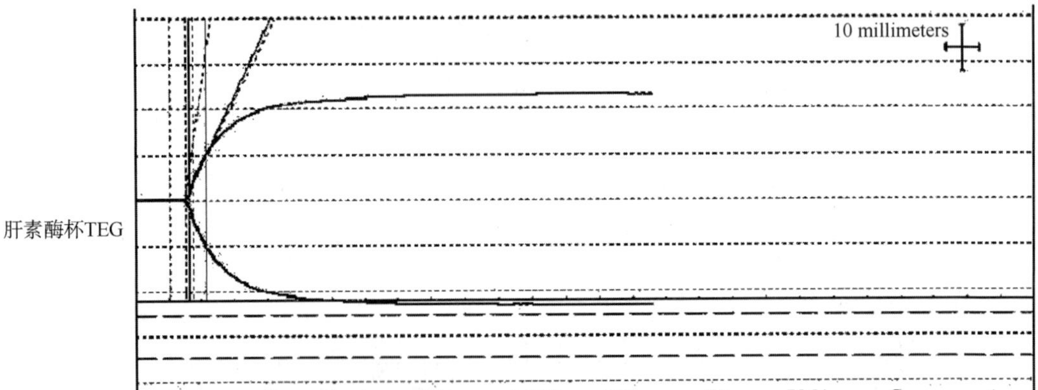

R	K	Angle	MA	LY30	EPL	CI	PMA	G	A
min	min	deg	mm	%	%			d/sc	mm
7.9	2.8	56.3	44.2	0.0	0.0	−4.3	0.0	4.0K	46.2
5~8	1~3	55~78	51~69	0~8	0~15	−3~3		4.6~10.9K	

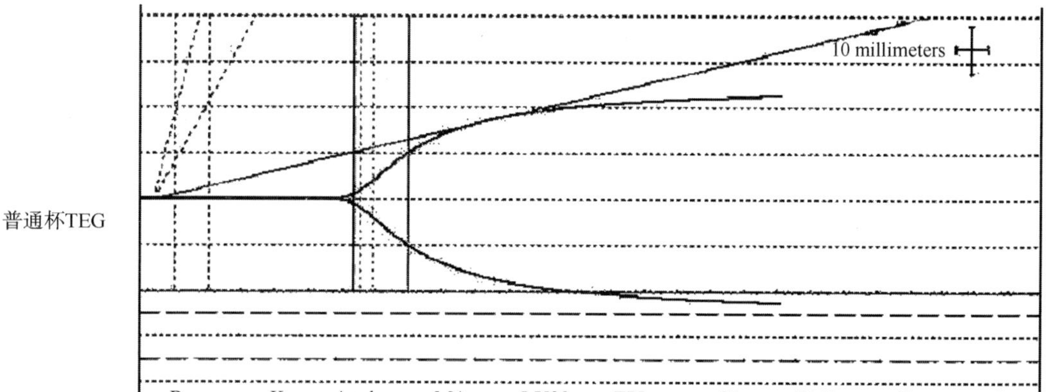

R	K	Angle	MA	LY30	EPL	CI	PMA	G	A
min	min	deg	mm	%	%			d/sc	mm
31.7	2.8	9.8	40.7	0.0	0.0	−25.8	1.0	3.4K	45.4
5~10	1~3	53~72	50~70	0~8	0~15	−3~3		4.6~10.9K	

图 14-5　普通杯 TEG 和肝素酶杯 TEG 的检测结果

第 1 问　TEG 检测结果说明患者目前凝血功能（　　）

A. 凝血功能亢进　B. 凝血功能极其亢进　C. 凝血功能低下　D. 凝血功能极其低下

E. 无法判断

第 2 问　肝素酶对比检测结果说明哪种药物过量（　　）

A. 阿司匹林　B. 肝素　C. 氯吡格雷　D. 波立维　E. 鱼精蛋白

第 3 问　若要改善患者的凝血功能，应做如何处理（　　）

A. 输注冷沉淀凝血因子　B. 输注 FFP　C. 鱼精蛋白中和　D. 输注血小板

E. 注射重组人纤维蛋白原

3. 患者，男，52 岁，因术后伤口愈合较慢，并出现渗血表现，TEG 检测结果如图 14-6。

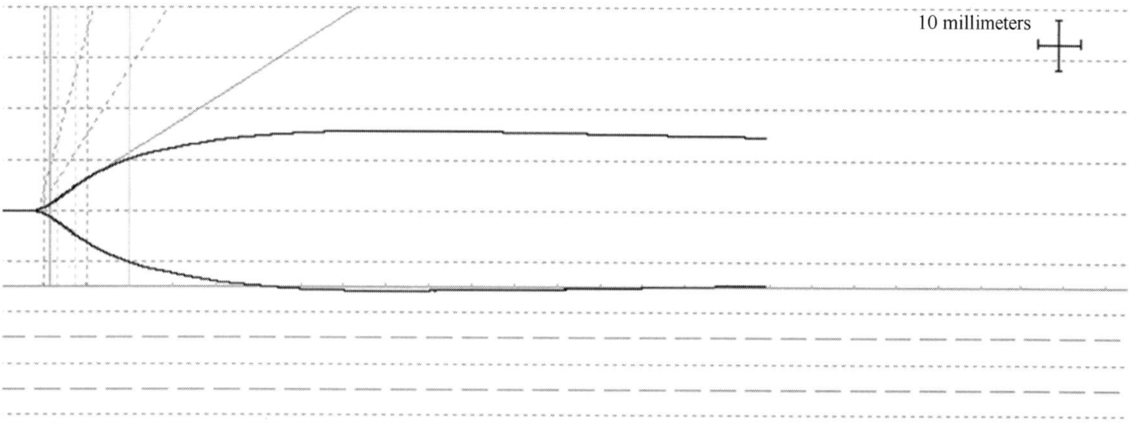

R	K	Angle	MA	PMA	G	EPL	A	CI	LY30
min	min	deg	mm		d/sc	%	mm	−9.1	%
5.7	9.2	28.3	29.9	1.0	2.1K	0.0	29.3		0.0

图 14-6　TEG 的检测结果

第 1 问　该患者出现明显的凝血功能异常，原因是（　　）

A. 血小板功能异常引起的低凝状态　B. Fg 功能异常引起的低凝状态

C. 凝血因子功能和数量异常引起的低凝状态　D. 血小板和 Fg 功能异常引起的低凝状态

E. 凝血因子和血小板功能异常引起的低凝状态

第 2 问　为改善患者凝血状况，建议临床给患者输注血液制品（　　）

A. 血小板　B. 血浆　C. 冷沉淀凝血因子　D. 血小板和血浆

E. 血小板和冷沉淀凝血因子

4. 患者，男，62 岁，TEG 检查结果如图 14-7 所示。

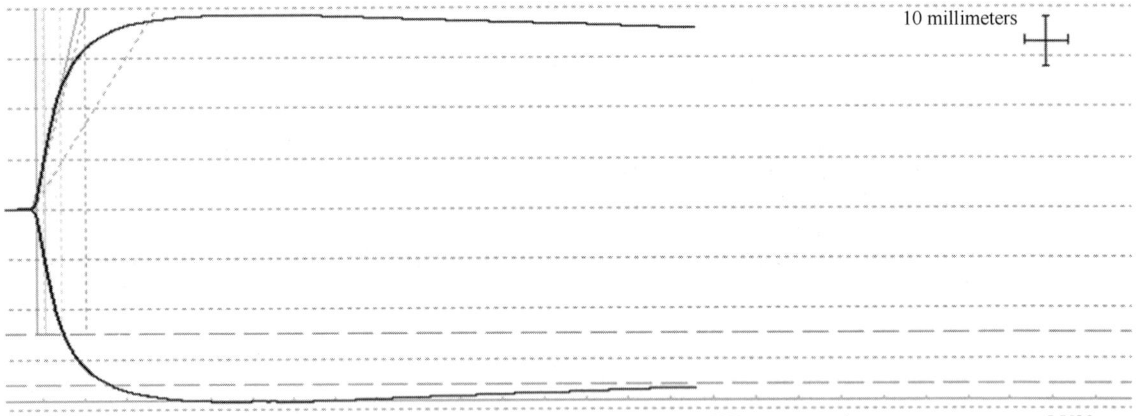

R	K	Angle	MA	PMA	G	EPL	A	CI	LY30
min	min	deg	mm		d/sc	%	mm		%
4.1	1.1	74.1	76.8	0.0	16.5K	0.6	71.7	4.2	0.6

图 14-7　TEG 的检测结果

第 1 问　该患者的 TEG 检测结果说明患者凝血功能（　　）

A. 基本正常　B. 增强　C. 不足　D. 极低　E. 纤溶亢进

第 2 问　依据 TEG 结果，患者需要采取的治疗（　　）

A. 补充血浆和冷沉淀凝血因子　B. 补充血小板和冷沉淀凝血因子　C. 补充血小板和血浆

D. 抗血小板治疗　E. 无须针对性治疗

（五）B1 型（配伍选择题，即“共答案型”）

（1～3 题为共答案题）

A. 　B. 　C. 　D. 　E. 　F. 

1. 代表血小板数量或功能低下的 TEG 图像是（　　）

2. 代表 Fg 水平或功能低下的 TEG 图像是（　　）

3. 代表原发性纤溶亢进的 TEG 图像是（　　）

（4～6 题为共答案题）

A. R 值　B. K 值　C. α 角　D. MA 值　E. Ly30

4. 反映凝血启动过程的 TEG 检测指标（　　）

5. 反映血块增长速度的 TEG 检测指标（　　）

6. 反映血凝块稳定性的 TEG 检测指标（　　）

（六）X 型（多项选择题）

1. TEG 检测中，使用高岭土作为激活剂的是（　　）

A. 普通检测　B. 肝素酶对比检测　C. 血小板图检测　D. 激活凝血检测

E. 功能性 Fg 检测

2. 可以反映 Fg 数量及功能的 TEG 参数是（　　）

A. R 值 B. K 值 C. α 角 D. MA 值 E. Ly30

3. 血小板功能亢进的患者哪些 TEG 参数不会改变（ ）

A. R 值 B. α 角 C. MA 值 D. LY30 E. EPL

4. TEG 检测结果能反映患者机体凝血情况的指标是（ ）

A. 凝血因子活性 B. Fg 水平 C. 血小板聚集功能 D. 纤维蛋白溶解情况
E. 血块形成速度

5. 患者，女性，华法林治疗过程中突发血栓，TEG 显示 R 10.3 分钟，MA 76.9mm，患者可采用哪些药物治疗（ ）

A. 华法林 B. 肝素 C. 阿司匹林 D. 氯吡格雷 E. 替罗非班

6. 若患者 PT、APTT 延长，Fg 降低，其 TEG 检测参数表现为（ ）

A. R 延长 B. R、K 缩短 C. α 角、MA、CI 降低 D. α 角、MA、CI 增高
E. K 延长

7. 血栓前状态的患者，其 TEG 检测参数可表现为（ ）

A. R、K 延长 B. R、K 缩短 C. α 角、MA、CI 降低 D. α 角、MA、CI 增高
E. Ly30 增大

8. 下列 TEG 检测结果中，能体现患者凝血功能处于继发性纤溶亢进的是（ ）

A. Ly30＞7.5%，CI＞3.0 B. Ly30＞7.5%，MA 正常或增大
C. Ly30＞7.5%，CI＜-3.0 D. Ly30＞7.5%，MA 正常或降低
E. Ly30＜7.5%，CI＞3.0

9. 血小板图检测参数中，主要反映抗血小板药物疗效的指标是（ ）

A. AA 抑制率 B. ADP 抑制率 C. MA 值 D. α 角 E. Ly30

10. 下列 TEG 参数中，反映纤溶功能的是（ ）

A. R 值 B. K 值 C. MA 值 D. Ly30 E. EPL

11. TEG 显示 R＜4 分钟，MA＞73mm，提示该患者凝血功能（ ）

A. 凝血因子活性较高 B. 凝血因子活性较低 C. 凝血因子活性极低
D. 血小板功能低下 E. 血小板功能亢进

12. 与普通凝血功能检测相比，TEG 结果更能体现出（ ）

A. 血小板数量 B. 血小板功能 C. 凝血因子数量 D. 凝血因子功能
E. 血凝块强度及综合凝血状态

（七）简答题

1. 简述血栓弹力图在临床应用中的优缺点。
2. TEG 普通检测的临床意义是什么？

（八）案例分析题

[案例 14-1] TEG 检查用于辅助诊断血友病

患儿，男，7 岁，因足背部血肿 7 天就诊。

1. 实验室检查 WBC 11.71×10^9/L，RBC 4.22×10^{12}/L，Hb 120g/L，PLT 108×10^9/L；PT 12.8s，APTT 113.5s，TT 16.2s，Fg 3.25g/L；TEG 检测结果如案例图 14-1 所示。

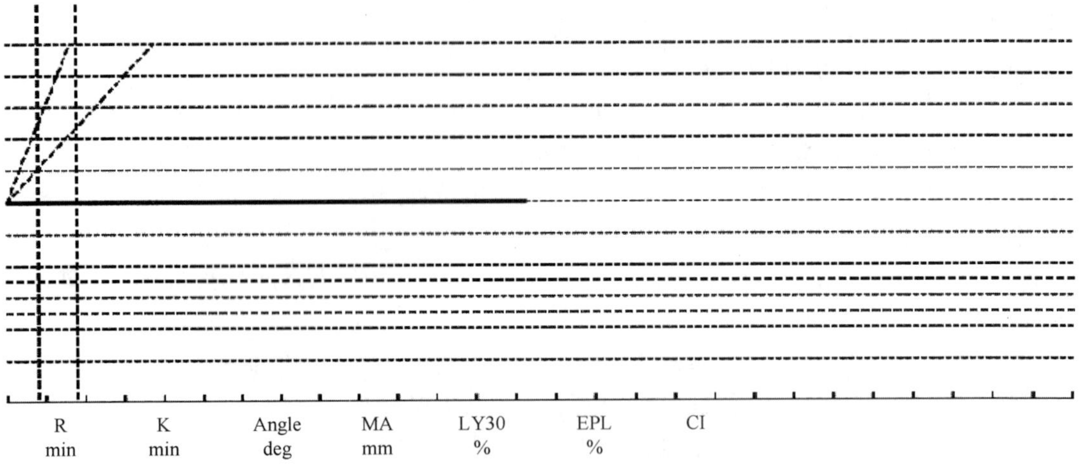

案例图 14-1　TEG 的检测结果

2. 思考题

（1）本案例的检查结果可初步诊断患者为哪种疾病？下一步如何选择实验室检查进行确诊？

（2）若本案例凝血因子活性（FⅤ：C、FⅦ：C、FⅩ：C、FⅨ：C、FⅪ：C、FⅡ：C）和血管性血友病因子抗原（vWF：Ag）检查结果正常，FⅧ：C（0.35）、FⅫ：C（0.48）活性降低，可以考虑的诊断是什么？

[案例 14-2]　TEG 检查用于判断出血原因和指导输血治疗

患者，男，65 岁，因黑便 10 小时就诊，既往肝硬化病史 3 年。入院查体：意识欠清，重度贫血貌，眼睑及口唇苍白，体温低，HR 130 次/min，PB 100/65mmHg。

1. 实验室检查　WBC 10.23×10^9/L，RBC 1.68×10^{12}/L，Hb 63g/L，PLT 20×10^9/L；PT 27s，APTT 71.5s，Fg 1.21g/L，TT 24.5s，D-二聚体 20.83 μg/mL，FDP 65.6 μg/mL，TEG 检查结果见案例图 14-2。

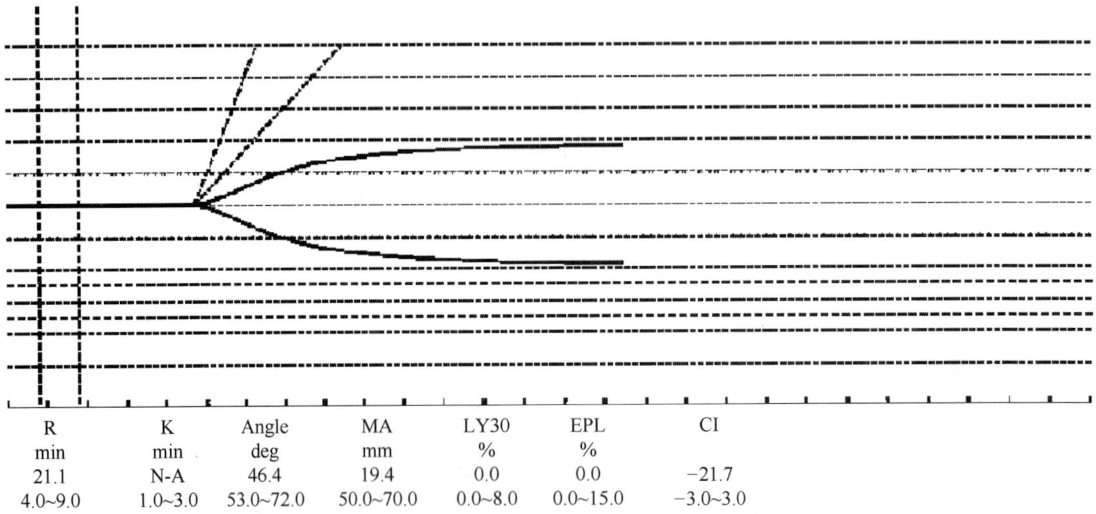

案例图 14-2　TEG 的检测结果

2. 思考题

（1）请根据实验室检查结果对患者凝血功能进行初步判断。

（2）本案例患者临床如何进行输血治疗？

四、答　　案

（一）名词解释

1. TEG　是一种灵敏、快捷的凝血检测技术，能完整地检测从凝血开始至血凝块形成及纤维蛋白溶解的全过程，反映凝血过程中血小板与凝血因子的相互作用，评估凝血过程中的凝血因子、Fg、血小板等各组分的功能水平、更全面地评价血小板-纤维蛋白凝块的强度。

2. TEG 肝素酶对比检测　主要针对体外循环肝素治疗的患者，出现肝素残留引起的出血，一般普通杯与肝素酶杯的 R 差值（ΔR）＞2 min，建议进行鱼精蛋白中和治疗。

3. MA 值　代表描记图上的最大振幅（最大切应力系数），反映正在形成的血凝块的最大强度及血凝血形成的稳定性，主要受 Fg 及血小板的影响。MA 反映了血小板的聚集功能，血小板质量或数量异常都会影响到 MA 值。

4. R 时间　从血样开始检测到描记幅度达 2mm 所需要的时间（min），即开始检测至第一块纤维蛋白凝块形成的潜伏期。R 值最能代表凝血酶作用，反映凝血启动过程中凝血因子的综合作用。

（二）A1 型

1. A　2. D　3. C　4. A　5. E　6. D　7. B　8. B　9. B　10. D　11. B　12. E　13. B　14. A　15. D　16. B　17. D　18. C　19. E　20. B　21. C　22. B　23. D　24. D　25. E　26. B　27. B　28. E　29. D　30. D

（三）A2 型

1. D　2. A　3. D　4. C

（四）A3 型（不同问题的答案，使用“、”间隔）

1. E、B　2. D、B、C　3. D、E　4. B、D

（五）B1 型

1. C　2. B　3. A　4. A　5. B　6. D

（六）X 型

1. ABD　2. BCD　3. ABDE　4. ABCDE　5. CDE　6. ACE　7. BD　8. AB　9. AB　10. DE　11. AE　12. BDE

（七）简答题

1. 简述血栓弹力图在临床应用中的优缺点。

（1）优点：TEG 是一种灵敏、快捷的凝血检测技术，能完整地监测从凝血开始至血凝块形成及纤维蛋白溶解的全过程，反映凝血过程中血小板与凝血因子的相互作用，评估凝血过程中的凝血因子、Fg、血小板等各组分的功能水平，更全面地评价血小板-纤维蛋白凝块的强度。该试验用血量少，全血、血浆和富含血小板的血浆均可用于检测，且通过肝素酶对比检测可排除肝素类物质的影响，具有检测准确、速度快，自动诊断功能。

（2）缺点：TEG 也存在一定的局限性，如无法检测血管内皮细胞对凝血造成的影响，TEG 检测价格偏高，基层单位无法开展此项目等。

2. TEG 普通检测的临床意义是什么？

TEG 普通检测可用于：①评估凝血全貌，判断凝血状态。②判定低凝、高凝原因。③区分原发纤溶、继发纤溶亢进。④判断促凝、抗凝药物的疗效。⑤评估血栓发生概率，预防术后血栓的发生。⑥指导成分输血。

（八）案例分析题

[案例 14-1] TEG 检查用于辅助诊断血友病

（1）本案例的检查结果可初步诊断患者为哪种疾病？下一步如何选择实验室检查进行确诊？

患者有自发性血肿的出血状况，凝血功能检测 APTT 明显延长，TEG 检测严重低凝，血液不能凝固，初步考虑患者为血友病。为明确诊断，本案例患者应进行凝血因子活性检测及血友病基因检测，需要重点检测凝血因子Ⅷ及凝血因子Ⅸ活性。

（2）若本案例凝血因子活性（FⅤ：C、FⅦ：C、FⅩ：C、FⅨ：C、FⅪ：C、FⅡ：C）和血管性血友病因子抗原（vWF：Ag）检查结果正常，FⅧ：C（0.35）、FⅫ：C（0.48）活性降低，可以考虑的诊断是什么？

根据凝血因子活性Ⅷ：C（0.35）的检测结果，可以确诊本案例患者为甲型血友病。凝血因子Ⅻ的缺乏不会引起自发性出血，往往对纤溶系统的激活起着更为重要的作用。本案例凝血因子Ⅻ：C（0.48）暂时动态观察，不予以特殊处理。

[案例 14-2] TEG 检查用于判断出血原因和指导输血治疗

（1）请根据实验室检查结果对患者凝血功能进行初步判断。

患者血小板较低（PLT 20×10^9/L）；PT、APTT、TT 明显延长，Fg 明显降低；TEG 结果显示 R 时间明显延长、MA 值明显降低。综合上述检验结果，判断患者处于严重低凝状态。

（2）本案例患者临床如何进行输血治疗？

本案例患者临床可采取的输血治疗措施是：①纠正贫血：依据患者有活动性出血，血红蛋白下降且伴有休克表现，需要输注红细胞制剂。②纠正凝血功能：依据患者 PT、APTT、TT 明显延长，Fg 明显降低；TEG 检查中的 R 时间明显延长，患者需要补充 FFP 或冷沉淀凝血因子。由于 TEG 检查中的 MA 值明显降低，需要补充血小板。

（黄吉娥）

第十五章　输血反应及输血传播性疾病

一、学习目标

1. 掌握　输血反应的概念、分类；临床上常见的非感染性输血反应的种类、发病机制和相关的实验室检查；常见的输血传播性疾病及其相关的实验室检查。

2. 熟悉　临床上常见的非感染性输血反应的临床表现和预防措施；输血传播性疾病的传播途径、流行病学特征。

3. 了解　临床上常见输血反应的诊断依据、诊断标准和治疗措施；输血相关疾病的病原学特征；输血传播性疾病的防治原则。

二、重点难点内容

1. 重点内容　输血反应的概念、分类；临床上常见的非感染性输血反应的种类、发病因素和相关的实验室检查；输血传播性疾病的传播途径、流行病学特征和实验室检查。

2. 难点内容　溶血性输血反应、发热性非溶血性输血反应（FNHTR）、过敏反应、输血相关性移植物抗宿主病（TA-GVHD）等几种临床常见输血反应的发病机制、实验室检查和临床防治措施；常见的输血传播性疾病的病原学特征、实验室检查和防治原则。

三、习　　题

（一）名词解释

1. 急性输血反应　2. 免疫性溶血性输血反应　3. FNHTR　4. 溶血性输血反应　5. TRALI　6. 输血后紫癜　7. 输血相关低血压反应　8. 输血传播性疾病　9. AIDS

（二）A1 型（单项选择题）

1. 临床上，输血反应的发生率可高达（　　）

A. 5%　B. 10%　C. 20%　D. 30%　E. 50%

2. 迟发性输血反应发生于（　　）

A. 输血 12 小时内　B. 输血 24 小时内　C. 输血 24 小时后　D. 输血过程中　E. 输血 48 小时内

3. 引起迟发性输血反应的诱因是（　　）

A. ABO 血型不合　B. 细菌污染　C. 血浆蛋白抗体　D. IgG 抗体　E. IgM 抗体

4. 下列哪种 Rh 系统抗体最易引起迟发性输血反应（　　）

A. 抗 C　B. 抗 c　C. 抗 E　D. 抗 e　E. 抗 D

5. 迟发性溶血性反应时的血涂片检查可见（　　）

A. 球形红细胞　B. 红细胞碎片　C. 靶形红细胞　D. 椭圆形红细胞　E. 口形红细胞

6. 最严重的输血反应是（　　）

A. TRALI　B. 过敏性皮疹反应　C. 溶血反应　D. PTR　E. PTP

7. 下列哪种为非免疫性输血反应（　　）

A. FNHTR　B. 过敏性反应　C. 溶血反应　D. 肺血管微栓塞　E. TRALI

8. 引起急性溶血反应的最常见、最严重的原因是（　　）

A. Rh 血型不合　B. ABO 血型不合　C. Duffy 血型不合　D. Kidd 血型不合

E. Kell 血型不合

9. 急性溶血反应时尿中可见（　　）

A. 蛋白质　B. 红细胞　C. 血红蛋白　D. 颗粒管型　E. 乳糜

10. 输入 ABO 不合血液多少时尿液可呈现酱油色（　　）

A.＞10mL　B.＞20mL　C.＞50mL　D.＞150mL　E.＞200mL

11. 引起超急性排斥反应的主要成分是（　　）

A. 细胞毒抗体　B. 巨噬细胞　C. 淋巴细胞　D. NK 细胞　E. 红细胞抗体

12. 血管外红细胞破坏的主要场所是（　　）

A. 肾和肝　B. 脾和肝　C. 胸腺　D. 淋巴结　E. 骨髓

13. 依据安全输血的原则，O 型个体的血浆可以输给哪种个体（　　）

A. 仅 O 型　B. O 型、A 型和 B 型　C. 仅 AB 型　D. O 型、A 型、B 型和 AB 型

E. 非 AB 型

14. 一般情况下，输血前均要做意外抗体筛查试验，下列哪种情况除外（　　）

A. 有妊娠史　B. 有输血史　C. 交叉配血不合　D. 急救输血

E. 短时间内需要接受多次输血者

15. 有多次妊娠史的妇女或反复输血的患者，输血易发生同种抗体引起的溶血反应，抗体的种类为（　　）

A. IgA　B. IgD　C. IgE　D. IgG　E. IgM

16. 关于溶血性输血反应，下列说法正确的是（　　）

A. 溶血反应可以发生在血管内也可以发生在血管外

B. 血管内和血管外溶血均有补体参与　C. 血管内溶血主要由 IgG 型抗体引起

D. 血管外溶血主要由 IgM 型抗体引起　E. 由 Rh 血型不合的输血引起的溶血反应最严重

17. 在输血过程中，怀疑患者发生了溶血性输血反应，不正确的是（　　）

A. 提高输血滴速　B. 立即向输血科反映　C. 立即报告上级医生

D. 密切观察患者症状　E. 立即停止输血，并输注生理盐水

18. 有关血管内溶血实验室检查的叙述，不正确的是（　　）

A. 血浆内 Hb 增高　B. 尿 Hb 增高　C. LDH 增高　D. 血清结合珠蛋白增高

E. Coomb's 试验阳性

19. 最常见的输血反应是（　　）

A. 循环超负荷　B. 发热　C. 过敏　D. 细菌污染　E. 溶血

20. 免疫性输血反应多与血液抗体有关，与发热反应最关联的抗体是（　　）

A. ABO 血型抗体　B. Rh 血型抗体　C. 抗 IgA 抗体　D. 抗白细胞抗体

E. 抗 DNA 抗体

21. FNHTR 发生的免疫因素，下列叙述正确的是（　　）

A. 主要与 ABO 血型抗体有关，与 Rh 血型抗体无关

B. 主要与 Rh 血型抗体有关，与 ABO 血型抗体无关

C. 主要与抗白细胞抗体有关，由 HLA 抗体引起　D. 主要与抗 DNA 抗体有关

E. 主要与抗 IgA 抗体有关

22. FNHTR 多发生在输血过程中或输血后（　　）

A. 30 分钟　B. 1～2 小时　C. 2～3 小时　D. 3～4 次/小时　E. 5 次/小时

23. FNHTR 是临床最常见的输血反应，约占总输血反应的（　　）

A. 15%　B. 20%　C. 30%　D. 40%　E. 50%以上

24. 血压无明显变化的最常见输血反应为（　　）

A. FNHTR　B. 溶血性反应　C. 枸橼酸盐中毒　D. 细菌污染反应　E. 循环负荷过重

25. 减少输血免疫反应所致的发热，应（　　）

A. 减慢输血速度　B. 选用洗涤红细胞　C. 选用一次性输血器

D. 采用无热源技术配制保存液　E. 严格消毒采血和输血用具

26. 关于 FNHTR 的预防措施，下列哪项除外（　　）

A. 严格无菌操作，消除热原　B. 尽量输注去白细胞的血液成分

C. 输血反应开始时给患者使用对乙酰氨基酚和地塞米松

D. 输血后给患者使用抑制输血发热反应的药物

E. 有 HLA 抗体的患者，应输注 HLA 相合的血液成分

27. 针对输血后的发热反应，应采取的措施是（　　）

A. 停止输血，积极抗休克，维持循环功能，保护肾功能和防治 DIC

B. 严格无菌操作，保证血源质量，防止血源污染　C. 抗休克、抗感染治疗

D. 立即停止输血，半坐位，吸氧和利尿

E. 立即减慢输血速度，严重者停止输血，给予解热镇痛药

28. 红细胞输血次数过多，可致受血者（　　）

A. 红细胞呈球形　B. 红细胞脆性增高　C. 铁负荷过量　D. 红细胞膜内渗透压增高

E. 出现黄疸

29. 输血诱发的过敏性反应大多数由哪种血液成分所致（　　）

A. 红细胞　B. 粒细胞　C. 淋巴细胞　D. 血小板　E. 血浆

30. 过敏性输血反应多发生在输注全血、血浆或血液制剂的（　　）

A. 输注后期　B. 输注 5 分钟后　C. 输注过程中　D. 输注结束后　E. 刚开始输注时

31. 输血引起的荨麻疹属于（　　）

A. Ⅰ型变态反应　B. Ⅱ型变态反应　C. Ⅲ型变态反应　D. 迟发过敏反应

E. 与变态反应无关

32. 既往输血出现过荨麻疹的患者，再次输注红细胞成分应首选（　　）

A. 辐照红细胞　B. 洗涤红细胞　C. 年轻红细胞　D. 去白细胞悬浮红细胞

E. 浓缩红细胞

33. 能引起嗜酸性粒细胞增高的输血反应是（　　）

A. 细菌污染反应　B. 急性溶血反应　C. 过敏反应　D. 非溶血性发热反应

E. 循环超负荷

34. 下列哪种疾病常见 IgE 升高（　　）

A. MM　B. SLE　C. 过敏性哮喘　D. 类风湿关节炎　E. MB

35. 治疗输血所致的过敏性反应的药物有多种，下列哪项不是（　　）

A. 地塞米松　B. 地高辛　C. 盐酸异丙嗪　D. 肾上腺皮质激素　E. 肾上腺素

36. 由 HLA 抗原与 HLA 抗体引起的输血反应是（　　）
A. 过敏性反应　B. 溶血反应　C. 输血相关性循环超负荷　D. TRALI　E. TA-GVHD

37. 为减少 TRALI 的发生率，患者应使用的血浆是（　　）
A. 汇集的经过溶剂-去污剂处理的 FFP　B. 亚甲蓝光化学法处理的单人份血浆
C. 新鲜冰冻混合血浆　D. 新鲜冰冻单人份血浆　E. 巴氏消毒的血浆

38. 最易出现呼吸窘迫症的输血反应是（　　）
A. 循环超负荷　B. 过敏反应　C. TRALI　D. 肺微血管栓塞　E. 肺含铁血黄素沉着

39. 因输血而发生的急性呼吸窘迫综合征常常发生在（　　）
A. 输血开始的 15 分钟内　B. 输血过程中　C. 输血后 20 分钟内
D. 输血过程中或者输血后 20 分钟内　E. 输血过程中或者输血后 6 小时内

40. 为了预防 TRALI，既往有输血史或妊娠史的患者输血前应（　　）
A. 检测 HLA 抗体　B. 不必考虑患者与献血者间的 HLA 相容
C. 输注去白细胞的血液制剂　D. 不必考虑患者与献血者间 ABO 血型相合
E. 可以输注有输血史或妊娠史献血者的血浆

41. 预防输血相关急性肺损伤的主要原则之一是（　　）
A. 控制输血速度　B. 避免不必要的输血（特别是血浆和全血）　C. 控制输血量
D. 呼吸功能受损患者避免输血　E. 输血前给患者应用抗过敏药以防止抗原抗体反应

42. 由 HLA 抗体引起的 PTR 的理想治疗方法是（　　）
A. 应用肾上腺皮质激素　B. 输注配型相合的血小板　C. 输注红细胞　D. 注射 EPO
E. 血浆置换

43. 患者输血后发生了 PTP，下列哪种情况不会出现（　　）
A. 皮肤紫癜　B. 黏膜出血　C. 胃肠道出血　D. TA-GVHD　E. 血尿

44. 引起 TA-GVHD 的主要效应细胞是（　　）
A. 红细胞　B. 淋巴细胞　C. 单核细胞　D. 粒细胞　E. 血小板

45. TA-GVHD 是死亡率最高的输血反应，其死亡率可高达（　　）
A. 40%～50%　B. 50%～60%　C. 60%～70%　D. 70%～80%　E. 80%～90%

46. 血液制剂进行 γ 射线照射以预防 TA-GVHD，主要针对的受血者是（　　）
A. 心脏手术患者　B. 严重外伤患者　C. 产科大出血患者　D. 上消化道大出血患者
E. 免疫功能受损或抑制的患者

47. 为了预防 TA-GVHD 的发生，有免疫缺陷或免疫抑制的患者输血应选用（　　）
A. 辐照红细胞　B. 洗涤红细胞　C. 年轻红细胞　D. 去白细胞悬浮红细胞
E. 冰冻解冻去甘油红细胞

48. 预防因输血产生的 TA-GVHD 的有效方法是（　　）
A. 输注 FFP　B. 输注机采血小板　C. 应用大剂量抗生素　D. 滤白和辐照
E. 输注浓缩白细胞

49. 为了预防含铁血黄素沉着症或血色病的发生，长期反复输血的患者应选用（　　）
A. 全血　B. 洗涤红细胞　C. 年轻红细胞　D. 去白细胞悬浮红细胞
E. 冰冻解冻去甘油红细胞

50. 关于继发于慢性贫血的含铁血黄素沉着症，下列描述错误的是（　　）

A. 最有效的预防措施是减少输血次数　B. 可引起肝肾功能损伤
C. 可给予氯化钾治疗，促进其铁的排出　D. 可引起皮肤色素沉着
E. 铁沉积于单核巨噬细胞系统，易引起广泛的组织损害

51. 慢性贫血患者应输注年轻红细胞，尽可能减少输血次数，目的是预防（　）
A. 发热反应　B. 溶血反应　C. 枸橼酸钠中毒　D. PTP　E. 含铁血黄素沉着症

52. 导致循环超负荷的易感人群，下列哪类人群除外（　）
A. 严重创伤者　B. 心肺功能不全者　C. 老年人　D. 严重贫血者　E. 低蛋白血症者

53. 输血所致循环负荷过重最终会导致（　）
A. 室性早搏　B. 右心衰竭　C. 心肌梗死　D. 房性早搏　E. 急性肺水肿

54. 当患者因输血而发生枸橼酸盐中毒时，其血浆枸橼酸盐浓度可达（　）
A. 1. 0g/L　B. 2. 0g/L　C. 4. 0g/L　D. 6. 0g/L　E. 8. 0g/L

55. 正常人枸橼酸盐中毒的剂量是（　）
A. 5g 左右　B. 10g 左右　C. 15g 左右　D. 20g 左右　E. 25g 左右

56. 输血引起的枸橼酸中毒往往与患有哪类疾病有关（　）
A. 心脏病　B. 肺病　C. 肝病　D. 肾病　E. 脾脏疾病

57. 为了预防枸橼酸盐中毒的发生，在输血过程中每输注 1000mL 血液应给予适量的（　）
A. 生理盐水　B. 葡萄糖溶液　C. 葡萄糖酸钙溶液　D. 氯化钾溶液
E. 碳酸氢钠溶液

58. 下列哪种情况不是输血相关低血压反应的高发人群（　）
A. 有高血压病史者　B. 服用 ACEI 类药物（缓激肽代谢减慢）者　C. 长期吸烟者
D. 根治性前列腺切除术中　E. 输注血小板时或进行血浆分离时

59. 大量输入库存血后，患者容易出现（　）
A. 碱中毒和低血钾　B. 碱中毒和高血钾　C. 酸中毒和低血钾　D. 酸中毒和高血钾
E. 高血钠和低血钾

60. 局部不良反应包括（　）
A. 血肿　B. 头晕　C. 虚汗　D. 恶心　E. 呕吐

61. 预防输血诱发心力衰竭应首选（　）
A. 吸氧　B. 给予强心利尿剂　C. 控制输血量及输血速度　D. 半卧位
E. 四肢轮流扎止血带

62. 细菌污染血液后可引起细菌性输血反应，最重要的细菌是（　）
A. 大肠埃希菌　B. 肺炎双球菌　C. 真菌　D. 溶血性链球菌　E. 金黄色葡萄球菌

63. 与细菌性输血反应的严重程度无关的是（　）
A. 细菌毒性的大小　B. 细菌含量的多少　C. 细菌的种类　D. 献血者免疫力的强弱
E. 受血者免疫力的强弱

64. 革兰氏阴性杆菌内毒素或其他微量致热物质所引起的发热反应是（　）
A. 热原反应　B. 非免疫性溶血反应　C. 细菌性输血反应　D. 枸橼酸盐中毒
E. 细菌性输血反应

65. 为了防止输血反应的发生，应该遵循的输血原则，哪项除外（　）
A. 坚持配合性输血　B. 输血前进行血型鉴定和交叉配血试验　C. 能不输血尽量不输血

D. 输血速度应先快后慢　E. 输血过程中和输血后应该进行密切观察

66. 下列哪项不是国家规定强检的输血相关传染病（　　）

A. 乙肝　B. 丙肝　C. 丁肝　D. 艾滋病　E. 梅毒

67. 关于输血相关疾病的检验项目，我国卫生行政部门规定血站必须开展的是（　　）

A. 筛查疟原虫　B. 检查刚地弓形虫病　C. 检测抗 HCV 抗体　D. 检测抗 HBc 抗体

E. 检查美洲锥虫病

68. 通常情况下，输血相关传染病属于（　　）

A. 潜伏感染　B. 病原携带状态　C. 一过性感染　D. 隐性感染　E. 显性感染

69. 从感染开始到可以检测出抗原或者抗体的时间段称为（　　）

A. 窗口期　B. 感染期　C. 潜伏期　D. 活动期　E. 发病期

70. 通过输血传播的传染病有多种，其中最为严重的是（　　）

A. 甲型病毒性肝炎、乙型病毒性肝炎、丙型病毒性肝炎

B. 艾滋病、乙型病毒性肝炎、丙型病毒性肝炎

C. 梅毒、甲型病毒性肝炎、乙型病毒性肝炎

D. 梅毒、乙型病毒性肝炎、丙型病毒性肝炎

E. 艾滋病、梅毒、疟疾

71. 关于 HIV 感染的靶细胞，下列哪项除外（　　）

A. $CD4^{+}$ T 细胞　B. B 淋巴细胞　C. $CD8^{+}$ T 细胞　D. 单核巨噬细胞　E. 神经细胞

72. 关于艾滋病，下列说法不正确的是（　　）

A. 有多次输血史者是艾滋病的高危人群　B. 感染者潜伏期长、死亡率高

C. 输血是艾滋病病毒最主要的传播途径　D. 云南省有较多的 HIV 感染者和艾滋病患者

E. 对乙肝病毒有效的消毒方法对艾滋病病毒也有效

73. 下列选项中，哪一项是艾滋病的最重要诊断依据（　　）

A. HIV 初筛阳性　B. 经确证血清 HIV 抗体阳性　C. p24 抗原阳性　D. $CD4^{+}$ T 细胞数

E. $CD8^{+}$ T 细胞数

74. 多数 HIV 感染者出现急性感染期的症状和体征的时间是（　　）

A. 48 小时　B. 5～7 天　C. 2 周～1 个月　D. 2～3 个月　E. 1 年

75. 下列哪一项是确定病毒感染的最为直接方法（　　）

A. 从血液中分离、培养出病毒　B. 检测病毒抗原　C. 检测病毒抗体

D. 调查病史和观察临床症状和体征　E. 检测病毒核酸

76. 输血引起的肝炎，最常见的是（　　）

A. 乙型病毒性肝炎　B. 丙型病毒性肝炎　C. 戊型病毒性肝炎　D. 甲型病毒性肝炎

E. 丁型病毒性肝炎

77. 反复输血可增加患者感染丙型肝炎病毒的风险，下列描述正确的是（　　）

A. 血清丙型肝炎病毒抗体阳性说明有保护性

B. 应用丙肝疫苗可有效预防输血引起的丙型肝炎病毒感染

C. 丙型病毒性肝炎的临床表现与乙型病毒性肝炎极其相似

D. 部分丙型肝炎病毒感染者不能清除病毒而转为慢性携带者，最终可发展成肝硬化或肝癌

E. 60%患者在慢性丙型肝炎病毒感染的 20 年内可发展成肝硬化甚至肝癌

78. 下列哪项是具有保护性的重要血清学指标（　　）

A. HBsAg　B. HBcAg　C. 抗 HBc　D. HBeAg　E. 抗 HB

79. 与输血相关性最小的传染病是（　）

A. 甲型病毒性肝炎　B. 乙型病毒性肝炎　C. 丙型病毒性肝炎　D. 艾滋病　E. 疟疾

80. 通过输血、注射途径传播引起 T 淋巴细胞白血病和毛细胞白血病的病原体是（　）

A. 微小病毒 B19　B. 西尼罗病毒　C. 人类嗜 T 细胞病毒　D. 梅毒螺旋体

E. 人疱疹病毒

81. 通过叮咬人体、输血和母婴途径传播引起的疟疾，病原体为（　）

A. 雌性库蚊　B. 雌性玛蚊　C. 雌性按蚊　D. 雄性玛蚊　E. 雄性库蚊

82. 属于输血相关传染病常规检测方法的是（　）

A. 酶联免疫吸附试验（ELISA）　B. 放射免疫法（RIA）　C. 免疫放射法（IRA）

D. 免疫荧光试验（IFA）　E. 高效液相色谱法（HPLC）

（三）A2 型（案例摘要型选择题）

1. 患者，男，47 岁，无输血史，因胃溃疡入院行胃部分切除术，术后输注 2U 悬浮红细胞。输血 50 分钟后，患者主诉尿液呈红色，躯体疼痛。尿液常规检查，镜下未见红细胞。该患者很有可能发生了（　）

A. 迟发性溶血输血反应　B. 急性溶血性输血反应　C. 枸橼酸钠中毒　D. 循环超负荷

E. TRALI

2. AB 型患者，男性，无输血史及过敏史，紧急情况下输注 O 型血小板，该患者血浆如果含有高效价的抗 A, B，可能会发生何种输血反应（　）

A. 循环超负荷　B. 发热反应　C. 溶血反应　D. PTR　E. PTP

3. 患者，女，41 岁，急性髓系白血病，化疗后 WBC 0.7×10^9/L，Hb 46g/L，PLT 12×10^9/L，患者在输注血小板过程中突发寒战、背部和双手出现红疹，诉瘙痒，T 38.1℃。立即停止输血，予吸氧及其他处理，半小时后症状缓解。经了解，患者在既往输血中多次出现上述不良反应。该患者最可能发生的是（　）

A. FNHTR　B. 过敏反应　C. PTR　D. 发热和过敏反应　E. 细菌污染反应

4. 患者，女，有输血史和妊娠史，因重度贫血再次输注红细胞的过程中，出现血红蛋白尿，为了查明原因可以检查患者血清中的（　）

A. 白细胞抗体　B. 红细胞自身抗体　C. 红细胞同种抗体　D. 血小板抗体

E. 血浆蛋白抗体

5. 患者，女，52 岁，A 型 Rh 阳性，体重 55kg，G_3P_3，既往无输血史，因高处坠跌股骨骨折入院治疗，手术备血 1500mL，以盐水法配血，并为患者提供 A 型 Rh 阳性的配合血液，术中输血 800mL，输血结束约 4 小时后，患者出现皮肤潮红，发热，腰痛，头痛，恶性，呕吐，血压下降等症状。下列说法**不正确**的是（　）

A. 该患者可能发生了溶血反应　B. 该患者体内可能存在同种抗体

C. 该患者有孕产史，估计漏检了 IgG 抗体　D. 该患者发生了输血反应

E. 该患者体内存在自身抗体

6. 患者，男性，78 岁，正细胞正色素性贫血，输注 2U 悬浮红细胞后，突感心悸气急，咳大量粉红色泡沫痰。体检：BP 150/90mmHg，HR 120 次/分，颈静脉怒张，双肺布满哮鸣音，该患者可能的诊断是（　）

A. TRALI B. 空气栓塞 C. 循环超负荷 D. 过敏反应 E. 溶血反应

7. 患者，男，82 岁，既往多年有高血压、冠心病、心功能不全、慢性支气管炎、糖尿病病史。夜间突发阵发性呼吸困难，入睡后突然因憋气而惊醒，被迫采取坐位，呼吸深快，端坐休息后自行缓解。双肺可闻及喘鸣音。患者该患者最可能的诊断是（ ）

A. 慢性阻塞性肺病 B. 高血压 C. 糖尿病 D. 心源性哮喘 E. 支气管哮喘

8. 患儿，女，8 岁，无输血史，因异食癖、严重贫血入院，实验室检查 RBC 2.11×10^{12}/L，Hb 51g/L，Hct 0.26，O 型 Rh（+），输血 400mL 后，次日粪便中见到大量的钩虫虫卵及红细胞。该患儿最可能诊断是（ ）

A. IDA B. AA C. 巨幼细胞贫血 D. 溶血性贫血 E. PNH

9. 患者，男，32 岁，4 年前行右肘部静脉抽血献血，当时无特殊感觉，献血 4 天后伸肘时疼痛明显，1 年后开始左手麻木，有时右手酸麻，最近感全身不适，检查发现右上肢浅表静脉肘关节处变硬，压痛，肘关节活动无明显受限。该患者可能发生了（ ）

A. 献血所致的血栓性浅静脉炎 B. 空气栓塞 C. 贫血 D. 不需要使用抗生素治疗

E. 献血量过多

（四）A3 型（案例组/串型最佳选择题，即“共题干型”）

1. 患儿，男，6 岁，行疝修补术，术后伤口愈合缓慢，输入血浆 40mL 时，患儿出现寒战、发热，体温升至 40.5℃，昏迷，立即停止输血，此时 WBC 13.5×10^9/L，中性粒细胞 76%，在抗生素治疗的基础上加用地塞米松，次日患儿未见好转，出现发绀、昏迷症状，WBC 25×10^9/L，中性粒细胞 89%。

第 1 问 该患儿最可能发生的输血反应是（ ）

A. FNHTR B. 过敏反应 C. 溶血反应 D. 枸橼酸中毒 E. 细菌污染反应

第 2 问 该患儿发生的输血反应属于（ ）

A. 即发性非免疫性输血反应 B. 即发性免疫反应 C. TRALI D. 迟发性非免疫反应

E. 迟发性免疫反应

第 3 问 为预防该患儿发生细菌性输血反应，下列说法错误的是（ ）

A. 严格消毒灭菌，使用一次性、密闭系统的采血、输血器材

B. 血液制剂应立即输注并在 4 小时内输完，不得在室温久置

C. 血浆制剂应存放在−18℃以下的血液专用冰箱内 D. 血袋应无破损

E. FFP 解冻后可以室温保存

第 4 问 为了明确诊断该患儿发生输血反应的原因，无需开展的检查是（ ）

A. 立即取未输完的血液，直接涂片染色镜检和血培养

B. 立即采集患儿血标本，检查血常规、胆红素、肌酐、尿素氮等指标

C. 立即给患儿做尿或血培养 D. 立即检测患儿血糖和电解质浓度

E. 立即采集患儿尿标本，检查尿常规、Hb、尿含铁血黄素等指标

第 5 问 严重的输血反应可导致 DIC 的发生或死亡，死因多为（ ）

A. 失血过多 B. 过敏反应 C. 内毒素休克 D. 外毒素作用 E. 溶血反应

2. 患者，女，59 岁，既往有输血史，父母是丙型肝炎携带者，因车祸住院需要手术治疗，术中备血 800mL。输血前该患者被诊断患有丙型肝炎，临床按程序规范地对患者进行了相关的实验室检查和治疗。

第 1 问 该患者若是因输血诱发感染，输注的血液制品或制剂最可能是（　　）

A. 全血　B. FFP　C. 悬浮红细胞　D. 晶体液　E. 白蛋白

第 2 问 用于确诊丙型肝炎的检测项目中，下列哪项检查除外（　　）

A. 血清 HCV 抗原　B. 血清抗 HCV 抗体　C. 血清 HCV-RNA　D. 血清 HCV-DNA

E. 血浆 HCV 抗原

第 3 问 为了预防输血传播性疾病，下列描述中最佳的是（　　）

A. 对献血者和血液制剂严格进行抗 HCV 检查　B. 给患者注射预防疫苗

C. HCV 免疫原性不强，不会产生抗体　D. 给献血者输注预防疫苗

E. 给患者服用抗病毒药物

第 4 问 关于丙型肝炎，下列说法不正确的是（　　）

A. 丙型肝炎由 HCV 引起，主要经输血、针刺、吸毒等途径传播

B. HCV 感染约 20 天即可检出 HCV 抗原　C. HCV 为单正链 RNA 病毒

D. HCV 免疫原性不强，极易变异　E. 目前治疗丙型肝炎常用的抗病毒制品主要为 IFN-α

3. 患者，女，73 岁，B 型 Rh（+），既往有输血史，入院诊断为 IDA，申请输悬浮红细胞 600mL。输血前 RBC 2.41×10^{12}/L，Hb 54g/L，Hct 0.26，输注交叉配血相合的血液约 420mL 时，患者突发心率加快、呼吸急促、发绀、颈静脉怒张、胸闷，听诊第一心音低顿而弱，立即停止输血并积极治疗。

第 1 问 该患者输血过程中突发异常症状有多种原因，下列哪项除外（　　）

A. 输血速度过快　B. 急性心力衰竭　C. 肺水肿　D. 发热反应　E. 自发性气胸

第 2 问 该患者发生的输血反应可能是（　　）

A. TRALI　B. 过敏反应　C. 枸橼酸中毒　D. 循环超负荷　E. 急性溶血性输血反应

第 3 问 临床输血反应采取的处理措施有多种，下列哪项除外（　　）

A. 立即报告上级医生　B. 密切观察该患者症状　C. 复查该患者的血型及交叉配血结果

D. 立即进行抗体筛查　E. 立即检测患者的血清铁蛋白

4. 患者，男，21 岁，既往无输血史，无其他病史，因交通事故入院，申请输注 A 型红细胞，第二袋红细胞输注 35mL 后，患者主诉下腹部疼痛，寒战，有鲜红色尿（无痛性）。实验室检查未见红细胞碎片和异常增多的异形红细胞，胸部 CT 无明显变化，血流动力学指标均无显著异常，血氧饱和度轻度下降。

第 1 问 该患者最可能是发生了（　　）

A. PNH　B. 急性溶血性输血反应　C. ITP　D. 急性肾功能不全　E. 脾脏功能亢进

第 2 问 为了证实推断，应立即（　　）

A. 测定患者 Hb　B. 检查血常规和肾功能　C. 对输血后患者血标本进行 IAT 检测

D. 使用患者输血前、后的血液标本重新进行 ABO 和 Rh 血型鉴定

E. 室温条件下，使用患者输血前、后的血标本与患者所输注的剩余血液进行交叉配血的重复试验

（五）B1 型（配伍选择题，即“共答案型”）

（第 1～4 题共用备选答案）

A. 发热反应　B. 枸橼酸盐中毒　C. TRALI　D. 细菌污染反应　E. 急性溶血反应

1. 需要使用广谱抗生素、补液、利尿、降温、纠酸等措施抗休克、抗感染的情况是（　　）

2. 发生口唇发麻、手足抽搐症状多是由于（　　）

3. 立即减慢输血速度，严重者停止输血，常用解热镇痛药治疗的是（　　）

4. 枸橼酸盐中毒表现是（　　）

（第 5～7 题共用备选答案）

A. 2.5×10^6个　B. 5.0×10^6个　C. 2.5×10^7个　D. 5.0×10^8个　E. 2.5×10^8个

5. 为了预防 FNHTR，每 200mL 全血制备的去白细胞悬浮红细胞中，残余白细胞数应不超过(　　)

6. 为了预防 CMV 感染，每 200mL 全血制备的去白细胞悬浮红细胞中，残余白细胞数应不超过(　　)

7. 为了预防 HLA 同种免疫，每 400mL 全血制备的去白细胞悬浮红细胞中，残余白细胞数应不超过（　　）

（第 8～10 题共用备选答案）

A. HBsAg　B. 抗 HCV　C. 抗 HIV　D. 梅毒　E. ALT

8. ELISA 方法不适用于检测的项目是（　　）

9. 用于检测抗原的项目是（　　）

10. 经血清学试验确认后，患者可用青霉素作为首选治疗药物的是（　　）

（第 11～13 题共用备选答案）

A. ALT 显著升高，胆红素无明显变化　B. ALT 快速下降，胆红素不断升高

C. ALT 快速下降，胆红素不断下降　D. ALT 无明显变化，胆红素不断升高

E. ALT 轻度至中度升高或反复异常

11. 患者在肝炎急性期时（　　）

12. 患者患慢性肝炎伴有肝硬化时（　　）

13. 患者患有重型肝炎时（　　）

（六）X 型（多项选择题）

1. 以下属于轻度输血反应的是（　　）

A. 情绪紧张焦虑，呼吸和心跳加快　B. 面色逐渐苍白，轻度出冷汗

C. 献血者神志清晰，有知觉　D. 眩晕、连续呵欠或恶心呕吐　E. 脉搏减弱

2. 以下属于输血有效作用的是（　　）

A. 增加携氧能力　B. 镇痛　C. 补充血容量　D. 增强凝血功能　E. 提高血浆蛋白

3. 以下属于输血适应证的是（　　）

A. 贫血或低蛋白血症　B. 急性出血　C. 消瘦　D. 重症感染　E. 凝血机制障碍

4. 下列哪些为即发性或速发性输血反应（　　）

A. 输血过程中或输血后 24 小时内发生的反应　B. TRALI　C. 过敏性反应　D. TA-GVHD

E. PTP

5. 关于迟发性溶血性输血反应，可见于（　　）

A. 含铁血黄素沉着症　B. Rh 血型不相容的溶血反应　C. GVHD　D. PTP

E. 血细胞的同种异体免疫

6. 免疫性输血反应的类型有（　　）

A. 发热反应、过敏反应、溶血反应　B. TRALI、GVHD　C. PTP　D. 循环超负荷

E. 细菌污染反应和输血传播性疾病

7. 以下哪些是非免疫性输血反应（　　）

A. 充血性心力衰竭　B. PTP　C. 含铁血黄素沉着症　D. 低温反应　E. 枸橼酸盐中毒

8. 非免疫输血反应的类型有（　　）

A. 空气栓塞　B. 血栓性静脉炎　C. 感染性休克

D. 枸橼酸中毒、电解质紊乱、含铁血黄素沉着等　　E. 肺微血管栓塞

9. 溶血性输血反应可导致的严重后果是（　　）

A. 休克　B. 肝功能不全　C. 急性肾功能衰竭　D. DIC　E. 皮肤黄染

10. 溶血可见于下述哪些情况（　　）

A. 血清间接胆红素增高　B. 血红蛋白尿　C. 含铁血黄素尿　D. 尿中尿胆原增高
E. 脾大

11. 关于溶血性输血反应，下列哪些说法是正确的（　　）

A. 一般指由输入不相容红细胞或含有对受血者红细胞不相容抗体的血液造成的
B. 献血者或受血者红细胞在 24h 内发生的血管内溶血
C. 红细胞在血管内破坏而引发的溶血　D. 只有 ABO 血型不合才能发生
E. 血管外溶血是指致敏或受损伤红细胞在网状内皮系统被破坏而引发的溶血

12. 血管内溶血的实验室检查结果包括（　　）

A. 血红蛋白尿　B. 高胆红素血症　C. 血浆结合珠蛋白下降　D. 游离血红蛋白增高
E. 含铁血黄素尿

13. 以下能引起血管内溶血的疾病是（　　）

A. PNH　B. 冷抗体型 AIHA　C. 溶血性贫血　D. 异常血红蛋白病　E. 蚕豆病

14. 血红蛋白尿的特点是（　　）

A. 隐血试验阳性　B. 显微镜检查有红细胞　C. 离心后上清液为无色
D. 暗红色、棕红色或酱油色　E. 尿蛋白质定性阳性

15. 引起 TA-GVHD 发生的主要因素是（　　）

A. 患者输入一定数量具有免疫活性的淋巴细胞　B. 受体的免疫状态低下
C. 供体、受体之间的 HLA 不相容　D. 供体、受体之间 ABO 血型不合
E. 供体、受体之间 Rh 血型不合

16. 关于 TA-GVHD 的临床特点，下列叙述正确的是（　　）

A. 发病急，多在输血后 2～30 天，平均 14 天出现症状　B. 治疗效果好，大多数可转为慢性
C. 可出现肝功能异常　D. 多见于免疫功能缺陷患者输血后　E. 可出现严重腹泻和感染

17. 发生急性 GVHD 时，主要涉及的组织器官是（　　）

A. 肺　B. 皮肤　C. 肝脏　D. 消化道　E. 心脏

18. 关于 TRALI，下列说法正确的是（　　）

A. 输血过程中或输血后 6 小时内发生　B. 与年龄、性别和原发病无关
C. 发生概率很低，死亡率较高　D. 与受者血浆中的白细胞抗体有关
E. 与输入含有 HLA 抗体或粒细胞特异性抗体的全血或血浆有关

19. 患者因输血而发生肺水肿或者急性呼吸窘迫综合征，下列说法正确的是（　　）

A. 献血者的全血或血浆中含有 HLA 抗体　B. 患者血浆中含有 HLA 抗体
C. 献血者的全血或血浆中含有粒细胞特异性抗体　D. 患者血浆中含有粒细胞特异性抗体
E. 与是否输注含有 HLA 抗体或者粒细胞特异性抗体的血液制剂无关

20. HNA-1a 抗体、HNA-2a 抗体与下列哪种疾病或输血反应有关（　　）

A. NAIT　B. ITP　C. 溶血性输血反应　D. TRALI
E. 骨髓移植后同种免疫性粒细胞减少症

21. 输注血小板制剂可产生的不良反应包括（　　）

A. 循环超负荷　　B. 感染　　C. 同种免疫　　D. 血管收缩反应
E. 与粒细胞和血浆输注具有相同的副作用

22. 应用有机溶剂/表面活性剂（S/D）处理的多人份混合血浆，哪些患者可出现输血反应（　　）
A. TTP 患者　　B. 肝病患者　　C. 肝移植患者　　D. 纤维蛋白溶解系统亢进患者
E. 肾移植患者

23. 关于输血所致的氨血症，临床正确的治疗措施是（　　）
A. 静滴谷氨酸钠　　B. 积极消除诱因　　C. 高蛋白饮食　　D. 停止输血
E. 保持大便畅通

24. 在 24 小时内用库存血细胞置换患者全部血容量，患者可能会出现（　　）
A. 低体温　　B. 碱中毒　　C. 暂时性低血钙　　D. 高血钾　　E. 凝血异常

25. 大量输血可以引起（　　）
A. 心脏负荷加重　　B. 凝血异常或有出血倾向　　C. 枸橼酸中毒　　D. 酸碱平衡失调
E. 高钙、高脂和低蛋白血症

26. 能引起休克的输血反应是（　　）
A. FNHTR　　B. 过敏反应　　C. 溶血反应　　D. 循环超负荷　　E. 细菌污染反应

27. 关于血压过低的说法，下列哪些处理措施是正确的（　　）
A. 对于情绪紧张者进行科学宣传以消除顾虑　　B. 让患者抬高下肢　　C. 让患者平卧
D. 神志不清及呼吸困难者肌注地西泮 5～10mg　　E. 高度重视低血压超过 15 分钟者

28. 铁沉积的靶器官是（　　）
A. 肝脏　　B. 胰腺　　C. 心脏　　D. 皮肤　　E. 胆囊

29. 下列哪些情况可以发生枸橼酸盐中毒（　　）
A. 血浆置换　　B. 肝、肾功能不全　　C. 新生儿换血　　D. 术中输血 3000mL
E. 失血性休克

30. 有关枸橼酸代谢和枸橼酸中毒的叙述，哪些是正确的（　）
A. 输入体内的枸橼酸盐经肝脏代谢后产生了碳酸氢钠
B. 可致代谢性碱中毒，进而引起低血钾
C. 枸橼酸中毒的主要原因是肝功能异常或输入库存血过多
D. 枸橼酸中毒的主要表现为酸中毒
E. 枸橼酸中毒表现有低钙性神经肌肉功能障碍，心肌抑制及心律失常，应用大量 ACD 库血时应常规补充钙剂

31. 临床输血相容性检测项目，包括（　　）
A. ABO 血型鉴定　　B. Rh 血型鉴定　　C. 交叉配血　　D. 抗体筛查　　E. 吸收放散

32. 发生输血反应时的处理应为（　　）
A. 停止输血，对症处理　　B. 余血送回输血科复查血型、交叉配血和进行血培养
C. 临床详细填写输血反应反馈信息卡并交输血科　　D. 直接由临床送检验科处理
E. 减慢输血速度，对症处理，观察病情变化

33. 疑为溶血性或细菌污染性输血反应，正确的做法是（　　）
A. 立即停止输血，用生理盐水维护静脉通路
B. 核对用血申请单、血袋标签、交叉配血试验记录
C. 核对受血者及供血者 ABO 血型、RhD 血型

D. 立即采集受血者的肝素抗凝血液，分离并观察血浆颜色，测定血浆游离血红蛋白含量
E. 如怀疑细菌污染性输血反应，抽取患者血样进行细菌学检验

34. 通过输血传播的肝炎病毒主要有（　　）
A. 甲型肝炎病毒　B. 乙型肝炎病毒　C. 丙型肝炎病毒　D. 丁型肝炎病毒
E. 戊型肝炎病毒

35. HIV 的主要传播途径为（　　）
A. 注射吸毒传播　B. 既往采供血传播　C. 同性性传播　D. 异性性传播
E. 共同进餐

36. 在 HIV 感染者的体液或分泌物中，HIV 浓度最高的标本是（　　）
A. 血液　B. 精液　C. 阴道分泌物　D. 乳汁　E. 脑脊液或有神经症状的脑组织液

37. 下列哪些是由蛋白质错误折叠后导致淀粉样纤维沉淀而引起的疾病（　　）
A. 人纹状体脊髓变性病　B. 老年痴呆症　C. 亨廷顿舞蹈症　D. 牛海绵状脑病
E. 艾滋病

38. 输血时，哪些人员需要积极预防 CMV 感染（　　）
A. 免疫损伤患者　B. 骨髓移植患者　C. 恶性肿瘤患者　D. 脾脏切除者
E. 低体重新生儿

39. CMV 传播途径为（　　）
A. 输血、器官移植　B. 气溶胶传播　C. 母乳喂养　D. 母婴垂直传播　E. 性传播

40. 病毒核酸扩增检测（NAT）的优点是（　　）
A. 无假阳性或假阴性反应　B. 缩短检测“窗口期”　C. 敏感性高
D. 准确性高、重复性好，可达 100%　E. 特异性强，可高达 100%

41. 出现感染情况时，正确的处理方式是（　　）
A. 热敷　B. 理疗　C. 中药敷疗　D. 抗生素　E. 自然恢复

（七）简答题

1. 请列表分类临床上的输血反应有哪些？
2. 为了预防免疫性溶血性输血反应的发生，患者输血前应开展的实验室检查有哪些？
3. 简述 FNHTR 的发病机制。
4. 简述过敏性输血反应的发生机制。
5. 输注血小板可能引起的输血反应有哪些？
6. 临床上经输血感染的疾病有哪些？

（八）案例分析题

[案例 15-1]　临床输血引起的不良反应

患儿，女，3 岁，两个月前因贫血、发热、咳嗽，痰中带血曾入院治疗，有输血史。本次入院时面色苍白，贫血貌，四肢厥冷，并伴气急、呕吐、呼吸困难，双肺纹理增粗，肺内边缘不清的斑点状阴影，可闻及湿啰音，肝肋缘及剑突下各 3cm，脾可触及，RBC 1.52×10^{12}/L，Hb 41g/L，血清铁 9.7 μmol/L。入院次日内两次从痰标本中查到巨噬细胞含铁血黄素，经输血、抗菌、抗心衰和激素综合治疗，有效，出院。

1. 临床诊断　特发性含铁血黄素沉着症。

2. 思考题

（1）结合本案例资料，特发性含铁血黄素沉着症的疾病特征。

（2）请简述疾病产生的机制和临床治疗措施。

[案例 15-2]　输血相关低血压反应

患者，女，51 岁，G_2P_2，身高 158cm，体重 56kg，因“腹胀一月余”入院，既往无慢性疾病史，入院时 WBC 7.12×10^9/L，RBC 4.33×10^{12}/L，Hb 118g/L，PLT 567×10^9/L，TP 64g/L，ALb 36.7g/L，怀疑盆腔包块、卵巢癌，拟行剖腹探查术；腹部 CT 见囊实性肿块影，大小 10.7cm×8.1cm×7.3cm，腹腔中等量积液，脾脏见稍低密度结节影，部分肠系膜周围、腹主动脉旁淋巴结增大，还表现出阵发性窦性心动过速。手术开始时 BP 126/81mmHg，HR 103 次/分，先行腹水引流，术中输注悬浮红细胞 1.5U 时，BP 82/46 mmHg，HR 98 次/分，Hb 95g/L，立即输液处理，输液 2000mL 后，BP 100/66 mmHg，HR 105 次/分。随后输注 FFP 350 mL，输血后 5 分钟 BP 68/46 mmHg，瞬间 56/35 mmHg，20 分钟后 Hb 80g/L，立即减弱麻醉、停止手术，给予血管活性药物，维持 BP（90～120）/（60～80）mmHg、HR 90～120 次/分。继续手术，输注悬浮红细胞 1U，2 小时后手术顺利结束。术中出血约 1000mL，共输血 850mL。住院期间无药物不良反应，术后 10 天出院。

1. 临床诊断　输血相关低血压反应。

2. 思考题

（1）简述输血相关低血压反应及其需要采取的治疗措施。

（2）结合患者的临床症状，需要开展的实验室检查有哪些？

四、答　　案

（一）名词解释

1. 急性输血反应　指患者在输血过程中或输血后 24 小时内发生的无法用原发病解释的新症状或体征。

2. 免疫性溶血性输血反应　主要由于血型不合的输血导致，常由 IgM 类抗体引起，少数由补体结合性 IgG 引起的输血后红细胞破坏的不良反应。

3. FNHTR　为发热性非溶血性输血反应（febrile nonhemolytic transfusion reaction），是指受血者在输入全血或血液成分开始的 15 分钟至 2 小时或输注后 2 小时内体温升高至 38～41℃，发热持续时间几分钟至 1～2 小时，一般不超过 10 小时，并以发热、寒战、脉率增快等为主要临床表现，与多次输入 HLA 不相合的白细胞、血小板以及血液保存过程中产生的细胞因子等因素有关，且能排除溶血、细菌污染、严重过敏等引起发热的一类输血反应。

4. 溶血性输血反应　指由于免疫或非免疫原因导致的输血后红细胞破坏的不良反应。根据溶血发生的缓急，分为急性和迟发性溶血性输血反应；根据有无免疫性因素的参与，分为非免疫性和免疫性溶血性输血反应；根据溶血发生部位不同，分为血管内和血管外溶血。

5. TRALI　为输血相关的急性肺损伤（transfusion-related acute lung injury），是指在输血过程中或输血后 6 小时内发生一种急性呼吸窘迫综合征。TRALI 发生率约为 0.02%，与年龄、性别和原发病无关，死亡率较高。

6. 输血后紫癜　是指输血后发生的急性、免疫性和暂时性的血小板减少综合征，多见于有妊娠史和/或输血史的女性。

7. 输血相关低血压反应　指患者输血时或输血后 1 小时内出现血压突然急剧下降，排除其他原因引起的低血压。

8. 输血传播性疾病　是指受血者由于输入含病原微生物的血液或血液制剂而引起的传染病。
9. AIDS　为艾滋病（acquired immunodeficiency syndrome），是获得性免疫缺陷综合征的简称，由人类免疫缺陷病毒侵犯 $CD4^+$ T 细胞所致的一种全身性的慢性传染病。

（二）A1 型

1. B　2. C　3. D　4. E　5. A　6. C　7. D　8. B　9. C　10. C　11. A　12. B　13. A　14. D　15. D　16. A　17. A　18. D　19. B　20. D　21. C　22. B　23. E　24. A　25. B　26. D　27. E　28. C　29. E　30. A　31. B　32. B　33. C　34. C　35. B　36. D　37. D　38. C　39. E　40. A　41. B　42. E　43. D　44. B　45. E　46. E　47. A　48. D　49. C　50. C　51. E　52. A　53. E　54. A　55. C　56. C　57. C　58. C　59. D　60. A　61. C　62. A　63. D　64. A　65. D　66. C　67. C　68. E　69. A　70. B　71. C　72. C　73. B　74. C　75. A　76. B　77. D　78. C　79. A　80. C　81. C　82. A

（三）A2 型

1. B　2. C　3. D　4. C　5. E　6. C　7. D　8. A　9. A

（四）A3 型（不同问题的答案，使用“、”间隔）

1. E、A、E、B、C　2. C、D、A、B　3. E、D、E　4. B、D

（五）B1 型

1. D　2. B　3. A　4. B　5. E　6. A　7. B　8. E　9. A　10. D　11. A　12. E　13. B

（六）X 型

1. ABCD　2. ACDE　3. ABDE　4. ABC　5. BCDE　6. ABC　7. ACDE　8. ABCDE　9. ACD　10. ABCDE　11. ABCE　12. ACDE　13. ACDE　14. ADE　15. ABC　16. ACDE　17. BCD　18. ABCDE　19. ABCD　20. ABDE　21. ABCDE　22. ABCD　23. ABDE　24. ABCDE　25. ABCD　26. BCDE　27. ABCE　28. ABCD　29. ABDE　30. ABCE　31. ABCD　32. ABC　33. ABCD　34. BCD　35. ABCD　36. ABC　37. ABCD　38. ABCDE　39. ACDE　40. BC　41. ABCD

（七）简答题

1. 请列表分类临床上的输血反应有哪些？

输血反应是指患者在输血过程中或输血后发生的无法用原发病解释的新的症状或体征。红细胞血型不合输血引起的急性溶血性输血反应最严重，且死亡率高，发热性非溶血输血反应与过敏性反应最为多见（表 15-1）。输血反应需尽早发现尽早治疗，以降低其对机体损害程度。

表 15-1　临床常见的输血反应及其分类

分类	急性输血反应	迟发性输血反应
免疫性	FNHTR	迟发性溶血输血反应
	急性溶血性输血反应	TA-GVHD
	过敏反应	PTP
	TRALI	血小板输注无效
非免疫性	循环超负荷	含铁血黄素沉着症
	枸橼酸钠中毒	艾滋病、乙型肝炎等输血传播性疾病
	空气栓塞	

2. 为了预防免疫性溶血性输血反应的发生，患者输血前应开展的实验室检查有哪些？

为预防免疫性溶血性输血反应的发生，患者输血前应开展的实验室检查有：①结合患者病史，准确采集和处理患者标本。②献血者和患者的 ABO、Rh 血型鉴定。③有输血史或妊娠史的患者，需要开展红细胞意外抗体检查、特异性鉴定。④选用 ABO、RhD 同型的红细胞通过盐水法、凝聚胺法（或微柱凝集法）进行交叉配血试验。意外抗体阳性者，还需选择相应抗原阴性的红细胞通过盐水法、凝聚胺法、微柱凝胶法或抗球蛋白技术进行交叉配血试验。

3. 简述 FNHTR 的发病机制。

免疫、非免疫及其他因素均可以诱发发热性非溶血性输血反应（FNHTR）。

（1）免疫因素：主要由 HLA 抗体导致，也可由粒细胞抗体和血小板抗体导致，多发生于有输血史、妊娠史或器官移植患者。当异体白细胞或血小板等进入患者体内后，可致敏淋巴细胞，产生免疫性的抗体或记忆性 B 淋巴细胞，若患者再次输入含白细胞或血小板的血液制剂，即可发生抗原抗体反应，导致细胞溶解，释放热原物质，引发 FNHTR。

（2）非免疫因素：主要为致热原物质参与的热原反应，如细菌及其产物、采血或输血器材上残留的某些蛋白质、抗凝剂、药物杂质等可引起发热反应的各种微量物质。细菌内毒素的致热作用强于外毒素，革兰阴性杆菌的致热原性最强。

（3）细胞因子：库存血中残留的少量白细胞和血小板等可释放内源性致热原，如白细胞释入的 IL-1β、IL-6、IL-8、TNF 等，输注后可引起患者体温升高。

4. 简述过敏性输血反应的发生机制。

多数过敏性输血反应是由血浆蛋白所致，多次输血刺激机体产生了抗体，再次输入相应血浆蛋白抗原阳性的血液制剂后，可引起严重的过敏反应。

（1）IgA 抗体缺乏者：由于多次输血或妊娠诱发体内产生特异性抗 IgA 抗体，患者再次输注含有 IgA 的血液制剂时，可引起过敏反应。

（2）异型变应原：①过敏体质者：对花粉、尘埃、鸡蛋、牛奶等过敏，输入含此类变性蛋白的血浆时，可刺激机体产生 IgE 抗体，诱导组胺等血管活性物质释放，引起过敏反应。②被动获得性抗体：献血者的血浆抗体（如 HLA 抗体）进入受血者体内结合抗原，引起过敏反应。

（3）Ig 多聚体：低丙种球蛋白血症患者，肌肉内注射免疫球蛋白易发生类过敏反应。如果 Ig 多聚体含量较高，静脉注射免疫球蛋白可激活补体并释放血管活性物质，引起过敏反应，甚至导致休克。

（4）其他血浆物质缺乏者：IgG、IgE、补体 C3 等缺乏者，反复输血可产生血浆蛋白抗体，引起过敏性输血反应。

5. 输注血小板可能引起的输血反应有哪些？

血小板上有相关抗原（红细胞 ABO 等抗原、HLA）和 HPA，血小板一般悬浮在血浆中，所以上述成分供患者不合均有可能诱发输血反应。

（1）同种免疫反应：①浓缩血小板中含有血浆蛋白、少量白细胞等，可能会诱发与输注粒细胞和血浆相同的输血反应。②手工分离的血小板制剂，血浆容量较多，患者（尤其老人和儿童）输注过多会引起循环超负荷。③患者经多次输血或反复妊娠后，体内可能存在有血小板特异性抗体、HLA 抗体、粒细胞抗体等，可引起 PTR、粒细胞减少、PTP 等。

（2）血小板室温久置易滋生细菌，可使受血者感染。

（3）血小板在制备过程中若发生激活，可释放 5-羟色胺等缩血管物质，导致受血者血管收缩反应。

6. 临床上经输血感染的疾病有哪些？

除血液在采集和保存过程中易被污染而致菌血症以外，目前临床上发现经输血感染的疾病有病毒性肝炎（如乙型肝炎、丙型肝炎、丁型肝炎）、艾滋病、梅毒、登革热、回归热、鼠咬热、疟疾，以及人T细胞白血病/淋巴瘤病毒、巨细胞病毒和弓形虫感染等。

（八）案例分析题

[案例 15-1]　临床输血引起的不良反应

（1）结合本案例资料，特发性含铁血黄素沉着症的疾病特征。

特发性含铁血黄素沉着症主要以1～7岁儿童多见，无明显家族性。症状取决于肺内出血程度。轻者干咳、乏力、皮肤苍白、体重减轻乃至杵状指。在急性出血期间可出现痰中带血、咯血、低热，胸痛等。在后期可有呼吸困难甚至心功能不全。在急性期及继发感染时可有明显的湿啰音闻及。大便隐血阳性。

该患儿最可能患有特发性含铁血黄素沉着症。根据患者发病年龄、反复咯血，痰中带血，肺内检查结果，RBC 1.52×10^{12}/L，Hb 41g/L，血清铁 9.7 μmol/L 等说明该患儿还合并缺铁性贫血。

（2）请简述疾病产生的机制和临床治疗措施。

患者若大量输血或长期输血，再加上有溶血反应的发生，铁就会不断地存积于单核细胞内，引起广泛的组织损害，影响心、肺、肝、肾和内分泌功能，可导致肝功能损伤，重者则出现肝硬化和肝功能衰竭，以及性腺功能减退、糖尿病、心包炎、慢性心力衰竭、心律失常及皮肤色素沉着等。针对确诊患者，临床可采用铁质螯合剂“去铁胺”治疗，促进铁从尿液和粪便排出。

[案例 15-2]　输血相关低血压反应

（1）简述输血相关低血压反应及其需要采取的治疗措施。

输血相关性低血压反应是指患者在输血过程中或输血结束15分钟后，出现突发性血压降低的表现，以血压降低为主要临床表现，也可出现呼吸系统症状、胃肠道症状或者轻度过敏症状等，多发生于正在服用血管紧张素转换酶抑制剂（ACEI）的高血压患者，一般发生在输血开始后15分钟内，血压降低幅度超过30 mmHg，停止输血后患者多可在10分钟内迅速缓解。根据患者输血时血压下降情况，可推测患者所发生的低血压反应与输血相关，判断为输血相关低血压反应。临床应采取的措施：①立即停止输血，使用生理盐水维持静脉通路。②患者体位取头低脚高位。③必要时使用升压药物，如肾上腺素、去甲肾上腺素、麻黄素等。④同样的血制品不应再次尝试输注。

（2）结合患者的临床症状，需要开展的实验室检查有哪些？

重新采集和送检患者血液3～5mL，送检血袋中未输完的血液，结合输血前的血样，重新开展血型定型、抗体筛查、DAT、相容性检测等实验室检测。

（马　芳）

第十六章　血液与输血安全管理

一、学 习 目 标

1. 掌握　血液制剂在输注过程中的管理程序、技术操作要求和质量控制。

2. 熟悉　临床输血相关的法律法规；输血管理的组织构成及主要职责；输血反应的管理程序。

3. 了解　献血的质量管理和具体要求。

二、重点难点内容

1. 重点内容　临床献血安全管理；临床用血流程管理及输血过程中的质量控制；输血后的质量评价。输血管理组织与功能、主要职责、输血过程管理。

2. 难点内容　采供血过程中的安全管理；临床输血环节中的质量控制；血液核对、检测、储存、运送、出入库等的安全管理；临床输血反应的质量监测。

三、习　　题

（一）名词解释

1. 安全血液库存量　2. 血液管理　3. 择期用血评估　4. 保密性弃血　5. 输血指征控制

（二）A1 型（单项选择题）

1. 血液库存管理的统计评价指标为（　　）
   A. 血液出入库的监控　B. 贮存温度的监控　C. 库存的优化
   D. 血液短期贮存天数用出率　E. 安全储血量
2. 输血治疗应根据病情和年龄选择适宜的输血速度，输血应（　　）
   A. 先慢后快　B. 先快后慢　C. 慢速　D. 快速　E. 匀速
3. 在保证血液质量的前提下，以下哪项是血站质量管理的基本准则（　　）
   A.《血液制品管理条例》　B.《血站管理办法》　C.《采供血机构设置规划指导原则》
   D.《血站质量管理规范》　E.《血站实验室质量管理规范》
4. 采供血机构需要建立科学的质量管理和评价体系，坚持的原则是（　　）
   A. 经验医学理论　B. 循证医学理论　C. 转化医学理论　D. 精准医学理论
   E. 个体医学理论
5. 原卫生部《血站管理办法》实施的时间是（　　）
   A. 1998 年　B. 2000 年　C. 2006 年　D. 2005 年　E. 2008 年
6. 下列哪项不属于输血医学的三级学科（　　）
   A. 输血管理学和输血医学其他学科　B. 献血服务学　C. 基础输血学和临床输血学
   D. 输血技术学　E. 输血护理学
7.《医疗机构临床用血管理办法》开始施行的时间是（　　）
   A. 2012 年 8 月 1 日　B. 2010 年 8 月 1 日　C. 2008 年 6 月 1 日　D. 2006 年 3 月 1 日
   E. 2002 年 1 月 1 日

8. 我国实行无偿献血制度和明确政府及有关部门职责的法律法规的是（ ）
A.《中华人民共和国献血法》 B.《血液制品管理条例》 C.《血站管理办法》
D.《采供血机构设置规划指导原则》 E.《血站质量管理规范》

9.《血站质量管理规范》覆盖采供血和相关服务全过程质量管理核心的是（ ）
A. 质量管理 B. 质量体系 C. 质量评价 D. 质量保证 E. 质量控制

10. 生命垂危患者需要紧急输血且不能取得近亲属意见的，应如何获准（ ）
A. 医疗机构负责人或者授权的负责人批准 B. 输血科（血库）负责人批准
C. 授权的负责人批准 D. 医院主管领导批准 E. 急诊科室负责人批准

11. 单采血浆站应设置在（ ）
A. 省级城市 B. 市级人民政府所在地的城市 C. 直辖市
D. 自治区人民政府所在地的城市 E. 县（区）及县级市

12. 单采血浆站应满足原料血浆年采集量不少于（ ）
A. 10 吨 B. 20 吨 C. 30 吨 D. 40 吨 E. 50 吨

13. 关于临床输血相容性检测的叙述，不正确的是（ ）
A. 高质量的输血相容性检测能最大程度地减少输血反应的风险
B. 应根据临床诊断和治疗情况选择适宜的相容性检测项目和方法
C. 抗筛阳性的患者，应选择抗原阴性的供血者与受血者进行交叉配血
D. 未进行输血治疗的患者，只采用盐水交叉配血
E. 输血科（血库）应参加输血前相关血液检测的室间质量评价

14. 关于输血医学实验室检测，描述正确的是（ ）
A. 使用仪器厂家规定的方法 B. 使用试剂厂家规定的方法
C. 使用《全国临床检验操作规程》的方法 D. 使用的仪器与试剂均需验证
E. 使用权威教科书里介绍的方法

15. WHO 提出的血液安全全球战略，不包括（ ）
A. 严格的血液检测 B. 建立国家协调的采供血服务体系 C. 提倡互助献血
D. 采集低危献血者的血液 E. 合理输血

16.《临床输血技术规范》的立法宗旨是规范、指导医疗机构（ ）
A. 科学、合理用血 B. 安全、科学用血 C. 合理、安全用血 D. 合理、卫生用血
E. 科学、卫生用血

17. 为了确保贮血、配血和科学合理用血，哪级医院应设置独立的输血科（ ）
A. 三级以上医院 B. 三级以下医院 C. 二级以上医院 D. 二级以下医院
E. 一级以上医院

18. 下列哪项不属于临床用血管理委员会的职责（ ）
A. 定期监测、分析和评估临床用血情况 B. 指导并推动开展互助献血
C. 贯彻临床用血管理的相关法规 D. 分析临床用血不良事件
E. 评估确定临床用血的重点科室和流程

19. 医疗机构临床用血应由哪个部门提供（ ）
A. 县级医院 B. 县级医疗输血科 C. 市级医院 D. 市级输血科
E. 县级以上人民政府卫生行政部门指定的血站

20. 主治医师逐项填写“临床输血申请单”后，核准签字的人员是（ ）

A. 患者　B. 相关上级医师　C. 院长　D. 护士长　E. 患者家属

21. 关于采供血设备物料管理，不正确的是（　　）

A. 大型和关键设备均应以唯一性标签标记　B. 计量器具应有明显的定期检定合格标识

C. 合格物料才能投入使用　D. 所有物料上必须注明规定的使用期限

E. 物料的存放遵循先进先出的原则

22. 血液采用条形码确保唯一性和可追溯性，同一条形码不能重复的时间（　　）

A. 10 年　B. 15 年　C. 20 年　D. 35 年　E. 50 年

23. 在硫酸铜溶液允许的温度范围内，女性献血者的血液比重应为（　　）

A. 1.0510±0.0002　B. 1.0510±0.0005　C. 1.0500±0.0005　D. 1.0520±0.0002

E. 1.0520±0.0005

24. 献血者体检结果应以血站检查结果为准，有效期为（　　）

A. 五周　B. 四周　C. 三周　D. 两周　E. 一周

25. 对有经血液传播疾病危险行为的献血者，献血后应采取（　　）

A. 屏蔽和淘汰制度　B. 保密制度　C. 回告单位制度　D. 宣传教育制度

E. 信息反馈制度

26. 建立和实施献血者健康征询和评估，不符合要求的是（　　）

A. 要以《献血者健康检查要求》作为评估依据　B. 不能影响献血者健康

C. 保证血液的安全性和有效性　D. 献血者自我做出能否献血的判断

E. 由医护人员进行征询

27. 标志着我国血液管理工作规范化起步的法律法规是（　　）

A. 《全国血站工作条例》　B. 《血液制品管理条例》　C. 《血站基本标准》

D. 《血站技术操作规程》　E. 《医疗机构临床用血管理办法》

28. 献血前需出示有效证件并进行身份核对，以下哪项是不必要的（　　）

A. 身份证　B. 护照　C. 驾驶证　D. 毕业证　E. 社保卡

29. 医护人员采血前需对献血者进行健康征询及知情同意，不包括（　　）

A. 了解献血者是否为初次献血　B. 告知吸烟等影响献血的危险行为

C. 评估献血者是否为高危献血者　D. 要求献血者如实填写健康征询表

E. 了解血液处理流程

30. 依据《献血者健康检查要求》，下列符合献血者基本要求的是（　　）

A. 男，28 岁，170 cm，45 kg　B. 女，48 岁，Hb 120 g/L，45 kg

C. 男，BP 150/100 mmHg，心率 100 次/分　D. 女，一年前曾患肺结核，现已恢复

E. 女，常加班至凌晨，ALT 120 U/L

31. 献血场所的采血区域空气的细菌菌落总数应符合《医院消毒卫生标准》（GB15982）规定的几类环境（　　）

A. Ⅰ　B. Ⅱ　C. Ⅲ　D. Ⅳ　E. Ⅴ

32. 关于献血场所的环境管理，以下说法不正确的是（　　）

A. 固定献血场所包括血站内的献血室和血站外的献血屋

B. 应选择没有污染源、交通便利、人流量大、方便献血者的地点

C. 需保证用电需求，外接电源中断后应保证单采机至少继续运行 30 分钟

D. 献血场所空气中要求苯≤0.11mg/m^3，甲醛≤0.10mg/m^3

E. 应具有处理献血不良反应的场所

33. 关于血液采集的流程，以下说法不正确的是（　　）

A. 献血记录至少保存 10 年　　B. 献血者必须实名制献血

C. 献血过程中血液流入采血袋时充分混匀　　D. 献血时必须空腹

E. 献血后穿刺点敷料至少保留 4 小时

34. 采血秤的混合频率和允许误差的范围是（　　）

A. 10～15 次/分；±1%　　B. 10～15 次/分；±2%　　C. 30～32 次/分；±2%

D. 20～25 次/分；±2%　　E. 25～30 次/分；±1%

35. 以下哪一项不属于我国常规开展的输血相关传染病标志物（　　）

A. HBV　　B. HIV　　C. HCV　　D. HTLV-1　　E. TP

36. 关于输血相关传染病标志物的检测方法，下列说法正确的是（　　）

A. HIV-1 型抗体，双抗体夹心法　　B. HIV-p24 抗原，双抗原夹心法　　C. HCV，间接法

D. TP，竞争抑制法　　E. HBsAg，速率法

37. 血液实验室检测的信息管理，不包括（　　）

A. 标本接收信息　　B. 试验项目信息　　C. 结果判断信息　　D. 筛查结论信息

E. 献血者身份信息

38. 有关血液隔离与放行，下列说法不正确的是（　　）

A. 对隔离区域的血液应进行保密性弃血

B. 隔离区域的血液应记录血型、品种、数量及时间

C. 合格血液应具备唯一性的条形码且可追溯性

D. 血液放行是指对符合质量要求的血液给予解除隔离和处于可发放状态

E. 血液的隔离与放行要采用 BMIS 进行监控和记录

39. 县级医疗机构设置血库，主要针对多长时间车程内不能供血的地方（　　）

A. 1 小时　　B. 2 小时　　C. 3 小时　　D. 4 小时　　E. 5 小时

40. 取血和发血必须核对的内容是（　　）

A. 患者姓名、性别、科室、床号、血型、身高、体重

B. 供者姓名、性别，献血条形码编号

C. 患者姓名、性别、床号、身高、体重，血液外观、献血条形码编号

D. 献血者姓名、性别、年龄，献血条形码编号、血型

E. 患者姓名、性别、科室、床号，血液外观、献血条形码编号

41. 下列哪项属于可发放的血液（　　）

A. 血袋标签模糊　　B. 血液红细胞与血浆分层　　C. 脂血　　D. 血液中有凝块

E. 红细胞呈紫红色

42. 储血冰箱每周消毒 1 次，每月空气培养 1 次，合格的细菌生长菌落是（　　）

A. 8CFU/10 min　　B. 200CFU/10 min　　C. 10CFU/8 min　　D. 100CFU/20 min

E. 80CFU/10 min

43. 血液抗凝剂-枸橼酸钠是哪一年发现的（　　）

A. 1949 年　　B. 1918 年　　C. 1916 年　　D. 1900 年　　E. 1914 年

44. 关于临床输血相容性检测，不正确的是（　　）

A. 输血安全检测能最大程度地减少输血反应的风险
B. 为确保输血安全有效，选择适宜的相容性检测项目和方法
C. 患者意外抗体筛查阳性时，应进行抗体特异性鉴定　D. 只需采用盐水法交叉配血
E. 输血科（血库）应参加省级以上输血相容性检测项目的室间质评活动

45. 出现输血反应时应该采取的措施是（　　）
A. 立即停止输血，建立静脉通道　B. 先报告医生，按医嘱执行　C. 只要抢救到位即可
D. 立即转院　E. 立即告知家属

46. 采供血机构中具有国家认定资格的卫生技术人员应超过职工总数的（　　）
A. 70%　B. 75%　C. 80%　D. 85%　E. 65%

47. 采供血机构的物料管理，下列说法不正确的是（　　）
A. 规范管理物料的购入、贮存、发放、适用等
B. 生产商和供应商具有国家法律、法规所规定的相应资质　C. 合格的物料才能使用
D. 严格区分和存放合格、待检、不合格的物料，有明显的标识
E. 未规定使用期限的物料，其贮存期限自入库之日起一般不超过一年

48. 献血记录保存期限应至少为十年的是（　　）
A. 献血、检测　B. 献血、检测、供血　C. 采血、检验、成分制备　D. 献血、供血
E. 采血、检验、供血

49. 安全储血量一般要求不少于多长时间的常规医疗用血量（　　）
A. 1 天　B. 2 天　C. 3 天　D. 4 天　E. 5 天

50. 无签字的紧急输血，哪些部门或个人可启动紧急输血预案（　　）
A. 医务科或主管医生　B. 医务科或输血科主任　C. 医务部门或主管领导
D. 医院第一负责人　E. 医务部门或副主任以上医师

51. 需经医务部批准的用血量应（　　）
A. ≥800mL　B. ≥1000mL　C. ≥1200mL　D. ≥1600mL　E. ≥1400mL

52. 根据《采供血机构设置规划指导原则》，血站包括一般血站和（　　）
A. 血液中心　B. 特殊血站　C. 血库　D. 中心血站　E. 单采血浆站

53. 自然灾害或突发事件时，医疗机构应临时采集血液后的几日内将情况报告县级以上人民政府卫生行政部门（　　）
A. 当日　B. 2 日　C. 7 日　D. 10 日　E. 14 日

54. 关于采供血机构人员的培训管理，不正确的是（　　）
A. 制定继续教育和培训计划，保证员工得到持续有效的教育和培训
B. 培训者和评估者无须经过评估，就能授予培训和评估的职责
C. 员工必须接受与其所在岗位相关的培训，并且经过评估表明能够胜任
D. 员工必须接受与签名相关的工作实践以及签名的法律意义的培训
E. 必须登记和保存员工的签名，并定期按规定更新和存档记录

55. 输血科和血库工作的核心是（　　）
A. 建立临床用血质量管理体系，推动临床合理用血
B. 负责制订临床用血储备计划，根据血站供血和医院库存血协调临床用血
C. 负责血液预订、入库、储存、发放　D. 负责输血相关免疫血液学检测
E. 参与推动自体输血等血液保护及输血新技术

56. 关于血液库存管理的叙述，不正确的是（　　）
A. 安全储血量、用血调控、择期用血评估、相容性检测项目组合
B. 用血调控是根据申请用血的方式和病种对血液贮存时间要求，调配相应血液
C. 血液库存管理仅是血液的出入库和贮存温度的监控
D. 用血调控的原则是在保证治疗效果的前提下，按采血日期先进先出
E. 择期用血评估对手术用血，推算用血的数量和贮存时间，由血站调配血液，平衡库存的评估手段

57. 关于血浆输注的说法，下列哪项是不正确的（　　）
A. 开始输注的速度不超过 1～2mL/min　B. 融化后在 10℃放置不超过 2 小时
C. 融化后在 4℃放置不超过 24 小时　D. 融化后的血浆可继续冰冻保存
E. 输注前须放入 37℃恒温水浴中快速融化

58. 负责运送受血者血样与《临床输血申请单》的人员是（　　）
A. 医护人员　B. 陪护人员　C. 家属　D. 保洁工　E. 患者

59. CPDA 血液保养液的主要成分包括（　　）
A. 葡萄糖、EDTA-K_2、磷酸二氢钠　B. 葡萄糖、枸橼酸三钠、柠檬酸
C. 葡萄糖、枸橼酸三钠、磷酸二氢钠　D. 葡萄糖、EDTA-K_2、磷酸二氢钠、腺嘌呤
E. 葡萄糖、枸橼酸三钠、磷酸二氢钠、腺嘌呤

60. 悬浮红细胞的标签应包括的内容有（　　）
A. 采血日期或失效日期　B. 检验结果　C. 保存血液条件
D. 血液保存液的名称、配方和体积　E. 产品批号

61. 血液成分会发生保存损害，单采粒细胞的保存期间为（　　）
A. 2 小时　B. 8 小时　C. 24 小时　D. 48 小时　E. 72 小时

62. 关于全血及血液成分的保存条件，下列说法正确的是（　　）
A. 红细胞为 2～4℃　B. 血小板为 20～24℃静置保存　C. 粒细胞为 20～24℃振荡保存
D. 血浆为−10℃以下　E. 全血为 2～6℃

63. 关于血液的运输与发放管理，以下说法正确的是（　　）
A. 需用专用运输车运输血液，遵循先进后出的原则进行发放
B. 血液运输车运输血液时，车厢内平均温度与实际温度允许误差为 5℃
C. 血液运输所用的固定冰点，应放置在血液上层位置
D. 全血及红细胞的保存温度与运输温度一样，均保持在 2～6℃
E. 血液运输箱应有标识，标明血液种类、运输目的地

64. 下列哪项是临床输注全血和成分血的质量标准（　　）
A. 《血液运输要求》　B. 《血液储存要求》　C. 《全血及成分血质量要求》
D. 《献血者健康检查要求》　E. 《血站质量管理规范》

65. 全血及血液成分标签的内容应包括（　　）
A. 血液保存液名称、配方　B. 采集日期及失效日期　C. 检测结果　D. 生产批号
E. 献血者的姓名

66. 关于血液成分制备的记录，下列说法不正确的是（　　）
A. 应确保血液制的人员、设备、血液来源及物料等相关信息的追溯
B. 记录内容应包括血液交接、制备过程、仪器使用和维护校准、制备环境控制和医疗废物处理

C. 记录应追溯至起始血液，制备人员、方法、环境、设备和物料
D. 制备记录应由供血机构第一责任人或法定代表人签字
E. 血液成分制备记录至少保存十年

67. 关于悬浮红细胞的外观检查，正确的是（ ）
A. 色泽正常、无脂血、无凝块及气泡 B. 色泽正常、无脂血，血袋无破损
C. 色泽正常、无溶血、无凝块及气泡、血袋无破损，并保留注满全血经热合的导管至少 35cm
D. 色泽正常、无溶血、无脂血、凝块及气泡，容量为标示量±10%
E. 色泽正常、无溶血，容量为标示量±10%，Hct 0.65～0.80

68. 储存末期溶血率的计算公式为（ ）
A.（1–血细胞比容）×血浆或上清液游离血红蛋白浓度/总血红蛋白浓度×100%
B.（1–血细胞比容）×血浆或上清液游离血红蛋白质量/总血红蛋白浓度×100%
C.（1–血细胞比容）×储存末期血红蛋白浓度/总血红蛋白浓度×100%
D.（1–血细胞比容）×储存末期血红蛋白质量/总血红蛋白浓度×100%
E.（1–血细胞比容）×储存前后血红蛋白浓度差值/总血红蛋白浓度×100%

69. 制备浓缩血小板需要将分离出来的血小板悬浮于（ ）
A. 枸橼酸钠 B. 肝素 C. 生理盐水 D. 血浆 E. AS-1 保养液

70. 与 FFP 相比，冷沉淀凝血因子增加了（ ）
A. 容量 B. 外观 C. Fg D. 无菌试验 E. Ⅷ因子

71. 临床用血管理的第一责任人是（ ）
A. 临床用血管理委员会 B. 医疗机构法定代表人 C. 输血科主任
D. 医务部负责人 E. 临床科室主任

72. 医院临床用血的最高决策机构的是（ ）
A. 输血科 B. 临床用血管理委员会 C. 医务部 D. 医教科 E. 麻醉科

73. 以下不属于输血科主要职责的是（ ）
A. 临床用血供应 B. 血型血清学检测 C. 输血技术指导 D. 制备血液成分
E. 预订、入库、储存及发放血液

74. 医疗用血机构科学合理预订血液 A 型、B 型、O 型及 AB 型的比例为（ ）
A. 1∶2∶3∶4 B. 1∶3∶3∶3 C. 3∶3∶3∶2 D. 3∶3∶3∶1 E. 3∶1∶3∶3

75. 输血科在进行血液预订时，需要注意的事项是（ ）
A. 当地供血机构无法提供充足血液时，尽快向其他省、市供血机构预订
B. 输血科应与供血机构积极沟通，预订保质期长的血液制剂
C. 输血科要根据库存量和临床需求量，制定用血计划和预订血液
D. 用血计划包括年、月、周和日用血计划
E. 为了保证临床用血正常运转，只能通过电话方式向供血机构预订血液

76. 下列哪项不属于血液入库时需要核对验收的内容（ ）
A. 标示量 B. 运输条件 C. 包装是否合格 D. 血袋是否完好 E. 血液外观

77. 下列哪种疾病可使用 FFP 进行治疗（ ）
A. 感染性休克 B. 小儿严重营养不良 C. 体质虚弱 D. 肝衰竭伴发出血
E. 低蛋白血症

78. 关于患者的输血前评估，不需要评估的选项是（ ）

A. 重要脏器的耐受程度　B. 家庭条件　C. 贫血程度　D. 病情的急缓程度　E. 年龄

79. 可与血液混合使用的药物或溶液是（　　）

A. 0.9%氯化钠注射液　B. 白蛋白　C. 10%葡萄糖　D. 甘露醇　E. 青霉素

80. 关于护士采集患者标本，以下说法不正确的是（　　）

A. 选择 EDTA-K_2 抗凝管采集标本，采血量至少达到 2mL

B. 不得直接从输液管留取标本，防止药物对检测过程产生影响

C. 患者应在使用药物之前采集标本，尤其是使用抗凝药物的患者

D. 标本若发生稀释、溶血、脂血、乳糜血，则不可用于交叉配血试验

E. 如需从输液管留取标本，要先用蒸馏水冲洗管道后再留取

81. 输血科在进行标本接收时，不需要核查的内容是（　　）

A. 标签　B. 标本量　C. 标本外观　D. 标本管序号　E. 标本管颜色

82. 关于血液标本检测过程的质量控制，说法正确的是（　　）

A. 入院患者输血前检测经血传染病标志物，长期住院者每周定期检测

B. 输血相容性检测主要包括血型鉴定、交叉配血、意外抗体筛查及鉴定

C. ABO 血型鉴定试剂使用前每批次都要进行室内质控和室间质评

D. 进行意外抗体的筛查可以防止输血反应的发生，保证输血安全

E. 进行室内质控时若发现结果失控，要立即更换质控品

83. 血液成分的库存量无法满足紧急输血需求时，非同型相容性输注首选（　　）

A. O 型红细胞+A 型血浆　B. O 型红细胞+B 型血浆　C. O 型红细胞+AB 型血浆

D. O 型红细胞+O 型血浆　E. O 型红细胞+晶体液或胶体液

84. 输血科完成急诊时的血型鉴定和交叉配血试验的时间应控制在（　　）

A. 10 分钟内　B. 30 分钟内　C. 40 分钟内　D. 50 分钟内　E. 1 小时内

85. 急诊患者紧急输血时，可以不需要检测（　　）

A. 肝炎病毒　B. ABO 血型　C. HIV 病毒　D. RhD 血型　E. 梅毒抗体

86. 下列哪种情况可以献血（　　）

A. 接受免疫血清注射 3 周后　B. 慢性皮肤病者　C. 阑尾切除满 3 月

D. 拔牙及其他小手术 1 周后　E. 分娩及哺乳期满 6 个月

87. 无偿献血先进单位要求当地固定无偿献血者应超过献血人群的（　　）

A. 50%　B. 55%　C. 60%　D. 65%　E. 70%

88. 以下哪种血液成分输注不需要进行交叉配血（　　）

A. 洗涤红细胞　B. 手工制备的浓缩血小板　C. 全血　D. 单采血小板

E. 悬浮红细胞

89. 关于输血前交叉配血的描述，下列哪项是错误的（　　）

A. 严格执行三查八对，防止标本搞错　B. 血清与红细胞悬液比例应适当

C. 交叉配血结果需在显微镜下仔细观察　D. 输血前需进行抗体筛查

E. 交叉配血结果只需要观察主次侧是否凝集

90. 关于保密性弃血的描述，下列哪项是不正确的（　　）

A. 献血者不能与其他献血者享受同样的用血权利　B. 将献血者所献血液处理掉

C. 替献血者严格保密个人信息　D. 按照阳性血样报废处理　E. 血液不能用于临床

91. 采供血机构不断招募新献血者的目的（　　）

A. 淘汰重复献血者　B. 增加单采血浆者　C. 宣传临床合理用血
D. 补充流失的献血者　E. 建立稀有血型队伍

92. 下列哪项不是仪器设备校准时涉及的项目（　　）
A. 样本采集　B. 加样系统　C. 温控系统　D. 离心机离心力和时间　E. 光学系统

93. 临床实验室管理过程通常由哪几个阶段组成（　　）
A. 计划、组织、领导、控制　B. 持续改进、管理、计划、实施
C. 计划、管理、实施、改进　D. 实施、计划、管理、调控
E. 沟通、理解、适应、制定

94. 关于献血的规定和要求，正确的做法是（　　）
A. 每个采血工作位应有统一的采血、留样、记录、贴标签的操作设施
B. 血液采集完成后将血液充分抗凝处理，采用称量法控制血液采集量
C. 以自愿无偿的低危人群作为征募对象，鼓励自愿定期无偿献血
D. 征询体检区能对献血者进行征询、体检和判定是否可以献血
E. 采血结束时无须再核查献血者身份、血袋、血液标本和相关记录

95. 在省、自治区人民政府所在地的城市和直辖市的采血机构是（　　）
A. 中心血站　B. 血液中心　C. 血库　D. 特殊血站　E. 单采血浆站

96. 关于采供血的要求，下列说法不正确的是（　　）
A. 应能对献血者进行保密性征询和正确体检，以确定献血资格
B. 采血车布局要满足卫生学要求，配备必要的照明、空调等设备
C. 待检测血液、合格血液和报废血液应分别设置存放区
D. 血液成分制备区必须采用密闭的方式制备血液成分
E. 采血区和献血后休息区应避免污染

97. 关于目视观察 FFP 外观，合格的是（　　）
A. 呈淡黄色、半透明，标签清晰　B. 允许有纤维蛋白析出　C. 允许有细小凝块
D. 呈乳糜状或暗红色　E. 血袋有少量渗漏

（三）A2 型（案例摘要型选择题）

1. 患者，男，因外伤入院，备血 2000mL，患者申请输血的程序是（　　）
A. 需要护士签字　B. 需要输血科主任签字　C. 需要医务科签字
D. 履行报批手续，输血科会诊、科主任签名后报医务科批准　E. 需经主管院长同意并签字

2. 王某，既往检查为 RhD 阴性，此次献血时血站确认为 D 变异型，如何对待王某的血液（　　）
A. 作为 RhD 阴性，可供任何患者输血　B. 视其为不合格血液，应报废处理
C. 应视其为 RhD 阳性，可给予 RhD 阳性患者输注
D. 作为 RhD 阴性，给予 RhD 阴性患者输血　E. 作为 RhD 阳性，给予 RhD 变异型患者输血

3. 患者，男，52 岁，因车祸导致脾破裂发生失血性休克入院，需紧急输血抢救，下列做法正确的是（　　）
A. 紧急抢救并输血治疗　B. 急诊手术输血抢救，家属到来后补签
C. 通知家属签字　D. 输血科与临床科室主任共同签字，报医务部门备案
E. 医疗机构负责人批准后可行输血治疗

4. 患者，女性，40 岁，G_3P_1，既往有肝硬化病史，突发消化道出血就诊，Hb 55g/L、BP 80/50mmHg，

输血前不需要开展的检查项目是（ ）

A. ABO 血型鉴定 B. RhD 血型鉴定 C. 意外抗体筛查 D. 交叉配血

E. JK^a 血型鉴定

5. 患者，男，60 岁，A 型 RhD 阴性，凝血功能障碍。由于输血科（血库）无 A 型 RhD 阴性血浆，可给患者首选输注（ ）

A. A 型 RhD 阳性 FFP B. B 型 RhD 阴性 FP C. AB 型 RhD 阳性血浆

D. O 型 RhD 阴性 FFP E. O 型 RhD 阳性 FP

6. 张某，既往有输血史，体内有意外抗体，因疾病需要输血治疗，下列叙述正确的是（ ）

A. 如患者自身条件允许可采用自体输血 B. 紧急情况下可采用不配合的血液

C. 交叉配血试验的标本，应是输血前 7 天之内的 D. 紧急情况可以输注 O 型红细胞

E. 配血后的标本至少保存 3 天

7. 前天输血效果不佳的患者，临床再次申请输血，正确的处理是（ ）

A. 前天标本若未发生溶血，仍可用于交叉配血试验

B. 只要标本合格，标识完整仍可用于交叉配血试验 C. 若标本无污染、无溶血仍可使用

D. 弃去，从静脉输液管路再收集血液 E. 重新采集合格的标本

8. 患者，男性，AB 型，无输血史及过敏史，紧急情况下输注 O 型血小板，该血浆如果含有高效价的抗 A, B 抗体，可能会发生何种输血反应（ ）

A. 溶血性输血反应 B. 发热反应 C. 过敏反应 D. PTR E. PTP

9. 患者交叉配血时主侧为阳性，次侧为阴性，意外抗体筛查试验阴性，自身对照为阴性。下列哪项分析是错误的（ ）

A. 患者血液中有针对供血者红细胞的抗体 B. 供血者存在着自身抗体

C. 供血者血型鉴定不准确 D. 患者血型鉴定不准确

E. 供血者血液中有针对患者红细胞的抗体

（四）A3 型（案例组/串型最佳选择题，即“共题干型”）

1. 患者，女，54 岁，无传染病史，因宫外孕腹痛入急诊科，需紧急输血救治，由于血库血液供应不足，主治医生建议其配偶献血，患者接受其配偶的合格、相容的血液 400mL 后，病情好转康复出院，5 个月后查出该女性感染了艾滋病，医患之间产生了医疗纠纷。

第 1 问 本案例医院主要的违法行为是（ ）

A. 未对患者进行替代疗法 B. 患者不符合输血适应证 C. 非法采集血液

D. 主治医师主张家属献血 E. 输血诱发了 HIV 病毒传播

第 2 问 《医疗机构临床用血管理办法》规定医疗机构可以临时采集血液，哪一项除外（ ）

A. 生命垂危，急需输血 B. 所在血站无法供应，却无替代输血治疗的方法

C. 具备开展输血相关传染病标志物的检测能力 D. 供受者之间不能是亲属关系

E. 遵守采供血相关操作规程和技术标准

第 3 问 《中华人民共和国献血法》规定非法采集血液的医疗机构应予以取缔，并处以罚款（ ）

A. 5 万以下 B. 10 万以下 C. 15 万以下 D. 20 万以下 E. 25 万以下

第 4 问 我国规定的输血前需进行“乙丙艾梅”4 种病毒传染病标志物检测，因输血所致艾滋病的潜伏期为（ ）

A. 30 年～35 年 B. 20 年～25 年 C. 15 年～18 年 D. 1 个月～5 个月

E. 7 个月～10 年

第 5 问　艾滋病感染的实验室检查主要包括 HIV 病原学检查和 HIV 抗体检测，其中 HIV 抗体检测的确认试验为（　　）

A. ELISA 法　B. 胶体金试验　C. 颗粒凝集法　D. 免疫印迹法　E. TPPA 法

2. 患者，女，43 岁，拟行胆管结石手术治疗，术前 Hb 56g/L，护士遵医嘱给予输血，两名注册护士“三查八对”无误后，给予患者输注 ABO 同型去白悬浮红细胞 2U，输注过程中发现血袋内有长条状凝块堵塞输血管，输血不畅，便立即停止输血，同时安慰患者，上报输血科及护理部。

第 1 问　造成该输血不良事件的主要原因是（　　）

A. 患者不符合输血指征　B. 不应用生理盐水冲洗管道

C. 护士输血查对不认真，未发现血液质量有问题　D. 未选择合适的血液制剂

E. 应把凝块拨一边，继续输血

第 2 问　该事件的发生主要不符合以下哪种法规或规范（　　）

A. 《中华人民共和国献血法》　B. 《中华人民共和国侵权责任法》

C. 《医疗机构临床实验室管理办法》　D. 《临床输血技术规范》

E. 《献血者健康检查要求》

3. 患者，O 型 Rh 阴性，误饮农药致中毒，需要进行血浆置换治疗，但当地血站血浆缺少，经媒体宣传，有两位献血者前来献血救助。

第 1 问　关于患者血浆置换治疗，下列说法不正确的是（　　）

A. 可给予 AB 型 RhD 阳性的血浆　B. 可给予 AB 型 RhD 阴性的血浆

C. 可给予生理盐水进行置换治疗　D. 可给予 A 型 RhD 阳性的血浆

E. 可给予 B 型 RhD 阳性的血浆

第 2 问　一位献血者两年前曾献血一次，他属于（　　）

A. 替代献血者　B. 无偿献血者　C. 互助献血者　D. 职业献血者　E. 固定献血者

第 3 问　另一位献血者连续 5 年每年献血 1～2 次，他属于（　　）

A. 替代献血者　B. 无偿献血者　C. 互助献血者　D. 职业献血者　E. 固定献血者

4. 2010 年血源紧张，为了号召大家积极献血，某血站在报纸上刊登了一篇文章，讲述献血对大家的好处及血液对于患者的重要性。

第 1 问　此种做法属于（　　）

A. 面对面招募　B. 信息招募　C. 电话招募　D. 传媒动员　E. 信函招募

第 2 问　部分市民看到文章后，责任感促使积极到血站献血，是出于（　　）

A. 生理需要　B. 安全需要　C. 社交需要　D. 尊重需要　E. 自我实现

第 3 问　由于天气炎热，部分市民首次献血过程中突然出现呼吸、心跳加快，头晕，脸色逐渐变白并出冷汗，这属于（　　）

A. 轻度献血不良反应　B. 中度献血不良反应　C. 重度献血不良反应

D. 中重度献血不良反应　E. 局部献血不良反应

第 4 问　若献血者出现献血反应，医务人员首先应该采取的措施是（　　）

A. 递给他一杯水　B. 跟他谈话，分散注意力　C. 到空气疏通的地方

D. 停止采血　E. 让他躺下

5. 一位献血者，喝醉了，要求到某献血车献血，并且坚持要献血。

第 1 问　关于医务人员的做法，下列哪种说法是合理的（　　）

A. 为不打击积极性，让他献血　　B. 检查 Hb，若 Hb 合格就采血　　C. 坚决阻止
D. 耐心讲解不能献血的原因　　E. 酒醒后采血

第 2 问　关于献血前的注意事项，下列哪种说法是错误的（　　）
A. 献血前合理饮食　　B. 睡眠充足　　C. 献血前不吃油腻的东西　　D. 献血前不要喝酒
E. 献血前不要抽烟

6. 患者，男，34 岁，因脑部动脉瘤入院拟行手术治疗，Hb 90 g/L，PLT 60×10^9/L，APTT 56s。

第 1 问　根据实验室检查结果，临床医生下一步应采取的措施（　　）
A. 评估患者病情、手术风险，确定输血治疗方案
B. 术前预防性输 2 个治疗量的单采血小板　　C. 术前输 2U 悬浮红细胞
D. 术前输 2U 冷沉淀凝血因子　　E. 术前输 200mL FFP

第 2 问　若该患者输注 2 个治疗量的单采血小板，效果不明显，影响血小板输注疗效的免疫因素可能是（　　）
A. 严重感染　　B. 发热　　C. DIC　　D. 肝脾肿大　　E. HPA 抗体

第 3 问　输血后疗效评价一般发生在输血后（　　）
A. 4 小时　　B. 12 小时　　C. 24 小时　　D. 48 小时　　E. 72 小时

第 4 问　以下哪一项是评价血小板输注疗效的依据（　　）
A. 输注 1 小时后 PLT＞100×10^9/L　　B. 输注 24 小时后 PLT＞100×10^9/L
C. 输注 1 小时后 CCI＞15　　D. 输注 24 小时后 CCI＞20　　E. 患者出血情况得到了控制

（五）B1 型（配伍选择题，即“共答案型”）

（1～2 题共用备选答案）
A. 1%　　B. 1. 5%　　C. 3%　　D. 5%　　E. 20%

1. 发达国家献血量达到多少，可基本满足临床用血（　　）
2. 我国献血率达到人口总数的多少可基本满足对安全血液的需求（　　）

（3～5 题共用备选答案）
A. 替代献血者　　B. 高危献血者　　C. 无偿献血者　　D. 固定无偿献血者
E. 低危献血者

3. 输血管理具有“定向献血”特点的是（　　）
4. 用血紧急情况时，最有可能成为献血主要成员的是（　　）
5. 为拯救他人生命，自愿提供血液不获任何报酬的是（　　）

（6～8 题共用备选答案）
A. 证件号码　　B. 血压　　C. 献血类别　　D. 一般健康情况　　E. 免疫种类

6. 体格检查表上应该填写（　　）
7. 献血登记表上应该填写（　　）
8. 采血过程记录单上应该填写（　　）

（9～10 题共用备选答案）
A. 多个项目的综合信息管理　　B. 各部门共享的信息系统
C. 大规模一体化的输血管理信息系统　　D. 个性化的输血管理信息系统

9. 输血管理信息系统发展的第 4 个阶段是（　　）
10. 信息系统发展的第 2 个阶段是（　　）

（11～12 题共用备选答案）

A. 输血管理信息系统的安全性 B. 输血管理信息系统的高效性

C. 输血管理信息系统的实用性 D. 输血管理信息系统的先进性

11. 采供血的管理和业务工作必须能够满足各部门需要，满足现在工作和以后发展的需要，有适合现有的计算机应用基础，体现了（ ）

12. 采用先进的方法和手段，提高数据处理、信息更新速度，体现了（ ）

（13～15 题共用备选答案）

A. 系统管理 B. 领导作用 C. 全员参与 D. 过程方法 E. 持续改进

13. 血站质量管理体系的基本点（ ）

14. 血站质量管理的关键（ ）

15. 血站质量管理的基础（ ）

（16～18 题共用备选答案）

A. 质量手册 B. 程序文件 C. 作业文件 D. 质量计划

16. 质量管理体系过程要求质量活动，开展质量活动的文件是（ ）

17. 组织质量管理的纲领性文件是（ ）

18. 针对特定情况应用的质量管理体系过程和资源作出规定的文件是（ ）

（19～21 题共用备选答案）

A. 工作指导书 B. 作业指导书 C. 过程指导书 D. 检验指导书

19. 具有较强的专业性和技术性，通常用于指导操作的文件（ ）

20. 针对某个工序的指导文件，在制造业中往往称为工艺文件的是（ ）

21. 对某些具体管理工作的方法和要求（ ）

（22～25 题共用备选答案）

A. 1 个月 B. 三个月 C. 一年后 D. 艾滋病 E. 乙肝疫苗

22. 阑尾切除满多长时间后可以献血（ ）

23. 被狂犬咬伤，经狂犬病疫苗最后一次免疫接种多长时间可以献血（ ）

24. 永久性不能献血的是（ ）

25. 不需要延迟献血的是（ ）

（26～29 题共用备选答案）

A. 2 周 B. 4 周 C. 1 个月 D. 3 个月 E. 6 个月

26. 全血献血间隔不少于（ ）

27. 单采血小板献血间隔不少于（ ）

28. 单采血小板后与全血献血间隔不少于（ ）

29. 全血献血后与单采血小板献血间隔不少于（ ）

（30～32 题共用备选答案）

A. 1～4℃ B. 2～6℃ C. 0℃ D. 18～24℃ E. 22～24℃

30. 制备血小板的离心温度为（ ）

31. 制备血浆的离心温度为（ ）

32. 制备冷沉淀凝血因子的离心温度为（ ）

（33～35 题共用备选答案）

A. 1 天 B. 3 天 C. 7 天 D. 10 年 E. 1 个月

33. 用于交叉配血的标本，必须是几天以内的标本（　　）
34. 检测过后的供受者的标本必须至少保存（　　）
35. 输血科检测和供血的原始记录应保存（　　）

（36～39 题共用备选答案）

A. 抗球蛋白技术　B. 凝聚胺法　C. 酶法　D. 盐水法　E. 微柱凝集法

36. 无法检出不完全抗体的交叉配血方法是（　　）
37. 不能用于 Kell 血型系统抗体检测的方法是（　　）
38. 对 Rh 血型系统较敏感的检测方法是（　　）
39. 检测 IgG 抗体最可靠的方法是（　　）

（40～42 题共用备选答案）

A. 受血者 ABO、Rh 定型；复核供血者 ABO 血型；血小板交叉配血
B. 受者 ABO、Rh 定型，抗体筛检；供者 ABO、Rh 血型复核；交叉配血
C. 受血者 ABO、Rh 定型；复核供血者 ABO 反定型

40. 申请含有红细胞成分输血相容性检测项目组合为（　　）
41. 申请血浆输血相容性检测项目组合为（　　）
42. 申请血小板输血相容性检测项目组合为（　　）

（六）X 型（多项选择题）

1. 临床用血管理的相关法律法规和规范（　　）
A. 《中华人民共和国献血法》　B. 《临床输血技术规范》
C. 《医疗机构临床用血管理办法》　D. 《全血及成分血质量要求》
E. 《血站管理办法》

2. 我国血站中的一般血站包括（　　）
A. 血液中心　B. 中心血站　C. 中心血库　D. 干细胞库　E. 血浆站

3. 以下关于采供血机构人员的管理，说法不正确的是（　　）
A. 卫生技术工作人员应占职工总数的 65%以上
B. 一般血站的主要负责人必须具有专科以上的学历
C. 无明显症状的乙肝携带者，可进行采供血业务工作
D. 技术人员上岗前必须经过专业技术培训并取得初级以上专业技术职称
E. 采供血业务负责人可同时兼任质量负责人

4. 医学伦理的尊重原则主要包括（　　）
A. 尊重患者及其家属的自主权或决定　B. 患者治疗疾病时不存在保守秘密问题
C. 严重疾病不能通知患者，避免造成心理负担或恐慌　D. 尊重患者的一切主观意愿
E. 保守患者的隐私

5. 医疗机构输血科的主要职责是（　　）
A. 临床用血的供应　B. 血型血清学检测　C. 输血技术指导　D. 制备血液成分
E. 无偿献血的采集

6. 医疗机构临床用血应遵守的原则是（　　）
A. 制定用血计划　B. 无条件满足临床用血　C. 遵循合理、科学原则
D. 不得浪费血液　E. 血液在保存期限内使用

7. 储血设备可选择的温度包括（　　）
A. 2～6℃　B. 37℃　C. 20～24℃　D. −20℃　E. −196℃
8. 建立和实施献血者招募指南，要求（　　）
A. 确保献血者利诱工作的实效性　B. 确保献血者教育工作的实效性
C. 确保献血者动员工作的实效性　D. 鼓励健康公民定期自愿无偿献血
E. 征募对象是自愿无偿低危人群
9. 医疗机构临床输血管理委员会的职责是（　　）
A. 指导并推动自体输血等血液保护及输血新技术
B. 分析临床用血不良事件，提出处理和改进措施　C. 组织无偿献血动员、采集
D. 定期检测分析和评估临床用血情况　E. 评估确定临床用血的重点科室，关键环节和流程
10. 预存式自体输血治疗涉及到的部门，下列说法不正确的是（　　）
A. 麻醉科　B. 临床科室　C. 输血科　D. 急诊室　E. 中心血站
11. WHO 提出的血液安全全球战略包括（　　）
A. 严格的血液检测　B. 建立国家协调的采供血服务体系　C. 合理输血
D. 提倡互助献血　E. 只采集低危无偿献血者的血液
12. 下列哪些选项不是质量管理的核心（　　）
A. 质量体系　B. 质量控制　C. 质量管理　D. 质量分析　E. 质量保证
13. 以省、自治区、直辖市为区域实行血液管理的“三统一”原则，包括（　　）
A. 统一组织无偿献血　B. 统一制定操作规程　C. 统一规划采供血机构
D. 统一管理采供血　E. 统一管理血源
14. 下列血站计量器具中，国家强制检定的仪器是（　　）
A. 血压计　B. 采血秤　C. 酶标仪　D. 恒温水浴箱　E. 贮血冰箱
15. 实名制献血制度的意义，体现在（　　）
A. 既确定献血者身份又保护献血者　B. 保障血液质量
C. 最大限度保护了献血者和受血者的合法权益　D. 献血者可以免交输血治疗费用
E. 保证临床用血安全性及可追溯性
16. 为献血者提供献血健康征询、检查和血液采集服务的专用场所是（　　）
A. 固定献血场所　B. 临时献血场所　C. 流动献血场所　D. 献血车　E. 医院
17. 我国规定单采血小板的献血者，应该满足的要求是（　　）
A. Hct≥0.36　B. 采血前，PLT≥100×10^9/L　C. 采血后，PLT≥100×10^9/L
D. 采血后，PLT ≥200×10^9/L　E. 采血前，450×10^9/L≥PLT ≥150×10^9/L
18. 血站 4℃储血冰箱一般有温度超限的声、光报警设置，报警温度是（　　）
A. 升至 5℃　B. 升至 6℃　C. 升至 8℃　D. 降至 1℃　E. 降至 2℃
19. 在血液存放区，应满足的条件（　　）
A. 可以连续储存血液≥24 小时　B. 具有防火、防盗、防鼠等安全设施
C. 应有足够的照明光源、双路供电或应急发电设备
D. 有待检血液隔离存放区、合格血液隔离存放区和报废血液隔离存放区
E. 血液存储设备配备有自动化实时温度持续监控系统
20. 关于血液成分制备的要求，下列说法正确的是（　　）
A. 采集后超过 24 小时的全血无法制备 FFP

B. 全血采集后 6 小时内可以分离制备浓缩血小板
C. 制备冷沉淀凝血因子时需要在 1 小时内将温度降至–30℃以下
D. FFP 与 FP 可相互转化，输注效果无较大差异
E. 不同血液成分制备时离心温度不同

21. 下列哪些为感染性的医疗废物（　　）
A. 被患者血液、体液、排泄物污染的物品　B. 废弃的一般性药品　C. 废弃的过氧乙酸
D. 患者产生的生活垃圾　E. 废弃的血液

22. 临床输血过程基本内容包括（　　）
A. 输血前评估与输血告知　B. 输血审批　C. 标本采集与接收
D. 血液输注与疗效评价　E. 输血反应处理

23. 关于血液标本采集与运送过程，下列说法正确的是（　　）
A. 血液标本采集前专业护士必须认真核对患者信息
B. 按照“一人一单一管”原则采血，不可同时采集两位患者标本
C. 标本采集后，应由临床医生将输血申请单和标本送至输血科
D. 患者家属应立即将标本送至输血科
E. 检测后标本应立即进行高压蒸汽灭菌处理

24. 关于患者输血后的疗效评价，主要内容包括（　　）
A. 患者症状体征是否得到改善　B. 有无发生输血反应　C. 输血后重要功能是否好转
D. 输血后实验室指标是否好转　E. 患者对治疗方案是否满意

25. 医疗机构临床用血管理应采取的措施是（　　）
A. 遵循科学、合理的临床用血原则　B. 需要各个临床用血科室及医务部共同参与
C. 建立临床用血管理委员会，强化临床管理委员会的主体作用
D. 根据临床需要，遵循急取急用原则
E. 医疗机构加强组织管理，明确岗位职责，健全管理制度

26. 关于《临床输血技术规范》规定血液发出后的处理方法，说法不正确的是（　　）
A. 20 分钟内可以退回　B. 30 分钟内可以退回　C. 25 分钟内可以退回
D. 10 分钟内可以退回　E. 血液发出后不能退回

27. 发热性非溶血性反应的正确处理方式是（　　）
A. 加快输血速度　B. 密切观察病情　C. 立即停止输血并报告医生　D. 解热、镇静
E. 填写输血反应报告单送输血科

28. 关于全血、血液成分入库前的核对验收，涉及的内容是（　　）
A. 运输条件　B. 血液重量是否达标　C. 血袋封闭及包装是否合格
D. 标签填写是否清楚齐全　E. 物理外观

29. 库存优化的要素包括（　　）
A. 血液传染病检测　B. 用血调控　C. 安全储血量　D. 择期用血评估
E. 相容性检测项目组合

30. 关于救命而实施的紧急输血治疗，下列哪些说法是正确的（　　）
A. 输血科应在 30 分钟内完成血型鉴定和交叉配血试验　B. 可采用非同型相容性输血
C. 输 O 型悬浮红细胞　D. 首选 O 型红细胞和 AB 型血浆　E. 任意加压输血

31. 血袋中出现下列哪些情形时，一律不得发血（　　）

A. 血液有明显凝块　　B. 血袋标签破损、字迹不清　　C. 红细胞出现明显溶血现象
D. 血浆呈乳糜状或暗灰　　E. 血浆中有明显气泡，絮状物或粗大颗粒

32. 血袋标签中的内容至少应包括（　　）
A. 献血编号　　B. 品种　　C. 血型　　D. 有效期　　E. 姓名

33. 血站应设置和标识的血液储存区域，包括（　　）
A. 血液发放区　　B. 报废血液隔离存放区　　C. 合格血液存放区
D. 待检测血液隔离存放区　　E. 已检测血液隔离存放区

34. 建立和实施献血不良反应的预防和处理程序，应涉及的内容包括（　　）
A. 预防　　B. 观察　　C. 处理　　D. 记录　　E. 报告

35. 下列哪些是储血设备必备的（　　）
A. 电源故障报警系统　　B. 有温度自动记录仪　　C. 温度应符合规定
D. 温度失控报警系统　　E. 可用家用冰箱

36. 关于安全储血量，下列说法正确的是（　　）
A. 数量应能满足医疗机构向血站发出抢救用血申请后，至血站送血到达或取回血液，并完成输血相容性检测时间段内对血液需求的最低贮存量
B. 一般不少于 3 天常规医疗用血量　　C. 一般不少于 7 天常规医疗用血量
D. 库存各型血液的最高贮存量　　E. 一般不少于 5 天常规医疗用血量

（七）简答题

1. 临床用血管理委员会的职责是什么?
2. 简述医疗机构可以自行采血的条件。
3. 医疗机构接收血液时需要核对血袋标签上的哪些内容?
4. 《临床输血技术规范》规定血液中出现哪些情形为不合格?
5. 简述血站对血液开展检测的项目及要求的合格标准。
6. 简述临床输血的过程。
7. 简述临床申请用血的分级审核管理制度。

四、答　　案

（一）名词解释

1. 安全血液库存量　指库存的各型血液能满足医疗机构向血站发出抢救用血申请单后至血站送血到达或取回血液，并完成血液相容性检测时间段内对血液需求的最低贮存量。安全库存量一般不少于 3 天常规医疗用血量。

2. 血液管理　血液管理是整合现有的技术和方法，减少或完全不输异体血，是以患者转归为中心，对患者实施多科学，多模式和有计划的血液保护措施。血液管理是将合理的输血实践和血液保护工作整合在一起，通过避免不必要的失血或提高患者的 Hb 水平，以及改善患者对贫血和凝血障碍来改善预后，目的是让患者经受最小的风险和得到最大的利益。

3. 择期用血评估　主要针对手术用血，根据申请用血的各病种的实际用血情况，对医生申请用血的数量及对血液贮存时间的要求进行测算，来确定由血站调配血液，平衡库存的评估方式。用血原则：按该病种既往用血数据统计的平均数和手术执行者的用血指征控制水平综合测算，再将全部备血合计后增加一个风险基数，确定为增加库存的血液数量和种类。

4. 保密性弃血　指献血者明知自己血液不安全，但迫于某种原因或压力献血，献血后主动告知自己所献血液不能用于临床，血液中心在确保献血者隐私保密情况下处理有安全隐患的血液。

5. 输血指征控制　通过对申请单的审核、输血前的相关检测项目及对输注后输血效果指标的监测，对临床输血的恰当程度和患者输注效果进行管理的过程，目的是节约血液资源，控制输血风险。包括：输血决策条件分析，输血前相关指标检测，全血及成分血的适应证符合率，血液输注效果评价，单病种用血分析，临床专业科室用血分析等相关控制管理指标。

（二）A1 型

1. D　2. A　3. D　4. B　5. C　6. E　7. A　8. A　9. B　10. A　11. E　12. C　13. D　14. D　15. C　16. A　17. C　18. B　19. E　20. B　21. D　22. E　23. B　24. D　25. A　26. D　27. A　28. D　29. B　30. B　31. C　32. E　33. D　34. C　35. D　36. C　37. E　38. A　39. C　40. E　41. B　42. A　43. E　44. D　45. A　46. B　47. E　48. B　49. C　50. C　51. D　52. B　53. D　54. B　55. A　56. C　57. D　58. A　59. E　60. A　61. C　62. E　63. E　64. C　65. B　66. D　67. C　68. A　69. D　70. C　71. B　72. B　73. D　74. D　75. C　76. A　77. D　78. B　79. A　80. E　81. D　82. D　83. C　84. B　85. D　86. C　87. A　88. D　89. E　90. A　91. D　92. A　93. C　94. C　95. B　96. D　97. A

（三）A2 型

1. D　2. C　3. E　4. E　5. A　6. A　7. E　8. A　9. E

（四）A3 型（不同问题的答案，使用“、”间隔）

1. C、D、B、E、D　2. C、D　3. C、B、E　4. D、E、A、D　5. D、E　6. A、E、C、E

（五）B1 型

1. D　2. C　3. A　4. D　5. C　6. B　7. A　8. C　9. C　10. A　11. C　12. B　13. E　14. B　15. C　16. B　17. A　18. D　19. B　20. C　21. A　22. B　23. C　24. D　25. E　26. E　27. A　28. B　29. D　30. E　31. B　32. C　33. B　34. C　35. D　36. D　37. B　38. C　39. A　40. B　41. C　42. A

（六）X 型

1. ABCDE　2. ABC　3. ABCE　4. AE　5. ABC　6. ACDE　7. ACDE　8. BCDE　9. ABDE　10. ABDE　11. ABCE　12. BCDE　13. CDE　14. ABCDE　15. ABCE　16. ABD　17. ACE　18. CD　19. ABCDE　20. ABCE　21. ADE　22. ABCDE　23. AB　24. ABCD　25. ABCE　26. ABCD　27. BCDE　28. ACDE　29. BCDE　30. ABCD　31. ABCDE　32. ABCD　33. BCD　34. ABCDE　35. ABCD　36. ABD

（七）简答题

1. 临床用血管理委员会的职责是什么？

临床用血管理委员会的职责：①认真贯彻临床用血管理相关的法律、法规、规章、技术规范和标准，制订本机构临床用血管理的规章制度并监督实施。②评估确定临床用血的重点科室、关键环节和流程。③定期监测、分析和评估临床用血情况，开展临床用血质量评价工作，提高临床合理用血水平。④分析临床用血不良事件，提出处理和改进措施。⑤指导并推动开展自体输血等血液保护及输血新技术。⑥承担医疗机构交办的有关临床用血的其他任务。

2. 简述医疗机构可以自行采血的条件。

下列情况者，医疗机构可以自行采血：①危及患者生命，急需输血。②所在地血站无法及时提供血液，且无法及时从其他医疗机构调配血液，而其他医疗措施不能替代输血治疗。③具备开展交叉配血及乙型肝炎病毒表面抗原、丙型肝炎病毒抗体、艾滋病病毒抗体和梅毒螺旋体抗体的检测能力。④遵守采供血相关操作规程和技术标准。

3. 医疗机构接收血液时需要核对血袋标签上的哪些内容？

需要核对的内容：①血站名称。②献血编号或者条形码、血型。③血液品种。④采血日期及时间，或者制备日期及时间。⑤有效期及时间。⑥储存条件。

4. 《临床输血技术规范》规定血液中出现哪些情形为不合格？

不合格的血液：①血袋标签破损、字迹不清。②血袋有破损、漏血。③血液中有明显凝块。④血浆呈乳糜状或暗灰色。⑤血浆中有明显气泡、絮状物或粗大颗粒。⑥未摇动时血浆层与红细胞的界面不清或交界面上出现溶血。⑦红细胞层呈紫红色。⑧过期或其他须查证的情况。

5. 简述血站对血液开展检测的项目及要求的合格标准。

血站采集的血液需要开展系列实验室检测：①血型：ABO 和 RhD 血型正确定型。②丙氨酸转氨酶（ALT）：符合相关要求。③乙型肝炎病毒（HBV）：符合相关要求。④丙型肝炎病毒（HCV）：符合相关要求。⑤艾滋病病毒（HIV）：符合相关要求。⑥梅毒（TP）试验：符合相关要求。

6. 简述临床输血的过程。

临床输血过程是指血液从血站发出到输入患者体内的整个过程，涉及临床医生、护士和输血科技术人员开展患者输血前评估和输血后疗效评价，如输血告知、申请、审批，患者标本的采集、送检、接收、传染病标志物检测、输血相容性检查，以及血液发放、血液输注、输血反应处理和输血后血袋的处理等内容。

7. 简述临床申请用血的分级审核管理制度。

临床常规用血审批程序，依据同一患者一天的血液申请量进行分级审核管理：①申请备血量少于 800mL，由具有中级以上专业技术职务任职资格的医师提出申请，经上级医师核准签发后，方可备血。②申请备血量在 800～1600mL，由具有中级以上专业职务任职资格的医师提出申请，经上级医师审核，科主任核准签发后，方可备血。③申请备血量达到或超过 1600mL，由具有中级以上专业技术职务任职资格的医师提出申请，科主任核准签发后，报医务部门批准，方可备血。以上条款规定不适用于急救用血。

（庞桂芝　陈体仙）

第十七章　输 血 护 理

一、学 习 目 标

1. 掌握　输血前、中、后的护理流程：血液标本采集、血液制剂领取、输血前查对；各种成分输血的护理；输血护理记录及保存。

2. 熟悉　特殊输血治疗和输血反应的护理。

3. 了解　血液成分的临床应用。

二、重点难点内容

1. 重点内容　血液标本的正确采集；血液及其制剂的领取程序及注意事项、输血前查对；输血中的护理要点；成分输血、输血反应的护理；输血记录及保存。

2. 难点内容　血液标本的正确采集及注意事项；血液及其制剂的领取程序及注意事项；输血流程及护理要点；输血反应的识别与护理。

三、习　　题

（一）名词解释

1. 正常库存血　2. 成分输血　3. 空气栓塞

（二）A1 型（单项选择题）

1. 下列哪项义务是来自特定的人际关系，而非来自效用或后果（　　）
   A. 亲子关系　B. 领导与下属的关系　C. 雇主与雇员关系　D. 医患关系
   E. 以上都是
2. 医患间信任关系的根本前提是（　　）
   A. 患者求医行为是对医师的信任　B. 在医患交往中患者处于被动地位　C. 医师是仁者
   D. 完全可以依赖现代医学服务　E. 医患交往中加入一些特殊因素
3. 关于指导—合作型的医患关系模式，下面说法最正确的是（　　）
   A. 患者无条件地配合医师诊治　B. 患者可以充分发挥主观能动性
   C. 患者在医师指导下自己治疗　D. 医师处于指导地位，患者有一定主动性
   E. 患者与医师有同等的权力和主动性
4. 关于实行知情同意的必要条件，下列哪项是正确的（　　）
   A. 信息的告知　B. 自由的同意　C. 信息的理解　D. 同意的能力　E. 以上都是
5. 家庭面对压力的最有效资源是（　　）
   A. 家庭成员的感情支持　B. 家庭成员的经济支持　C. 家庭成员的信息支持
   D. 社会资源的支持　E. 医疗资源的支持
6. 护理的服务对象应该是（　　）
   A. 患者　B. 妇女　C. 儿童　D. 人　E. 老年人
7. 在血站采血室内，要求采血者着装为（　　）

A. 一次性隔离衣　B. 干净便服　C. 洁净白大衣　D. 专用工作服　E. 手术服

8. 采血前需要核对献血者的信息包括（　）
A. 基本信息及体检合格证，观察面色，检查是否有新穿刺痕迹
B. 基本信息，病史和健康检查　C. 身份证，检测血比重或 Hb 和血压
D. 身份证，检测血比重或 Hb，化验结果　E. 身份证，血压，化验结果

9. 对于献血后的不合格检测结果，采血部门告知人员应具有的素质包括（　）
A. 专业能力、职业道德、语言表达能力　B. 职业道德、语言表达能力、沟通技巧
C. 专业能力、职业道德、沟通技巧　D. 耐心细致、职业道德、沟通技巧
E. 语言表达能力、职业道德、沟通技巧

10. 《输血治疗知情同意书》是输血治疗过程中的重要医疗环节，正确的是（　）
A. 证明受血者或被授权人了解输血相关的不良反应
B. 尊重患者在医疗行为中个性化权利　C. 保护患者的自主权和自我决定权
D. 是医生履行对患者进行输血治疗说明的告知义务　E. 以上均对

11. 分管医生如何办理输血申请（　）
A. 分管医生逐项填写输血申请单，经上级医师核准后，采集患者血样预定输血日期，送交输血科或血库
B. 医生下医嘱，护士办理输血申请　C. 医生让患者家属办理
D. 医生下医嘱，护士执行，工人送相应材料至输血科　E. 以上均不对

12. 关于临床核对与输血的叙述，正确的是（　）
A. 输血前由一名医护人员核对交叉配血报告单及血袋标签上的各项内容，检查血袋有无破损渗漏，血液颜色是否正常，准确无误方可输血
B. 输用前将血袋内的成分剧烈振荡混匀
C. 血液内可加入少量药物，但稀释只能用静脉注射生理盐水
D. 开始输血时由一名医护人员携带病历到患者床旁核对，确认与输血记录单相符，再次核对血液后，用符合标准的输血器进行输血
E. 取回的血液应尽快输用，不得自行贮血

13. 血液取至病房后，患者不能及时输注，正确的存放方法是（　）
A. 悬浮红细胞存放在有药物的 4℃冰箱中　B. 血浆置于治疗室，常温保存
C. 冷沉淀凝血因子放置于有药物的 4℃冰箱中　D. 血小板放置于 4℃冰箱中保存
E. 血小板若不急用，需要返回输血科 22±2℃振荡保存

14. 从输血科取至病房的血液，应在多少时间内必须开始输注（　）
A. 10 分钟　B. 20 分钟　C. 30 分钟　D. 1 小时　E. 4 小时

15. 常温下输注 1U 的悬浮红细胞，输注时间严禁超过（　）
A. 1 小时　B. 2 小时　C. 3 小时　D. 4 小时　E. 6 小时

16. 输注以下哪种血液成分时需进行交叉配血试验（　）
A. FFP　B. 机采血小板　C. 冷沉淀凝血因子　D. 悬浮红细胞　E. FP

17. FFP 融化后凝血因子稳定性差，4±2℃保存的时间不应超过（　）
A. 4 小时　B. 12 小时　C. 24 小时　D. 3 天　E. 7 天

18. 关于临床护士输注血小板，下列哪项操作是错误的（　）
A. 不能输注外观异常的血小板制剂　B. 一般要求 ABO 血型同型输注

C. 成人以患者能耐受的最快速度输注　　D. 输注速度宜慢

E. 血小板制剂领取后应尽快输注，减少或避免细菌污染的风险

19. 下列哪种疾病一般需要持续输血治疗（　　）

A. AA　　B. IDA　　C. 营养不良性贫血　　D. 遗传性球形红细胞增多症　　E. AIHA

20. 护士在执行输血时发现输血袋渗漏，立即与血库联系退换，此种情况属于哪种控制类型（　　）

A. 反馈控制　　B. 同期控制中的现场控制　　C. 同期控制中的遥控控制　　D. 事后控制

E. 前馈控制

21. 患者输血时需要同时输入其他含钙药品，能否使用同一付输液耗材（　　）

A. 用生理盐水冲洗后再使用　　B. 可以　　C. 必须应换输血器　　D. 不冲洗也可以用

E. 不可以

（三）A2 型（案例摘要型选择题）

1. 输血科工作人员在核对时发现，输血申请单上患者的住院号与试管条形码上的住院号不一致，工作人员不正确的处理方法是（　　）

A. 与配送人员共同核对患者信息　　B. 电话告知临床护士患者住院号不一致

C. 临床护士重新核对患者住院号　　D. 配送人员直接在申请单或试管条形码上更改住院号

E. 输血科工作人员将输血申请单和标本退还临床科室

2. 患者，女性，71 岁，因消化道大出血手术，快速输注 10U 悬浮红细胞和其他血液成分，出现手足抽搐，骨骼肌震颤等症状，患者可能发生了（　　）

A. 高钾血症　　B. 低钾血症　　C. 高钙血症　　D. 低钙血症　　E. 低钠血症

（四）B1 型（配伍选择题，即“共答案型”）

（1～9 题共用备选答案）

A. 0.5～1mL/min　　B. 1～2mL/min　　C. 0.25～0.75mL/min　　D. 2mL/（kg·min）

E. 4～10mL/min　　F. 10mL/（kg·min）　　G. 10～20mL/（kg·h）

1. 成人输注血浆的速度一般为（　　）
2. 儿童输注血浆的速度一般为（　　）
3. 年老体弱、心功能不全患者输注红细胞的速度一般为（　　）
4. 成人输注红细胞时，前 15 分钟输注速度一般控制在（　　）
5. 成人输注血小板制剂时宜快，一般为（　　）
6. 儿童输注血小板制剂速度应控制在（　　）
7. 新生儿换血速度通常控制在（　　）
8. 成人输注冷沉淀凝血因子的速度一般为（　　）
9. 合并营养不良和心肺功能不全的患儿，输注红细胞速度一般为（　　）

（五）X 型（多项选择题）

1. 护士对患者教育的内容包括（　　）

A. 卫生科普知识　　B. 心理卫生知识教育　　C. 健康相关行为　　D. 就诊知识

E. 康复知识

2. 下列哪些能体现医疗机构从业人员“优质服务、医患和谐”的行为规范（　　）

A. 自觉遵守国家法律法规　　B. 遵守医疗卫生行业规章制度和纪律

C. 加强与患者的交流与沟通　D. 积极带头控烟，自觉维护行业形象
E. 言语文明，举止端庄

3. 根据《临床输血技术规范》的有关规定，表述正确的是（　　）
A. 输血申请单由经治医生填写　B. 患者及其家属在输血申请单上签字
C. 由主治医生核准申请单并签字　D. 输血科（血库）留血备查
E. 输血申请单连同患者血样在预定输血日前送交输血科（血库）备血

4. 护士在执行医嘱时的正确做法是（　　）
A. 根据需要自行调整医嘱　B. 严格遵守医嘱执行制度　C. 有疑问时重新核对医嘱
D. 患者有不良反应时复核医嘱　E. 抢救时执行医生的口头医嘱

5. 取血时，发取血液双方医务人员需要核对的血液信息包括（　　）
A. 血袋号或条形码　B. 血型及血液品种　C. 血液有效期　D. 血液外观质量
E. 配血试验结果

6. 关于输血的注意事项，下列哪些选项是正确的（　　）
A. 注意无菌原则，血中不加用任何药物
B. 使用专用输血输液器，滤网孔径＜170μm，去除库血中的微聚物
C. 输血前半小时使用抗过敏药物，或者根据需要输血时加入药品
D. 应严密观察输血开始的10～15min内有无输血反应发生
E. 严格核对血型，防止误输异型血

7. 输血中的护理评估应包括（　　）
A. 输注血液制剂过程中应使患者感觉安全、舒适
B. 通过合理有效的输血治疗，改善患者症状
C. 密切监测输血过程，及早发现并迅速处理输血反应
D. 有完整的、正确的输血记录　E. 血液输完后，须用生理盐水冲洗血袋

8. 血液输注过程中，临床护士操作正确的是（　　）
A. 在输血过程中应加强巡视，严密观察患者病情变化
B. 开始输血时速度宜慢，观察5分钟后调整滴速
C. 输注过程中不能在输血器具或输血管道系统中给药
D. 血液输注完成后，须用生理盐水冲洗输血器
E. 冷凝集素综合征患者输注血液制剂需要适当加温，但不能超过37℃

9. 关于HSCT的输血护理，下列说法正确的是（　　）
A. 移植前需要与患者及家属沟通，讲解HSCT的方法、过程和相关知识
B. 进入层流病房后，每日3次漱口，每天清洁皮肤表面1次
C. 需密切观察患者病情变化，鼓励患者多饮水，防止尿酸性肾病的发生
D. 在无菌层流病房输注HSC，并于24小时内输注完毕
E. 每袋HSC液输注至最后的5mL时应保留在袋中并弃去，以防肺栓塞

10. 关于输血护理，正确的是（　　）
A. 输血前需两人进行查对　B. 输血前后，可用少量生理盐水冲洗输血器
C. 如用库存血，必须认真检查库存血质量　D. 在输血卡上记录输血时间、滴速、患者状况等
E. 输血完毕后及时将输血器、血袋等物品进行消毒、分类放置

11. 临床护理活动的质量评价包括

A. 要素质量评价　B. 业务素质评价　C. 环节质量评价　D. 护理结果评价
E. 职业素质评价

12. 为避免差错和减少输血反应的发生，输血时应注意（　　）
A. 输血前严格查对制度　B. 根据医嘱采集血标本，要求每次只为一位患者采集
C. 如发生严重输血反应时，立即停止输血　D. 备用血液切忌摇晃或加温
E. 不输异常库存血，库存血取出后及时输血

13. 关于输血后循环超负荷的护理，下列做法正确的是（　　）
A. 强心利尿平喘　B. 立即停止输血　C. 平喘、缩血管药　D. 给予镇静药
E. 取端坐位及吸氧

（六）简答题

1. 简述受血者血液标本采集的要求。
2. 简述血液领取程序和应拒收的不合格血液。
3. 简述输血中的护理流程和护理要点。
4. 简述血小板输注的护理要点。

（七）案例分析题

[案例 17-1]　溶血反应的识别与处理

患者，女，48 岁。因车祸引起右下肢外伤大出血，急诊治疗，护士遵医嘱输悬浮红细胞 2U。输血 10 分钟左右，患者主诉腰背部剧烈疼痛，T 37.3℃，P 88 次/分，R 22 次/分，BP 95/65 mmHg。

思考题

（1）该患者发生的是哪种输血反应？

（2）临床医护人员需要如何处理？

[案例 17-2]　血液标本的错误采集

患者张某，男，B 型，53 岁，发热、头昏、乏力、牙龈肿胀出血 2 月入院，Hb 48g/L，RBC 1.45×10^{12}/L，PLT 12×10^{9}/L，WBC 12×10^{9}/L。临床申请输注去白红细胞 2U。护士遵医嘱抽血，操作中同时抽取 2 名患者的血液，匆忙中贴错交叉配血标本条形码，导致患者血型错误，输血科错给张某提供了 AB 型 Rh 阳性的血液，护士输血前虽按程序给患者量体温、心理疏导，但忘记询问患者血型，输血 10 分钟时发生了输血反应。

思考题

（1）简述本案例发生输血反应的原因和规范操作的重要性。

（2）本案例哪个环节若不出现护理失误，有可能会降低或避免输血反应？

四、答　案

（一）名词解释

1. 正常库存血　用 ACD 或 CPD 保存液采集到的血液，经离心、热合包装后，置于 4±2℃贮血专用冰箱内贮存，并在有效期内使用的血液称为库存血，正常库存血目视主要分为两层，上层为淡黄色、半透明的液体血浆，下层为均匀暗红色的红细胞，上下层界限清楚，无血凝块或异物。

2. 成分输血　把血液中各种细胞成分和血浆成分用物理的方法加以分离，分别制成高浓度、高纯度的制剂，根据病情需要，临床按照缺什么补什么的原则进行使用，来达到治疗疾病的目的。

3. 空气栓塞　由于输血或输液管道内空气未排尽，或管衔接不紧有漏缝，或加压输血或输液时护

理不当，以致空气进入静脉，气体栓子随血液回流到右心室，阻塞肺部动脉入口，引起严重缺氧而死亡。

（二）A1 型

1. E　2. A　3. D　4. E　5. A　6. D　7. C　8. A　9. C　10. E　11. A　12. E　13. E　14. C　15. D　16. D　17. C　18. D　19. A　20. B　21. C

（三）A2 型

1. D　2. D

（四）B1 型

1. E　2. G　3. A　4. B　5. E　6. G　7. D　8. G　9. C

（五）X 型

1. BCE　2. CDE　3. ACDE　4. BCDE　5. ABCDE　6. ABDE　7. ABCD　8. ACDE　9. ABCE　10. ABCD　11. ACD　12. ABCDE　13. ABDE

（六）简答题

1. 简述受血者血液标本采集的要求。

（1）标本采集前，需要核对输血申请单与患者的信息是否一致，并向患者做好解释，以便取得患者的配合。血液采集时，要求患者平卧，取舒适位，对于神志不清的患者或幼儿患者，积极争取家属协助。

（2）严格遵守采血程序，一次只采集一位患者的血液标本，禁止同时采集两人或以上的血液标本。

（3）从静脉中抽取血液标本时，避免在输血或输液侧的静脉采集标本，避免血液稀释影响结果测定。

（4）采集交叉配血的标本，必须能代表患者输血前的免疫状况，应为 3 天内未曾接受输血治疗的血液标本，标本量不少于 2mL，标本采集后应及时送检。

（5）近期因反复大量输血出现疑难交叉配血的患者，要求采集 2 管血液标本，1 管不抗凝，1 管 EDTA-K_2 抗凝；HDN 患儿输血时，应同时采集新生儿及其父母的血液。

（6）患者应用肝素、右旋糖酐和羟乙基淀粉等药物治疗时，输血申请单上应有标记说明。

2. 简述血液领取程序和应拒收的不合格血液。

（1）血液领取程序：①医护人员携带临床输血取血单和血液运输箱，至输血科取血。②输血科人员认真核对患者相关信息后，方可发放与患者血液相合的血液制剂。③血液领取和发放的工作人员需共同核对患者姓名、性别、年龄、病案号、科室、床号、临床诊断、血型、血袋号或条形码、血液有效期、配血试验结果及血液外观质量等信息，准确无误后双方共同签字，然后输血科人员发放血液制剂。④医护人员按照要求转运血液制剂到临床科室，尽量及时开展输血治疗。

（2）应拒收的不合格血液：①血袋标签破损，字迹不清。②血袋有破损、漏血。③血液中有明显凝块。④血浆呈乳糜状或暗灰色。⑤血浆中有明显气泡、絮状物或粗大颗粒物。⑥未摇动时血浆层与红细胞的界面不清或交界面上出现溶血。⑦红细胞层呈紫红色。⑧过期或其他须查证的情况。

3. 简述输血中的护理流程和护理要点。

（1）输血中的护理流程：①护理人员将输血相关物品准备就绪，并携至病床旁。②两名责任护士再次核对患者和血液信息，检查血液制剂的外观。③通过输入少量生理盐水建立静脉通路，而后轻轻摇匀血袋开始输血治疗，并在输血治疗单上签名。④严格控制输血速度，宜先慢后快，在开始输血的 5～15 分钟内密切观察，无不良反应后根据患者病情和年龄调速。⑤血液制剂输完后，需用少量生理盐水滴注冲洗输血器，并填写护理记录及输血治疗单。⑥输血完毕后，将输血器针头剪下放入锐器收纳盒中，将输血管道放入医用垃圾中，按医疗废弃物进行处理。输血袋需保留 24 小时后再行处理。

(2) 输血中的护理要点：①严格执行无菌操作及查对制度，确保记录完整、正确，避免发生输血反应事件。②操作过程一定要轻柔，不可在输血器具或输血管道系统中直接给药。③同时输注不同品种的血液制剂时，按成分血、新鲜血、库存血的顺序输注。④输血过程中，宜密切观察有无不良反应。开始输血时的速度应较慢，15 分钟后若无不良反应，可根据病情调整滴速。⑤对于急诊输血和大量输血，可实行加压输血，护理人员需持续密切观察，避免发生空气栓塞。⑥除白蛋白制品外，血液或血液制剂必须使用一次性带过滤装置的输血器进行输注。⑦对于冷凝集素综合征患者，施行输血时血液制剂需要适当加温，但不能超过 37 ℃。不能随意将血袋及输血管道直接加温，防止血液溶血、变性。

4. 简述血小板输注的护理要点。

血小板制剂包括浓缩血小板和单采血小板，浓缩血小板输注一般要求 ABO 同型且交叉配血相合，单采血小板只要求 ABO 同型输注。护理要点如下：

(1) 轻摇血袋，观察血小板制剂的外观是否为均匀一致的混悬液，目视有无血小板聚集现象，外观异常的制剂应停止输注。

(2) 血小板制剂在输注过程中，应保持一定幅度的轻柔晃动，防止血小板聚集。避免过度振荡造成血小板破坏。

(3) 血小板制剂应置于血小板恒温振荡保存箱中保存，领取后应尽快输注，减少或避免细菌污染的风险。若临床科室不能及时实施输注，在极短时间内可常温（22±2℃）放置，每隔 10 分钟左右轻轻摇动一下血袋，防止血小板聚集。

(4) 血小板功能随着保存时间的延长而降低，应尽快输注。输注速度宜快，成人以患者能够耐受的最快速度输注，一般为 4～10mL/min。新生儿、婴儿的输注速度应控制在 5～10mL/（kg·h），儿童输注速度应控制在 10～20mL/（kg·h）。

(5) 由于血小板输注速度较快，血小板制剂内残留的血浆成分可以引起过敏性反应、发热反应、TRALI、循环超负荷等反应，因此输注过程需严密观察。

（七）案例分析题

[案例 17-1] 溶血反应的识别与处理

(1) 该患者发生的是哪种输血反应？

该患者在输血 10 分钟左右，出现了腰背部剧烈疼痛，这是溶血反应的临床表现，所以该患者可能发生了急性溶血性输血反应。

(2) 临床医护人员需要如何处理？

1) 护士采取的措施：①立即停止输血，输注生理盐水保持静脉通畅。②立即报告经治医师，吸氧，遵医嘱给药。封闭双侧腰部，并用热水敷双侧肾区。③安慰患者，消除其紧张、恐惧心理。

2) 临床医生采取的措施：①停止输血并用生理盐水维持或建立快速补液静脉通路。②严密观察患者基本生命体征，做好详细记录。③0.1%肾上腺素 0.5～1.0mL 皮下注射，或加入 5%葡萄糖注射液 10～20mL 静脉注射。地塞米松 10～20mg 或氢化可的松 200～300mg 稀释后静脉滴注。④两名或以上医护人员共同核对患者“临床输血报告单”、患者及献血者的 ABO 血型、RhD 血型、血袋标签、配血试验记录及病史等；电话通知输血科，封存血袋中剩余血液。⑤在床旁重新采集患者血液标本，送实验室检测血型鉴定、抗体筛查、交叉配血，血清间接胆红素含量、血浆结合珠蛋白含量、DAT 并检测相关抗体效价；采集患者肝素抗凝血液，观察血浆颜色。⑥留置导尿，记录患者出入量。为防止肾功能衰竭，可快速补液，可选用生理盐水或（和）葡萄糖盐水及低分子右旋糖酐静脉滴注。维持尿量在 100 mL/h，可适当给予 20%甘露醇 100～250mL 静脉滴注或呋塞米（速尿）40～80 mg 静脉注射。碱化尿液可选用 5%碳酸氢钠 125～250mL 静脉滴注，6～12 小时后可重复应用。根据尿量、尿色，仍然少尿或无尿者可行血液透析等。⑦维持血压，如出现休克，可选用多巴胺 20～40mg 静脉滴注。合并 DIC 的患者，应用肝素 4000U/h（相当于 125U/mg）静脉滴注，以后 1500U/h 维持 6～24 小时。⑧严重病人应尽早进行血浆置换治疗，防止应激性溃疡，可应用保护胃黏膜的药物等。⑨其他：四肢厥冷时要保暖，发热时行物理降温（应用冰袋，切忌用乙醇擦浴），呼吸困难或肺气肿时应保持呼吸道通畅，可给予氧气吸入等。⑩根据患者病情和 Hb 值考虑是否需要输血，若需输血可输注洗涤红细胞。若为 ABO 溶血，应选 O 型洗涤红细胞输注；若为 RhD 溶血，可选用 RhD 阴性 ABO 血型与患者同型的洗涤红细胞输注。血浆或冷沉淀凝血因子输注，首选 AB 型。

3）输血科工作人员立即采取的措施：①输血科两名工作人员共同核对患者及献血者 ABO、RhD 血型。针对冰箱保存的患者与献血者标本、新采集的患者标本、血袋中剩余血标本，立即重新检测其的 ABO 血型、RhD 血型，进行意外抗体筛查，以及采用盐水法、凝聚胺法、抗球蛋白法进行交叉配血试验。②DAT 试验。③意外抗体应进一步鉴定，并检测其效价。④其他相关性检测项目。⑤将检测结果及时告知临床。

[案例 17-2]　血液标本的错误采集

（1）简述本案例发生输血反应的原因和规范操作的重要性。

本案例出现输血反应的原因是护士错误操作：①护士不应同时采集两名患者的血液标本，未按照医嘱正确采集标本，标本张冠李戴，这是最致命的错误。②输血前，护士未咨询患者的血型。

在整个输血治疗过程，规范护理起着很重要的作用，是保证输血治疗成败的关键。规范护理流程：①采集交叉配血标本前，护理人员先耐心向患者解释并取得配合，必须由两名护士参与，正确核对患者信息，保证标本质量合格和具有唯一性。②规范合理地采集肘静脉血 2～3mL，准确核对、标记和签名，并且一次只准为一位患者采血。③医护人员必须亲自将申请单和血标本送至输血科。④医护人员接到取血通知后，及时取血、正确核对信息、正确存放血液或输血治疗。

（2）本案例哪个环节若不出现护理失误，有可能会降低或避免输血反应？

床旁输血前，若护士与患者进行沟通并咨询其血型，若发现患者提供的血型与输血要求的血型不吻合，护理人员可能会进一步确认，及时纠错，有可能会降低或避免输血反应的发生。

（黄爱群）

第十八章　临床输血相关仪器

一、学 习 目 标

1. 掌握　临床输血相关仪器的临床应用。

2. 熟悉　临床输血相关仪器的工作原理及日常维护。

3. 了解　各种仪器的进展和发展趋势。

二、重点难点内容

1. 重点内容　临床输血相关仪器的相关技术及其应用，包括仪器结构及其工作原理等。

2. 难点内容　临床输血相关仪器的常见分类及各自的临床应用。

三、习　　题

（一）A1 型（单项选择题）

1. 仪器设备的生产商和供应商应具有（　　）

A. 国家法律、法规所规定的相应资质　B. 高学历　C. 庞大的资金链

D. 卫生主管部门批检合格报告　E. 保证设备低温运输的能力

2. 操作实验室的仪器设备，应根据（　　）

A. 工作经验　B. 个人习惯　C. 操作说明书　D. SOP　E. 领导指示

3. 用来观察细菌内部结构的最好仪器是（　　）

A. 相差显微镜　B. 光学显微镜　C. 暗视野显微镜　D. 电子显微镜　E. 荧光显微镜

4. 质控部门对储血设备检查的时间间隔是（　　）

A. 每天　B. 每周　C. 每半月　D. 每月　E. 每年

5. 针对实验室的冰箱进行细菌培养，对其霉菌生长的监控要求（　　）

A. 不允许　B. 无霉菌生长　C. 少量霉菌生长　D. 允许霉菌生长　E. 控制霉菌生长

6. 使用经计量部门标定的温差电偶温度计测定储血设备的温度，其精确度为（　　）

A. 1.00℃　B. 0.50℃　C. 0.10℃　D. 0.05℃　E. 0.01℃

7. 成分离心机离心温度的检测方法是把温差电偶温度计的探头放入离心室内，盖好离心机盖，多长时间后观察离心机温度显示温度与温差电偶温度计显示温度的差值（　　）

A. 1 分钟　B. 3 分钟　C. 5 分钟　D. 10 分钟　E. 30 分钟

8. 为了确保转速仪能够准确测量成分离心机的转速，同时保证操作人员的安全，通常建议转速仪的测量距离（　　）

A. 5cm　B. 10cm　C. 20cm　D. 30cm　E. 50cm

9. 质控部门对离心机的各种性能检查频率为（　　）

A. 每天 1 次　B. 每周 1 次　C. 每半月 1 次　D. 每月 1 次　E. 每年 1 次

10. 使用血细胞分离机采集血小板时，应记录（　　）

A. 献血者状态、采集时间、体外循环血量、抗凝剂使用量、血小板采集数量

B. 采集时间、补充钙剂数量、体外循环血量、抗凝剂使用量、血小板采集数量

C. 献血者状态、有无献血反应、体外循环血量、抗凝剂使用量、血小板采集数量
D. 采集时间、体外循环血量、抗凝剂使用量、补充钙剂数量、交换溶液量
E. 采集时间、有无献血反应、体外循环血量、抗凝剂使用量、交换溶液量

11. 关于多功能血液成分分离机，说法错误的是（　　）
A. 单针穿刺采集　B. 可用于采集 PRP　C. 低速离心分离血液成分　D. 临床应用广泛
E. 供血者血液与抗凝剂适当比例混合

12. 全自动血型分析仪不涉及下列哪种技术（　　）
A. 机械原理　B. 电子学　C. 光学　D. 流体力学　E. 计算机

13. 全自动血型仪在进行血型判读时，不需要考虑的参数（　　）
A. 吸光度　B. 积分面积　C. 吸光度比值　D. 凝集点数　E. 凝集强度

14. 输血相关疾病检测仪器设备的配置应是（　　）
A. 最先进的设备　B. 能满足检测业务工作需要的设备　C. 最贵重的设备
D. 进口的设备　E. 国产的设备

15. 当血细胞通过血液分析仪的计数小孔时，形成的脉冲高度代表（　　）
A. 血细胞数量　B. 血细胞直径　C. 血细胞质量　D. 血细胞变异系数
E. 血细胞体积

16. 下列哪个选项是不属于仪器设备校准时必须关注的内容（　　）
A. 温控系统　B. 检测试剂　C. 上样系统　D. 离心力和时间　E. 光学系统

17. 样本处理和孵育系统的“多点温控”模式可提供的温度条件，不包括（　　）
A. 96℃　B. 56℃　C. 45℃　D. 2～8℃　E. 2～25℃

18. 关于 TEG 血栓弹力图仪，描述错误的是（　　）
A. 有 1 个保存血样的杯架　B. 测量血小板功能　C. 检测纤溶功能
D. 可进行定性或定量分析　E. 节约成本

19. 温度自动记录仪的质量标准是记录温度与实际温度的允许误差为（　）
A. ±2.0℃　B. ±1.5℃　C. ±1.0℃　D. ±0.8℃　E. ±0.5℃

20. 对离心机进行清洁时，使用清洁剂的 pH 为（　　）
A. 2　B. 4　C. 5　D. 7　E. 9

21. 采用软布蘸下列哪种液体抹拭检测仪器进行日常清洁，然后再用干净的布擦干（　　）
A. 乙醇　B. 84 消毒液　C. 发酵粉或清洁剂　D. 过氧乙酸　E. 氨水

22. 实验室需定期保养的仪器，最佳的选项是（　　）
A. 复杂的精密仪器　B. 非精密仪器　C. 所有仪器　D. 大型仪器
E. 常规使用的仪器

（二）B1 型（配伍选择题，即“共答案型”）

A. 前向散射光　B. 侧向散射光　C. 荧光信号

1. 流式细胞仪反映颗粒内部结构的是（　　）
2. 流式细胞仪反映荧光强度的是（　　）
3. 流式细胞仪反映颗粒大小的是（　　）

（三）X 型（多项选择题）

1. 经常使用各种显微镜观察细菌的结构，下列描述正确的是（　　）

A. 一般细菌都大于 0.25μm，可采用普通光学显微镜观察

B. 电子显微镜可以观察活的微生物 C. 常用暗视野显微镜检查活细菌、螺旋体及其动力

D. 主要采用相差显微镜检查不染色活细菌的形态及某些内部结构

E. 采用荧光显微镜可以鉴定细菌、病毒等

2. 下列显微镜与其观察结构的对应关系，描述正确的是（ ）

A. 光学显微镜—荚膜 B. 光学显微镜—异染颗粒 C. 电子显微镜—鞭毛

D. 电子显微镜—菌毛 E. 光学显微镜—芽孢

3. −18℃血液专用冷冻设备一般用于储存的血液成分是（ ）

A. 冰冻血浆 B. 血小板 C. 全血 D. 冷沉淀凝血因子 E. 红细胞

4. 血红蛋白分析仪可用于检测（ ）

A. 血液 Hb B. 乳糜血程度 C. 铁蛋白 D. 转铁蛋白 E. 丙氨酸转氨酶

5. 自动化设备的检测功能及特点包括（ ）

A. 提高工作强度 B. 降低质量控制程度 C. 强大功能菜单组合 D. 最大检测安全性

E. 确保试验可靠性

6. 关于自动化仪器的技术指标，描述正确的是（ ）

A. 使用高特异性高亲合力的抗体 B. 采用磁性微球作为固相载体，增加反应面积

C. 使用生物素-亲和素包被等放大抗原抗体反应

D. 结合计算机软件系统自动处理分析信号及数据转换

E. 人工智能化的设计，自动检测及校对功能

7. 血液分离机通过离心可将全血分离成（ ）

A. PRP B. 血清 C. 白细胞 D. 白膜 E. 红细胞

8. 全自动血液成分分离机可用于分离制备（ ）

A. 血浆 B. 浓缩血小板 C. 浓缩红细胞 D. 粒细胞 E. 冷沉淀凝血因子

9. 全自动血液成分分离机可分为（ ）

A. 断续式离心式血液成分分离机 B. 连续式离心式血液成分分离机

C. 膜滤式血液成分分离机 D. 吸附式血液成分分离机 E. 压力式血液成分分离机

10. 微流控基因芯片检测系统包括（ ）

A. 核酸提取仪 B. 离心热封仪 C. 芯片扩增仪 D. 样本裂解仪 E. 芯片扫描仪

11. 流式细胞仪采用下列哪些技术（ ）

A. 激光技术 B. 计算机技术 C. 显微荧光光度测定技术 D. 流体喷射技术

E. 分子生物学技术

12. 流式细胞分析前，需采取哪些校正措施来验证仪器的工作状态（ ）

A. 同型对照检测 B. 光路与流路校正 C. 质控全血检测 D. PMT 校准

E. 绝对计数的校准

13. 在真空状态下工作的质谱离子源主要有（ ）

A. 电子轰击源 B. 电（离子）喷雾源 C. 基质辅助激光解析离子源

D. 快原子（快离子）轰击源 E. 大气压化学电离源

14. 质谱仪的组成包括进样系统、离子源、质量分析器、检测器等部件，其核心部件为（ ）

A. 进样系统 B. 离子源 C. 色谱柱 D. 质量分析器 E. 检测器

15. 在压力蒸汽灭菌器中，消毒物品的装放要求是（ ）

A. 在灭菌器柜内装放灭菌物品不应过挤，其总体积不应超过柜室容积的 80%

B. 应将同类物品放在一起灭菌

C. 布类和金属类物品同时灭菌时，应将金属类物品包放在下面，防止金属类物品产生的冷凝水弄湿包布

D. 难于灭菌的大包应放在下层，较易灭菌的小包放在上层

E. 必须将不同类物品装放一起灭菌时，应以最难达到灭菌的物品所需的温度和时间为准

（四）简答题

1. 全自动血型分析仪的基本组成部分有哪些？
2. 简述血栓弹力图仪的临床应用。
3. 简述流式细胞仪的工作原理。

四、答　　案

（一）A1 型

1. A　2. D　3. D　4. B　5. A　6. C　7. D　8. C　9. D　10. A　11. A　12. D　13. E　14. B　15. E　16. B　17. A　18. A　19. C　20. D　21. A　22. C

（二）B1 型

1. B　2. C　3. A

（三）X 型

1. ACDE　2. ABCDE　3. AD　4. ABCDE　5. ACDE　6. ABCDE　7. ACE　8. ABCDE　9. ABCD　10. ABCE　11. ABCDE　12. BD　13. ACD　14. BD　15. ABCE

（四）简答题

1. 全自动血型分析仪的基本组成部分有哪些？

全自动血型分析仪由主机、机械臂、移液通道、抓手、孵育系统、成像系统和离心机等部件组成。

2. 简述血栓弹力图仪的临床应用。

血栓弹力图临床应用广泛，能够监测和分析全血凝结过程，通过对血样的低凝、正常凝血、高凝状态以及溶解度进行定量或定性分析，协助临床医师准确判断患者的凝血状况。与传统凝血测试相比，TEG 不仅可以提供凝血因子和纤维蛋白原的信息，还能测量血小板功能、血凝块强度和纤溶功能等信息，对术后出血、心外术中或术后的血栓、器官移植、外伤和心脏手术过程中或术后发生的血栓症，以及判断出血原因、评估抗血小板治疗效果、判断抗凝药物和溶栓药物疗效、诊断纤溶亢进和判断高凝状态等临床状况均发挥预测作用。

3. 简述流式细胞仪的工作原理。

待测样本染色后形成单细胞或其他生物微粒悬液，在鞘液的包围和约束下，细胞或其他生物微粒排成单列高速由流动室喷嘴喷出，形成液柱。当液柱通过检测区时，在入射激光束的照射下产生前向散射光和侧向散射光，分别反映颗粒的大小和内部结构。经一种或几种特殊荧光标记的样本，在激光束的激发下产生特定的荧光，光学系统收集散射光和荧光信号并输送到计算机进行分析，得到细胞或其他生物微粒相应的各种特性，依其特性将细胞或其他生物微粒进行分类。

（谷川莎）

第二篇　输血技术职称考试模拟试题

第一章　单项选择题

1. 衰老红细胞主要在下列哪种脏器被破坏（　　）
   A. 心脏　B. 胰腺　C. 脾脏　D. 肾脏　E. 肝脏
2. 正常人血浆 pH 为（　　）
   A. 7.10～7.15　B. 7.15～7.20　C. 7.25～7.30　D. 7.35～7.45　E. 7.45～7.55
3. 下列哪个选项是参与止血作用的主要血管（　　）
   A. 小动脉　B. 小静脉　C. 毛细血管　D. 微循环血管
   E. 小动脉、小静脉、毛细血管、微循环血管
4. 不属于心肌细胞生理特征的是（　　）
   A. 自律型　B. 传导型　C. 收缩型　D. 双向型　E. 兴奋型
5. 组成人体蛋白质的氨基酸有（　　）
   A. 30 种　B. 25 种　C. 20 种　D. 15 种　E. 10 种
6. 心排出量是指（　　）
   A. 由两侧心室射出的血液量　B. 每分钟由两侧心室输出的血量
   C. 每分排出量=心率×每搏量　D. 女性比同体重男性的心排出量大
   E. 麻醉情况下心排出量增加
7. 枸橼酸中毒的典型症状是指（　　）
   A. 出血倾向　B. 血压下降　C. 口唇发麻、手足抽搐　D. 扑翼样震颤　E. 心律不齐
8. 不会发生枸橼酸中毒的是（　　）
   A. 血浆置换　B. 肝肾功能不全　C. 失血性休克　D. 术中输血 3000mL
   E. 新生儿换血
9. 关于红细胞代谢特点的叙述，不正确的是（　　）
   A. 成熟红细胞的脂类几乎都存在于细胞膜　B. 葡萄糖是成熟红细胞的主要能量物质
   C. 磷酸戊糖途径是红细胞获取能量的唯一途径
   D. 参与血红蛋白组成的血红素主要在骨髓中合成
   E. 红细胞内主要起到调节血红蛋白运氧功能的是 2, 3-DPG
10. 健康成年人黄骨髓约占骨髓总量的比例是（　　）
    A. 30%　B. 40%　C. 50%　D. 60%　E. 70%
11. 下列哪种标本适用于血栓与止血检查（　　）
    A. 全血　B. 血清　C. 血浆　D. 血细胞　E. 血小板
12. 在等电点溶液中，氨基酸具有的特点是（　　）
    A. 不具有负电荷　B. 不具有正电荷　C. 在电场中不能移动　D. 溶解度最大
    E. 不具有溶解度
13. 氨基酸和蛋白质共有的性质是（　　）

A. 沉淀反应　B. 胶体性质　C. 两性性质　D. 变性性质　E. 双缩脲反应

14. 蛋白质溶液不具备的性质是（　）

A. 胶体性质　B. 布朗运动　C. 真溶液　D. 丁达尔效应　E. 不能通过半透膜

15. 在蛋白质合成过程中，每增加一个肽键消耗高能磷酸键的个数是（　）

A. 1 个　B. 2 个　C. 3 个　D. 4 个　E. 5 个

16. Ⅲ类环境的空气消毒要求空气中的细菌总数应小于等于（　）

A. 1000CFU/cm^3　B. 50CFU/cm^3　C. 100CFU/cm^3　D. 200CFU/cm^3　E. 500CFU/cm^3

17. Ⅲ类环境要求物体表面的细菌总数应为（　）

A. ≤50CFU/m^3　B. ≤100CFU/m^3　C. ≤20CFU/m^3　D. ≤10CFU/m^3　E. ≤40CFU/m^3

18. 下列哪项不是铁沉积的靶器官（　）

A. 肝脏　B. 胰腺　C. 心脏　D. 皮肤　E. 胆囊

19. 下列哪项为 Fg 含量的测定方法（　）

A. Clauss 法　B. PT 衍生法　C. 免疫学方法　D. Clauss 法和 PT 衍生法

E. 以上均不正确

20. 检测 Fg 时，受 FDP 含量影响较大的方法为（　）

A. Clauss 法　B. PT 衍生法　C. 免疫学方法　D. Clauss 法和 PT 衍生法

E. 以上均不正确

21. 下列哪项属于血液中的正常有形成分（　）

A. 血红蛋白　B. Fg　C. 血小板　D. 组织细胞　E. 巨噬细胞

22. 低温保存红细胞的最常用保护剂是（　）

A. 盐水　B. 糖水　C. 乙醇　D. 甘油　E. DMSO

23. 以三联吡啶钌作为发光底物的化学发光免疫分析类型是（　）

A. 化学发光免疫测定　B. 化学发光酶免疫测定　C. 荧光酶免疫分析

D. 电化学发光免疫测定　E. 微粒子化学发光免疫测定

24. 化学发光免疫测定的发光剂，不包括下列哪项（　）

A. 鲁米诺　B. 吖啶酯　C. 碱性磷酸酶　D. 异鲁米诺　E. 三联吡啶钌

25. 血液中所含的有形成分主要包括（　）

A. 血红蛋白　B. 凝血因子　C. 红细胞、白细胞、血小板　D. 淋巴细胞

E. 中性粒细胞

26. 血液中心、中心血站和中心血库属于哪种血站（　）

A. 一般血站　B. 常设血站　C. 常规血站　D. 临时血站　E. 采血站

27. 在机体防御和抵抗病原菌过程中，外周血中起主要作用的细胞是（　）

A. 血小板　B. 嗜碱性粒细胞　C. 中性粒细胞　D. 嗜酸性粒细胞　E. 巨核细胞

28. 不能应用于高血氨症的药物（　）

A. 谷氨酸钠　B. 葡萄糖酸钙　C. 乳酸钠　D. 谷氨酸钾　E. 碳酸氢钠

29. 血液中的微聚物不包括（　）

A. 白细胞　B. 血小板　C. 红细胞　D. 纤维蛋白　E. 细胞碎片

30. 血液加温的水温不应超过（　）

A. 32℃　B. 45℃　C. 42℃　D. 50℃　E. 38℃

31. 白陶土可激活的凝血因子是（　）

A. Ⅲ　B. Ⅴ　C. Ⅹ　D. Ⅻ　E. Ⅷ

32. 下列哪种无机离子能参与凝块稳定性试验过程（　　）

A. Na^+　B. K^+　C. Ca^{2+}　D. Cl^-　E. Mg^{2+}

33. 下列哪种是最重要的医院感染传播媒介（　　）

A. 衣物　B. 饮水　C. 手　D. 医疗器械　E. 食品

34. 在每一个心动周期中，左心房压力升高速度最快的是（　　）

A. 心房收缩期　B. 等容收缩期　C. 快速射血期　D. 减慢射血期　E. 等容舒张期

35. 免疫的概念是指（　　）

A. 机体抗感染防御功能　B. 机体清除自身损伤、衰老细胞

C. 机体排除抗原性异物的功能，对机体的作用都是有利的

D. 机体消除和杀灭自身突变的细胞　E. 机体识别和排除抗原性物质的功能

36. 下列哪种试验不属于细菌生化反应（　　）

A. VP 试验　B. 硫化氢试验　C. 甲基红试验　D. 吲哚试验　E. SPA 协同凝集试验

37. ELISA 法检测 HBsAg 的灵敏度需要达到（　　）

A. 1～10ng/mL　B. 0.1～1ng/mL　C. 0.1～1pg/mL　D. 1～10mg/mL

E. 0.1～1μg/mL

38. 血液中最重要的缓冲系统是指（　　）

A. 血红蛋白缓冲系统　B. 碳酸氢盐-碳酸缓冲系统　C. 蛋白质钠盐-蛋白质

D. 血浆蛋白缓冲系统　E. 磷酸氢二钠-磷酸二氢钠缓冲系统

39. 哪种固有免疫细胞不具有吞噬功能，可通过 ADCC 效应杀伤肿瘤细胞（　　）

A. 巨噬细胞　B. γδ T 细胞　C. NK 细胞　D. NK T 细胞　E. αβ T 细胞

40. 下列哪种细胞不是天然免疫细胞（　　）

A. T 细胞　B. 巨噬细胞　C. NK 细胞　D. 中性粒细胞　E. 单核细胞

41. 下列哪种情况可引起输血所致枸橼酸盐中毒（　　）

A. 一次性大量输血　B. 血浆置换　C. 红细胞置换　D. 血小板单采　E. 以上均是

42. 约有多少血液是贮存在人体脾、肝、肺、皮肤等“贮血库”内（　　）

A. 10%～20%　B. 15%～25%　C. 20%～25%　D. 25%～30%　E. 30%～50%

43. 杀灭物体上所有微生物的方法，称为（　　）

A. 消毒　B. 灭菌　C. 无菌　D. 防腐　E. 无菌操作

44. 关于内毒素的描述，正确的是（　　）

A. 菌体破裂后释放出来，毒性弱，对组织无选择性　B. 不能用甲醛脱毒为类毒素

C. 抗原性弱，抗体无中和作用　D. 可引起发热反应、白细胞反应、内毒素休克

E. 以上描述都对

45. 实验室存放有易燃、易爆、剧毒和有腐蚀性的危险品，实验室应该（　　）

A. 实施 24 小时不间断的人员监控　B. 需要有安全可靠的存放场所

C. 可与一般物品等同对待　D. 不能存放　E. 需要安排高级职称人员专职负责管理

46. “汝来学觅钱医人乎？学传道医人乎？”出自哪位医学家（　　）

A. 李杲　B. 赵学敏　C. 徐大椿　D. 李时珍　E. 扁鹊

47. ALA 合酶的辅酶是（　　）

A. 尼克酰胺腺嘌呤二核苷酸　B. 尼克酰胺腺嘌呤二核苷酸磷酸　C. 黄素单核苷酸

D. 磷酸吡哆醛　E. 黄素腺嘌呤二核苷酸

48. 双抗体夹心 ELISA 法常用于检测（　　）

A. 抗体　B. 抗原　C. 至少含有两个抗原决定簇的多价抗体

D. 至少含有 1 个抗原决定簇的多价抗原　E. 至少含有 1 个抗原决定簇的单价抗原

49. P50 值曲线右移，表示氧释放（　　）

A. 不变　B. 增加　C. 减少　D. 先减少，后增加　E. 先增加，后减少

50. 关于灵敏度和特异性的关系，叙述正确的是（　　）

A. 评价试验方法时，灵敏度比特异性更重要　B. 灵敏度等同于特异性，可以相互替代

C. 灵敏度和特异性成反比关系　D. 灵敏度和特异性无明显的相互影响

E. 灵敏度和特异性成正比关系

51. 诊断试验的特异性是指（　　）

A. 真阴性占无病受试者的百分数　B. 真阴性占患病受试者的百分数

C. 阳性结果中真阳性者的百分数　D. 阴性结果中真阴性者的百分数

E. 真阳性和真阴性之和与受试人群的百分比

52. 某医院某年住院病人中胃癌患者占 4%，下述哪种说法是正确的（　　）

A. 4%是强度百分数　B. 4%是构成比　C. 4%是相对比　D. 4%是绝对数

E. 4%是平均水平

53. 下列指标中哪种可用来描述数值变量的离散程度（　　）

A. 算术均数　B. 几何均数　C. 中位数　D. 标准差　E. 构成比

54. 使用均数和标准差可以全面描述（　　）

A. 正态分布和近似正态分布　B. 负偏态分布　C. 正偏态分布　D. 对称分布

E. 二项分布

55. 关于手消毒，不正确的做法是（　　）

A. 水龙头应用非手触式开关　B. 肝炎或结核检验室工作人员应戴手套

C. 洗手后采用红外线自动干手机将手吹干　D. 设置有公用擦手巾

E. 肥皂应保持干燥或用瓶装液体肥皂，每次使用时压出

56. 流行病学的研究对象是（　　）

A. 患者　B. 疾病　C. 健康人　D. 人群　E. 以上都不对

57. 系统误差常引起检测结果不正确，它有两种类型，一种是恒定系统误差，另一种则是（　　）

A. 比例误差　B. 随机分析误差　C. 重复测定值的不一致　D. 方法选择性误差

E. 人为误差

58. 高浓度标本污染低浓度标本而造成的检测值误差，属于（　　）

A. 总误差　B. 系统误差　C. 随机误差　D. 方法误差　E. 恒定误差

59. 在相同条件下，评价重复试验获得相同结果的稳定程度指标是（　　）

A. 特异度　B. 阳性预测值　C. 阴性预测值　D. 精密度　E. 约登指数

60. 在下列误差中，哪项属于测量误差（　　）

A. 仪器误差　B. 抽样误差　C. 个体差异　D. 记录错误　E. 天气影响

61. 下列哪种分布资料的均数等于中位数（　　）

A. 对称分布　B. 对数正态分布　C. 左偏态　D. 右偏态　E. 二项分布

62. 在病例对照研究中，病例组有暴露史的比例显著高于对照组，可认为（　　）

A. 暴露与该病有因果关系　B. 暴露是该病的原因　C. 该病与暴露无关
D. 该病与暴露存在联系　E. 该病是由暴露引起的

63. 与病例对照研究比较，前瞻性队列研究的最明显优点（　　）
A. 疾病与病因的时间顺序关系明确，有利于判断因果联系　B. 用于探讨疾病的发病因素
C. 适用于罕见病的研究　D. 有利于减少失访偏倚　E. 设立对照组

64. 用百分位数确定医学参考范围，适用于如下分布（　　）
A. 任何分布型　B. 偏态分布　C. 正态分布　D. 对称分布　E. 近似正态分布

65. 某人研究新生儿黄疸的病因，选择 100 例确诊新生儿黄疸病例和同期同医院确诊没有黄疸的新生儿 100 例，然后调查产妇的分娩卡片，了解产前和产时各种暴露情况，这种研究方法是（　　）
A. 回顾性研究　B. 前瞻性研究　C. 现况调查研究　D. 病例对照研究
E. 临床随访研究

66. 准确度与误差的关系是（　　）
A. 准确度与绝对误差成正比　B. 准确度与绝对误差成反比　C. 准确度等于绝对误差
D. 准确度与绝对误差无关　E. 准确度近似于绝对误差

67. 下列哪种是不需要暂停检测查找原因的情况（　　）
A. 出现 1 次超出 2s 范围的变化　B. 连续 10 次结果都在 1s 范围内，但落在均值线的同一侧
C. 连续 2 次出现同一方向超出 2s 范围的变化　D. 出现一次超出 3s 范围的变化
E. 连续 4 次出现同一方向超出 1s 范围的变化

68. 阐述测量不确定度的两个关键词是（　　）
A. 误差和量值区间　B. 合理和统计控制状态　C. 合理性和分散性
D. 误差和统计控制状态　E. 分散性和量值区间

69. 目前临床最常用的质控图是（　　）
A. c 质控图　B. X-S 质控图　C. X-R 质控图　D. L-J 质控图　E. P 质控图

70. 观察捐献机采血小板后对捐献者健康的影响，最合适的试验设计是（　　）
A. 拉丁方设计　B. 析因设计　C. 完全随机设计　D. 配对设计　E. 交叉设计

71. 下列哪项不是评价质控物性能的标准（　　）
A. 稳定性　B. 瓶间差　C. 定值和非定值　D. 分析物水平　E. 保存要求

72. 出生率下降，可使（　　）
A. 婴儿死亡率下降　B. 老年人口比重增加　C. 总死亡数增加　D. 老年人口数下降
E. 老年死亡率增加

73. DNA 的高级结构是（　　）
A. 直线结构　B. 螺旋结构　C. 微螺旋结构　D. 超螺旋结构　E. 折叠结构

74. 每个核小体重复单位平均约占 DNA 的长度为（　　）
A. 100bp　B. 200bp　C. 300bp　D. 400bp　E. 500bp

75. 关于酶辅基的描述，正确的是（　　）
A. 是一种蛋白质　B. 是一种无机物　C. 是一种小分子有机物
D. 不能与酶紧密结合　E. 能通过透析或超滤等方法将其去除

76. PCR 技术中的模板 DNA 变性，是将模板 DNA 双螺旋氢键断裂后成为单链，反应温度是(　　)
A. 37℃　B. 72℃　C. 55℃左右　D. 100℃左右　E. 94℃左右

77. 关于 DNA 复制，描述错误的是（　　）

A. 半保留复制　B. 双向复制　C. 具有绝对的稳定性　D. 具有变异性
E. 半不连续复制

78. 关于核酶的描述，不正确的是（　　）
A. 化学本质是 DNA　B. 化学本质是 RNA　C. 具有锤头结构或发夹结构
D. 具有自我催化功能　E. 催化 RNA 的剪接

79. 遗传密码不具有的特点是（　　）
A. 连续性　B. 方向性　C. 简并性　D. 非通用性　E. 摆动性

80. 蛋白质生物合成的直接模板是（　　）
A. tRNA　B. rRNA　C. mRNA　D. DNA　E. hnRNA

81. 氨基酸的运载工具及蛋白质生物合成的适配器是（　　）
A. mRNA　B. rRNA　C. tRNA　D. hnRNA　E. snRNA

82. 酶的化学本质是（　　）
A. DNA　B. RNA　C. 蛋白质　D. 多糖　E. 脂类

83. 在生物体内，mRNA 约占细胞总 RNA 的（　　）
A. 2%～5%　B. 8%～10%　C. 10%～13%　D. 11%～15%　E. 12%～15%

84. 蛋白质生物合成的场所是（　　）
A. 线粒体　B. 细胞核　C. 核糖体　D. 高尔基复合体　E. 叶绿体

85. 关于细菌 SD 序列的描述，错误的是（　　）
A. 在 ACG 上游 10 个碱基左右的位置　B. 富含嘧啶　C. 能与细菌核糖体结合
D. 帮助从起始 AUG 处开始翻译　E. 突变能改变翻译效率

86. 属于蛋白翻译后分子内修饰的是（　　）
A. 甲基化　B. 磷酸化　C. 形成二硫键　D. 糖基化　E. 羟基化

87. 基因治疗中，采取体细胞治疗的方式可造成的改变是（　　）
A. 患者遗传型改变，遗传给后代　B. 患者个体遗传表型改变，涉及后裔
C. 患者个体遗传表型改变，不涉及后裔　D. 患者个体遗传型不改变，涉及后裔
E. 患者个体遗传表型不改变，不涉及后裔

88. 关于 Taqman 荧光定量 PCR 技术的叙述，错误的是（　　）
A. 二条引物一个探针　B. Taq 酶具有内切酶活性　C. 3′端标以荧光淬灭基团
D. 5′端标以荧光报告基团　E. Ct 值是指荧光强度达到阈值时的 PCR 循环数

89. 关于熔解温度（Tm）的描述，错误的是（　　）
A. 50% DNA 双链被打开时的温度　B. DNA 的 Tm 值与其 DNA 长短有关
C. 在解链过程中紫外吸光度的变化 ΔA_{260} 达到最大变化值一半时所对应的温度
D. DNA 的 T_m 值与其碱基的 GC 含量相关　E. DNA 溶液中离子强度越低，T_m 值越高

90. 反转录病毒基因组的复制方式是（　　）
A. DNA 复制　B. RNA 复制　C. 反转录　D. 中心法则　E. DNA→RNA

91. 合成肽的起始密码子是（　　）
A. GUA　B. ACG　C. AUG　D. UUG　E. UCG

92. 下面哪项技术不是利用核酸分子杂交的原理（　　）
A. Southern 印迹　B. Northern 印迹　C. Western 印迹　D. 斑点印迹　E. 基因芯片

93. 关于红细胞，说法不正确的是（ ）

A. 血液中数量最多的血细胞 B. 正常成年男性的红细胞数量高于女性

C. 主要功能是吞噬、杀伤和参与免疫反应 D. 红细胞破裂，血红蛋白可逸出

E. 血液 RBC 或 Hb 低于正常，称为贫血

94. 红细胞血型系统抗原可以通过糖残基连续加到其共同的前身物质而合成的，下列哪种血型系统抗原不是这样合成的（ ）

A. ABH B. Rh C. Lewis D. P E. I

95. 在胚胎早期就得到充分发育的抗原是（ ）

A. B 抗原 B. A 抗原 C. M 抗原 D. H 抗原 E. D 抗原

96. 交叉反应是由于两种不同抗原分子中具有（ ）

A. 功能性决定簇 B. 不同的抗原决定簇 C. 构象决定簇 D. 共同抗原决定簇

E. 连续性决定簇

97. 同种抗体的性质为（ ）

A. IgM B. IgG C. IgA D. IgA+IgG E. IgM+IgG

98. 引起血管内溶血的主要抗体是（ ）

A. IgA B. IgG C. IgM D. IgD E. IgE

99. 下列哪种血液系统的抗原性最强（ ）

A. Rh B. ABO C. MNS D. Kell E. Kidd

100. ABO 血型抗原的遗传是（ ）

A. 常染色体显性遗传 B. 常染色体隐性遗传 C. X 染色体显性遗传

D. X 染色体隐性遗传 E. Y 染色体显性遗传

101. 若双亲中一个是 B 型，一个是 cisAB 型，子代可能的血型是（ ）

A. A 型、B 型、O 型 B. B 型、AB 型、O 型 C. A 型、B 型、AB 型、O 型

D. A 型、B 型、AB 型 E. B 型、AB 型

102. 在转移酶的作用下将相应的糖基转移至 H 物质上，可以合成 A、B 抗原，A 转移酶作用的底物为（ ）

A. D-半乳糖 B. L-岩藻糖 C. *N*-乙酰-D-半乳糖胺 D. *N*-乙酰-D-葡萄糖胺

E. *N*-乙酰-精氨酸

103. A_2 型患者血清中发现抗 A_1 抗体，输血治疗选择最适合的血液是（ ）

A. A_2B 型红细胞 B. O 型红细胞 C. A_1 型红细胞 D. A 型红细胞 E. B 型红细胞

104. 不同 ABO 红细胞与抗 H 抗体结合的活力，由强到弱次序如下（ ）

A. $O>A_2>B>A_2B>A_1>A_1B$ B. $O>A_2B>A_2>B>A_1>A_1B$

C. $O>A_2>A_1>B>A_2B>A_1B$ D. $O>A_2>A_2B>A_1>B>A_1B$

E. $O>A_2>A_2B>B>A_1>A_1B$

105. 利用 A 型红细胞吸收患者血清，该放散液同时与 A 和 B 型红细胞发生凝集反应，却不与 O 型红细胞发生凝集反应，该患者血清抗体为（ ）

A. 抗 A 抗体 B. 抗 B 抗体 C. 抗 H 抗体 D. 抗 D 抗体 E. 抗 A, B 抗体

106. 患者血型为 AB 型，在家系调查中发现其父血型为 O 型，其母血型为 AB 型，产生这种现象的原因为（ ）

A. 患者为假性 AB 型 B. 其父血型为假性 O 型 C. 其父亲血型为 cisAB 型

D. 其母血型为假性 AB 型　　E. 其母血型为 cisAB 型

107. 关于 cisAB 血型的描述，错误的是（　　）

A. 通过献血者自身检测即可确认为 cisAB 型

B. cisAB 型细胞上的 H 抗原表达比正常 A_2B 高

C. cisAB 型个体血清中总是含有弱的抗 B 抗体

D. cisAB 型细胞的产生可能与不等交换和基因突变有关

E. cisAB 型细胞上的 A 抗原比 A_2B 多

108. AB 型血液中含有的物质（　　）

A. A 和 B 凝集原，无凝集素　　B. A 凝集原，抗 B 凝集素　　C. B 凝集原，抗 A 凝集素

D. 无凝集原，抗 A 和抗 B 凝集素　　E. 无凝集原，无凝集素

109. 某人基因型为 *BO*，其父母的表型可以是（　　）

A. A 型、AB 型　　B. A 型、O 型　　C. AB 型、AB 型　　D. A 型、A 型　　E. O 型、O 型

110. 下列关于孟买型的叙述，错误的是（　　）

A. 红细胞 A、B、H 抗原均为阴性　　B. 血清中总是包含抗 A、抗 B 抗体

C. 某些不典型病例可以吸收放散出抗 A、抗 B 抗体　　D. 红细胞 A、B、H 抗原均为阳性

E. 血清含有抗 H 抗体

111. Rh 系统抗体一般都是由相应抗原刺激产生的，但是在没有经历输血、受孕或移植的患者，可能出现下列哪一种抗体（　　）

A. 抗 D　　B. 抗 C　　C. 抗 c　　D. 抗 E　　E. 抗 e

112. Rh_{null} 红细胞含有下列哪一种血型抗原（　　）

A. D　　B. C　　C. E　　D. e　　E. 以上均不含有

113. 临床常规应用的 Rh 抗 D 试剂是（　　）

A. 单克隆 IgG 抗体　　B. 单克隆 IgM 抗体　　C. 多克隆 IgG 抗体　　D. 多克隆 IgM 抗体

E. 人源性多克隆 IgG 抗体

114. 血清中含量最高的免疫球蛋白是（　　）

A. IgE　　B. IgD　　C. IgG　　D. IgA　　E. IgM

115. RhD 血型鉴定最经典的方法是（　　）

A. 玻片法　　B. 微柱凝集法　　C. 试管法　　D. 蛋白酶法　　E. 抗球蛋白法

116. 经菠萝酶介质配血相合，悬浮红细胞输注后发生了迟发型溶血性输血反应，发生溶血反应的可能血型系统是（　　）

A. Diego　　B. Kell　　C. Lewis　　D. Duffy　　E. Lutheran

117. 抗 I 抗体作为凝集素时，其最适合的反应温度为（　　）

A. 37℃　　B. 45℃　　C. 56℃　　D. 4℃　　E. 0℃

118. 控制 ABO 血型鉴定的检测能力，下列叙述不正确的是（　　）

A. 控制抗 A 的检测能力是使用 A 型试剂红细胞作为阳性对照

B. 控制抗 A 的检测能力是使用 B 型试剂红细胞作为阴性对照

C. 控制抗 A 的检测能力是使用 O 型试剂红细胞作为阴性对照

D. 控制抗 B 的检测能力是使用 B 型试剂红细胞作为阳性对照

E. 控制抗 B 的检测能力是使用 A 型试剂红细胞作为阴性对照

119. 间接抗球蛋白试验常用于（　　）

A. HDN B. AIHA C. 抗体鉴定 D. 发热性输血反应调查 E. 药物性溶血性贫血

120. 采用凝聚胺方法进行交叉配血，其原理是（ ）

A. 抗体搭桥作用 B. 中和红细胞表面负电荷 C. 中和红细胞表面正电荷

D. 消化红细胞表面唾液酸 E. 具有分子筛作用

121. 输血前检查不包括（ ）

A. 受血者、献血者 ABO 和 Rh 血型鉴定 B. 红细胞同种抗体筛查 C. 交叉配血

D. 患者血液标本采集 E. 患者血液标本核对与处理

122. 若供者为 O 型，受者为 B 型，输注前应对骨髓 HSC 所做的处理措施是（ ）

A. 只需去除血浆 B. 需同时去除血浆、红细胞及保养液 C. 只需去除红细胞

D. 需同时去除血浆和红细胞 E. 不做任何处理

123. 鉴定 ABO 血型的常规方法是（ ）

A. DAT B. IAT C. 酶技术 D. 盐水法 E. 聚凝胺试验

124. 抗体筛查试验的红细胞试剂是（ ）

A. 3 个健康成人红细胞混合而成 B. 3 个 O 型健康成人红细胞混合而成

C. 单人份，3 个任意 ABO 血型和 Rh 血型的健康成人红细胞

D. 单人份，3 个已知 O 型和 Rh 血型的健康成人红细胞

E. 单人份，8～12 个已知 O 型和常见血型抗原的健康成人红细胞

125. 输血前不需要做抗体筛查试验的情况是（ ）

A. 急救输血 B. 交叉配血不合 C. 有妊娠史 D. 有输血史

E. 短期内需要接受多次输血者

126. 患者一天前已经输注红细胞，因贫血症状无明显缓解临床再次申请输血。下面叙述不正确的是（ ）

A. 患者需要筛查意外抗体 B. 血清或血浆标本均可使用

C. 输血前必须开展交叉配血试验 D. 患者必须检查 ABO 和 RhD 血型

E. 患者必须检查 Kell 血型

127. 下列哪种情况可引起抗球蛋白试验假阳性（ ）

A. 致敏红细胞洗涤不充分 B. 红细胞和血清比例不当 C. 孵育时间和温度不当

D. 红细胞被污染 E. 抗人球蛋白试剂保存不当

128. 能产生红细胞抗体的细胞是（ ）

A. 红细胞 B. 网织红细胞 C. T 细胞 D. 活化 T 细胞 E. 浆细胞

129. 关于输血相容性检测，报告正确的是（ ）

A. 相容则可随时发血 B. 相合属应急用血管理范畴

C. 相合则应根据临床患者输血治疗的迫切程度和国家规范规定及本医疗机构临床用血管理规定决定是否相合性发血

D. 相合则可随时发血 E. 以上均不对

130. 在同种移植 HLA 配型中，最重要的抗原是（ ）

A. HLA-DR 分子 B. HLA-DA 分子 C. HLA-DP 分子 D. HLA-A 分子

E. HLA-C 分子

131. MHC 分子首先是在下列哪种细胞上发现的（ ）

A. 红细胞 B. 白细胞 C. 血小板 D. 内皮细胞 E. 干细胞

132. HLA 每个位点能表达几个抗原（　　）

A. 一个　B. 两个　C. 三个　D. 四个　E. 五个

133. 检测肿瘤细胞表面 HLA 分子的表达情况，有助于判断（　　）

A. 机体免疫监视功能　B. 肿瘤恶性程度　C. 肿瘤治疗效果　D. 肿瘤患者预后

E. 肿瘤对药物敏感性

134. HLA-Ⅱ类抗原主要表达在（　　）

A. 红细胞　B. B 细胞　C. T 细胞　D. 血小板　E. 内皮细胞

135. 肾移植前进行组织配型时一般做哪几个位点，其主要的基因位点是（　　）

A. HLA-A、B、C　B. HLA-A、B、C、DR　C. HLA-A、B、DR

D. HLA-A、B、DR、DP　E. HLA-A、B、DR、DQ

136. 在 HLA 基因分型方法中，下列哪种方法需要使用限制性内切酶（　　）

A. 基因芯片　B. PCR-SSOP　C. PCR-SSP　D. PCR-RFLP　E. Luminex 检测技术

137. 恶性细胞表面表达的 HLA-Ⅰ类抗原减弱，哪项不是其诱因（　　）

A. 基因突变　B. 表观遗传学修饰　C. 机体免疫功能失调

D. 化学物质、辐射等环境因素　E. 基因甲基化

138. HLA 基因具有高度多态性，下列哪项描述不准确（　　）

A. 存在多基因座、复等位基因　B. 单因素引起疾病　C. 基因共显性表达

D. 存在连锁不平衡　E. 参与免疫应答，可导致疾病

139. 关于血清学方法测定 HLA 抗原，描述错误的是（　　）

A. 血清学方法可以检测 HLA-Ⅰ类抗原　B. 血清学方法可以检测 HLA-Ⅱ类抗原

C. HLA-Ⅰ类抗原需要系统分离纯化 B 淋巴细胞

D. HLA-Ⅱ类抗原需要系统分离纯化 B 淋巴细胞

E. HLA-DPB1 抗原表达弱，很难采用血清学确定抗原型

140. 患儿，男，3 岁，左上腹包块进行性增大 2 个月，质地中等硬度，无肉眼血尿，首先考虑的诊断是（　　）

A. 多囊肾　B. 肾积水　C. 肾结核　D. 肾母细胞瘤　E. 肾细胞癌

141. 红细胞上表达为糖分子抗原的血型系统是（　　）

A. MNS　B. Rh　C. ABO　D. Kell　E. Kidd

142. HLA 低分辨分型是指（　　）

A. 检测到 HLA 命名*后第 1 位　B. 检测到 HLA 命名*后第 2 位

C. 检测到 HLA 命名*后第 3 位　D. 检测到 HLA 命名*后第 4 位

E. 检测到 HLA 命名*后第 5 位

143. 有关粒细胞免疫荧光试验（GIFT 法），描述错误的是（　　）

A. GIFT 法可分为直接法和间接法　B. 间接法仅可用于检测粒细胞抗原

C. 需要分离出新鲜的粒细胞　D. 常采用流式细胞计数仪检测

E. 敏感性均优于粒细胞凝集试验（GAT 法）

144. 关于粒细胞输注，正确的是（　　）

A. 感染主要以丙种球蛋白治疗　B. 很多情况下以粒细胞集落刺激因子代替

C. 粒细胞输注无任何副作用　D. 目前很多疾病仍需大量输注粒细胞

E. 应当每次足量使用间隔数天

145. 有关微量淋巴细胞毒试验的特性，描述错误的是（　　）

A. 死细胞明亮折光性强　B. 需要活性淋巴细胞　C. HLA 抗原指定的标准方法

D. 一般在相差显微镜下观察结果　E. 准确性很大程度取决于抗血清的质量

146. 有关 HLA 基因分型 Luminex 检测技术，描述错误的是（　　）

A. 具有高通量检测技能　B. 在同一微孔内进行反应　C. 用微球磁珠作为载体

D. 不同微球磁珠上颜色比例不同　E. 绿色激光束下区分微球磁珠

147. 粒细胞抗体不会引起下列哪种疾病或输血反应（　　）

A. TRALI　B. FNHTR　C. 输血相关性同种免疫性粒细胞减少症

D. 溶血性输血反应　E. 药物诱导的免疫性粒细胞减少症

148. 单采粒细胞的保存温度为（　　）

A. 20～24℃　B. 2～8℃　C. 1～6℃　D. 37℃　E. –18℃

149. 关于微量淋巴细胞毒试验，又称为（　　）

A. 沉淀反应　B. 凝集反应　C. 补体依赖的微量细胞毒试验

D. 标志的抗原抗体反应　E. 补体结合实验

150. 关于白细胞的物质代谢，描述错误的是（　　）

A. 粒细胞的线粒体很少，故糖酵解是主要的糖代谢途径　B. 中性粒细胞能从头合成脂肪酸

C. 粒细胞和单核吞噬细胞可将花生四烯酸转变成白三烯　D. 粒细胞中含有较高的组胺

E. 释放的组胺参与变态反应

151. 细胞分型法判断结果是观察（　　）

A. 死细胞百分比　B. 细胞增殖程度　C. 细胞结合抗体数量　D. 吸光值

E. 凝集强度

152. 淋巴细胞毒试验阳性结果是指死细胞数量高于（　　）

A. 10%　B. 20%　C. 30%　D. 40%　E. 50%

153. 带有何种标志的淋巴细胞可以识别肿瘤细胞上的 HLA-Ⅰ类抗原（　　）

A. $CD3^+$　B. $CD4^+$　C. $CD8^+$　D. $CD19^+$　E. $CD20^+$

154. 血小板膜糖蛋白 GPⅨ可以与哪种糖蛋白结合（　　）

A. GPⅠa　B. GPⅠb　C. GPⅠc　D. GPⅡa　E. GPⅡb

155. 血小板膜上的纤维蛋白原受体是（　　）

A. GPⅠa　B. GPⅠb-Ⅸ复合物　C. GPⅡb-Ⅲa 复合物　D. GPⅤ　E. GPⅣ

156. 储存在血小板专用采集袋内的浓缩血小板，保存期为（　　）

A. 24 小时　B. 36 小时　C. 48 小时　D. 72 小时　E. 120 小时

157. 血小板在正常人血液循环中的平均寿命大约是多少天（　　）

A. 3～4 天　B. 10 天左右　C. 24 小时　D. 7 天　E. 12 小时

158. 效应 T 细胞通常识别血小板上细胞的哪种成分（　　）

A. 膜蛋白　B. 糖蛋白　C. 致密颗粒　D. α-颗粒　E. 溶酶体

159. 血小板保存的最适 pH 是（　　）

A. <6.0　B. 6.0～6.2　C. 6.2～6.4　D. 6.6～6.8　E. 7.0～7. 4

160. 血小板基因分型方法的共同特点是（　　）

A. 引物设计相同　B. 检测 PCR 产物的方法相同　C. 以聚合酶链反应为基础
D. 均适合大批量标本　E. 用于血小板抗体检测

161. 有关单克隆抗体粒细胞抗原捕获试验（MAIGA），叙述错误的是（　　）
A. MAIGA 方法不能区分粒细胞抗体种类　B. 分离获取的粒细胞需多聚甲醛固定
C. MAIGA 方法的灵敏度和特异性好　D. 是 HNA 抗体特性鉴定常用方法
E. 反应板中的包被物是针对单克隆抗体的第二抗体

162. 对于 MACE 方法，正确的叙述是（　　）
A. 将献血者或随机混合血清与患者血小板混匀反应
B. 血小板抗原抗体复合物直接加入包被有抗小鼠或抗人单克隆抗体的微孔内
C. 复合物中的血小板膜蛋白与相应抗体结合后而被固定在微孔中
D. 酶标羊抗人 IgG 仅与包被在微孔中的抗体结合，不与原复合物中的抗体结合
E. 血小板需氯喹或酸预处理才能区分血清中的 HLA 和 HPA 抗体

163. 关于 FCM 方法，叙述不正确的是（　　）
A. 适合血小板抗原鉴定　B. 适合血小板抗体检测和交叉配血试验
C. 成本低，操作要求不高　D. 敏感性非常高　E. 使用完整血小板

164. 关于 SEPSA 方法，下列哪项叙述是不正确的（　　）
A. 将血小板固定在 U 型微量板微孔中　B. 通过洗涤去除未结合的血清成分
C. 红细胞在微孔中央形成紧密的细胞扣，判为阴性
D. 红细胞在微孔底形成单层，判为阴性
E. 常用于血小板抗原鉴定、血小板抗体检测和交叉配血等领域

165. 欧美国家 PTR 大多数由于哪种抗体引起的（　　）
A. HPA-1a 抗体　B. HPA-2a 抗体　C. HPA-2b 抗体　D. HPA-3a 抗体　E. HPA-3b 抗体

166. 通常情况下，PTR 最常见的原因是（　　）
A. HLA 同种免疫　B. 血小板含量过低　C. 发热反应　D. 受血者年龄大于 60 岁
E. 产生 TA-GVHD

167. 哪种抗体可引起 PTP（　　）
A. HLA 抗体　B. ABO 抗体　C. HPA 抗体　D. Rh 抗体　E. MNS 抗体

168. HPA-la 同种抗体与哪种疾病有关（　　）
A. ITP　B. NAITP　C. TTP　D. 过敏性紫癜　E. 血小板无力症

169. 下列哪个不是 ITP 疾病的血小板输注指征（　　）
A. 消化系统明显出血　B. 泌尿生殖系统明显出血　C. 中枢神经系统明显出血
D. 呼吸系统明显出血　E. PLT 16×10^9/L，无出血

170. 下列哪项不会影响血小板的输注疗效（　　）
A. 血小板制备过程中混入较多的白细胞　B. 脾脏大和脾功能亢进　C. 急性失血
D. 严重感染　E. DIC

171. 在输注血小板时，下列哪种做法是错误的（　　）
A. 输注前轻轻摇血袋，充分混匀　B. 一般要求 ABO 血型同型输注
C. Rh 阴性患者一般不要求输注 Rh 阴性血小板　D. 输注速度尽可能放慢
E. 输注间隔时间不宜过长，连续输注效果更佳

172. 输注后 1 小时，CCI 小于多少时考虑为 PTR（　　）
A. 1.0　B. 2.5　C. 5.0　D. 7.5　E. 10.3

173. 稀有血型输血和自身输血宜选（　　）
A. 全血　B. 浓缩红细胞　C. 血浆　D. 洗涤红细胞　E. 冷冻红细胞

174. ISBT 会员大会通过的《献血和输血的伦理规范》，目的是（　　）
A. 在任何情况下献血，不应让捐献者承担任何形式的压力
B. 限定输血医学领域必须遵循的伦理规范
C. 限定输血医学领域必须遵循的伦理规范和原则
D. 血站的建立和运行不应该以营利为基础
E. 献血必须以医学选择为标准，不应带有任何形式的歧视

175. 医学伦理学的宗旨是（　　）
A. 扬善抑恶，更好地发挥医学效益，为人民的健康服务　B. 描述医德　C. 解释医德
D. 树立医德　E. 以上都是

176. 下列哪项符合伦理学的基本要求（　　）
A. 需要用血时必须先献血　B. 血站协助不识字的献血者填表
C. 献血者本人优先于配偶用血　D. 献过血的患者优先用血　E. 献血量由医生决定

177. 符合伦理学基本原则的要求是（　　）
A. 同一血站提供给临床的血液可采取不同的检验标准
B. 献血者在血液紧张时享有优先用血的权利
C. 确保献血者的知情同意权，有利于做出合乎理性的决策
D. 让献血者与受血者常规见面，是献血者招募的重要措施
E. 修订献血者健康标准的目的是提高血液供应量

178. 下列哪项是伦理学尊重人原则的内容（　　）
A. 自我决定权　B. 贯彻知情同意　C. 保护隐私　D. 保密　E. 以上都是

179. 符合输血医学伦理学原则的是（　　）
A. 同性恋者永久不得献血　B. 献血输血零风险　C. 献血免费查体应大力宣传
D. 服刑犯人参加无偿献血获减刑鼓励　E. 保密是尊重自主性的表现

180. 人患病后有权选择接受或拒绝医生制定的诊治方案，体现的权利是（　　）
A. 自主原则　B. 有利原则　C. 尊重原则　D. 公正原则　E. 不伤害原则

181. 为树立社会新风尚做出表率，国家鼓励哪些人群率先献血（　　）
A. 国家工作人员、现役军人、高校在校学生　B. 国家工作人员、现役军人、在校师生
C. 国家工作人员、现役军人、卫生医务人员　D. 公务员、军官、在校大学生
E. 农民、现役军人、高校在校学生

182. 下列说法，哪一项是错误的（　　）
A. 行善原则与人体实验是相矛盾的　B. 行善原则比不伤害原则更加广泛
C. 行善原则要求医务人员不伤害病人，而且要促进他们的健康和幸福
D. 行善原则是指为了病人的利益应施加的好处
E. 行善原则要求医务人员权衡利害，使行动能够得到最大可能的益处而带来的最小可能危害

183. 经哪个部门批准可以设置血液中心（　　）
A. 县级人民政府卫生行政部门　B. 国务院卫生行政部门　C. 当地人民政府

D. 省、自治区、直辖市人民政府卫生行政部门　E. 以上都不正确

184. 非预检献血者是指（　）

A. 经体检、检验合格后再献血的献血者　B. 不需体检和检验就可献血的献血者

C. 不需体检，只需要检验就可献血的献血者　D. 所有献血者

E. 预先只进行体检，而不要求进行检验即可献血的献血者

185. 关于血站的保密工作，以下说法不正确的是（　）

A. 献血者为了确保血液的安全性所提供的信息涉及个人隐私

B. 在未征得献血者同意的情况下，血站不能将献血者的个人信息提供给其他人，必须替献血者保密

C. 对献血者所提供的信息不能保密，献血者与血站的相互信任就不会存在

D. 为了保密，血液检测结果不要告知献血者

E. 若标本需要送往 CDC 进行确认，可以将该献血者的信息告知 CDC

186. 对献血记录进行立卷归档，应该（　）

A. 严格按照要求　B. 视情况而定　C. 没有必要　D. 听领导安排　E. 无须重视

187. 建立一支稳定的固定献血者队伍，以下说法不正确的是（　）

A. 固定献血者是献血队伍中的中坚力量　B. 保障血液的持续充足　C. 保障血液安全

D. 积极应对突发事件　E. 是规模较大血站的一项重要工作

188. 以下哪项不是无偿献血的关爱措施（　）

A. 设立容易到达且标识明显的献血场所　B. 缩短献血者等候的时间

C. 工作人员良好的举止　D. 保持献血者记录　E. 充分理解献血者

189. 采血前核对程序的三个主要部分是（　）

A. 核对献血者基本信息及体检合格证，观察面色，检查是否有新穿刺痕迹

B. 核对献血者基本信息、病史，健康检查

C. 核对献血者身份证，检测血比重或血红蛋白，测血压

D. 核对献血者身份证，检测血比重或血红蛋白，化验

E. 核对献血者身份证，测血压，化验

190. 关于免疫接种后献血的规定，下列哪项不正确（　）

A. 接受麻疹、腮腺炎、黄热病、脊髓灰质炎活疫苗最后一次免疫接种二周后

B. 风疹活疫苗、狂犬病疫苗最后一次免疫接种四周后可献血

C. 被狂犬咬伤后经狂犬病疫苗最后一次免疫接种一年后方可献血

D. 接受动物血清者于最后一次注射四周后方可献血

E. 健康者接受乙型肝炎疫苗、甲型肝炎疫苗免疫接种需推迟一周献血

191. 血站是指（　）

A. 规模小的血液中心　B. 规模小于血液中心的一般血站

C. 不以营利为目的，采集、制备、储存血液并向临床提供的公益性卫生机构

D. 不以营利为目的，采集、制备、储存血液并向临床提供的营利性卫生机构

E. 不以营利为目的，采集、制备、储存血液并向临床提供的公益性医疗机构

192. 流动采血点应达到的标准要求，下列哪项不包括（　）

A. 清洁的水源供应　B. 方便的公厕条件　C. 充足的光线　D. 保证一定的采血时间

E. 保证采血后的休息

193. 以下哪个说法是错误的（ ）

A. 血站对献血者必须免费进行必要的健康检查

B. 身体状况不符合献血条件的，血站应当向其说明情况，不得采集血液

C. 献血者的身体健康条件由国务院卫生行政部门规定

D. 血站对献血者每次采集血液量一般为 200mL E. 两次采集间隔期不少于 3 个月

194. 关于《血站质量管理规范》，正确的描述（ ）

A. 规范是血站质量管理的最高准则，适用于提供采供血和相关服务的一般血站

B. 根据《中华人民共和国献血法》制定的规范

C. 规范是血站质量管理的最高准则，适用于提供采供血和相关服务的所有血站

D. 规范是血站质量管理的基本准则，适用于提供采供血和相关服务的一般血站

E. 规范是血站质量管理的基本准则，适用于提供采供血和相关服务的所有血站

195. 关于国家对献血者的要求，以下说法不正确的是（ ）

A. 四肢无重度及以上残疾 B. 体温可稍高于或低于正常

C. 男性大于 50kg、女性大于 45kg D. 年龄在 18 至 55 周岁之间

E. 无静脉注射药物痕迹

196. 献单采血小板后欲献全血，至少间隔时间为（ ）

A. 6 个月 B. 小于 4 周，且 PLT≥150×10^9/L C. 4 周 D. 5 周 E. 6 周

197. 属于中度献血不良反应的是（ ）

A. 情绪紧张焦虑、呼吸和心跳加快 B. 意识丧失、惊厥及大小便失禁较重者

C. 眩晕、连续哈欠或恶心呕吐 D. 脉搏减弱 E. 惊厥伴有晕厥

198. 以下疾病永久不能献血的是（ ）

A. 痢疾 B. 角膜炎 C. 伤寒 D. 急性泌尿道感染 E. 甲型肝炎

199. 下列哪项不是阻碍人们无偿献血的原因（ ）

A. 对社会不断提供血液的重要性宣传不够 B. 因为害怕而不愿意献血

C. 无偿献血的人越来越多 D. 以前献血时出现过不愉快的经历

E. 采供血或输血服务人员缺乏良好的形象

200. 根据 ISO9001，一个标准的质量管理体系中不包括的过程（ ）

A. 资源管理过程 B. PDCA 过程 C. 测量分析和改进过程 D. 产品实现过程

E. 组织管理过程

201. 质量手册的分类依据是（ ）

A. 所在组织的大小 B. 所在组织的结构特点 C. 所在组织的隶属关系

D. 其覆盖范围或内容描述 E. 质量手册字数多少

202. 在实际工作中，人们广泛应用什么来评价行动方针（ ）

A. 成本分析 B. 效果分析 C. 后果论 D. 风险评估 E. 以上都不是

203. 关于信息的概念，最接近的描述是（ ）

A. 信息是由数据构成的 B. 信息分为数值和非数值两种

C. 信息是表格、图像、特殊符号等的组合 D. 信息是数据加工的结果

E. 信息本身没有意义，只是对某种情况的记录

204. 在血站质量管理体系中，证明采供血活动所取得的结果或提供所完成的采供血活动的证据文件属于（ ）

A. 程序文件 B. 外来文件 C. 质量手册 D. 质量记录 E. 操作规程

205. 根据《中华人民共和国刑法》的规定，非法组织他人出卖血液，处以（ ）

A. 十年以下有期徒刑 B. 五年以下有期徒刑 C. 二年以下有期徒刑

D. 十二年以下有期徒刑 E. 一年以下有期徒刑

206. 良好的献血环境，下列哪项是不具备的条件（ ）

A. 安全卫生、舒适方便，并提供足够的座位 B. 避免人多拥挤及长时间等候

C. 应为献血者提供适当的餐点和饮品 D. 保证献血者有足够的空间得到比较充分的休息

E. 送献血者安全到家

207. 《血站质量管理规范》要求，血液库存管理应根据临床需求确定不同种类的血液（ ）

A. 适宜库存水平 B. 最大库存水平 C. 最低库存水平 D. 警戒库存水平

E. 最高库存水平

208. 单采血浆站是由何种级别卫生行政部门设置的独立采供血机构（ ）

A. 乡镇级 B. 县级 C. 国家卫生部 D. 市级 E. 省级

209. 血站质量体系文件不包括（ ）

A. 临床送检 HDN 检验申请单 B. 实验记录单 C. 消毒液配制记录 D. 作业指导书

E. 检验报告单

210. 经国务院卫生行政部门批准在直辖市、省会市、自治区首都市设置的血站称为（ ）

A. 基层血站 B. 血浆站 C. 中心血站 D. 中心血库 E. 血液中心

211. 医疗卫生机构应当对医疗废物进行登记，包括医疗废物的来源、种类、重量或者数量、交接时间、最终去向以及签名等项目。登记资料至少保存（ ）

A. 1 年 B. 2 年 C. 3 年 D. 4 年 E. 5 年

212. 《血站实验室质量管理规范》不适用于（ ）

A. 省级卫生行政部门批准设置的中心血站实验室

B. 省级卫生行政部门批准设置的中心血库实验室

C. 省级卫生行政部门批准设置的单采血浆站实验室

D. 血液中心实验室 E. 血液集中化检测实验室

213. 关于献血者体格检查标准，下列说法不正确的是（ ）

A. 年龄 18～55 周岁 B. 甲肝痊愈一年后 C. 无大面积皮肤病

D. 女性，Hb≥115g/L E. 注射 HBV 免疫球蛋白半年后

214. 以下情况能够献血的是（ ）

A. 慢性皮肤病患者 B. 乙型肝炎表面抗原阴性者 C. 骨结核患者

D. 过敏性疾病及反复发作过敏者 E. 系统性红斑狼疮患者

215. 接受全血或血液成分输注者，几年内不能献血（ ）

A. 1 年 B. 2 年 C. 3 年 D. 4 年 E. 5 年

216. 建立和实施献血者招募指南，不包括（ ）

A. 确保献血者教育工作的实效性 B. 确保献血者动员工作的实效性

C. 鼓励健康公民定期自愿无偿献血 D. 确保献血者利诱工作的实效性

E. 指南的征募对象是自愿无偿低危人群

217. 关于无偿献血志愿服务奖的奖项和获奖标准，不正确的叙述（ ）

A. “四星级”，无偿献血志愿服务累计时间达到 480 小时

B. “终身荣誉奖”，无偿献血志愿服务时间超过十年且累计时间超过 2000 小时

C. “二星级”，无偿献血志愿服务累计时间达到 240 小时

D. “一星级”，无偿献血志愿服务累计时间达到 120 小时

E. “三星级”，无偿献血志愿服务累计时间达到 360 小时

218. 关于无偿献血先进省（市）奖的获奖标准，下列叙述不正确的是（ ）

A. 当地新闻媒体积极播放宣传无偿献血知识的公益广告，其中每日早 7 时至晚 10 时广播、电视等媒体确保播出 2 次以上

B. 当地献血人群中固定无偿献血者比例达到 70%以上

C. 辖区内 70%以上的公共场所免费设置无偿献血知识的公益广告牌或宣传栏

D. 临床用血 100%来自自愿无偿献血者

E. 在 15～55 岁人口中，城市居民对无偿献血知晓率应达到 85%以上

219. 《血站实验室质量管理规范》要求血液检测质量具体负责人的职责是（ ）

A. 负责实验室质量体系的建立、实施　　B. 授权人员对血液检测全过程负责

C. 负责血站实验室的设置规划　　D. 负责实验室财务状况审计

E. 合理、有效配置血液检测所需资源

220. 关于质量管理不同发展阶段的叙述，正确的是（ ）

A. 在质量管理发展历程中，质量检测阶段形成的质量检测管理模式是目前任何质量管理体系中最基本的组成部分

B. 全部质量管理是美国著名管理科学家泰勒提出的

C. 与质量检验管理相比，统计质量管理更强调最高管理者的作用

D. 统计质量管理不能对质量进行预防和控制，不能预防废品的产生

E. 从质量检验管理发展为统计质量管理，仅仅是方法上的进步

221. 实验室负责人的任职条件不包括（ ）

A. 高级专业技术职务任职资格　　B. 具有医学检验专业知识及组织领导能力

C. 具有高等学校医学或者相关专业大学本科以上学历

D. 接受过血液检测实验室管理培训　　E. 5 年以上血站工作经历

222. 关于血液标识及可追溯性的叙述，错误的是（ ）

A. 标签底色应为白色，与血袋牢固粘贴、能防水、耐磨损，背面粘合胶不能影响血液的质量，标签信息建议采用实体黑色字体，通过打印或印刷产生

B. 献血条码编码程序应保证献血码的唯一性，同一献血码至少在 30 年不得重复

C. 进一步制备血液成分时，献血编码不能更改

D. 应明确规定贴签的步骤和要求，一次只对一袋血液和同源血样管贴签，贴签后应与征询表进行核对

E. 血液标签中的内容应符合《血站管理办法》《全血及成分血液质量要求》中的相关规定，至少包含献血编码、血型标识、品种标示和有效期标识四部分

223. 关于采血操作的注意事项，不正确的是（ ）

A. 采血前核对体检表、身份证、血型及各类标签等

B. 遵守无接触采血原则　　C. 在采血袋各联袋上，采血者贴血型和献血编号标签

D. 让献血者不间断地做松握拳动作　　E. 采完血后用无菌操作方法将导管内血液抗凝

224. 关于《脐带血造血干细胞库管理办法》的叙述，正确的是（　　）

A. 脐带血指与孕妇、新生儿血容量和血液循环有关的胎盘血

B. 脐带血造血干细胞库设置需要有储存不低于2万份脐带血的高清洁度空间和冷冻设备设计规划

C. 脐带血造血干细胞库须具有流式细胞仪、程控冷冻仪、PCR 仪和细胞冷冻及相关检测和计算机网络管理等仪器设备

D. 非法采集、提供脐带血者处以 5 万以下的罚款

E. 脐带血采集只需遵循自愿和知情同意的原则，与医学伦理学无关

225. 进行预存式自体输血，采血前一般要求患者男性 Hb 120g/L、女性 Hb 110g/L，并且 Hct 不低于（　　）

A. 0.32　　B. 0.34　　C. 0.40　　D. 0.42　　E. 0.48

226. 关于实验室质量管理职责的叙述，错误的是（　　）

A. 质量体系应覆盖血液检测和相关服务的所有过程

B. 质量体系符合国家法律法规标准和规范的要求

C. 实验室所有员工对其职责范围内的质量负责

D. 必须建立和持续改进实验室质量体系，并负责组织实施和严格监控

E. 实验室负责人为血液检测质量的第一责任人

227. 单采血浆站基本标准要求采集的一份血浆量、Hb 和 TP 是（　　）

A. 血浆量≤600mL，Hb≤50mg/L、TP＞60g/L

B. 血浆量≤600mL，Hb≤60mg/L、TP＞55g/L

C. 血浆量≤580mL，Hb≤60mg/L、TP＞55g/L

D. 血浆量≤580mL，Hb≤60mg/L、TP＞50g/L

E. 血浆量≤580mL，Hb≤55mg/L、TP＞50g/L

228. 《国家全血及成分血质量要求（GB18469—2012）》对单采血小板中血小板、白细胞和红细胞混入量的标准是（　　）

A. 血小板≥2.5×10^{11}、白细胞≤5.0×10^{8}、红细胞≤8.0×10^{9}/袋

B. 血小板≥2.5×10^{9}、白细胞≤5.0×10^{8}、红细胞≤8.0×10^{9}/袋

C. 血小板≥3.5×10^{11}、白细胞≤2.0×10^{8}、红细胞≤5.0×10^{9}/袋

D. 血小板≥2.0×10^{11}、白细胞≤1.0×10^{8}、红细胞≤8.0×10^{9}/袋

E. 血小板≥2.5×10^{12}、白细胞≤1.5×10^{8}、红细胞≤1.0×10^{9}/袋

229. 下列哪种做法是自愿无偿献血（　　）

A. 基于个人自主意愿捐出血液、血浆或细胞成分　　B. 不接受任何报酬

C. 给予献血者小纪念品、点心和报销直接交通费用是符合自愿无偿献血原则的

D. 献血者捐献血液或血液成分和输血服务机构合法使用其血液均应征得献血者的知情同意

E. 以上都正确

230. 保密性弃血是指（　　）

A. 献血者主动放弃献血　　B. 献血者被告知不适合献血而被迫放弃献血

C. 献血者知道自己的血液不安全，在“同组压力”下不得不献血后，再通知血站将其血液弃掉，血站对此信息保密

D. 血站在保密状态下将采集到的不合格血液弃掉

E. 献血者在“同组压力”下不得不献血，而后又要求弃掉

231. 省、自治区、直辖市根据服务区域内社会的情况确定服务区域内所需要的采供血机构类别、级别、数量、规模及分布及其服务区范围，不包括的是（　　）

A. 经济发展水平　B. 地理条件　C. 人口状况　D. 居民卫生服务需求

E. 人力资源配备

232. 与质量手册、程序文件有相互关系，对作业指导书不恰当的描述是（　　）

A. 对程序文件的展开和细化　B. 从属于质量手册或程序文件

C. 对质量手册或程序文件的支持和补充　D. 每个程序文件都需要有作业指导书支持

E. 比程序文件规定得更详细、更具体、更单一

233. “在 ISBT128 条码中的每一个条码特征都有 3 个分开的自我校验机制”，体现了 ISBT128 条码的哪项特征（　　）

A. 受到广泛的支持　B. 高密度　C. 数据保险　D. 连续性编码

E. 广泛的数码范围，支持字母字符

234. 下列哪项是属于管理信息系统的主要特点（　　）

A. 物理模型的应用　B. 有预测和控制功能　C. 面向领导者

D. 具有有效性和共享性　E. 信息处理功能

235. 建立和实施血液运输的管理程序，确保血液在完整的冷链中运输，对冷链的要求（　　）

A. 使血液从采集直至分离整个过程中始终处于所要求的温度范围内

B. 使血液从采集直至运输到站内的整个过程始终处于所要求的温度范围内

C. 使血液从采集直至检验合格完毕的整个过程始终处于所要求的温度范围内

D. 使血液从采集直至发放到医院的整个过程始终处于所要求的温度范围内

E. 使血液从采集直至发放到用血患者的整个过程始终处于所要求的温度范围内

236. 对安全储血量的正确理解是（　　）

A. 数量应能满足医疗机构向血站发出抢救用血申请后，至血站送血到达或取回血液，并完成血液相容性检测的时间段内抢救时对血液的需求

B. 安全储血量一般不少于 5 天常规医疗用血量

C. 能满足医疗机构向血站发出抢救用血申请至血站送血到达或取回血液数量

D. 库存各型血液的最高贮存量

E. 数量应能满足医疗机构向血站发出抢救用血申请后，至血站送血到达或取回血液，并完成血液传染病检测的时间段内抢救时对血液的需求

237. 无偿献血的血液必须用于临床，不得买卖。血站中剩余的成分血浆（　　）

A. 不得买卖，自行销毁　B. 上交到上一级业务部门　C. 移交到采浆站

D. 自行协调血液制品生产单位解决

E. 由省、自治区、直辖市人民政府卫生行政部门协调血液制品生产单位解决

238. 某地政府、实验室认可机构在判定当地某医院检验科的检测能力时，通常采用的室间质控类型是（　　）

A. 实验室间检测计划　B. 测量比对计划　C. 已知值计划　D. 分割样品检测计划

E. 定性计划

239. 尽可能在什么场合取得病史（　　）

A. 公开场合　B. 非公开场合　C. 少量人场合　D. 有其他人在场的场合

E. 私人场合

240. 献血知情同意至少包括（　　）

A. 献血者自愿同意献血　B. 献血者愿意将其血液进行 TTI 检测并被告知结果

C. 献血留样的用途　D. 献血者信息及检验结果的长期保存　E. 以上均包括

241. “献血是为了拯救他人的生命，不是为自己谋利”，这体现的是（　　）

A. 公共资源原则　B. 无监视原则　C. 无偿原则　D. 自愿原则　E. 非商品化原则

242. “人体血液不是个人财产、不是私有品，因为血液来自人类”，体现了（　　）

A. 非商品化原则　B. 自愿原则　C. 无歧视原则　D. 公共资源原则　E. 无偿原则

243. 某位患者需要做手术用血，该患者的家属就积极献血，他是出于（　　）

A. 生理需要　B. 安全需要　C. 社交需要　D. 尊重需要　E. 自我实现

244. 净化台/室的质量检查频率为（　　）

A. 每月 1 次　B. 每两月 1 次　C. 每季度 1 次　D. 每半年 1 次　E. 每一年 1 次

245. 在资源管理要求中，不包括哪项内容（　　）

A. 人力资源　B. 资金援助　C. 基础设施　D. 支持性服务　E. 工作环境

246. 关于良好内务行为的说法，错误的是（　　）

A. 应指定专人监督保持良好内务的行为　B. 工作区应时刻保持整洁有序

C. 禁止在工作场所存放可能导致阻碍和绊倒危险的大量一次性材料

D. 对漏出的样本、化学品、放射性核素或培养物应在风险评估后清除并对涉及区域去污染

E. 内务行为改变时应交班报告，以确保避免发生无意识的风险或危险

247. 血源管理是指（　　）

A. 地方各级人民政府对本行政区域血液工作的指导与监督

B. 地方各级人民政府对本行政区域献血工作的指导与监督

C. 地方各级人民政府对本行政区域献血工作的统一组织、协调和监督

D. 地方各级卫生行政部门对区域献血工作的统一组织、协调和监督

E. 地方各级卫生行政部门对区域献血工作的指导和监督

248. 在输血医学领域内，贯彻尊重人和知情同意原则是什么（　　）

A. 有偿献血制度　B. 家属互助献血　C. 献血自愿原则　D. 单位组织献血

E. 强制献血政策

249. 关于质量管理体系的构成，正确的是（　　）

A. 组织结构、程序、硬件、软件　B. 组织结构、程序、过程、人力

C. 组织结构、人员、过程、资源　D. 组织结构、程序、体系方法和资源

E. 组织结构、程序、过程、资源

250. 下列哪项最能体现输血管理信息系统的功能（　　）

A. 具有复杂、难学、防侵入的功能　B. 系统具有不可扩展性　C. 具有专业管理功能

D. 具有测试控制功能　E. 具有单项事务处理、综合事务处理和辅助决策功能

251. 临床输血管理委员会负责指导、管理和监督临床科学合理用血，每年应召开工作会议多少次以上（　　）

A. 1次　B. 2次　C. 3次　D. 4次　E. 5次

252. 《医疗机构管理条例实施细则》规定，医疗机构门诊病历保存期不得少于（　　）

A. 1年　B. 3年　C. 5年　D. 10年　E. 15年

253. 下列哪项能体现输血管理信息系统的功能（　　）

A. 设置安全警示标识　B. 建立安全管理制度　C. 划分安全管理责任区

D. 设置有个人防护装备　E. 以上全对

254. 血液库存管理的统计评价指标是（　　）

A. 血液的出入库的监控　B. 贮存温度的监控　C. 库存的优化

D. 血液短贮存天数的用出率　E. 安全储血量

255. 所有质量记录应遵循的原则，不包括的内容（　　）

A. 真实性　B. 保密性　C. 完整性、规范性　D. 科学性　E. 可追溯性

256. 关于质量改进方法，不包括（　　）

A. 评价解决方法并作出选择　B. 确定改进目标　C. 采取纠正措施

D. 分析和评价现状，以识别改进区域　E. 寻找可能的解决方法，以实现改进目标

257. 下面哪项内容不包括质量控制（　　）

A. 确定质量方针、目标和职责　B. 回顾性检查　C. 关键控制点测量和其他措施

D. 在按规定程序进入下一步前完成检查和措施，并取得满意结果

E. 质量控制是一个检测系统，它包括一些特殊的步骤，确保标准得到满足

258. IS09000族标准是从哪些方面规范质量管理的（　　）

A. 机构、程序、过程、总结　B. 机构、技术、过程、监督

C. 组织结构、程序、监督、总结　D. 组织结构、程序、过程、总结

E. 机构、程序、监督、总结

259. 在医患关系中患者处于脆弱和依赖的特殊地位，下列哪项是医生和患者之间存在的权利和义务（　　）

A. 医务人员有义务提供必要的医疗服务　B. 患者拥有若干正面的权利

C. 医务人员有对患者进行必要检查正面的义务　D. 医务人员负有为患者保密的正面义务

E. 以上都是

260. 医务人员应具备良好的素质，不恰当的选项是（　　）

A. 经过严格培训，技术过硬，能胜任本职工作

B. 要外表整洁，形象专业，保持良好的卫生习惯

C. 待人热情，和蔼可亲，彬彬有礼，无须注意个人外表

D. 在献血过程中，关心献血者，设身处地为献血者服务

E. 以流利的口才，耐心的解释对待每一个献血者

261. 关于保密内容的表述，错误的是（　　）

A. 对可能给患者带来沉重精神打击的诊断保密

B. 对可能给患者带来沉重精神打击的不良预后保密

C. 无论在何种情况下，为患者保守一切秘密

D. 为属于患者隐私权范围的个人隐私保密

E. 为涉及党和国家安全利益的医疗秘密保密

262. 需要从外省、自治区、直辖市调配特殊血型的血液，由哪一级部门批准（　　）
A. 国务院办公厅　B. 卫生部　C. 省级人民政府　D. 省级人民政府卫生行政部门
E. 所辖血站的卫生行政部门

263. 医院临床输血委员会，应负责的工作是（　　）
A. 负责临床输血会诊　B. 负责突发事件的抢救
C. 临床用血规范管理和技术指导，开展合理用血、科学用血的教育和培训
D. 负责业务讲座　E. 以上都不正确

264. 输血前，分管医生应该向病人或家属说明的内容是（　　）
A. 不输血可能发生的危险　B. 输异体血还是自体血
C. 同种异体输血的不良反应和经输血传播疾病的可能性
D. 根据病人的失血量而定输注量　E. 输血支持疗法

265. 在哪种情况下医学家长主义仍然是有效的，有时甚至是唯一有效的模式（　　）
A. 抢救危重患者的生命时　B. 选择手术方式时　C. 决定是否输血时
D. 选择检查方式时　E. 在任何情况下都应尊重患者选择

266. 一次性使用的血袋标签应包含血液保存液的名称、配方和体积，以及公称容量（采血量）、灭菌方法和无菌有效期等，每批至少随机抽检用于热原检查的数量是（　　）
A. 1 袋（套）　B. 3 袋（套）　C. 5 袋（套）　D. 10 袋（套）　E. 20 袋（套）

267. 我国应由哪级机构统一建立传染病监测制度（　　）
A. 国家　B. 卫健委　C. 省　D. 市　E. 县

268. 不属于《输血治疗申请单》填写内容的是（　　）
A. 受血者姓名　B. 受血者血型　C. Hb　D. 血压　E. HBsAg

269. 血液取出后能否再贮存（　　）
A. 不能　B. 能　C. 只要不破封可再贮存　D. 破封后可在普通冰箱保存
E. 可以短期存放

270. 输血相容性试验室间质量评价，不是参与者的工作流程（　　）
A. 接受质控品　B. 按规定日期进行试验　C. 回报结果的接受、录入、分析
D. 上报试验结果　E. 分析报告和发现相关问题

271. 关于质控物的使用与保存，下列哪项说法是错误的（　　）
A. 严格按质控物说明书的规定步骤进行操作
B. 冻干质控物的复溶要确保所用溶剂的质量
C. 冻干质控物复溶时所加溶剂的量要准确，尽量保证每次加入量的一致性
D. 冻干质控物复溶时应轻轻摇匀，使内容物完全溶解，切忌剧烈振摇
E. 质控物应该在特定条件下进行测定

272. 能被亚甲蓝光学灭活的病毒，不包括下列哪项（　　）
A. 艾滋病病毒　B. 甲型肝炎病毒　C. 丙型肝炎病毒　D. 乙型肝炎病毒
E. 巨细胞病毒

273. 经亚甲蓝光化学处理后的 FFP，凝血因子Ⅷ的回收率应不低于（　　）
A. 60%　B. 50%　C. 70%　D. 80%　E. 90%

274. 决定患者对输入细胞的反应强弱与种类的因素是（　　）

A. 患者生理状况　B. 患者免疫状态　C. 抗原输入量和特异性　D. 患者营养状况
E. 抗原分子量的大小

275. 有些病种对血液库存时间无要求时，配发血的原则是（　　）
A. 按采血日期采用先进先出的原则　B. 按成分制备日期采用先进先出的原则
C. 按采血日期采用后进后出的原则　D. 按成分制备日期采用后进后出的原则
E. 采用随机原则

276. 对盛放针头、玻璃碎片等利器的利器盒进行置换，要求（　　）
A. 内容物达到四分之三前　B. 内容物达到二分之一前　C. 内容物装满前
D. 内容物达到三分之一前　E. 内容物达到三分之二前

277. 根据《医疗卫生机构医疗废弃物管理办法》规定，盛装医疗废物达到包装物或容器的多少时，应当有效封口使包装物或者容器的封口紧实、严实（　　）
A. 4/5　B. 1/3　C. 2/3　D. 3/4　E. 1/2

278. 医院消毒效果监测时，下列哪项不需要遵循（　　）
A. 监测人员无须经过专业培训，但要掌握一定的消毒知识　B. 熟悉消毒设备和药剂性能
C. 具备熟练的检验技能　D. 选择合理的采样时间　E. 遵循严格的无菌操作

279. 输血完毕后，下列叙述错误的是（　　）
A. 医护人员应认真填写输血反应回报单
B. 对有输血反应的回报单应立即送达输血科（血库）保存
C. 输血科（血库）每月统计上报医务处（科）
D. 对有输血反应的血袋由临床科室焚毁处理
E. 医护人员将输血记录单（发血单）贴在病历中

280. 对病原体培养基、标本、菌种和毒种保存液等高危废物正确的处理是（　　）
A. 首先在产生地点进行压力蒸汽灭菌或者化学消毒处理，然后按感染性废物收集处理
B. 按感染性废物收集　C. 置于专用包装容器内，密封后送医疗废物处置单位
D. 在产生地点进行压力蒸汽灭菌或者化学消毒处理，而后倒入垃圾中　E. 以上都不对

281. 输血完毕后，医护人员将输血记录单（交叉报告单）贴在病例中，并将血袋送回输血科（血库）至少保存（　　）
A. 1 周　B. 2 天　C. 3 天　D. 1 天　E. 1 月

282. 医疗机构需要科研用血时，负责审批的部门是（　　）
A. 各级献血办公室　B. 省级献血办公室　C. 省级人民政府卫生行政部门
D. 医院临床用血管理委员会　E. 各级人民政府卫生行政部门

283. 国家如何做才能研究和推广临床用血新技术（　　）
A. 提倡　B. 奖励　C. 鼓励　D. 指导　E. 监督

284. 审核输血申请单必须包括（　　）
A. 检查申请医生资质是否符合要求　B. 输血时间是否明确
C. 需要的血液品种、数量与输血目的是否相符
D. 如果发现属于不合理输血或有其他疑问时，应当及时与临床科室联系
E. 以上均需审核

285. 无自主意识患者且无家属签字的紧急输血，决定治疗方案的原则是（　　）
A. 患者最大利益　B. 等待家属签字　C. 不输血　D. 放弃治疗　E. 医院利益

286. 输血协议签署的双方应该是（　　）
A. 医、患双方　B. 院方与患者　C. 病人亲属代替　D. 病人或亲属
E. 以上都不正确
287. 公民临床用血的具体收费标准的制定部门是（　　）
A. 县级以上卫生行政部门　B. 地方价格主管部门
C. 县级以上卫生行政部门会同地方价格主管部门
D. 国务院卫生行政部门会同国务院价格主管部门　E. 以上都不正确
288. 关于临床用血，下列哪项必须符合国家规定的卫生标准和要求（　　）
A. 临床用血的包装　B. 临床用血的包装和储存　C. 临床用血的包装、储存、运输
D. 临床用血的检测　E. 临床用血的检测、储存、运输
289. 单袋制备的浓缩红细胞在（4±2）℃条件下可保存（　　）
A. 1 天　B. 21 天　C. 15 天　D. 42 天　E. 55 天
290. 健康成人红骨髓约占骨髓总量的（　　）
A. 30%　B. 40%　C. 50%　D. 60%　E. 70%
291. 全血中的无形成分是（　　）
A. 红细胞　B. 白细胞　C. 血小板　D. 血浆　E. 淋巴细胞
292. 关于新鲜血，表述正确的是（　　）
A. 使用 CPDA 保存 7～10 天的血液，输入人体后红细胞存活率接近正常，2, 3-DPG 水平较高，K^+含量接近正常
B. 在体内的时间越短越好　C. 24 小时的全血　D. 3 天内保存的血　E. 以上都不正确
293. 保持血液具有较高水平的 2, 3-DPG 有重要意义，这是因为 2, 3-DPG（　　）
A. 是影响输注后红细胞存活率的化合物　B. 改变氧解离曲线和血氧亲和力
C. 是冷藏保护剂　D. 是高能化合物　E. 影响红细胞膜对钠离子的通透能力
294. 下列保养液中含有腺嘌呤的保养液是（　　）
A. ACD-A　B. ACD-B　C. CPD　D. CPDA-1　E. PAS
295. 血液保存液中葡萄糖和腺嘌呤的作用是（　　）
A. TP 有稳定作用　B. 防止葡萄糖在高压灭菌时焦化，并且对贮存血中
C. 帮助红细胞在保存期间维持 ATP 的含量　D. 维持 pH　E. 以上都不正确
296. SAGM 保存 35 天的红细胞（4±2）℃，其体内存活率为（　　）
A. 95.4%　B. 92.4%　C. 90.4%　D. 88.4%　E. 83.4%
297. 关于红细胞保存液 SAGM，以下哪种选项是正确的（　　）
A. 氯化钠-腺嘌呤-葡萄糖-辅酶 A　B. 氯化钠-腺嘌呤-葡萄糖-甘露醇
C. 氯化钠-腺嘌呤-生理盐水-羟乙基淀粉　D. 氯化钠-腺嘌呤-磷酸盐-羟乙基淀粉
E. 氯化钠-腺嘌呤-葡萄糖-羟乙基淀粉
298. 淋巴细胞分离液的基本要求**不包括**下列哪项（　　）
A. 基本等渗　B. 无色　C. 对细胞无毒　D. 不溶于血浆　E. 有合适比重
299. 洗涤红细胞的保存期为多少时间内（　　）
A. 8 小时　B. 12 小时　C. 16 小时　D. 18 小时　E. 24 小时
300. 洗涤红细胞前，一般要求将欲洗涤的红细胞放置室温（　　）
A. 20～50 分钟　B. 30～60 分钟　C. 40～60 分钟　D. 20～60 分钟　E. 30～50 分钟

301. 关于洗涤红细胞的质量要求，白细胞的清除率为（　　）
A. ≥90%　B. ≥80%　C. ≥70%　D. ≥65%　E. ≥60%

302. 中国规定洗涤红细胞的保存温度和保存时间为（　　）
A. 1～6℃，24 小时　B. 2～6℃，6 小时　C. 2～6℃，24 小时　D. 1～6℃，6 小时
E. 2～6℃，4 小时

303. 随着保存时间的延长，悬浮红细胞逐渐减少的是（　　）
A. 血钾　B. 血氨　C. 三磷酸腺苷　D. 游离血红蛋白　E. 细胞碎片

304. 用于辐照红细胞的射线要求是（　　）
A. 25～30Gy 的 γ 射线　B. 30～40Gy 的 γ 射线　C. 25～30Gy 的 α 射线
D. 30～40Gy 的 α 射线　E. 40～50Gy 的 α 射线

305. 辐照后的红细胞，最佳保存时间不超过（　　）
A. 14 天　B. 21 天　C. 28 天　D. 35 天　E. 42 天

306. 悬浮红细胞的 Hct 标准是（　　）
A. 0.40～0.50　B. 0.50～0.60　C. 0.50～0.65　D. 0.55～0.65　E. 0.55～0.70

307. 使用甘油冰冻保存红细胞的目的是（　　）
A. 延缓红细胞代谢速度　B. 保持冰冻保护的渗透压　C. 维持红细胞通透性
D. 减少红细胞表面电荷数　E. 防止红细胞内形成冰核

308. 冷冻保存稀有血型红细胞，使用的甘油浓度和冷冻温度条件是（　　）
A. 30%、−80℃　B. 35%、−80℃　C. 40%、−65℃　D. 45%、−80℃　E. 50%、−80℃

309. 对去白细胞悬浮红细胞进行标签、外观、容量、血细胞比容质量检查时，抽检数为（　　）
A. 当日库存数 1%～5%　B. 3～4 袋/批　C. 1～2 袋/批　D. 4 袋/月　E.（1%～5%）/批

310. 过滤器去除白细胞的效果最高可达（　　）
A. 85%　B. 90%　C. 95%　D. 99%　E. 100%

311. 关于单采血小板，下列说法正确的是（　　）
A. PLT＞300×10^9/L　B. 献血前高脂饮食确保营养
C. 时间间隔应不少于 4 周，一年不超过 12 次　D. 血小板功能正常
E. 血小板 4℃恒温震摆保存

312. 富含血小板血浆的缩写为（　　）
A. FFP　B. PRP　C. FLP　D. PPR　E. PPC

313. FFP 的制备与使用最好是（　　）
A. 6 个月之内输用　B. 在 37℃一小时内融化　C. 采血后 6 小时内制备和冰冻
D. 微波加热融化　E. 经血液微聚集滤器输注

314. 机采血小板在 20～24℃保存下，多少天为有效（　　）
A. 6～8 小时　B. 8～12 小时　C. 24 小时　D. 48 小时　E. 3～7 天

315. 机采白细胞的 Hct 为（　　）
A. ≥0.28　B. ≥0.30　C. ≥0.33　D. ≥0.35　E. ≥0.38

316. 手工制备浓缩白细胞时，抗凝血经离心分层后粒细胞应处于（　　）
A. 血浆中　B. 血小板与红细胞之间　C. 血浆与红细胞交界处
D. 红细胞、白细胞、血小板　E. 以上都不正确

317. 机采浓缩白细胞后，应该在多长时间内输注（　　）

A. 4 小时　B. 8 小时　C. 16 小时　D. 24 小时　E. 48 小时

318. 凝血酶原试验（PT）是一种了解血液凝固情况的试验，它可以反映（　　）

A. 红细胞的携氧功能　B. 机体的肾上腺素水平　C. 肝脏的凝血功能

D. 胰腺的分泌功能　E. 骨髓的造血功能

319. 单采 FFP 的质量标准要求蛋白含量为（　　）

A. ≥45g/L　B. ≥50g/L　C. ≥55g/L　D. ≥60g/L　E. ≥65g/L

320. 无偿献血者在单采血小板前多少小时不能服用阿司匹林药物（　　）

A. 12 小时以内　B. 24 小时以内　C. 36 小时以内　D. 48 小时以内　E. 72 小时以内

321. 200mL FFP 制备冷沉淀凝血因子，其中的 Fg 和Ⅷ因子含量的质量标准应为（　　）

A. ≥70mg、≥40IU/mL　B. ≥75mg、≥80IU/mL　C. ≥100mg、≥85IU/mL

D. ≥140mg、≥100IU/mL　E. ≥150mg、≥150IU/mL

322. 制备冷沉淀凝血因子要求保存期内的 FFP 在什么条件下融化后，分离出的冷不溶解物质需要在 1h 内冻结而成（　　）

A. 1～4℃　B. 0～4℃　C. 2～6℃　D. 2～8℃　E. 1～6℃

323. 与普通冰冻血浆相比，FFP 含有（　　）

A. 凝血因子Ⅱ、Ⅵ　B. 凝血因子Ⅲ、Ⅴ　C. 凝血因子Ⅴ、Ⅷ　D. 凝血因子Ⅴ、Ⅸ

E. 凝血因子Ⅶ、Ⅺ

324. 抽检 FFP 用于血浆蛋白含量测定的袋数是（　　）

A. 当日库存数的 1%　B. 当日库存数的 5%　C. 当日库存数的 1%～5%　D. 4 袋/月

E. 10 袋/月

325. FFP 的速冻温度是（　　）

A. −20℃以下　B. −25℃以下　C. −30℃以下　D. −50℃以下　E. −55℃以下

326. 冷沉淀凝血因子融化后应该在多长时间内输注（　　）

A. 1 小时　B. 2 小时　C. 3 小时　D. 4 小时　E. 6 小时

327. 冷沉淀凝血因子的保存温度和时间要求是（　　）

A. −20℃以下保存一年　B. 同新鲜血浆　C. −18℃以下保存一年

D. −30℃以下保存 2 年　E. −50℃以下保存一年

328. 关于普通冰冻血浆的保存温度及保存期，哪项是正确的（　　）

A. −18℃以下，一年　B. −18℃以下，二年　C. −18℃以下，三年

D. −18℃以下，四年　E. −18℃以下，五年

329. 在冷沉淀凝血因子的三种制备方法中，第Ⅷ因子的收获率排序为（　　）

A. Pool 法＜虹吸法＜快速融化离心法　B. Pool 法＜虹吸法≤快速融化离心法

C. Pool 法＜快速融化离心法≤虹吸法　D. 虹吸法＜Pool 法=快速融化离心法

E. 快速融化离心法＜虹吸法＜Pool 法

330. 下列哪种血浆病毒灭活方法对非脂质包膜病毒不具有作用（　　）

A. 有机溶剂/清洁剂法　B. 亚甲蓝/光照法　C. 巴氏液态消毒法

D. 补骨脂/紫外线照射法　E. 以上均正确

331. 下列哪种方式是对血浆进行病毒灭活的方法（　　）

A. γ 射线　B. 紫外线　C. α 射线　D. 亚甲蓝　E. X 射线

332. 血液水浴处理时，血袋应保持（　　）

A. 完全浸入水中　B. 垂直，各种导管不接触水面　C. 平放水中　D. 垂直
E. 以上都不对

333. 以氟碳化合物为基础的红细胞代用品，不包括的缺点（　　）
A. 使用时需要高纯度氧　B. 使用前乳化　C. 需单核-吞噬细胞系统清除
D. 生理性氧分压范围较窄　E. 可以运送水溶性的代谢产物

334. 只有扩容而无改善微循环和渗透性利尿作用的右旋糖酐是（　　）
A. 脉通　B. 右旋糖酐-20　C. 通脉液　D. 右旋糖酐-70　E. 右旋糖酐-40

335. 下列哪种是适用于治疗败血症休克的红细胞代用品（　　）
A. PEG 修饰的人血红蛋白　B. 表面聚氧乙烯结合的人血红蛋白
C. 戊二醛交联的牛血红蛋白多聚体　D. Hemotech　E. Oxygent

336. 凝血酶原试验（PT）是一种了解血液凝固情况的试验，下列描述正确的是（　　）
A. 能够反映血浆凝血因子Ⅷ、Ⅸ、Ⅺ、Ⅻ水平　B. 评估内源性凝血系统的功能
C. 凝血酶原是由肝脏合成的一种蛋白质　D. 口服避孕药可引起 PT 延长
E. 严重肝病时可引起 PT 缩短

337. 作为标准品的生物制品，其最大的特点应该是（　　）
A. 稳定好，特异性强　B. 没有任何杂质　C. 蛋白质含量多　D. 非常干燥
E. 以上均正确

338. 下列哪项是接触凝血因子（　　）
A. FⅡ　B. FV　C. FⅧ　D. FⅪ　E. FⅫ

339. 冷沉淀凝血因子制品中不含有（　　）
A. FⅩⅢ　B. FⅧ　C. FⅤ　D. vWF　E. Fg

340. Fg 的正常参考范围是（　　）
A. 2～4g/L　B. >4.0g/L　C. 1.0～1.5g/L　D. <1.0g/L　E. 以上均不正确

341. 一期法检测凝血因子Ⅱ、Ⅴ、Ⅶ和Ⅹ活性，主要是测定（　　）
A. PT　B. APTT　C. TT　D. Fg　E. 以上均不是

342. 甲型血友病患者缺乏的凝血因子是
A. Fg　B. 凝血酶原　C. 组织因子　D. 稳定因子　E. Ⅷ因子

343. 血浆病毒灭活后含有稳定和不稳定的凝血因子，不低于 0.7IU/mL 的是（　　）
A. Ⅴ、Ⅶ、Ⅹ、Ⅺ　B. Ⅴ、Ⅷ、Ⅹ、Ⅸ、Ⅻ　C. Ⅳ、Ⅶ、Ⅷ、Ⅹ、Ⅺ
D. Ⅱ、Ⅶ、Ⅷ、Ⅸ、Ⅹ、Ⅺ　E. Ⅴ、Ⅷ、Ⅸ、Ⅻ

344. 关于活化部分凝血活酶时间试验（APTT）的描述，正确的是（　　）
A. 评估内源性凝血系统的功能　B. 反映外源凝血途径
C. 与凝血因子Ⅰ、Ⅴ、Ⅶ和Ⅹ相关　D. APTT 延长时，不会发生 DIC
E. 不能用于肝素抗凝治疗的监测

345. 关于细胞因子的特点，下列叙述正确的是（　　）
A. 一种细胞可产生多种细胞因子　B. 非抗原特异性　C. 受体依赖性
D. 丝裂原可刺激细胞合成和分泌细胞因子　E. 以上答案均正确

346. 可将造血干细胞动员到外周血的生长因子是（　　）
A. G-CSF　B. EPO　C. IL-11　D. TPO　E. IL-4

347. 下列哪种是临床常用的晶体液（　　）

A. 5%清蛋白　B. 羟乙基淀粉　C. 0.9%氯化钠溶液　D. 右旋糖酐
E. 羧甲淀粉钠溶液

348. TA-GVHD 的临床症状是指（　）
A. 皮肤向心性红斑　B. 皮肤色素沉着　C. 皮肤玫瑰糠疹　D. 皮肤出血性荨麻疹
E. 皮肤血管神经性水肿

349. 易引起高血氨症的受血者是（　）
A. 肝血管瘤患者　B. 肝囊肿患者　C. 甲型肝炎患者　D. 接近肝性脑病患者
E. 早期肝癌

350. 肝硬化患者并发肝性脑病的最常见诱因是（　）
A. 水、电解质紊乱及酸碱平衡失调　B. 上消化道出血　C. 摄入过多的含氮物质
D. 缺氧、感染　E. 便秘

351. 甲胎蛋白（AFP）是哪种肿瘤的重要早期诊断指标（　）
A. 胃癌　B. 肠癌　C. 白血病　D. 肝癌　E. 乳腺癌

352. 下列哪项因素与发病率的变化无关（　）
A. 防疫措施的有效与否　B. 患病率的升高或下降　C. 诊断标准的变化
D. 疾病诊断水平的提高或下降　E. 致病因素的作用明显加强和减弱

353. 继发性血小板增多症常见于（　）
A. 真性红细胞增多症伴高黏滞血症（Hb＞180g/L）　B. 镰状细胞贫血伴急性危象
C. 溶血性贫血　D. 恶性疟疾　E. 遗传性红细胞增多症

354. 慢性肾功能不全最常见的病因是（　）
A. 肾结石　B. 慢性肾盂肾炎　C. 慢性肾小球肾炎　D. 肾结核　E. 肾小动脉硬化症

355. 出血性休克液体复苏中监测肾灌注的良好指标是（　）
A. 肾功能　B. 皮肤温度　C. 动脉血乳酸　D. 尿量　E. 血压

356. 心力衰竭最重要的诱因是（　）
A. 呼吸道感染　B. 过度劳累与情绪激动　C. 心律失常　D. 摄入液体过多
E. 水电解质紊乱

357. Coombs 试验不适用下列哪些疾病的检查（　）
A. HDN　B. 伤寒和副伤寒　C. 药物诱导的溶血　D. AIHA　E. 冷凝集素综合征

358. 下列哪种疾病对贫血耐受能力较差（　）
A. AIHA　B. 脾破裂　C. AA　D. 恶性肿瘤　E. IDA

359. 以珠蛋白合成障碍为主要临床表现的疾病是（　）
A. 镰状细胞贫血　B. 海洋性贫血　C. G-6-PD 缺乏症　D. AIHA　E. PNH

360. 下列哪种疾病可出现原位溶血（　）
A. AIHA　B. 巨幼细胞贫血　C. 遗传性球形细胞增多症　D. 输血型贫血　E. PNH

361. 正常人血红蛋白 β 亚基的第 6 位氨基酸由谷氨酸变成了缬氨酸会发生（　）
A. 镰刀形贫血　B. 地中海贫血　C. 疟疾　D. IDA　E. 血友病

362. 下列哪个选项与继发性血色病无关联（　）
A. 反复输血　B. 营养不良性贫血　C. 铁吸收过多　D. 口服摄入过多铁剂
E.铁沉积引起的肝硬化

363. 下列哪种疾病血小板相关免疫球蛋白（PAIg）不会升高（　）

A. 慢性淋巴细胞白血病　B. SLE　C. Evans 综合征　D. ITP　E. IDA

364. 关于肾脏移植与免疫的关系，下列描述不正确的是（　　）

A. 双胞胎间移植不发生免疫排斥反应　B. 移植肾可以作为抗原参与免疫反应

C. 肾脏植入后机体可发生细胞免疫和体液免疫

D. 移植手术前后需要给予患者免疫抑制剂治疗

E. 建立免疫耐受可以减少免疫抑制剂的使用量

365. 骨髓移植患者输血宜选择（　　）

A. 新鲜全血　B. 经辐照处理的红细胞　C. 年轻红细胞　D. 环孢素 A 处理的红细胞

E. 肝素抗凝的血液

366. 长期依赖输血的贫血患者，最好选择输注年轻红细胞的原因是（　　）

A. 减少输血后发生传染病　B. 更快地提高患者 Hb 水平　C. 减少铁沉积

D. 减轻患者心脏循环负荷　E. 刺激患者造血功能

367. 下列哪种情况不是大量失血的临床症状（　　）

A.血尿　B. 面色苍白　C. 心慌　D. 血压降低　E. 尿量减少、皮肤湿冷

368. 甲型血友病患者输血宜选用（　　）

A. 清蛋白　B. PCC　C. Ig　D. 冷沉淀凝血因子　E. 机采血小板

369. 下列哪项不是手术及创伤时的血小板输血原则（　　）

A. PLT 为（50～100）$\times10^9$/L，根据是否有自发性出血或伤口渗血决定输注血小板

B. 术中出血量少，且无渗血，不需要输注血小板　C. PLT＜50$\times10^9$/L，则必须输血小板

D. PLT＞100$\times10^9$/L，可以不输血小板

E. 术中出现不可控渗血，确定为血小板功能低下，应该输注血小板

370. 血浆蛋白过敏的贫血患者宜输注（　　）

A. 冰冻红细胞　B. 悬浮红细胞　C. 全血　D. 洗涤红细胞　E. 辐照红细胞

371. 对于有免疫缺陷或有免疫抑制的患者，输血最好选择（　　）

A. 浓缩红细胞　B. 悬浮红细胞　C. 洗涤红细胞　D. 辐照红细胞　E. 以上都正确

372. 患者，女，体重 60kg，因外伤引起急性出血约 2000mL，经手术止血和应用晶体液、人造胶体液补足血容量（血压稳定）的基础上，宜输注（　　）

A. 悬浮红细胞　B. 保存全血　C. 洗涤红细胞　D. FFP　E. 新鲜全血

373. 洗涤红细胞的适应证是（　　）

A. 抗 HIV 抗体阳性的贫血　B. 晚期黑色素瘤　C. 血浆蛋白过高　D. ABO-HDN

E. PNH

374. TTP 做血浆置换时，主要使用的置换液是（　　）

A. 生理盐水　B. 低分子右旋糖酐　C. 明胶　D. 清蛋白注射液　E. FFP

375. 预防和治疗枸橼酸盐中毒的物质是（　　）

A. 氯化钾　B. 葡萄糖酸钙　C. 碳酸氢钠　D. 氯化钠　E. 谷氨酸钠

376. 失血性休克患者的限制性液体复苏（　　）

A. 维持收缩压在 60～80mmHg 即可　B. 颅脑损伤患者使用可获满意效果

C. 出血控制之后使用可降低病死率　D. 一般在出血控制之前应用

E. 与常规液体复苏使用的液体种类不同

377. 回收式自体输血不涉及下列哪个步骤（　　）

A. 回收　B. 抗凝　C. 过滤　D. 分离　E. 洗涤

378. 回收式自体输血时，若需要补充不稳定凝血因子宜选用（　）

A. PCC　B. 冷沉淀凝血因子　C. FP　D. 代血浆　E. FFP

379. 预存式自体输血所采集的血液在回输时可能会发生（　）

A. 空气栓塞　B. TA-GVHD　C. 超敏反应　D. 产生血小板抗体

E. 产生白细胞抗体

380. 下列哪种自体输血方式不能在手术室进行（　）

A. 步积式　B. 急性等容性稀释式　C. 急性非等容性稀释式　D. 急性高容性稀释式

E. 术中回收式

381. 关于预存式自体输血的采血剂量和频次，描述错误的是（　）

A. 一次采血剂量不超过 500mL　B. 最多采血剂量不能够超过 12%

C. 儿童每次最大量 8mL/kg　D. 采血频次间隔至少 2 天　E. 术前 1 天再采集 1 次

382. 不能应用血浆置换治疗的疾病是（　）

A. 真性红细胞增多症　B. 高黏滞综合征　C. 急性药物或毒物中毒　D. SLE

E. 重症肝炎

383. 下列哪种情况输血需要加温（　）

A. 输血速度 30mL/min　B. 换血疗法或输血时患者静脉痉挛　C. 受血者体内有温抗体

D. 输血 3U　E. 输注机采血小板

384. 产妇，体重 50kg，前置胎盘，分娩时失血 2000mL，在输注晶体液、胶体液、红细胞及血小板的前提下，应补充冷沉淀凝血因子的剂量为（　）

A. 20～30IU/kg　B. 30～50IU/kg　C. 10～20IU/kg　D. 15IU/kg　E. 30～40IU/kg

385. 下列哪种情况需要输新鲜血（　）

A. 血容量正常的慢性贫血患者　B. 新生儿特别是早产儿需要输血或换血

C. 需要长期或反复输血的患者　D. 器官移植者　E. 以上都不正确

386. 下列哪项不是患者大量输血后伤口渗血不止的原因（　）

A. 保存期内血小板数量及质量下降　B. V、Ⅷ因子消耗失去活性

C. 输注保存时间过久的血液　D. 过量使用血浆增量剂

E. 容易诱发 DIC 产生消耗性凝血障碍

387. 输血引起的疟疾，多数是由于（　）

A. 粒细胞　B. 血浆　C. 淋巴细胞　D. 血小板　E. 红细胞

388. 引起急性溶血反应的最小输入量是（　）

A. 1mL　B. 10mL　C. 20mL　D. 30mL　E. 40mL

389. 下列哪种成分引起输血反应的发生率最高（　）

A. 全血　B. 去白细胞悬浮红细胞　C. 悬浮红细胞　D. 浓缩血小板　E. 血浆

390. 在急性溶血性输血反应时，尿液检查可见（　）

A. 乳糜尿　B. 血尿　C. 血红蛋白尿　D. 蛋白尿　E. 颗粒管型尿

391. 下列哪项不是 TRALI 的症状和体征（　）

A. 寒战、发热　B. 呼吸急促、发绀　C. 血压下降　D. 双肺可闻及细湿啰音

E. 心脏增大

392. 关于 TRALI 的叙述，正确的是（　　）
A. 肺动脉氧分压降低、中心静脉压通常增高
B. 肺动脉氧分压正常、中心静脉压增高
C. 肺动脉氧分压增高、中心静脉压下降
D. 肺动脉契压正常、中心静脉压增高
E. 肺动脉契压降低、中心静脉压下降

393. 输血诱发的 TRALI，临床表现是（　　）
A. 咳嗽、咯白色泡沫样痰　B. 咳嗽、咯粉红色泡沫样痰
C. 咳嗽、咯非泡沫稀血水样痰　D. 呛咳、咯血　E. 干咳、无痰

394. 输血不会引起 TRALI 的血液成分是（　　）
A. 悬浮红细胞　B. 血浆　C. 全血　D. 冰冻红细胞　E. 单采血小板

395. 发热性输血反应患者在输注浓缩血小板悬液时，应禁用（　　）
A. 糖皮质激素药物　B. 阿司匹林　C. 扑尔敏　D. 异丙嗪　E. 磺胺类抗生素

396. 患者疑似发生了溶血性或细菌污染性输血反应，首先采取的措施是（　　）
A. 立即报告输血科，重测受者及供者血型、筛查意外抗体及交叉配血
B. 立即报告上级医师
C. 立即抽取受血者肝素抗凝血液，观察血浆的颜色，检测血浆游离 Hb
D. 立即核对用血申请单、血袋标签、交叉配血试验记录
E. 立即停止输血，通过静脉注射生理盐水维护静脉通道

397. 最常见的输血反应是（　　）
A. FNHTR　B. 溶血性反应　C. 枸橼酸盐中毒　D. 细菌污染
E. 循环负荷过重

398. 发生溶血反应时，护士首先应（　　）
A. 停止输血，保留余血　B. 通知医生和家属　C. 静脉注射碳酸氢钠
D. 控制感染，纠正水电解质紊乱　E. 安慰患者，消除其紧张、恐惧心理

399. 亲属之间输血容易发生 GVHD，一旦发生，死亡率高达（　　）
A. 75%　B. 80%　C. 85%　D. 90%　E. 95%

400. 血小板特异性抗体引起的输血反应是（　　）
A. FNHTR　B. PTR　C. TRALI　D. TA-GVHD　E. PTP

401. 由于输血速度过快或输血量过大导致的急性心力衰竭和肺水肿的输血反应是（　　）
A. 过敏性反应　B. 循环超负荷　C. 细菌污染反应　D. 急性溶血反应
E. FNHTR

402. 下列哪项不是迟发性输血反应（　　）
A. 过敏反应　B. 细菌污染反应　C. TA-GVHD　D. 循环超负荷
E. 枸橼酸盐中毒

403. 不属于造血调节异常所致贫血的是（　　）
A. 骨髓基质细胞受损　B. 髓外肿瘤性疾病的骨髓转移　C. 淋巴细胞功能亢进
D. 各种感染或非感染性骨髓炎　E. 造血系统恶性克隆性疾病

404. 血友病 A 交叉反应物质阳性（CRM+）的患者，主要是由于（　　）
A. Ⅷ因子分子结构异常　B. Ⅷ因子合成量减少　C. Ⅷ因子抗体存在

D. Ⅷ因子破坏增多　E. 以上均不是

405. 与 ELISA 相比，采用核酸检测技术筛查血液可使 AIDS、丙肝的窗口期分别缩短（　）
A. 11 天、58 天　B. 58 天、48 天　C. 22 天、38 天　D. 38 天、22 天
E. 48 天、11 天

406. HIV 主要感染的细胞是（　）
A. 白细胞　B. 红细胞　C. 网织红细胞　D. $CD4^+$ T 细胞　E. 巨噬细胞

407. 主要经血液传播的肝炎病毒有（　）
A. 甲型、丙型肝炎病毒　B. 甲型、戊型肝炎病毒　C. 乙型、丙型肝炎病毒
D. 乙型、戊型肝炎病毒　E. 甲型、乙型肝炎病毒

408. 污染血液的最常见细菌是（　）
A. 革兰氏阳性杆菌　B. 革兰氏阴性杆菌　C. 革兰氏阳性球菌　D. 革兰氏阳性球菌
E. 真菌

409. 下列哪种情况不是细菌污染导致的结果（　）
A. 血浆的混浊　B. 血浆有气泡　C. 血浆有溶血　D. 血浆呈乳糜状
E. 血浆有絮状物

410. 输注细菌污染的血液制品或制剂后，不会出现的临床症状是（　）
A. 寒战　B. 血压下降　C. 发热　D. 血尿　E. 少尿

411. 发现艾滋病疫情或者接到该疫情报告时，应由以下哪个机构对传染病疫情进行流行病学调查（　）
A. 卫生监督机构　B. 医疗机构　C. 卫生行政部门　D. CDC　E. 采供血机构

412. 艾滋病防治工作的方针是（　）
A. 全社会共同参与　B. 行为干预和关怀救助　C. 宣传教育
D. 政府组织领导、部门各负其责　E. 预防为主、防治结合

413. 下列哪项指标阳性，说明是 HBV 是新近感染（　）
A. HBeAg　B. IgM 抗 HBc　C. IgG 抗 HBc　D. 抗 HBe　E. HBsAg

414. HIV 进入易感细胞，下列哪种分子是细胞表面的结合受体（　）
A. CD4　B. CD3　C. CD8　D. CD34　E. CD16

415. HIV 对下列哪种理化因子不敏感（　）
A. 高压湿热消毒法　B. 75%乙醇　C. 0.2%次氯酸钠　D. 紫外线　E. 焚烧

416. 下列哪项不是急性 HIV 感染的临床表现（　）
A. 发热　B. 咽痛　C. 淋巴结肿大　D. 口腔念珠菌感染　E. 皮疹

417. HIV-1 和 HIV-2 的跨膜蛋白抗原分别是（　）
A. gp120 和 gp105　B. P24 和 P55　C. gp41 和 gp105　D. gp41 和 gp36
E. gp120 和 gp36

418. 下列哪项描述不是化学消毒剂的杀菌机制（　）
A. 与菌体蛋白结合使之变性失活　B. 能损害细胞膜或增加其通透性
C. 干扰 DNA 的复制与转录，导致细菌变异或死亡　D. 使菌体蛋白脱水凝固
E. 干扰、破坏细菌酶系统

419. 医院感染最主要的传染源是（　）
A. 各类患者　B. 病原携带者　C. 动物　D. 血液制品　E. 食物

420. 引起 T 细胞白血病和毛细胞白血病的病原微生物是（　　）
A. 梅毒螺旋体　B. 乙型肝炎病毒　C. 丙型肝炎病毒
D. 人类嗜 T 细胞病毒（HTLV）　E. 疟原虫

421. 预防输血后肝炎的最佳措施是（　　）
A. 自体输血　B. 成分输血　C. 输注辐照红细胞　D. 输注洗涤红细胞
E. 加强检测肝炎病毒标志物，采血前、后两次均使用进口试剂及设备

422. 对于 HIV/AIDS 诊断的最重要依据是（　　）
A. 临床表现　B. 经确认 HIV 抗体阳性　C. 具有高危行为　D. HIV-l p24 抗原阳性
E. HIV 初筛阳性

423. 血液筛查检验的主要目的是（　　）
A. 保证献血者的身体健康　B. 保证临床用血疗效　C. 提高血液使用的安全性
D. 保证临床及时用血　E. 保证所供血液不传播病原微生物

424. HIV 抗体检测有严格的程序，若献血者的血样经血站实验室筛查呈抗 HIV 阳性反应，实验室首先应该（　　）
A. 保密性弃血　B. 第一时间通知献血者本人　C. 把献血者姓名记录在案
D. 报告为“HIV 抗体待复检”，需送艾滋病确证实验室进行确证试验
E. 需使用原有试剂和另外一种不同检测原理（或厂家）的试剂重新检测

425. 自病原体侵入机体到临床症状最早出现的一段时间称为（　　）
A. 潜伏期　B. 前驱期　C. 传染期　D. 发病前期　E. 隔离期

426. 血液制品中病毒漏检的主要原因是（　　）
A. 病毒存活于细胞内不宜检测　B. 病毒存在于窗口期　C. 病毒抗原性太弱
D. 对病毒的灭活不够彻底　E. 检测病毒的水平有限

427. 通知 HIV 阳性献血者时，应该（　　）
A. 给予指导和咨询　B. 不必进行指导咨询　C. 只做到保密即可　D. 提供心理咨询
E. 提供技术指导

428. 虽无临床症状但要不断排除病原体，称其为（　　）
A. 不感染　B. 潜伏感染　C. 慢性病毒感染　D. 隐形感染
E. 病原微生物携带状态

429. 患者，男性，22 岁，平素体健，体检时发现 HBsAg 阳性，抗 HBc 抗体阳性，最可能的诊断是（　　）
A. 急性乙型肝炎　B. 慢性乙型肝炎　C. 无症状 HBV 携带者　D.HBV 既往感染
E. 急性肝炎恢复期

430. 患者，男性，35 岁，近一周出现发热、头痛及食欲不振，胸部及腹部出现浅红色斑丘疹，到皮肤科就诊，实验室检查：HAV IgG 抗体阳性，抗 HBsAg 抗体阳性，其余病毒性肝炎标志物阴性，梅毒螺旋体特异性抗体阳性，最可能的诊断是（　　）
A. 梅毒　B. 艾滋病　C. 急性甲型肝炎　D. 慢性甲型肝炎　E. 急性乙型肝炎

431. 普通手术室、产房、婴儿室、早产儿室、普通保护性隔离室、供应室洁净区、烧伤病房、重症监护病房属于几类环境（　　）
A. Ⅰ　B. Ⅱ　C. Ⅲ　D. Ⅳ　E. Ⅴ

432. 乙型肝炎病毒活动性复制，提示传染性高的重要血清学指标是（　　）

A. HBsAg B. HBcAg C. 抗 HBc D. HBeAg E. 抗 HBe

433. 针对 HBsAg 和 HBeAg 阳性母亲所生的婴儿进行预防 HBV 感染，下列哪项措施最有效( )

A. 乙肝免疫球蛋白+乙肝疫苗 B. 乙肝疫苗 C. 丙种球蛋白

D. 乙肝疫苗+丙种球蛋白 E. 高效价乙肝免疫球蛋白

434. 新生儿溶血病是（ ）

A. 同种主动免疫性疾病 B. 同种被动免疫性疾病 C. 血清病

D. 异种被动免疫性疾病 E. 异种主动免疫性疾病

435. 可以导致 Rh 阴性孕妇第一胎发生 HDN 的情况是（ ）

A. AIHA B. 胎儿肺部发育不全 C. 孕妇既往有输血史 D. 胎儿为早产儿

E. 妊高症

436. HDN 的临床表现和轻重缓急与哪项无关（ ）

A. 抗原性强弱 B. 个体免疫反应 C. 胎儿代偿能力 D. 产前干预措施 E. 性别

437. 孕妇发生了 RhD-HDN，若开展宫内输血应选择的血液成分是（ ）

A. O 型 RhD 阴性去白细胞悬浮红细胞

B. O 型 RhD 阳性去白细胞悬浮红细胞

C. 与患儿同型的去白细胞悬浮红细胞

D. 与母亲同型的去白细胞悬浮红细胞

E. O 型 RhD 阴性去白细胞辐照红细胞

438. 脐带血 HSC 库和卫生部根据医学发展需要批准、设置的其他类型血库是指哪种血站（ ）

A. 非常规血站 B. 非常设血站 C. 特殊血站 D. 临时血站 E. 采浆站

439. 新生儿血清总胆红素超过多少时考虑换血治疗（ ）

A. 342μmol/L B. 273μmol/L C. 308μmol/L D. 362μmol/L E. 405μmol/L

440. 前置胎盘阴道出血的特征是（ ）

A. 阴道出血伴腹痛 B. 无痛性、反复发生阴道出血 C. 阴道出血常伴外伤史

D. 宫缩时阴道出血停止 E. 阴道出血量与贫血严重程度不符

441. 边缘性前置胎盘出血多发生在（ ）

A. 孕 20 周后 B. 孕 28 周后 C. 孕 30 周后 D. 孕 33 周后 E. 孕 36 周后

442. 初孕妇，妊娠 30 周，头痛一周入院，BP 160/120mmHg，治疗 3 天无效，晨起 6 时突然出现剧烈腹痛，腹部查体发现子宫触诊硬如板状，有压痛，最可能的诊断是（ ）

A. 先兆子宫破裂 B. 胎盘早剥 C. 胎盘前置 D. 先兆早产

E. 痉挛性子宫收缩

443. 双胎妊娠，第二胎儿娩出 10 分钟后娩出胎盘，然后产妇阴道流血不止，有血块，检查子宫轮廓不清，最可能的诊断是（ ）

A. 副胎盘残留 B. 子宫收缩乏力 C. 软产道裂伤 D. 胎盘残留

E. 凝血功能障碍

444. 关于凝聚胺交叉配血的质量控制，下列说法不正确的是（ ）

A. 低离子溶液加入后，需要静置 1～2 分钟以增加致敏时间

B. 重悬液加入后，应在 1 分钟之内观察结果

C. 交叉配血主侧不凝集，次侧凝集，患者可以输血治疗

D. 凝聚胺法交叉配血不适用于透析患者 E. 凝聚胺交叉配血法适用于黄种人群

445. 足月顺产女孩，B 型，出生后 5 天时出现面部、胸前皮肤轻度黄染；母乳喂养，吃奶好，无发热，大便黄色，肝脾不大，脐无分泌物，血清 TB 175μmol/L（10mg/dL），无贫血。产妇血型为 O 型。新生儿最可能的诊断是（　　）

A. 生理性黄疸　B. 病理性黄疸　C. HDN　D. 新生儿败血症　E. 新生儿肝炎

446. 患儿，体重 2.5kg，Hb 60g/L，为使其 Hb 提升至 120g/L，需输血（　　）

A. 20mL　B. 40mL　C. 60mL　D. 90mL　E. 120mL

[参 考 答 案]

1. C　2. D　3. E　4. D　5. C　6. C　7. C　8. D　9. C　10. C　11. C　12. C　13. C　14. C　15. E
16. E　17. D　18. E　19. C　20. A　21. C　22. D　23. D　24. C　25. C　26. A　27. C　28. D
29. C　30. E　31. D　32. C　33. C　34. B　35. E　36. E　37. B　38. B　39. C　40. A　41. E
42. C　43. B　44. E　45. B　46. A　47. D　48. B　49. B　50. C　51. A　52. B　53. D　54. A
55. D　56. D　57. A　58. B　59. D　60. D　61. B　62. D　63. A　64. B　65. A　66. E　67. A
68. C　69. D　70. C　71. E　72. B　73. D　74. B　75. C　76. E　77. C　78. A　79. D　80. C
81. C　82. C　83. A　84. C　85. B　86. C　87. C　88. D　89. E　90. C　91. C　92. C　93. C
94. B　95. E　96. D　97. E　98. C　99. B　100. A　101. B　102. C　103. B　104. A　105. E
106. E　107. E　108. A　109. A　110. D　111. D　112. E　113. B　114. C　115. C　116. D
117. D　118. C　119. C　120. B　121. D　122. A　123. D　124. D　125. A　126. E　127. D
128. E　129. D　130. A　131. B　132. B　133. A　134. B　135. C　136. D　137. C　138. B
139. C　140. D　141. D　142. B　143. B　144. B　145. A　146. E　147. D　148. A　149. C
150. B　151. B　152. B　153. C　154. B　155. C　156. E　157. B　158. B　159. D　160. C
161. A　162. C　163. C　164. D　165. A　166. A　167. C　168. B　169. E　170. A　171. D
172. D　173. E　174. C　175. A　176. B　177. C　178. E　179. E　180. A　181. A　182. A
183. D　184. E　185. D　186. A　187. E　188. E　189. A　190. E　191. C　192. D　193. E
194. D　195. B　196. C　197. D　198. B　199. C　200. B　201. D　202. C　203. D　204. D
205. A　206. E　207. C　208. B　209. A　210. E　211. C　212. B　213. E　214. B　215. A
216. D　217. B　218. B　219. A　220. A　221. E　222. B　223. D　224. C　225. B　226. E
227. C　228. A　229. E　230. C　231. E　232. D　233. C　234. B　235. D　236. A　237. E
238. A　239. B　240. E　241. C　242. D　243. B　244. C　245. B　246. E　247. C　248. C
249. E　250. E　251. A　252. E　253. E　254. D　255. B　256. C　257. A　258. A　259. E
260. C　261. C　262. D　263. C　264. C　265. A　266. C　267. A　268. D　269. A　270. C
271. E　272. B　273. D　274. C　275. A　276. A　277. D　278. A　279. D　280. A　281. D
282. C　283. C　284. E　285. A　286. A　287. D　288. C　289. A　290. C　291. D　292. A
293. B　294. D　295. C　296. E　297. B　298. B　299. E　300. B　301. B　302. C　303. C
304. A　305. C　306. C　307. E　308. C　309. E　310. D　311. D　312. B　313. C　314. E
315. C　316. B　317. A　318. C　319. B　320. E　321. B　322. E　323. C　324. D　325. C
326. E　327. C　328. D　329. C　330. A　331. D　332. B　333. E　334. D　335. B　336. C
337. A　338. E　339. C　340. A　341. A　342. E　343. D　344. A　345. E　346. A　347. C
348. A　349. D　350. B　351. D　352. B　353. C　354. C　355. D　356. A　357. B　358. B

359. B　360. B　361. A　362. B　363. E　364. A　365. B　366. C　367. A　368. D　369. C
370. D　371. D　372. A　373. E　374. E　375. B　376. D　377. D　378. E　379. A　380. A
381. E　382. A　383. B　384. B　385. B　386. C　387. E　388. B　389. A　390. C　391. E
392. A　393. C　394. D　395. B　396. E　397. A　398. A　399. D　400. E　401. B　402. C
403. E　404. A　405. A　406. D　407. C　408. B　409. D　410. D　411. D　412. E　413. B
414. A　415. C　416. D　417. D　418. C　419. A　420. D　421. A　422. B　423. C　424. E
425. A　426. B　427. A　428. E　429. C　430. A　431. B　432. D　433. A　434. B　435. C
436. E　437. E　438. C　439. A　440. B　441. E　442. B　443. B　444. C　445. A　446. D

（庞桂芝　谷川莎）

第二章　多项选择题

1. 下列选项哪些是清蛋白的生理功能（　　）
A. 维持和调节胶体渗透压　B. 运输作用　C. 解毒作用　D. 免疫作用　E. 营养供给
2. 血浆蛋白的主要功能包括（　　）
A. 对酸碱有缓冲作用　B. 维持血浆胶体渗透压　C. 营养、免疫作用
D. 参加多种物质运输　E. 凝血和抗凝作用
3. 关于血浆蛋白的功能，下列叙述正确的是（　　）
A. 防止凝血紊乱　B. 保持渗透压和体液平衡　C. 运输 O_2 和 CO_2　D. 预防某些传染病
E. 作为运输载体，运输各种生理活动所必需的物质
4. 下列哪些选项是血液的功能（　　）
A. 运输营养物质、氧代谢产物、激素等物质　B. 缓冲作用　C. 防御功能
D. 生理止血功能　E. 调节功能
5. 下列哪些选项是引起系统误差的原因（　　）
A. 试验前仪器未校正　B. 受试者个体差异　C. 测量者感官障碍
D. 多人参与的标准不统一　E. 以上均正确
6. 医学科研设计中的基本原则包括（　　）
A. 重复　B. 单一　C. 均衡　D. 随机　E. 对照
7. 下列哪些描述可以用来评价信息的有效性（　　）
A. 时间是否及时　B. 质量是否准确　C. 数量是否适当　D. 内容是否适用
E. 执行是否容易
8. 下列哪些药品可作为红细胞冻存保护剂（　　）
A. 腺嘌呤　B. ATP　C. 甘油　D. 羟基淀粉　E. DMSO
9. 关于补体成分，叙述正确的是（　　）
A. 补体蛋白以“C”命名　B. 补体不易变性　C. 具有热不稳定性
D. 56℃ 30分钟可被破坏　E. 可在4℃条件下保存，随着保存时间的延长活性下降
10. 对于补体系统的描述，正确的是（　　）
A. 补体存在于正常人和动物的血浆和组织液中
B. 补体活化后的产物一般不具有生物学效应　C. 补体具有三条既独立又交叉的活化途径
D. 补体不具有酶的活性，激活前可以未活化的酶原形式存在
E. 补体是一组不耐热的球蛋白，在56℃ 30分钟即可失活
11. 热原具有的特性是（　　）
A. 耐热性　B. 超滤性　C. 水溶性　D. 不挥发性　E. 毒性
12. 输血的目的是恢复或提高（　　）
A. 携 O_2 功能　B. 血容量　C. 免疫功能　D. 解毒功能　E. 凝血因子
13. CPDA 指的是（　　）
A. 肝素　B. 腺嘌呤　C. 枸橼酸和枸橼酸钠　D. 葡萄糖　E. 磷酸二氢钠
14. CPDA 保存剂的配方中含有（　　）

A. 枸橼酸　B. 磷酸氢二钠　C. 腺嘌呤　D. 庆大霉素　E. 肝素钠

15. 医院Ⅲ类环境空气消毒可采用（　　）

A. 静电吸附式消毒器　B. 中草药消毒剂　C. 紫外线　D. 臭氧　E. 熏蒸或喷雾

16. 关于血浆蛋白的生理功能，下列哪些描述是正确的（　　）

A. 降低 pH 值作用　B. 参与机体的免疫功能　C. 形成胶体渗透压，维持细胞内外水平衡　D. 参与生理止血作用　E. 营养储备功能

17. cDNA 合成的过程包括（　　）

A. RNA 提取、纯化　B. 使用酶或碱除去杂化双链上的 RNA　C. 反转录酶催化 dNTP 在 RNA 模板指引下的聚合，生成 RNA/DNA 杂化双链　D. 转录　E. 以 DNA 单链为模板，Klenow 片段催化 dNTP 聚合

18. 具有抗体活性的球蛋白的是（　　）

A. IgG　B. IgA　C. IgE　D. IgD　E. IgM

19. IgM 类抗体反应较强的温度是（　　）

A. 0℃　B. 室温　C. 56℃　D. 37℃　E. 4℃

20. 根据重链二硫键数目和位置的不同，可以将人类 IgG 分为（　　）

A. IgG1　B. IgG2　C. IgG3　D. IgG4　E. IgG5

21. 抗原具有的特性是（　　）

A. 致热原性　B. 可溶性　C. 免疫原性　D. 反应原性　E. 可识别性

22. 血型抗原决定簇可分为（　　）

A. 蛋白类决定簇　B. 氨基酸决定簇　C. 糖类决定簇　D. 磷酸根决定簇　E. 金属离子决定簇

23. 临床常用的红细胞制剂主要包括（　　）

A. CRC　B. CRCs　C. WRC　D. LPRC　E. FTRC

24. 在血型鉴定中可见反应包括（　　）

A. 混浊反应　B. 沉淀反应　C. 凝集反应　D. 显色反应　E. 溶血反应

25. 下列哪些是造成 ABO 正定型错误的原因（　　）

A. 红细胞上抗原位点过少或抗原性减弱　B. 各种原因引起的红细胞溶解　C. 受检者血清中缺乏应有的抗 A 或抗 B 抗体　D. 红细胞膜有遗传性或获得性异常　E. 细菌污染或遗传因素引起多凝集或全凝集

26. ABO 血型鉴定需要开展反定型的原因是（　　）

A. 防止正定型的差错　B. 可以检出不完全抗体　C. 可通过受检血清中的抗 A 或抗 B 抗体核对红细胞上的抗原　D. 可以检出 A 亚型　E. 可以检出 B 亚型

27. AB 型红细胞一定含有的抗原是（　　）

A. A 抗原　B. B 抗原　C. H 抗原　D. C 抗原　E. E 抗原

28. ABO 血型“改变”可见于的疾病是（　　）

A. 肠道腺癌　B. 白血病　C. 骨髓瘤　D. 肺炎　E. AIHA

29. AB 型血浆可作为通用型的血浆，是因为 AB 型血浆中不含（　　）

A. 抗 A 抗体　B. 抗 B 抗体　C. 抗 A, B 抗体　D. A 或 B 物质　E. H 物质

30. 根据 ABO 血型系统的遗传规律，下列叙述正确的是（　　）

A. 父母均为 A 型，其子女可能为 A 和 O 型
B. 父母分别为 B 型和正常 AB 型，其子女血型不可能出现 A 型和 O 型
C. 父母分别为 B 型和 A 型，其子女不可能出现 O 型
D. 父母分别为 O 型和 B 型，其子女可能为 B 和 O 型
E. 父母分别为 O 和 cisAB 型，其子女血型可能出现 O 型和 cisAB 型

31. O 型个体血浆中含有的成分是（　　）
A. 抗 A 抗体　B. 抗 B 抗体　C. 抗 A, B 抗体　D. 抗 H 抗体　E. H 物质

32. 关于 Rh 血型，描述正确的是（　　）
A. 红细胞血型中最复杂的一个血型系统　B. 红细胞血型 D 抗原性最强
C. Rh 系统有 40 种抗原　D. 以恒河猴（Rhe-suemonsky）的红细胞抗原而取名
E. 用一般实验方法可鉴定 D、E、e、C、c 五种抗原

33. 产妇 Rh 血型为 CCDee，丈夫为 CcDEe，其子女可能的血型为（　　）
A. CcDEE　B. CCDEe　C. ccDEE　D. CcDee　E. Ccdee

34. Rh 血型鉴定可使用的方法是（　　）
A. 酶介质法　B. 盐水法　C. 抗球蛋白法　D. 吸收试验　E. 放散试验

35. 关于 Rh 血型系统，叙述正确的是（　　）
A. 在中国汉族人群中，最常见的 Rh 血型抗体是抗 E 抗体　B. 免疫原性最强的是 D 抗原
C. 位置效应会影响 D 抗原的表达水平
D. 在中国汉族人群中，最常见的 Rh 血型抗体是抗 D 抗体
E. Rh 血型抗体一般显示剂量效应

36. 对于 Rh 阴性患者，其输血原则是（　　）
A. 同型输血　B. 异性输血　C. 自体输血　D. 异体输血　E. 配合性输血

37. 对于 RhD 阴性和其他稀有血型患者，可采用的输血方法是（　　）
A. 亲属血液输血　B. 预存式自体输血　C. 配合型输血　D. 回收式自体输血
E. 同型输血

38. 为避免弱 D 型血液引起的临床输血反应，下列叙述正确的是（　　）
A. 弱 D 型受血者的血液，做 Rh 阴性处理　B. 弱 D 型受血者的血液，做 Rh 阳性处理
C. 弱 D 型献血者和受血者的血液，均做 Rh 阴性处理
D. 弱 D 型献血者的血液，做 Rh 阳性处理　E. 弱 D 型献血者的血液，做 Rh 阴性处理

39. 在抗体筛查和交叉配血试验中，酶蛋白可增强哪些血型系统的抗原抗体检测（　　）
A. Kidd　B. ABO　C. Rh　D. MNS　E. Duffy

40. 患者意外抗体筛查检查为阳性，关于配血与输血叙述正确的是（　　）
A. 如患者自身条件允许，可采用自身输血
B. 紧急情况下，可采用经交叉配血试验凝集最弱的血液
C. 在交叉配血之前需复查患者和供者 ABO 血型，并常规检查患者 RhD 抗原
D. 可采用经交叉配血试验相合的血液
E. 受血者配血试验的血标本必须是输血前 7 天之内的

41. 可用于抗体筛查的试验方法有（　　）
A. 凝聚胺法　B. 盐水法　C. DAT　D. 酶法　E. 微柱凝集法

42. 交叉配血有利于（　　）

A. 预防发热性输血反应　B. 预防溶血性输血反应　C. 提高输血安全性
D. 预防血型鉴定差错、抄写差错　E. 预防输血后肝炎、艾滋病

43. 同种抗体引起的溶血反应常见于（　　）
A. 经产妇　B. 老人　C. 有输血史者　D. 儿童　E. 成年男性

44. 关于遗传性球形红细胞增多症（HS），需要开展的检查项目是（　　）
A. 血常规　B. 骨髓象　C. 磷酸己糖异构酶活性　D. 肝功能　E. 红细胞渗透脆性试验

45. 抗体筛查使用的试剂红细胞是（　　）
A. 2～3 人份的非混合任意 ABO 血型红细胞　B. 无凝集无溶血的细胞
C. 抗原应包括 Rh、MNS、Lewis、P、Kell、kidd、Duffy 血型系统
D. 中国人抗筛细胞应包括 Mur 抗原　E. 2～3 人份的非混合 O 型红细胞

46. 能引发溶血反应的抗体是（　　）
A. 37℃无活性的天然抗体　B. 37℃有活性的意外抗体　C. 自身温抗体
D. 37℃无活性的意外抗体　E. 自身冷抗体

47. 在交叉配血中，可能出现凝集现象的原因是（　　）
A. 真凝集　B. 假凝集　C. 自身凝集　D. 冷凝集　E. 细菌性凝集

48. 下列哪些是导致交叉配血假阳性的原因（　　）
A. 玻璃器皿严重污染　B. 血清或红细胞被细菌污染
C. 患者输入了高分子血浆代用品或静脉注射造影剂等药物
D. 患者 Fg 增高或为异常蛋白血症　E. 试验温度过高

49. 关于血液检测实验室的室内质控，一般要求（　　）
A. 使用质控品　B. 建立标准操作规程　C. 实施室间质评　D. 人员培训
E. 仪器定期校准和保养

50. 关于实验室质量控制的叙述，正确的是（　　）
A. 室内质控可定期进行　B. 室内质控品的规格需满足实验要求
C. 室间质量评价是实验室必须参加的质量活动　D. 室内质控需由专人进行实验操作
E. 应选择可发现系统误差和随机误差的室内质控规则

51. 粒细胞输注，应用时需要同时具备的几个条件（　　）
A. 中性粒细胞绝对值低于 0.5×10^9/L　B. 强有力抗生素治疗 48 小时无效
C. 有明显的细菌感染　D. 输注后细胞计数明显升高
E. 中性粒细胞绝对值低于 0.3×10^9/L

52. 粒细胞抗体引起的输血反应包括（　　）
A. PTR　B. TRALI　C. 肺微血管栓塞　D. FNHTR　E. 输血后免疫性粒细胞减少

53. HLA 抗原抗体反应主要引起的输血反应包括（　　）
A. TRALI　B. 过敏性反应　C. 肺微血管栓塞　D. PTR　E. FNHTR

54. 有效去除血液制剂中的白细胞，可以预防（　　）
A. 白细胞增多　B. PTR　C. HLA 同种免疫　D. FNHTR　E. 高白细胞性白血病

55. 关于白细胞物质代谢，描述正确的是（　　）
A. 粒细胞的线粒体很少，故糖酵解是主要的糖代谢途径　B. 中性粒细胞能从头合成脂肪酸
C. 粒细胞和单核吞噬细胞可将花生四烯酸转变成白三烯　D. 粒细胞中含有较高的组胺
E. 组胺释放参与变态反应

56. 关于 HLA 基因分型的 PCR-SBT 方法，描述正确的是（　　）
A. 采用双向测序引物对扩增片段进行测序分析
B. 检测 HLA 等位基因核苷酸多态性位点的碱基情况
C. HLA-Ⅰ类基因一般检测第 2、第 3 和第 4 外显子
D. 直接双链测序过程不存在模棱两可的结果
E. 分型结果属于高分辨分型方法

57. 机采血小板的特点（　　）
A. 含量高　B. 混杂的白细胞少　C. 可进行血小板配型　D. 止血效果差
E. 可以不用交叉配血

58. 下列哪些叙述是血小板的生理功能（　　）
A. 吞噬病原微生物，识别和杀伤肿瘤细胞　B. 释放血管活性物质
C. 维持血管内皮的完整性　D. 参与止血　E. 促进凝血

59. HPA-la 检测的临床价值适用于下列哪些人种（　　）
A. 白种人　B. 黄种人　C. 黑种人　D. 棕种人　E. 混血儿

60. 关于引起 PTR 的可能原因，正确的是（　　）
A. 发热　B. 感染　C. 产生 HLA 抗体　D. 产生 HPA 抗体　E. 产生 Rh 抗体

61. 关于 MAIPA 方法，正确的观点是（　　）
A. 使用未裂解的完整血小板　B. 该项技术敏感性强
C. 通过加入辣根过氧化物酶标记羊抗人 IgG,经酶底物显色可以检测血小板膜糖蛋白特异的同种抗体
D. 血小板先结合人的同种抗体，然后与不同的抗血小板膜糖蛋白的单克隆抗体孵育
E. 可以去除血小板非特异性抗体，尤其是 HPA 抗体，单独检测 HLA 抗体

62. 使用特异性抗体可以区分 ITP 和非免疫性血小板减少症，针对的血小板表位是（　　）
A. GPⅡb/Ⅲa　B. GPⅠa/Ⅱa　C. GPⅠb/Ⅸ　D. GPⅠa/Ⅱa 和 GPⅠb/Ⅸ　E. HLA-DR

63. 根据《医疗卫生机构医疗废弃物管理办法》的要求，盛装医疗废物的每个包装物、容器外表面应当有警示标识，中文标签的内容至少包括（　　）
A. 医疗废物产生日期　B. 明显的警示标识　C. 医疗废物产生单位
D. 医疗废物运送目的地　E. 医疗废物类别及需要的特别说明

64. 允许血液检验者在工作文件或记录上签名的条件是（　　）
A. 经过血液检测工作胜任度评估合格　B. 经过血站法定代表人核准
C. 具有三年血液检测工作经历　D. 经过血液检测工作程序培训
E. 经过签名的法律责任培训

65. 对采血环境（室内）的要求，以下说法正确的是（　　）
A. 采血室内装修和布置朴素、文雅、色调清淡
B. 采血室内应有良好的采光，室内通风良好，不可过冷、过热
C. 室内禁止安装录音机、电视机等音响设备　D. 禁止室内喧哗或有其他噪声
E. 室内空气及所用器材需要定期消毒并采样抽检

66. 下列哪些说法是正确的（　　）
A. 献血者应当按照要求出示真实的身份证明　B. 单位组织献血可以找外单位人顶替献血
C. 血站采集血液应当遵循自愿和知情同意的原则　D. 血站对献血者履行规定的告知义务

E. 血站应当建立献血者信息保密制度，为献血者保密

67. 关于免疫接种后献血的规定，下列哪些选项是正确的（ ）

A. 接受麻疹、腮腺炎、黄热病、脊髓灰质炎活疫苗最后一次免疫接种二周后

B. 风疹活疫苗、狂犬病疫苗最后一次免疫接种四周后

C. 被狂犬咬伤后经狂犬病疫苗最后一次免疫接种一年后

D. 接受动物血清者于最后一次注射四周后

E. 健康者接受乙型肝炎疫苗、甲型肝炎疫苗免疫接种需推迟一周献血

68. 献血咨询包括下列哪些工作（ ）

A. 对献血者的健康状况做出初步评价

B. 评价献血者对危险因素的理解程度

C. 对献血者进行血型、血红蛋白、乙肝表面抗原等初筛

D. 给献血者提供一个自检不合格主动退出献血或延期献血的机会

E. 回答献血者的问题，消除他们的疑虑

69. 对献血者的自我防护，以下叙述正确的是（ ）

A. 至少 4 小时内不要去掉穿刺部位上的敷料

B. 24 小时内避免剧烈运动　C. 多饮水有助于恢复血容量

D. 献血后可食用高蛋白、易消化吸收的食物

E. 部分献血者献血后有疲乏倦怠感，应立即去医院检查

70. 脐带血 HSC 库的工作职责是（ ）

A. 保证 HLA 配型要求和病原体检测无差错　B. 保证 HSC 数量和活性

C. 未经检验或检验不合格的干细胞不得提供给医疗机构　D. 保证提供的脐带血质量

E. 满足全部临床医院用血要求

71. 关于《脐带血 HSC 库管理办法》的叙述，正确的是（ ）

A. 从脐带结扎的远端采集脐带血

B. 脐带血 HSC 库的监管单位是省级人民政府卫生行政部门

C. 脐带血 HSC 干细胞库可以由当地卫生局批准建立　D. 库的存储能力需要大于 5000 份

E. 脐带血 HSC 库可以进行营利性经营

72. 关于申请或执业脐带血 HSC 库的叙述，正确的是（ ）

A. 县级卫生行政部门组织初审　B. 遵守一般血站的执业要求

C. 其“血站执业许可证”有效期为三年　D. 省级卫生行政部门组织技术审查

E. 向三甲及以上医院提供脐带血 HSC

73. 关于脐带血干细胞的叙述，正确的是（ ）

A. 脐带血采集方便且对母亲和胎儿无危险

B. 脐带血中含有大量 HSC，移植成功的概率大，成人移植应用前景广

C. 脐带血免疫系统处于比较原始阶段，免疫细胞功能尚不成熟，因而 GVHD 发生率及严重程度低于其他干细胞移植

D. 脐带血干细胞移植不要求 HLA 完全相合

E. UCB 移植后早期植活时间延迟，加强感染和出血的危险

74. 应用下列哪些药物或方法可以动员外周血干细胞（ ）

A. 化疗药物　B. 放疗　C. 克隆刺激因子　D. 同位素药物

E. 大剂量糖皮质激素类药物

75. 异基因 HSCT 后，受者血型的变化规律是（　　）

A. 转变为供者血型，预示移植成功　B. 供者血型出现在移植后的 22～42 天

C. 大约需要 80 天才能完全转变为供者血型　D. 患者既往产生的血清凝集素在移植后减少

E. 受者的血清凝集素终生携带

76. 临床输血技术规范要求（　　）

A. 术后 Hb＜100g/L　B. Hct＞30%　C. 失血量在 600mL 以下不需要输血

D. 三甲医院成分输血率达 70%以上　E. 三天之内的全血尽量不用于临床

77. 输血科建立的能覆盖临床输血全过程的质量体系文件包括（　　）

A. 质量手册　B. 管理规程　C. 记录　D. 程序文件　E. 操作规程

78. 《单采血浆站基本标准》要求血浆站必须具有的设施设备有（　　）

A. 急救药物和基本抢救设施　B. 消防系统和紧急疏散通道与标志

C. 双路供电和畅通的通信设施　D. 血浆站基本标准规定的仪器设备

E. 供浆者的休闲和娱乐设施

79. 血站不依照规定对血液进行检测，造成危害他人身体健康后果的，应对单位判处罚金，对人的处罚是（　　）

A. 其他直接责任人员，处五年以下有期徒刑或者拘役

B. 直接负责的主管人员，处五年以下有期徒刑或者拘役

C. 法人代表，处五年以下有期徒刑或者拘役

D. 质量主管，处五年以下有期徒刑或者拘役

E. 业务主管，处五年以下有期徒刑或者拘役

80. 为做好献血服务，《血站质量管理规范》要求献血场所应有充足的设施，布局合理，以满足（　　）

A. 献血工作要求　B. 献血者的健康和安全要求

C. 志愿者的健康和安全要求　D. 公众的健康和安全要求

E. 员工的健康和安全要求

81. 《血站实验室质量管理规范》规定（　　）

A. 实验室负责人为血液检测质量的具体责任人

B. 实验室负责人为血液检测质量的第一责任人

C. 实验室负责人由血站法定代表人任命

D. 实验室负责人对血液检测全过程负责，并具体负责实验室质量体系的建立、实施、监控和持续改进

E. 实验室负责人缺席时，应指定适当的人员代行其职责

82. 血站制定质量方针和质量目标的依据包括（　　）

A. 其他血站的经营和发展情况　B. 社会经济发展的动态　C. 国际上的标准化信息

D. 医院的用血需求和献血者的要求　E. 上级卫生行政主管部门的要求

83. 询问病史的重要性体现在哪些方面（　　）

A. 掌握献血者是否曾经献过血、是否延期献血以及是否永久不能献血等情况

B. 献血者健康状况提供永久记录　C. 确定献血者本次所献血液是否合格

D. 核对从前的延期献血情况，来决定本次是否暂时延期献血

E. 献血者有意外情况或患病时，可能涉及血站，献血者的病史记录可起到保护血站的作用

84. 医疗废物放入包装物或者容器内后，不能取出的是（　　）

A. 病理性废物　B. 化学性废物　C. 药物性废物　D. 感染性废物　E. 损伤性废物

85. 下列符合《血站质量管理规范》内容的是（　　）

A. 全文共有二十个章节　B.《血站基本标准》是依据　C. 2006 年 4 月 25 日颁布

D. 血站质量管理的基本准则　E. 必须由质管人员进行批放行

86. 制定《血站实验室质量管理规范》的依据包括（　　）

A. 血站基本标准　B. 临床实验室管理办法　C. 血站管理办法

D. 病原微生物实验室生物安全管理条例　E.《中华人民共和国献血法》

87. 为消除导致献血者记录或标识差错的潜在因素，《血站质量管理规范》要求每个采血工作点独立操作设施应包括（　　）

A. 采血　B. 贴签　C. 留样　D. 热合　E. 记录

88. 依《中华人民共和国刑法》，哪些非法采集血液的行为应受到惩处（　　）

A. 非法组织他人卖血　B. 采集、制作供应血液制品事故罪　C. 非法采血

D. 强迫他人卖血　E. 非法制作、供应血液制品

89. 根据血站管理办法的规定，中心血站的职责包括（　　）

A. 开展血源招募、采供血和医疗用血的业务指导等工作

B. 对所在行政区域内采供血机构的血液进行检测

C. 承担供血区域范围内血液储存的质量控制　D. 承担卫生行政部门交办的任务

E. 对所在行政区域的中心血库进行质量控制

90.《血站质量管理规范》规定血站法定代表人应履行的职责是（　　）

A. 担任内部质量审核组组长　B. 确保资源的合理、有效配置

C. 制定和颁布血站的质量方针　D. 在各相关部门和层级建立质量目标

E. 对质量体系及其执行效果实施监控、测量、分析和改进

91. 根据《血站实验室质量管理规范》，在建立和实施标本采集程序的过程中最需要关注的是（　　）

A. 对标本采集人进行专业技术资格认定　B. 确保标本质量满足要求

C. 防止标本登记和标识发生错误　D. 采集标本应征得体检医生的同意

E. 控制标本采集前的准备和标本的标识过程

92. 关于质量管理八项原则，叙述正确的是（　　）

A. 领导作用是指组织领导者在质量管理中应负责针对组织全员培训和考核

B. 将组织针对产品的生产活动作为过程管理，有效地实现预期的结果

C. 系统管理是把相互关联的过程作为体系进行识别、理解和管理，可以提高组织实现目标的效率和效果

D. 以顾客为中心是指组织应理解顾客当前和未来的需要，满足顾客要求并尽力超越顾客的期望

E. 持续改进是指组织总体业绩的持续改进，是组织永恒的目标

93.《国家全血及成分血质量要求》（GB18469—2012）要求的成分血是（　　）

A. 单采粒细胞　B. 浓缩血小板　C. 冷沉淀凝血因子　D. 冰冻解冻去甘油红细胞

E. 浓缩粒细胞

94. 属于 ISO9000 质量管理八项原则的选项是（　　）

A. 过程方法　B. 持续改进　C. 领导作用　D. 差错管理　E. 以顾客为中心

95. 实验室应设置并标识的生物危害标志物包括（　　）

A. 洗手液　B. 有毒物质　C. 易燃易爆物质　D. 化学物质　E. 消毒水

96. 单采血浆站必须具备（　　）

A. 应急采供医疗急救用血的设施　B. 识别供浆者的身份识别系统

C. 单采血浆的大容量冷冻离心机　D. 血浆蛋白测定的仪器

E. 与业务相适应的卫生技术人员

97. 关于实验室的建筑与设施，叙述正确的是（　　）

A. 应有保证环境温度和湿度的设施，持续监控并记录环境条件

B. 消防、污水处理、医疗废物处理等设施符合国家的有关规定

C. 实验室的实验用房、辅助用房应满足血液检测工作的需求

D. 实验室不应放置易燃、易爆、剧毒和有腐蚀性等危险品

E. 实验室应配备应急电源

98. 由国际输血协会提议，并得到世界卫生组织国际红十字会和红新月会联合会、欧洲议会等众多国际组织支持的献血和输血的伦理规范包括（　　）

A. 必须让患者了解输血的益处、已知的可能存在的风险、是否有替代性治疗方法，患者有权接受或拒绝输血

B. 患者尽可能只接受临床上有效且能够提供最大安全性的某一种血液成分

C. 决定是否施行输血治疗的唯一基础是真正的临床需要

D. 除少数特殊情况可以互相公开外，献血者和受血者的姓名应互相保密

E. 如果患者及其直系亲属以前曾经献过血，应该给予患者优先输血的权利

99. 生命伦理学的主要理论是（　　）

A. 公正论　B. 公益论　C. 义务论　D. 知情论　E. 后果论

100. 伦理学的基本原则包括（　　）

A. 知情同意　B. 公正原则　C. 有益原则　D. 隐私保护　E. 代理决定权

101. 输血医学的伦理原则包括（　　）

A. 知情原则　B. 自愿献血原则　C. 无歧视原则　D. 献血商品化原则

E. 血液公共资源原则

102. 输血医学的伦理学原则涉及（　　）

A. 献血知情同意　B. 自愿无偿献血　C. 社会营销推广　D. 无监视和团结互助

E. 献血和输血安全

103. 符合国际输血协会通过的《献血和输血的伦理规范》要求的有（　　）

A. 开具输血处方不应受经济利益驱动　B. 病人有权决定是否接受异体输血

C. 使用作为公共资源的血液不应受到可及性的限制

D. 能否献血的依据是献血者健康检查要求

E. 按病人的要求输血，是输血治疗所依据的原则

104. 医患关系的特点包括（　　）

A. 患者的求医行为隐含着对医生的信任　B. 医务人员有为患者保密的义务

C. 患者求医时，医生的健康、命运与生命同时处于危险之中

D. 医患关系的患者，处于脆弱和依赖的特殊地位

E. 家长主义模型的基础是“公正”的伦理原则

105. 关于质量体系审核，表述正确的是（　　）

A. 第一方审核，是由组织自己或以组织的名义进行的审核
B. 第一方审核，是由上级组织或以上级组织的名义进行的审核
C. 第二方审核，是由组织的投资方或由他人以投资方的名义进行的审核
D. 第二方审核，是由组织的顾客或由其他人以顾客的名义进行的审核
E. 第三方审核，是由外部独立的组织进行的审核

106. 关于质量方针，符合 GB/T19001 要求的是（　　）
A. 质量方针应包含对满足要求和持续改进质量管理体系有效性的承诺
B. 质量方针应为质量目标的制定和评审提供框架　　C. 质量方针应与组织的宗旨相适应
D. 质量方针应在组织内得到沟通和理解　　E. 质量方针应由组织的最高管理者亲自制定

107. 一套完整的质量体系文件一般包括（　　）
A. 质量手册　　B. 法律法规　　C. 程序文件　　D. 记录表格　　E. 标准作业指导书

108. 根据世界反兴奋剂准则，国际输血协会规定医务人员不得参与为运动员施行血液兴奋剂服务，以下说法正确的是（　　）
A. 禁止医生鼓励、默许或为血液兴奋剂的使用提供技术支持
B. 禁止输注 EPO 和血液，包括他人的血液或运动员自体血液回输
C. 禁止输注 EPO 和他人的血液，但是从运动员自体采集的血液可以回输，前提是运动员或医生比赛正式开始前主动对此予以说明
D. 禁止输注 EPO，但是来自人源的血液可以输注，前提来源符合所在国的献血者健康检查标准
E. 禁止输注 EPO 和他人的血液，但是从运动员自体采集的血液可以回输，且运动员或医生均无须主动对此予以说明

109. 制定《采供血机构设置规划指导原则》依据的法律法规是（　　）
A.《血站管理办法》　　B.《中华人民共和国献血法》　　C.《血液制品管理条例》
D.《医疗机构临床用血管理办法（试行）》　　E.《质量体系》

110. 由国务院卫生主管部门、中国红十字会总会和总后勤部卫生部负责表彰的无偿献血奖项有（　　）
A. 无偿献血志愿服务奖　　B. 无偿献血先进部队奖　　C. 无偿献血奉献奖
D. 无偿捐献造血干细胞奖　　E. 无偿献血促进奖

111. 因应急用血需要，医疗机构临时采集血液的情况是（　　）
A. 因患者病情危重，家属要求必须输注亲属血液
B. 血站无 RhD 阴性血液的情况下采集已知 RhD 阴性家属的血液
C. 危及患者生命的急需输血，而其他医疗措施不能替代治疗
D. 边远地区的医疗机构和所在地，无血站（或中心血库）地区
E. 具备交叉配血及快速诊断方法检验乙型肝炎病毒表面抗原、丙型肝炎病毒抗体、艾滋病病毒抗体的条件

112. 血液接收、发放时需核查的内容应包括（　　）
A. 血袋编号（或条形码）　　B. 血站名称及其许可证号　　C. 血液品种　　D. 采血日期
E. 送血人员证件

113. 对于献血者，血液检测前的过程包括（　　）
A. 标本交接　　B. 标本采集　　C. 标本销毁　　D. 标本进检　　E. 标本包装与运输

114. 献血法规定无偿献血的主力军是（　　）

A. 现役军人　B. 居民　C. 国家工作人员　D. 工人　E. 高等学校在校学生

115. 无偿献血奉献奖的奖项和获奖标准为（　　）

A. 金奖，自愿无偿献血达 40 次以上的献血者

B. 铜奖，自愿无偿献血达 20 次以上的献血者

C. 金奖，自愿无偿献血达 60 次以上的献血者

D. 银奖，自愿无偿献血达 40 次以上的献血者

E. 银奖，自愿无偿献血达 30 次以上的献血者

116. 我国提倡无偿献血，其优点是（　　）

A. 献血者血液质量接近低危献血者国家标准　B. 愿意经常性献血

C. 有利于稳定献血者队伍　D. 保证充足血液供应　E. 血液质量有保证

117. 献血者的主要检测标准有哪些（　　）

A. ALT≤50U，HBsAg 阴性，HCV 抗体阴性　B. HIV 抗体阴性　C. 疟原虫阴性

D. 梅毒试验阴性　E. 胆固醇正常

118. 下列哪些情况是不能献血的（　　）

A. 感冒急性胃肠炎病愈未满一周者　B. 施行文身术后未满一年者

C. 甲型肝炎临床治愈一年后，且连续三次每次间隔一个月检验正常

D. 近五年内输注全血及血液成分者　E. 伤寒病愈未满一年者

119. 危险行为是指使人可能感染输血传染病的危险行为，属于危险行为的是（　　）

A. 卖淫　B. 男男同性恋　C. 注射毒品　D. 文身和血祭　E. 有一个性伙伴

120. 下列哪些属于高危行为（　　）

A. 男同性恋　B. 文身　C. 注射乙肝疫苗　D. 吸毒　E. 多个性伙伴

121. 有助于减少输血传播疾病的措施是（　　）

A. 强制大学生及军人献血　B. 输全血　C. 自愿无偿献血　D. 全部血液进行检测

E. 择期手术备血时准备自体血

122. 关于建立和实施检测报告签发的管理程序，正确的是（　　）

A. 最后审核和签发检测报告，以保证检测报告正确和完整

B. 签发报告前，只需对关键控制点进行检查，确保该批结果的正确性和有效性

C. 经过培训和评估可以胜任并得到授权的人员分析检测结果和判定结论

D. 检测报告至少包括检测实验室名称、标本信息、标本进检日期，检测的项目、日期、方法、结果、结论，以及检测者、复核者和检测报告签名及其时间

E. 根据既定的检验结论判定标准，对每一份检测标本做出检测结论的判定

123. 关于血液库存管理，叙述正确的是（　　）

A. 库存优化的要素包括安全储血量、用血调控、择期用血评估、相容性检测项目组合

B. 用血调控是根据申请用血的方式和病种对血液贮存时间要求，调配相应血液

C. 血液库存管理仅是血液的出入库和贮存温度的监控

D. 在保证治疗效果的前提下，用血调控的原则是按采血日期先进先出

E. 择期用血评估主要针对手术用血，是根据申请用血的各病种的实际用血情况对医生申请用血的数量及对血液贮存时间的要求进行测算，来确定由血站调配血液，平衡库存的评估手段

124. 关于质量方针和质量目标，描述正确的是（　　）

A. 体现对质量管理的追求　B. 是对服务对象的一种承诺

C. 由实验室最高管理层直接制定　D. 基于实验室自身的客观定位
E. 是上级组织质量方针和质量目标的具体细化和补充

125. 输血医学实验室的室间质量评价方法包括（　　）
A. 实验室间比对　B. 内部质控　C. 外部质量评价
D. 采用变异百分数、变异指数分值、偏差指数等进行评价　E. 培训工作人员

126. 血袋中的血液有下列情况者一律不得发出（　　）
A. 标签破损、字迹不清　B. 血袋有破损、漏血　C. 血液中有明显凝块
D. 血浆轻度乳糜　E. 血浆中有明显气泡、絮状物或粗大颗粒

127. 关于贮血冰箱，叙述正确的是（　　）
A. 严禁存放其他物品　B. 空气培养应无真菌生长　C. 每月消毒一次
D. 空气培养每月一次　E. 空气培养皿(90 mm)细菌生长菌落＜8CFU/10min 或＜200CFU/m^3

128. 在接收标本时，属于标本质量检查内容的是（　　）
A. 标本标识　B. 标本信息　C. 标本有无溶血和乳糜　D. 标本量　E. 标本抗凝剂

129. 关于核黄素光化学灭活血液成分制品中的病毒，叙述正确的是（　　）
A. 核黄素在接受了 UVA 或可见光提供的能量后，发生电子转移，使碱基鸟嘌呤氧化并形成共价加成化合物，阻止核酸的转录、复制
B. 核黄素是一种带正电荷的小分子化合物，与带负电荷的病毒核酸 G-C 碱基对及脂包膜有高度的亲和性
C. 核黄素是一种易解离的锚状链接效应化合物，其分子的锚头部分为平面多环结构，可插入核酸的螺旋结构
D. 核黄素是一种多环、平面结构的芳香族化合物，易穿透细胞膜和病毒包膜，插入病毒的核酸中
E. 可造成核酸骨架链断裂，使病毒、细菌等病原体失活

130. 输注悬浮红细胞的主要优点是（　　）
A. 一血多用　B. 抗凝剂随血浆去除　C. 利于保存　D. 以较小的容量提高携氧能力
E. 白细胞、血小板碎屑较少

131. 去白细胞输血的临床意义包括（　　）
A. 预防 PTR　B. 防止某些输血相关病毒的传播　C. 降低输血过敏反应
D. 降低 TA-GVHD 的发生率　E. 降低 FNHTR 的发生率

132. 输注去除 99.9%白细胞的红细胞，可预防的输血反应有（　　）
A. HLA 同种免疫引起的 PTR　B. 溶血性输血风险　C. FNHTR　D. TA-GVHD
E. 输血相关的 CMV 感染

133. 急性失血量达血容量的 20%～30%时，存在 Hct 下降，可选择输注（　　）
A. 晶体液和胶体液　B. 全血　C. 悬浮红细胞　D. 冷沉淀凝血因子　E. 血浆

134. 下列哪些选项是血浆置换的适应证（　　）
A. SLE　B. MM　C. ITP　D. TTP　E. 过客淋巴细胞综合征

135. 下列哪些疾病适用血浆置换（　　）
A. 血液系统疾病　B. 代谢系统疾病　C. HDN　D. 风湿免疫系统疾病
E. 肝豆状核变性等神经系统疾病

136. 下列哪些选项是 FFP 的适应证（　　）

A. 大面积烧伤　B. 严重创伤　C. 补充凝血因子Ⅷ　D. 补充血浆蛋白
E. 补充凝血因子 V

137. 关于 FFP 适应证的叙述，正确的是（　）
A. 肝病患者获得性凝血功能障碍　B. 免疫缺陷综合征
C. 大量输血伴发的凝血功能障碍　D. 用于补充患者的营养
E. 口服双香豆素药物过量引起的出血者

138. 以下哪些属于输血适应证（　）
A. 心力衰竭　B. 大出血　C. 贫血或低蛋白血症　D. 严重感染　E. 凝血异常

139. 自体输血的优点为（　）
A. 防止输血相关感染性疾病　B. 杜绝同种免疫反应及过敏反应
C. 刺激骨髓增强造血功能　D. 保护血液资源　E. 增强抵抗力

140. 自体输血的类型包括（　）
A. 预存式自体输血　B. 无偿献血　C. 亲友输血　D. 稀释性自体输血
E. 回收式自体输血

141. 下列哪些患者宜采用急性等容血液稀释（　）
A. Hb≥110g/L　B. ≥0.33　C. 估计术中出血量达全身血容量的 20%
D. 估计术中出血量超过 800mL　E. 原发性血小板增多症

142. 对患者实施自体输血，手术室能够采取的措施包括（　）
A. 血液等容稀释　B. 注射 EPO　C. 术中自体血回输　D. 稀释液维持
E. 术中控制低血压

143. 施行回收式自体输血时，回收血液的禁忌证为（　）
A. 流出的血液严重溶血　B. 血液流出血管外未超过 6 小时
C. 流出的血液疑似有癌细胞　D. 怀疑流出的血液被细菌、粪便、羊水等污染
E. RhD 阳性宫外孕急性破裂患者盆腔内的血液

144. 关于回收式自体输血的处理，正确的是（　）
A. 血液需经回收、抗凝、过滤、洗涤、浓缩等处理
B. 术中（后）回收处理的血液一般保存 24h 后回输
C. 术中（后）回收处理的血液，回输时应按同种异体血液输注常规进行操作
D. 应监测血液回输过程，并记录回输情况
E. 术中回收处理的血液，不得转让给其他患者使用

145. 关于自体输血的意义，正确的是（　）
A. 扩大血液来源　B. 缓解血液紧张状况　C. 交叉配合试验不合者禁用
D. 减少同种异体血液的需求量　E. 在一定程度上减少患者就医成本

146. 回收式自身输血可能出现的并发症（　）
A. 出血倾向　B. 血红蛋白血症　C. 败血症　D. 微血栓　E. 枸橼酸中毒

147. 输注血小板制剂的不良反应包括（　）
A. 发热　B. 循环超负荷　C. 细菌感染　D. 过敏性反应　E. 血管收缩反应

148. 与手工法相比，机器单采血小板的优点是（　）
A. 只需单个献血者就能采集 1 治疗剂量
B. 红细胞混入量少，只需 ABO 同型输注，不必开展交叉配血试验　C. 输血风险小

D. 容易达到所规定的治疗剂量　　E. 以上均不正确

149. 下列哪些是血小板输注的适应证（　　）

A. 对血浆蛋白有过敏反应　　B. 预防性输注　　C. 血小板功能异常

D. 稀释性血小板减少　　E. 血小板生成障碍引起的血小板减少

150. 输注血小板时应注意的问题是（　　）

A. 与患者及其家属充分沟通，明确输注目的及不良反应

B. 只需 ABO 同型输注，无须进行交叉配血检查

C. 避免在患者发热、咳嗽、咳痰等症状未好转前进行输血

D. 严格核对患者信息，输注过程中密切观察有无输血反应

E. 避免空腹输注血小板，避免出现低血糖的情况

151. 下列哪些临床指征可进行血小板输注（　　）

A. 不同病因引起的 PLT 低于 20×10^9/L 伴有严重的出血

B. PLT 不低，但功能异常所致严重出血

C. 大量输血致血小板稀释性减少，PLT 低于 50×10^9/L 伴有严重出血

D. PLT 低于 5.0×10^9/L，无明显出血

E. 对于白血病患者，PLT 低于 10×10^9/L 应当输血

152. 下列哪些患者需要输注洗涤红细胞（　　）

A. 输全血后发生过敏反应的严重贫血患者　　B. 需要输血的高钾血症患者

C. 肝、肾功能障碍需要输血的患者　　D. 急性外伤大失血患者

E. 输血浆后发生过敏反应的重度贫血患者

153. 关于红细胞增多症患者的静脉放血治疗，下列说法正确的是（　　）

A. 可减轻血液黏滞度　　B. 可减少出血或血栓形成危险

C. 将红细胞容积降至 0.42～0.47 较为适宜　　D. 可以部分缓解血小板及白细胞增生

E. 可继发性刺激骨髓造血

154. 红细胞悬液输注的适应证包括（　　）

A. 血容量正常的慢性贫血　　B. 妊娠期并发贫血　　C. 心肾肝功能不全

D. 儿童慢性贫血　　E. 外伤或手术引起的急性失血

155. 大量失血的定义是（　　）

A. 24 小时内失血量大于患者的估计血容量　　B. 失血量达到 2000mL 以上

C. 失血量达到 1000mL 以上　　D. 失血量达到 1500mL 以上

E. 3 小时内失血量大于患者的 1/2 估计血容量

156. 全血在保存过程中可增加的有害成分是（　　）

A. 血钾　　B. 血氨　　C. ATP　　D. 血细胞碎屑　　E. 以上均正确

157. 关于全血的缺点，说法正确的是（　　）

A. 全血由于保存损害，所以“全血不全”　　B. 血浆可引起 FNHTR

C. 全血中的白细胞抗原、血小板抗原可导致受血者产生相应的免疫抗体

D. 保存期的全血，钠、钾、氨、乳酸等成分含量高，增加患者代谢负担

E. 全血中的白细胞是传播病毒的主要成分

158. 关于全血中各种血细胞的相对密度，叙述正确的是（　　）

A. 红细胞 1.090～1.111　　B. 淋巴细胞 1.050～1.078　　C. 粒细胞 1.080～1.095

D. 血小板 1.030～1.040 E. 血浆 1.025～1.030

159. 全血输注的缺点包括（ ）

A. 大量输注全血可使患者循环超负荷、加重代谢负担

B. 容易产生同种免疫，不良反应多 C. 全血中含有的单一成分量少、不足 1 治疗剂量

D. 盲目输注浪费血源 E. 全血所有成分齐全，能抵抗感染

160. 全血输注的禁忌证包括（ ）

A. 婴幼儿、年老体弱，心功能不全的贫血患者 B. 预期须长期反复输血患者

C. 由于妊娠或输血后已产生白细胞、血小板抗体的贫血患者 D. 已产生抗 IgA 抗体者

E. 血容量正常而需要输血的贫血患者

161. 下列哪些患者不宜输用全血（ ）

A. 血容量正常的慢性贫血患者 B. 年老体弱及婴幼儿慢性贫血患者

C. 低血容量已被纠正的急性贫血患者 D. 心功能不全或心力衰竭的贫血患者

E. 可能施行骨髓移植或其他器官移植的患者

162. 全血并不“全”的原因是（ ）

A. 只对白细胞有保存作用 B. 因子Ⅷ 24 小时活性下降 50%

C. 粒细胞破坏最快，24 小时即丧失功能 D. 血液离体后，可发生“保存损失”

E. 血小板需在 20±2℃振荡条件下保存

163. 关于全血的描述，正确的是（ ）

A. 保存温度为 2～6℃ B. 在 4℃保存 1 天后，粒细胞已丧失功能

C. 保存 1 天后Ⅷ因子活性下降 50% D. 保存 3～5 天后Ⅴ因子活性下降 50%

E. 保存 12 小时后，血小板功能、活性无变化

164. 高白细胞白血病患者化疗前先行“治疗性白细胞单采术”的目的是（ ）

A. 降低血液黏滞度 B. 减轻化疗后肿瘤细胞破坏所引起的毒副反应

C. 提高化疗效果 D. 减轻化疗对骨髓造血功能的抑制作用

E. 在患者化疗后白细胞低下时，将单采所得白细胞输给患者

165. 下列哪些属于大量输血的情况（ ）

A. 24 小时内输血量达到自身总血容量以上 B. 失血速度＞150mL/min

C. 1 小时内输入＞2 单位红细胞制剂 D. 失血 1.5mL/（kg·min）达 20 分钟以上

E. 3 小时内输血量达到自身总血容量 50%以上

166. 血红蛋白尿的尿色深浅不一，如淡红色、红色、棕色或近似黑色，其颜色取决于哪些血红蛋白的相对比例（ ）

A. 氧和血红蛋白 B. 游离血红蛋白 C. 高铁血红蛋白 D. 还原血红蛋白

E. 结合珠蛋白-血红蛋白

167. 发光免疫技术的方法类型包括（ ）

A. 时间分辨荧光免疫测定 B. 化学发光免疫测定 C. 放射光偏振免疫测定

D. 化学发光酶免疫测定 E. 电化学发光免疫测定

168. 贫血是尿毒症患者的一个重要临床表现，原因是（ ）

A. 红细胞生成抑制因子潴留 B. 骨髓对铁的利用能力减弱

C. 骨髓造血功能受抑，表现为骨髓造血细胞枯竭 D. 肾脏分泌 EPO 减少

E. 大量红细胞从肾脏泄漏

169. 关于输血的注意事项，下列叙述正确的是（ ）
A. 输血前应特别注意核对血型、交叉配血结果
B. 输血前检查全血有无凝块、溶血、细菌污染等异常情况
C. 选择输血器时，应首选“Y”型标准输血器
D. 除生理盐水外，全血中不能加入任何药物或其他制品
E. 在输注时，可从输血器管路中注射一些预防输血反应的药物
170. 节约用血的措施包括（ ）
A. 自体输血 B. 及时控制出血 C. 应用血液代用品 D. 骨髓移植
E. 术中应用控制性血压技术
171. 成分输血的优点包括（ ）
A. 减少输血反应 B. 提高治疗效果 C. 减少心脏负担 D. 节约血源
E. 减低传染病危险
172. 关于单采血小板，下列描述正确的是（ ）
A. 献血者年龄控制在 18～55 周岁 B. 由受过专业培训的医护人员进行采集操作
C. 一次单采血小板的量控制在 2.5×10^{11} 以上 D. 体格检查合格的个体才能捐献血小板
E. 单采血小板输注能消除输血反应
173. 以下哪些属于输血反应（ ）
A. 发热反应 B. 细菌污染反应 C. 低血糖反应 D. 溶血反应 E. 过敏反应
174. 输血后即刻出现的反应主要有（ ）
A. 充血性心力衰竭 B. 细菌感染 C. 枸橼酸钠中毒 D. 过敏性休克反应 E. PTP
175. 常见的治疗性血液成分去除及置换术的反应是（ ）
A. 低血钙 B. 细菌污染反应 C. 心血管反应 D. 反跳反应 E. 穿刺部位水肿
176. TA-GVHD 主要受损的组织器官包括（ ）
A. 皮肤 B. 肠道 C. 骨髓 D. 肝脏 E. 肾脏
177. 常见的非免疫性输血并发症包括（ ）
A. 循环超负荷 B. 枸橼酸盐中毒 C. 细菌性输血反应 D. 高血钾症 E. GVHD
178. 关于 DIC，叙述正确的是（ ）
A. PLT$<50\times10^9$/L 或进行性下降（如为肝病、白血病 PLT$<20\times10^9$/L）是诊断依据之一
B. 发病与组织损伤、血管内皮损伤、血小板损伤及纤溶系统激活等有关
C. 一旦确诊应立即输注凝血因子和血小板
D. 以微血栓形成、凝血功能异常及微循环障碍为主要特征
E. Fg$<$1.5g/L 或进行性下降或者$>$4.0g/L（白血病及其他恶性肿瘤$<$1.8g/L，肝病$<$1.0g/L）是诊断依据之一
179. 细菌污染性输血反应的严重程度取决于（ ）
A. 细菌的种类 B. 细菌的数量 C. 细菌的毒性 D. 患者的免疫功能
E. 健康献血者的免疫功能
180. 避免严重的溶血性输血反应，保证患者输血安全，临床输血前应开展的检测项目包括（ ）
A. 受血者 ABO、RhD 血型鉴定 B. 交叉配血 C. 抗体筛查 D. 抗体效价测定
E. 供者 ABO、RhD 血型鉴定
181. 在调控体内血液凝固过程中，生理性抗凝物质起着非常重要的作用，下列哪些是生理性抗凝

物质（ ）

A. C1 抑制物 B. 枸橼酸钠 C. α_2-巨球蛋白 D. 蛋白 C E. 肝素辅因子-Ⅱ

182. 关于 AT-Ⅲ，说法正确的是（ ）

A. 具有抗凝血酶、活化因子Ⅷ的作用 B. 肝素能增强 AT-Ⅲ的生物活性

C. 输注 1U/kg 的 AT-Ⅲ可使 AT-Ⅲ活性提高 1%

D. 如果 AT-Ⅲ浓度较低，先应用 AT-Ⅲ后再用肝素

E. 若 AT-Ⅲ水平异常，提示 DIC 病理过程尚未得到控制

183. 关于手术及创伤输血的适应证，正确的是（ ）

A. 术中出现不可控渗血，确定血小板功能低下，应及时输注血小板

B. 急性大出血患者，输入大量库存全血或浓缩红细胞后，应考虑输注 FFP

C. PLT＜100×10^9/L，应考虑输注血小板

D. Hb＜70g/L，应考虑输注红细胞

E. PT 或者 APTT＞正常 3 倍，创面弥漫性渗血时应考虑输注冷沉淀凝血因子

184. 输血科医务人员预防溶血性输血反应的做法有（ ）

A. 加强责任心，避免血型和配血试验发生错误 B. 加强采贮血，成分分离等技术操作

C. 在急用 O 型血抢救时，应有配血试验及镜检 D. 发血时严格查对制度并注意血液质量

E. 输血前应受血者应用抗过敏药物治疗

185. 一患者接受了一单位红细胞后的第 7 天，发生了严重的迟发性溶血性输血反应，实验室检查可能出现的结果是（ ）

A. 尿中尿胆素原增加 B. 游离胆红素增加 C. DAT 阳性 D. 血清钙浓度降低

E. 血清结合珠蛋白降低

186. 输注白细胞后可发生不良反应包括（ ）

A. FNHTR B. 非心源性肺水肿 C. 肺微栓塞 D. GVDH E. CMV 感染

187. 急性溶血性输血反应的体征有（ ）

A. 发热 B. 休克 C. DIC D. 急性肾衰 E. 肝脾肿大

188. 通过输血传播的疾病有（ ）

A. 艾滋病 B. 回归热 C. 梅毒 D. 疟疾 E. 弓形体病

189. 下列肝炎中哪些主要是经血液传播的（ ）

A. 乙肝 B. 戊肝 C. 丁肝 D. 甲肝 E. 丙肝

190. 为严防传染病实验室感染和病原微生物的扩散，疾病预防控制机构、医疗机构的实验室和从事病原微生物试验的单位应当（ ）

A. 建立严格的监督管理制度 B. 符合国家规定的条件 C. 建立全面质量管理体系

D. 建立 ISO 质量管理体系 E. 具有符合国家规定的技术标准

191. 《医疗卫生机构医疗废弃物管理办法》禁止用于医疗废物运输的方式有（ ）

A. 航空 B. 邮寄 C. 水路 D. 铁路 E. 陆路

192. 传染病暴发、流行时，县级以上地方人民政府报经上级人民政府决定可以采取的措施为（ ）

A. 封闭或者封存被传染病病原体污染的公共饮用水源、食品和其他物品

B. 限制或停止集市、影剧演出或其他人群聚集的活动 C. 停工、停业、停课

D. 封闭可能造成传染病扩散的场所 E. 取缔一切形式的人群公共集会活动

193. 下列哪些疾病具有晚期先天梅毒特征性临床表现（ ）

A. 口腔周围皮肤放射状瘢痕　B. 树胶样肿　C. 马鞍鼻　D. 硬下疳　E. 哈钦森牙

194. 下列哪些人群属于 HIV 高危人群（　　）

A. 血友病患者　B. 静脉吸毒者　C. HIV 感染者所生的婴儿　D. 行政人员

E. 同性恋者

195. 艾滋病常见临床症状包括（　　）

A. 发热、盗汗、体重减轻　B. 反应迟钝、智力减退、精神异常　C. 恶心、呕吐、腹泻

D. 咳嗽、咳痰、胸闷气短　E. 肝、脾大

196. 下列哪些肝炎病毒是 RNA 病毒（　　）

A. 甲型肝炎病毒　B. 乙型肝炎病毒　C. 丙型肝炎病毒　D. 丁型肝炎病毒

E. 戊型肝炎病毒

197. 下列哪些是 HTLV-Ⅰ、Ⅱ型的传播途径（　　）

A. 母乳喂养　B. 性传播　C. 共用注射针头静脉吸毒　D. 输血　E. 粪-口传播

198. 下列哪些属于输血相关传染性疾病（　　）

A. 甲型病毒性肝炎　B. 乙型病毒性肝炎　C. 人类牛海绵状脑病　D. 艾滋病

E. 埃博拉出血热

199. 下列哪些是 HIV 感染者应当履行的义务（　　）

A. 接受疾病预防控制机构或者出入境检验检疫机构的流行病学调查和指导

B. 将感染或者发病的事实告知邻居　C. 采取必要的防护措施，防止他人感染

D. HIV 感染者和艾滋病病人不得以任何方式故意传播艾滋病

E. 就医时，将感染或者发病的事实如实告知接诊医生

200. 艾滋病病毒感染者和艾滋病病人应当履行的义务包括（　　）

A. 将事实如实告知接诊医生　B. 将事实如实告知单位领导

C. 不得以任何方式故意传播艾滋病　D. 接受医疗机构的流行病学调查

E. 将事实及时告知性伙伴

201. 下列哪些病毒能通过输血传播疾病（　　）

A. HIV　B. HBV　C. HCV　D. 梅毒　E. 风疹病毒

202. 艾滋病在我国流行范围广、地区差异明显、病情发展迅速，病情正从高危人群向普通人群扩散，其诊断的主要依据是（　　）

A. 临床表现　B. 体重下降　C. 感冒发烧　D. HIV 抗体检测阳性　E. 流行病史

203. 关于 HIV 感染/艾滋病的临床结局，下列哪些说法是正确的（　　）

A. 痊愈　B. 平均存活 8～10 年　C. 2～5 年内快速进展　D. 长期存活

E. 存活 15 年以上

204. 输注 4℃保存 3 天以上的血液制品或制剂，一般**不会**传播（　　）

A. 梅毒　B. 艾滋病　C. 乙型肝炎　D. 丙型肝炎　E. 戊型肝炎

205. AIDS 患者能发生继发性感染的疾病主要是（　　）

A. 弓形虫病　B. CMV 感染　C. 隐球菌脑膜炎　D. 口腔念珠菌感染

E. 卡氏肺炎

206. 关于微生物的致病性，下列描述正确的是（　　）

A. 微生物致病性是指微生物引起疾病的能力　B. 致病性有种属特异性

C. 致病能力强弱的程度称为毒力　D. 致病性有赖于细菌的侵袭力

E. 微生物引发的疾病与人体的免疫力无关

207. 如果有人感染了 HIV 病毒，正确的处理态度是（　　）

A. 加强监控　B. 我们的共同敌人是 HIV 病毒　C. 拒绝与他们来往

D. 给予他们更多的宽容、理解、支持和信任

E. 消除歧视，有助于发挥他们在预防艾滋病中的积极作用

208. 已被证明可以经输血传播的病原体是（　　）

A. 克鲁斯锥虫　B. 朊病毒　C. 甲型流感病毒（H1N1）　D. 西尼罗病毒

E. 登革病毒

209. 下列哪些为病毒感染的快速诊断（　　）

A. IgG 抗体　B. 核酸　C. IgM 抗体　D. 抗原　E. 病毒颗粒

210. 可经输血传播的传染性病原体有哪些（　　）

A. 原虫　B. 病毒　C. 支原体　D. 真菌　E. 细菌

211. 下列哪些血型系统的抗体能引起新生儿溶血病（　　）

A. ABO 血型　B. Rh 血型　C. P 血型　D. Kell 血型　E. MNS 血型

212. 关于 HDN，下列叙述正确的是（　　）

A. 免疫反应性疾病　B. ABO-HDN 易发生胆红素脑病　C. 由母体 IgG 抗体导致

D. 发生了血管外溶血　E. ABO-HDN 较常见

213. 母婴血型不合 HDN，下列哪些是新生儿换血的指征（　　）

A. 新生儿出生时 Hb＜120g/L，伴水肿，肝脾大　B. 贫血伴充血性心力衰竭

C. 血清总胆红素＞242μmol/L　D. 早产或前一胎为严重 HDN 者

E. 严重 DIC 和严重凝血障碍致出血

214. 输血相容性检测主要包括（　　）

A. ABO 血型鉴定　B. Rh 血型鉴定　C. 意外抗体筛查　D. DAT 技术　E. 交叉配血

[参 考 答 案]

1. ABCE　2. ABCDE　3. ABDE　4. ABCDE　5. ABC　6. ACDE　7. ABCD　8. CD　9. ACDE
10. ACE　11. ABCD　12. ABCDE　13. BCDE　14. ABC　15. ABCDE　16. BDE　17. ABCD
18. ABE　19. BE　20. ABCD　21. CD　22. AC　23. ACDE　24. CE　25. ABDE　26. AC
27. ABC　28. ABC　29. ABC　30. ADE　31. ABCE　32. ABDE　33. BDE　34. ABC　35. ABCE
36. ACE　37. BCDE　38. AD　39. AC　40. ACD　41. ABDE　42. BCD　43. AC　44. ABCE
45. BCE　46. BCE　47. ABCD　48. ABCD　49. ABDE　50. BCE　51. ABC　52. BDE　53. ADE
54. BCD　55. ACDE　56. ABCE　57. ABCE　58. BCDE　59. ACDE　60. ABCD　61. ABCD
62. ABCD　63. ACE　64. ADE　65. ABDE　66. ACDE　67. ABCD　68. ABDE　69. ABCD
70. ABCD　71. AB　72. CD　73. ACDE　74. ACE　75. ABCD　76. ACDE　77. ACDE
78. ABCD　79. AB　80. ABE　81. ACDE　82. BCD　83. ABDE　84. ADE　85. ACD　86. CDE
87. ABCE　88. ACDE　89. ACDE　90. BCDE　91. BCE　92. CDE　93. ABCD　94. ABCE
95. BCD　96. BCDE　97. ABCE　98. ABC　99. CE　100. BC　101. ABCE　102. ABE　103. ABC
104. ABD　105. ADE　106. ABCD　107. ACDE　108. AB　109. ABC　110. BE　111. CDE
112. ABCD　113. ABE　114. ACE　115. ABE　116. ABCDE　117. ABD　118. ABE　119. ABCD

120. ABDE 121. CDE 122. ACDE 123. ABDE 124. ABDE 125. ABDE 126. ABCE 127. ABDE 128. ABCD 129. ADE 130. ABCDE 131. ABCDE 132. ACE 133. AC 134. BCDE 135. ABDE 136. ABCE 137. ABCE 138. BCDE 139. ABCD 140. ADE 141. ABCDE 142. ACDE 143. ACD 144. ACDE 145. ABDE 146. ABCD 147. ABCDE 148. ABCD 149. BCDE 150. ACD 151. ABCDE 152. ABCE 153. ABCE 154. ABCDE 155. AE 156. ABD 157. ACDE 158. ABCE 159. ABCD 160. ABCDE 161. ABCDE 162. BCD 163. ABCD 164. BC 165. ABDE 166. BCE 167. ABDE 168. ABD 169. ABCD 170. ABCE 171. ABCD 172. ABCD 173. ABDE 174. ABCD 175. ACDE 176. ABCD 177. ABCD 178. BDE 179. ABCD 180. ABCE 181. ACDE 182. BCDE 183. ABD 184. ACD 185. ABCE 186. ABCDE 187. ABCD 188. ACDE 189. ACE 190. ABE 191. ABCD 192. ABCD 193. ABCE 194. ABCE 195. ABCD 196. ACDE 197. ABCD 198. BCDE 199. ACDE 200. ACDE 201. ABCD 202. ADE 203. BCDE 204. BCDE 205. ABCDE 206. ABCD 207. BDE 208. ABDE 209. BCDE 210. ABE 211. ABDE 212. ACDE 213. ABDE 214. ABCE

（庞桂芝　高　歌）

第三章　共用题干题

1. 患者，男，42 岁，入院诊断为胃癌，拟行手术治疗。术前血型鉴定时发现，患者红细胞与抗 A 试剂凝集，与抗 B 试剂不凝集；受检血清与 A 型、B 型试剂红细胞（Ac、Bc）均发生凝集，与 O 型试剂红细胞（Oc）不凝集。

第 1 问　实验室首选的做法是（　　）

A. 检查试剂质量　B. 使用显微镜观察试验结果　C. 重新采集标本

D. 更换所有试剂，重新进行 ABO 血型鉴定

E. 与主管医生沟通，建议患者输注 O 型红细胞

第 2 问　为了准确鉴定本案例的 ABO 血型，除进行红细胞吸收放散外，结果判定的主要试验依据是（　　）

A. 使用 A_2 试剂红细胞鉴定血清抗体　B. 使用筛查红细胞鉴定抗体

C. 使用抗 A、抗 B 血清鉴定抗原　D. 进行唾液 ABO 血型物质鉴定

E. 观察抗 A 抗体与红细胞的凝集强度

2. 使用分子生物学技术可以检测 ABO 血型基因。

第 1 问　下列选项不是 PCR 反应体系的试剂（　　）

A. 引物　B. DNA 聚合酶　C. dNTP　D. $MgCl_2$　E. NaCl

第 2 问　关于 PCR 引物的设计，叙述不正确的是（　　）

A. 引物长度以 15～30 个碱基为宜　B. 尽可能随机分布引物的碱基

C. 3′引物与扩增区对应的碱基序列相同　D. 5′引物与扩增区对应的碱基序列互补

E. 引物内部可部分形成二级结构

3. 一位 AB 型的 PTP 患者，急需输注血小板，但由于入住医院无同型血小板，而其弟弟正好是 AB 型。

第 1 问　患者弟弟献血小板年龄需要满足（　　）

A. 16 岁　B. 17 岁　C. 18 岁　D. 20 岁　E. 22 岁

第 2 问　患者弟弟近期刚注射了乙肝疫苗，下列说法正确的是（　　）

A. 不能献全血　B. 不能献血小板　C. 可以献血小板　D. 两周后才可以献血小板

E. 三个月后可以献血小板

第 3 问　若患者需要多次输注血小板，其弟弟再次献血小板至少应间隔（　　）

A. 2 周　B. 4 周　C. 6 周　D. 8 周　E. 10 周

4. 患者，男，低热，咳嗽，皮肤红丘疹，有异常性生活史，临床怀疑为艾滋病。

第 1 问　艾滋病属于什么疾病（　　）

A. 细胞免疫缺陷病　B. 体液免疫缺陷病　C. 联合免疫缺陷病

D. 获得性免疫缺陷综合征　E. 严重细菌感染

第 2 问　艾滋病的特征性免疫学异常是指（　　）

A. 选择性 T 细胞缺乏，$CD4^+/CD8^+$比值下降　B. 补体 C3、C4 轻度降低

C. 迟发性皮肤超敏反应减弱或消失　D. 血清 IgG、IgA 升高　E. EAC 花结值正常

第 3 问　艾滋病特异与非特异性的实验诊断方法为（　　）

A. 间接荧光检查 HIV 抗体　B. 病毒培养　C. T 细胞总数检查　D. CD 亚型检查

E. 以上均是

第 4 问　艾滋病的确诊试验是（　　）

A. 病毒培养　B. 直接红细胞凝集试验　C. ELISA　D. Western 印迹法　E. PCR

5. 献血前应核查献血者既往的献血记录，确保献血者年龄、献血间隔时间符合相关要求。

第 1 问　中国规定的献血年龄为（　　）

A. 16～50 岁　B. 18～60 岁　C. 18～55 岁　D. 18～50 岁　E. 16～55 岁

第 2 问　全血献血的间隔时间至少为（　　）

A. 1 个月　B. 6 个月　C. 12 个月　D. 3 个月　E. 24 个月

6. 根据《中华人民共和国刑法》的有关规定，非法采集、制作、供应血液或者血液制剂，为不符合国家规定的标准。

第 1 问　凡是危害人体健康者，处以（　　）

A. 二十年以下有期徒刑或者拘役，并处罚金　B. 十年以下有期徒刑或者拘役，并处罚金

C. 二年以下有期徒刑或者拘役，并处罚金　D. 五年以下有期徒刑或者拘役，并处罚金

E. 一年以下有期徒刑或者拘役，并处罚金

第 2 问　对人体健康造成严重危害者，处以（　　）

A. 二年以上、五年以下有期徒刑，并处罚金　B. 一年以上、二年以下有期徒刑，并处罚金

C. 五年以上、十年以下有期徒刑，并处罚金　D. 二十年以上有期徒刑，并处罚金

E. 一年以下有期徒刑，并处罚金

第 3 问　造成特别严重后果者，处以（　　）

A. 十年以上有期徒刑或者无期徒刑，并处罚金或者没收财产

B. 一年以上、二年以下有期徒刑，并处罚金或者没收财产

C. 一年以下有期徒刑，并处罚金或者没收财产

D. 五年以上、十年以下有期徒刑，并处罚金或者没收财产

E. 二年以上、五年以下有期徒刑，并处罚金或者没收财产

7. 献血前征询是献血过程的重要部分，应在医生指导下进行。

第 1 问　下列不是潜在危险行为的选项是（　　）

A. 接种乙肝疫苗　B. 多个性伙伴　C. 同性恋　D. 性服务工作者　E. 注射吸毒

第 2 问　若献血者存在潜在的危险行为，应对其采取的措施是（　　）

A. 永久屏蔽　B. 献单采血液成分　C. 家庭互助献血　D. 可以献血　E. 暂缓献血

8. 在健康征询时，献血者主诉四周前被狗咬伤并注射狂犬病疫苗。

第 1 问　此献血者可被列入（　　）

A. 可以献血　B. 永久屏蔽　C. 献单采血液成分　D. 暂缓献血　E. 家庭互助献血

第 2 问　血站建议的献血时间为（　　）

A. 最后一次狂犬病疫苗接种四周后　B. 被狗咬伤痊愈 4 周后　C. 注射狂犬病疫苗 4 周后

D. 被狗咬伤痊愈一年后　E. 经狂犬病疫苗最后一次免疫接种一年后

9. 根据国家标准，某血站每月从其制备的悬浮红细胞成分中抽取 4 袋，实施 Hct 检测。

第 1 问　此项质量活动属于（　　）

A. 质量控制　B. 标杆管理　C. 内部质量审核　D. 质量策划　E. 能力验证

第 2 问　若 4 袋中的 2 袋 Hct 检测值未达到国家标准要求，则表明（　　）

A. 该月抽取样本过程无效　B. 该月制备的全部悬浮红细胞为不合格品

C. 该月悬浮红细胞的制备过程可能发生了波动
D. 必须立即停止悬浮红细胞的制备活动，查找原因
E. 该月制备的全部悬浮红细胞中 Hct 项目合格率低于 50%

第 3 问 该血站此项质量活动所监控的对象是（ ）
A. Hct 检测方法 B. 悬浮红细胞制备过程 C. 悬浮红细胞 D. Hct
E. 成分制备部门

第 4 问 影响此项质量活动的主要科室是（ ）
A. 检验科 B. 血型参比室 C. 质控科 D. 供血科 E. 成分制备科

10. 血液中心或中心血站的检验科负责接收体采科的标本。

第 1 问 下列哪项是符合 SOP 要求的送检方式（ ）
A. 核酸标本在–20℃存放 2 个月 B. 可以接受严重溶血标本
C. 室温下送检 T 淋巴细胞计数检测的样本 D. 在一次性手套中送检留样管
E. 已存放 9 天的标本可以在 4℃进行艾滋病抗体检测

第 2 问 在标本接收过程中发现有溢漏，正确的处理方式是（ ）
A. 在工作台面打开包装盒 B. 责任心强，独自处理此事 C. 采用次氯酸钠浸泡 30 分钟
D. 采用 75%乙醇消毒 E. 用火直接烧掉标本盒

11. 某血站在贯彻 ISO9000 质量管理体系标准过程中，提出如下问题。

第 1 问 下列哪项不是 ISO9000 质量管理体系标准的质量管理原则（ ）
A. 持续改进 B. 领导作用 C. 以顾客为关注焦点 D. 质量方针和质量目标管理
E. 全员参与

第 2 问 血站应确定的管理者代表的重要职责是（ ）
A. 监控产品生产过程，并对监控结果实施分析
B. 代表最高管理者，解决质量管理体系建立和运行中的一切问题
C. 确保质量管理体系和过程得到建立实施和保持
D. 针对负责人批准中的每个过程，识别关键控制点，建立监控指标
E. 组织血站内部人员的培训与考核

第 3 问 血站在编制质量手册时，不用写入的内容是（ ）
A. 组织结构图 B. 质量管理体系的建立背景 C. 描述质量管理体系过程及其相互作用
D. 记录表单 E. 质量方针和质量目标

12. 单采血浆站必须使用单采血浆机器来采集血浆。

第 1 问 每次采集血浆量不得超过（ ）
A. 680mL B. 580mL C. 280mL D. 480mL E. 380mL

第 2 问 采集血浆时要求两次时间间隔不得少于（ ）
A. 6 个月 B. 3 个月 C. 28 天 D. 7 天 E. 14 天

13. 使用 200mL 全血分离制备浓缩红细胞成分，其残存白细胞数量的质量标准。

第 1 问 用于预防 CMV 感染或 HLA 同种免疫，残存白细胞数量应少于（ ）
A. 5.0×10^6 B. 2.0×10^6 C. 1.5×10^6 D. 1.0×10^6 E. 25×10^6

第 2 问 用于预防 FNHTR，残存白细胞含量应为（ ）
A. $\leqslant2.0\times10^6$ B. $\leqslant2.5\times10^8$ C. $\leqslant5.0\times10^6$ D. $\leqslant1.5\times10^6$ E. $\leqslant1.0\times10^6$

14. 患者，男，33 岁，有十二指肠球部溃疡病史，早晨突发头晕，心慌，呕吐 2 次，黑便 1 次。查

体：体重 50kg，面色苍白，心率 120 次/分，BP 80/50mmHg，Hct 0.28。

第 1 问 估计患者失血量约为（ ）

A. 4000mL B. 300mL C. 2000mL D. 1000mL E. 500mL

第 2 问 患者亲属欲参加互助献血，下列哪项叙述是正确的（ ）

A. 由患者所在医疗机构的护士采血，配血相合后输给患者

B. 由患者的分管医生采血，配血相合后由护士输给患者

C. 由患者的分管医生提出输血申请，医护人员采血后输注

D. 到患者所在医疗机构采血，血型配合后可直接输给患者

E. 到省卫生行政部门指定的血站采血和初复检，所献血液由血站随机调配，血站另调配合格血液输注给患者

第 3 问 若患者择期手术，预计用血量大，临床一次性输血超过多少需要到医务处履行报批手续（ ）

A. 800mL B. 1000mL C. 1200mL D. 1400mL E. 1600mL

第 4 问 若患者采用自体输血治疗，能为患者实行血液的采集和储存的部门是（ ）

A. 手术室 B. 采供血机构 C. 医院麻醉科 D. 住院病房 E. 医院输血科或血库

15. 某疾病预防控制中心准备对本地区近年来的艾滋病干预效果进行研究，拟采用一种检验方法进行评价。

第 1 问 下列哪种方法是正确的（ ）

A. 转录介导的扩增（TMA）技术 B. 应用 HIV 抗体第三代试剂盒 C. BED-CEIA 方法 D. HIV 抗体免疫印迹试验 E. 应用 HIV 抗体第四代试剂盒

第 2 问 不符合 HIV 新近感染检测要求的标本是（ ）

A. 清澈、无严重溶血标本 B. 接受过抗病毒治疗的患者样本

C. 用于新近感染检测的阳性样品数量必须占总阳性样品的 80%以上

D. 反复冻融次数小于 3 次标本 E. 新近诊断为 HIV 阳性的血样

16. 患者，男，22 岁，系 HSC 志愿捐献者，与一名急性粒细胞性白血病患者配型成功。

第 1 问 为了提高 HSC 的采集效果，医院准备给捐献者使用动员剂，正确的做法是（ ）

A. 静脉注射 CY B. 皮下注射 CFU-GM C. 静脉注射 CFU-GM D. 皮下注射 CY E. 静脉注射糖皮质激素

第 2 问 为了保证移植成功，需要采集的 $CD34^+$ 细胞数量超过（ ）

A. 0.5×10^6/kg B. 1.0×10^5/kg C. 1.0×10^6/kg D. 2.0×10^6/kg E. 2.0×10^5/kg

17. 患者，男，26 岁，近一年来有酱油色尿，晨起乏力明显，有间歇性发热，临床诊断为 PNH。

第 1 问 下列哪种情况不会诱发 PNH 发作（ ）

A. 严重感染 B. 食用菠菜 C. 妊娠分娩 D. 外伤手术 E. 饮酒疲劳

第 2 问 若患者发生严重贫血需要输血，为了防止输血诱发的急性溶血，临床主张输注的血液为（ ）

A. 悬浮红细胞 B. 辐照悬浮红细胞 C. 去白细胞红细胞 D. 洗涤红细胞 E. 全血

第 3 问 应用下列何种药物可诱发血红蛋白尿（ ）

A. 丙酸睾丸酮 B. 生理盐水 C. 氯化钾 D. 肾上腺皮质激素 E. 维生素 C

第 4 问 根治 PNH 可采用的治疗方式为（ ）

A. 血浆置换 B. 脾脏切除术 C. HSCT D. 输血 E. 红细胞置换

18. 患儿，女，11 岁，自幼贫血，被确诊为珠蛋白合成障碍性贫血。

第 1 问 为确保患儿生长发育的需要，临床首选的输血方案是（ ）

A. 中等剂量 B. 高剂量与超高剂量 C. 小剂量 D. 极小剂量 E. 不输血

第 2 问 为提高患儿生活质量，使其活动耐受性更强，临床应维持下列何种情况可避免患儿发生一系列病理性改变（ ）

A. Hb 90g/L 或 Hct＞0.28 B. Hb 150g/L 或 Hct＞0.38 C. Hb 170g/L 或 Hct＞0.42
D. Hb 110g/L 或 Hct＞0.33 E. Hb 130g/L 或 Hct＞0.35

第 3 问 长期依赖输血的患者，最常见的并发症为（ ）

A. 继发性糖尿病 B. 继发性甲亢 C. 继发性缺铁症 D. 继发性出血病
E. 继发性血色病

第 4 问 对于珠蛋白合成障碍性贫血患儿可实施（ ）

A. 自身脐带血 HSCT B. 自身骨髓移植 C. 自身外周血 HSCT
D. HLA 不相匹配同种异体 HSCT E. HLA 相匹配同种异体 HSCT

19. 患者，男，16 岁，因右下肢肌肉血肿伴关节腔出血两天入院，既往有多次发作史，其舅舅有类似病史。体检：心肺无异常，肝脾不大，右下肢大腿内侧触及一包块，压痛（血肿），右膝关节肿胀，压痛。

第 1 问 该患者应诊断为（ ）

A. 血友病 B. 过敏性紫癜 C. 血小板增多症 D. ITP E. 血小板无力症

第 2 问 患者血液中减少或缺乏的凝血因子是（ ）

A. Fg B. 凝血酶原 C. Ⅴ因子 D. Ⅶ因子 E. Ⅷ因子

第 3 问 若患者血型为 B 型、RhD 阳性，选择输注的血液应为（ ）

A. 全血 B. FFP C. 悬浮红细胞 D. 浓缩血小板 E. Fg 复合物

第 4 问 下列血液制剂中含有丰富Ⅷ因子的成分是（ ）

A. 库存全血 B. PCC C. Fg D. FP E. 冷沉淀凝血因子

20. 患者，女，35 岁，有多次妊娠史，因患肝硬化入院治疗，APTT 65s。入院后输注 FFP 600mL，输血后 1 小时，患者突然发热、干咳、气喘、紫绀、血压下降，两肺闻及细湿啰音。

第 1 问 患者最可能的诊断是（ ）

A. PTR B. 慢性心功能衰竭 C. 急性溶血性输血反应 D. TRALI
E. FFP 被细菌污染导致的菌血症

第 2 问 此类输血反应是（ ）

A. 因输血导致患者死亡的主要原因之一 B. 预后良好 C. 男性多于女性
D. 不会导致患者死亡 E. 与输血传播 HIV 感染的发生率相同

21. 患者，男，35 岁，近一个月内体重严重下降，持续性腹泻，疲乏无力，持续盗汗入院。入院检查：抗 HIV 抗体阳性，$CD4^+$ T 细胞 0.1×10^9/L。

第 1 问 根据上述情况，该患者最可能处于（ ）

A. AIDS 爆发期 B. AIDS 晚期 C. HIV 窗口期感染 D. HIV 感染隐性期
E. AIDS 活动期 F. AIDS 相关综合征期

第 2 问 HIV 的分子结构是（ ）

A. 单链 DNA B. mRNA C. 单链 RNA D. mRNA E. 双链 RNA

第 3 问 有关 HIV 蛋白，最具有抗原性的是（ ）

A. gP160　B. gP120　C. gP125　D. gP36　E. gP41　F. p24

第 4 问　下列哪项是 HIV 引起的最常见的条件性感染（　　）

A. EB 病毒感染　B. CMV 感染　C. 真菌感染　D. 风疹病毒感染

E. 卡氏肺囊虫肺炎感染　F. 单纯疱疹病毒感染

22. 患者，男，22 岁，有不洁性生活史，因外生殖器出现丘疹状硬结前来就诊，检查发现其硬结呈椭圆形，基底清晰，边缘隆起，质硬，有无痛性溃疡，初步怀疑患者为梅毒螺旋体感染。

第 1 问　如果患者是梅毒螺旋体感染，其临床症状属于梅毒的分期为（　　）

A. 一期梅毒　B. 二期梅毒　C. 潜伏期梅毒　D. 心血管梅毒　E. 神经梅毒

第 2 问　如果取该患者硬结的分泌物做涂片镜检，宜选用的检查方法是（　　）

A. 革兰氏染色后油镜检查　B. 不染色直接油镜检查　C. 暗视野显微镜检查

D. 相差显微镜检查　E. 电镜检查

第 3 问　如果标本染色后镜检，最好选择的染色法是（　　）

A. 革兰染色　B. 吉姆萨染色　C. Fantana 镀银染色　D. 亚甲蓝染色　E. 苯酚染色

第 4 问　梅毒螺旋体引起的梅毒属于下列哪种疾病（　　）

A. 呼吸道疾病　B. 消化道疾病　C. 泌尿道疾病　D. 腹腔感染性疾病

E. 性传播疾病

第 5 问　针对梅毒应该选用的治疗药物是（　　）

A. 大剂量青霉素　B. 氯喹　C. 干扰素　D. 氟康唑　E. 利巴韦林

[参 考 答 案]

（每个问题为单选答案；不同问题的答案使用“、”间隔）

1. D、A　2. E、E　3. C、C、A　4. C、A、E、D　5. C、B　6. D、C、A　7. A、E　8. D、E　9. A、D、B、E　10. C、C　11. D、C、D　12. B、E　13. E、B　14. C、E、E、E　15. C、B　16. B、D　17. B、D、E、C　18. B、E、E、E　19. A、E、B、E　20. D、A　21. F、C、F、F　22. A、C、C、E、A

（杨乾坤　化瑞芳）

第四章　案例分析题

1. 某人血型鉴定结果为：①正定型：受检红细胞与抗 A、抗 A, B 试剂反应均为“4+”，与抗 H 试剂反应为“2+”，与抗 B 试剂不反应。②反定型：受检血清与 A_1c、Bc 反应分别为“1+”、“4+”，与 A_2c、Oc 反应均为阴性。

第 1 问　患者最可能的血型是（　　）

A. A_1　B. A_2　C. B　D. B_W　E. O

第 2 问　为进一步确认，应该继续开展何种试验最有意义（　　）

A. 抗 A_1 滴定　B. 抗 A_2 滴定　C. 抗 O 滴定　D. 放散试验　E. 吸收试验

第 3 问　患者应输注哪些血型的红细胞（　　）

A. A_1 型　B. A_2 型　C. 洗涤 O 型　D. B_W 型　E. B 型

第 4 问　患者应输注哪些血型的血浆（　　）

A. A 型　B. B 型　C. O 型　D. AB 型　E. 以上都不对

第 5 问　从血型鉴定的结果看，患者可能存在哪些情况（　　）

A. 输血史　B. 妊娠史　C. 献血史　D. 血液病史　E. 用药史

2. 患者，女，67 岁，因重度贫血曾多次输血治疗，既往无输血反应史，本次入院申请输注悬浮红细胞时出现 ABO 正反定型不符。结果为：①正定型：受检红细胞与抗 B 试剂反应为“4+”，与抗 A 试剂不反应。②反定型：受检血清与 A_1c、Bc 反应分别为“3+”、“1+”，与 Oc、Pc 反应均为“2+”。

第 1 问　根据本试题血型鉴定结果，分析正反定型不符的可能原因是（　　）

A. 药物性抗体干扰　B. 细菌感染　C. 类 B 抗原　D. 同种异型抗体干扰

E. 自身抗体干扰　F. M 蛋白干扰

第 2 问　采用何种方法能消除自身抗体对血型鉴定的影响（　　）

A. 自身抗体吸收试验　B. 抗 A, B 血清吸收试验　C. 同种抗体吸收试验

D. 红细胞放散试验　E. 自身抗原吸附试验　F. IgG 抗 D 抗体吸收试验

第 3 问　关于冷反应性自身抗体，正确的描述是（　　）

A. 属于冷抗体　B. 属于 IgG 抗体　C. 属于 IgM 抗体

D. 与自身红细胞结合后可导致溶血　E. 效价较高时可以干扰血型鉴定和配血

第 4 问　本例中除考虑自身抗体外，还应当考虑（　　）

A. 年龄　B. 抗原缺乏　C. 同种异型抗体　D. AB 亚型　E. 免疫缺陷　F. 类 B 抗原

第 5 问　经谱细胞鉴定血清抗体，提示本案例血清中还存在抗 Le^b 抗体。关于 Lewis 血型抗原描述，正确的是（　　）

A. Lewis 血型抗体通常是 IgG 抗体　B. 红细胞可以合成 Lewis 抗原

C. 10 岁以后可以正确鉴定 Lewis 血型　D. 血型抗原包括 Le^a 和 Le^b 抗原

E. 6 岁以后可以正确鉴定 Lewis 血型　F. 属于组织-血型抗原

3. 患者，男，42 岁，诊断为急性白血病，既往血型鉴定为 A 型，此次发病后高热不退，WBC 持续上升，Hb 急剧下降，输血前复核血型发现与既往鉴定结果不一致，疑似 O 型。

第 1 问　血型血清学检查证实为白血病病程中的血型异常，患者 ABO、Rh、MNS 等血型抗原均发

生减弱，血型仍为 A 型。关于抗原性质的论述，正确的是（　　）

A. 抗原是能够刺激机体诱发免疫应答的物质，刺激机体后可诱发免疫反应

B. 抗原是一种大分子物质，由糖蛋白、脂多糖或脂蛋白等构成

C. 抗原是一种大分子立体构型的复杂物质，分子量通常在 1000 道尔顿以上

D. 抗原性包含反应原性和免疫原性

E. 抗原能刺激缺乏此种物质的机体，引起体液或细胞免疫应答反应

F. 半抗原是反应原，也能刺激机体产生抗体或致敏淋巴细胞

第 2 问　关于影响抗原性的因素，下列论述正确的是（　　）

A. 与种属间的抗原性有关　　B. 与同族间的抗原差异有关　　C. 与个体间的差异有关

D. 与进入途径有关　　E. 与抗原分子量的大小无关　　F. 与抗原性的强弱及刺激频率无关

第 3 问　ABH 抗原不仅存在于红细胞膜上，也不同程度地存在于很多体液内，下面哪种体液中没有 ABH 抗原（　　）

A. 唾液　B. 尿液　C. 汗液　D. 泪液　E. 胃液　F. 脑脊液　G. 精液

H. 胆汁　I. 羊水　J. 血清

第 4 问　患者家系成员间的 D、E、C 血型抗原强度比较时，发现患者的 D、E、C 抗原均减弱。Rh 血型鉴定时出现假阳性，下面哪些叙述是正确的（　　）

A. 受检细胞悬液浓度太高，与试剂血清比例失调，造成假阳性

B. 漏加和错加血清定型试剂，造成假阳性

C. 定型血清的使用方法错误，没有按说明书进行，造成假阳性

D. 定型试剂血清效价不高，没有剂量效应，造成假阳性

E. 离心后重悬细胞扣时摇动用力过度，导致弱凝集消失，造成假阳性

F. 试剂血清保存不当，引起变质，造成假阳性　　G. 多凝集细胞造成定型假阳性

H. 检测器材或试剂被污染，造成假阳性　　I. 某些疾病进展导致血型抗原性减弱，造成假阳性

J. 受检细胞已被免疫球蛋白致敏，或者样本血清中含有引起细胞凝集的因子造成假阳性

第 5 问　在 Rh 血型系统中，D 抗原性最强，D_u 抗原是 D 抗原的变异体。下面论述哪些是正确的（　　）

A. 红细胞上缺乏 D 抗原为 Rh 阴性　　B. 红细胞有 D 抗原是 Rh 阳性

C. D_u 抗原是由于 D 抗原位点数目减少所致

D. 将 D_u 型血液输给 Rh 阴性个体，有可能产生抗 D 抗体

E. 供血者为 D_u 型，应归类于 Rh 阳性　　F. 供血者为 D_u 型，应归类于 Rh 阴性

G. 受血者为 D_u 型，应归类于 Rh 阴性最为安全

H. 受血者为 D_u 型，应归类于 Rh 阳性最为安全

第 6 问　Rh、ABO 血型在临床输血中有着非常重要的意义。若受血者血浆中含有 Rh 抗体，在输入含相应抗原的血液后，将引起严重的溶血性输血反应，输血科工作人员应该掌握 Rh 血型抗原和抗体的特性。下面论述正确的是（　　）

A. Rh 抗原强弱次序是 D＞E＞c＞C＞e　　B. Rh 抗体主要通过输血或妊娠而产生

C. Rh 阴性个体接受单一的 Rh 阳性血液后，可能产生抗 D 抗体

D. Rh 抗体一般在初次免疫后 2～6 个月内出现

E. Rh 阴性个体经初次免疫后的再次免疫，在 3 周内抗体浓度可达最高峰

F. Rh 抗体全部是 IgG 型

G. 除了抗 D 抗体以外，常见的 Rh 抗体尚有抗 E、抗 C、抗 e、抗 c 等抗体

第 7 问　白血病导致血型抗原减弱一般是短期的，随着病情的缓解可恢复，所以应注意患者血型的变化。当血型抗原减弱导致定型困难时，需做的试验是（　　）

A. 重做 ABO 正反定型　B. 唾液血型物质检测　C. 吸收放散试验　D. H 抗原积分测定

E. 必要时检查患者 Rh 和 MNS 血型抗原的强弱　F. DAT 试验

G. 患者血清与试剂红细胞及自身细胞反应

第 8 问　红细胞膜上含有复杂的糖和脂链状结构分子，特异性糖决定着 ABO 的抗原种类。构成 ABO 血型抗原的糖分子有（　　）

A. 乳糖　B. D-半乳糖　C. *N*-乙酰-D-半乳糖胺　D. *N*-乙酰-D-葡萄糖胺　E. L-岩藻糖

F. 单糖

4. 患者，男，50 岁，体重 60kg，确认为双侧股骨头坏死，心肺功能正常，无其他器质性病变疾病，血型为 A 型 RhD 阴性，既往无输血史，欲进行双髋关节置换。

第 1 问　为保证其输血需求，一般可进行的操作是（　　）

A. 开展稀释式自体输血　B. 开展预存式自体输血

C. 开展稀释式自体输血与预存式自身输血　D. 开展回收式自体输血

E. 积极从血液中心调配 RhD 阴性血液　F. 从患者亲属中选择献血者

第 2 问　Rh 抗原的血清学活性取决于红细胞上存在的成分是（　　）

A. 磷脂　B. 糖基化蛋白　C. 重糖基化蛋白　D. 脂蛋白

第 3 问　RhD 抗原是红细胞表面的蛋白质分子，其分子量为（　　）

A. 4400　B. 30000　C. 43000　D. 93000　E. 50000

第 4 问　在 Rh 血型中，抗原性强弱顺序为（　　）

A. c>C>D>E>e　B. D>C>E>c>e　C. E>D>C>c>e　D. D>E>c>C>e

E. D>C>E>e>c

第 5 问　RhD 阴性患者输注一个单位 RhD 阳性的血液，产生抗 D 抗体的概率为（　　）

A. 5%～25%　B. 26%～50%　C. 51%～75%　D. 76%～85%　E. 100%

第 6 问　Rh 抗体具有的特点是（　　）

A. 不结合补体　B. 分子量小可透过胎盘　C. 反应最适温度为 37℃

D. 可造成溶血性输血反应　E. IgG 抗体分子主要为 IgG1 和 IgG3 亚类

第 7 问　关于红细胞 Rh 血型中的 D_u 型，下列说法正确的是（　　）

A. 只能采用间接抗球蛋白试验鉴定为弱 D 抗原

B. D_u 型的 D 抗原较弱，输给 Rh 阴性的患者后不会诱导免疫反应产生抗 D 抗体

C. 受血者为 D_u 型，应归类于 Rh 阴性最为安全

D. D_u 型的供血者，红细胞应作为 Rh 阳性处理

E. 将 D_u 型红细胞输给具有抗 D 抗体的患者后，D_u 红细胞可以被抗 D 抗体加速破坏

第 8 问　下列哪种红细胞 Rh 抗体不存在（　　）

A. 抗 D　B. 抗 d　C. 抗 E　D. 抗 e　E. 抗 C　F. 抗 c　G. 抗 G

5. 患者因结节性甲状腺肿住院手术治疗，术前血型鉴定为 B 型 Rh 阴性，既往有过 2 次输血史和 1 次死胎史，人员疏忽，错配 B 型 RhD 阳性红细胞，手术按医嘱输入 B 型悬浮红细胞 120mL 时患者出现寒战、胸闷，呼吸困难，体温 39℃，经各方抢救受血者脱险，余血被鉴定为 B 型 Rh 阳性。

第 1 问　可以用于 Rh 血型阴性确认的方法是（　　）

A. 酶法　B. 盐水法　C. 抗球蛋白法　D. 吸收放散试验

第 2 问　D 变异型的 RhD 抗原可出现表达减弱，针对本案例的受检个体，以下哪些回答是正确的（　　）

A. 作为献血者，其红细胞可以输给 Rh 阳性患者

B. 作为献血者，其红细胞可输给 Rh 阴性且有抗 D 的患者

C. 作为受血者，可接受 Rh 阳性的红细胞　D. 作为受血者可接受 Rh 阴性的红细胞

E. 无论作为献血者还是受血者，均不受限

6. 患者，女，42 岁，G_2P_2，因患再生障碍性贫血多年，需要反复输血，半个月前曾发生过输血寒战、发热、酱油色尿。本次住院查明原因和治疗。

第 1 问　该患者需进行哪些血型血清学试验（　　）

A. 血型鉴定　B. 交叉配合试验　C. 直接抗球蛋白试验

D. 患者血清与试剂红细胞反应　E. 吸收放散试验　F. 白细胞凝集试验

G. 间接抗球蛋白试验　H. 微量淋巴细胞毒试验　I. 抗体效价测定

第 2 问　实验室工作人员一定要懂得各种红细胞抗体的性质，才能有效而正确地检出各种特异性抗体。下列关于红细胞抗体性质的叙述正确的是（　　）

A. 抗 H、抗 I、抗 i、抗 M、抗 N 抗体可以是冷抗体

B. 抗 S、抗 s、抗 JK^a、抗 JK^b 抗体，主要是 IgG 抗体

C. 抗 P1、抗 Le^a、抗 Le^b，主要是 IgM 抗体　D. 绝大多数 Rh 抗体属于 IgG 抗体

E. A 型血浆中的抗 B 抗体属 IgG 抗体　F. B 型血浆中的抗 A 抗体属 IgG 抗体

G. O 型血浆中的抗 A, B 抗体大多数为 IgM 抗体

第 3 问　经鉴定患者血型为 O 型 CCDee，其血清中含有抗 c、抗 E、抗 cE 抗体。该患者血清中抗体的性质为（　　）

A. 规则抗体　B. 意外抗体　C. 冷抗体　D. 温抗体　E. 自身抗体

F. 白细胞抗体　G. 免疫性抗体

第 4 问　抗体筛查时，无论哪种方法出现阳性反应时都需要进一步进行抗体特异性鉴定，判断抗体的临床意义，给予患者配合型血液输注。在分析反应结果和确定抗体特异性时，需要考虑的情况是（　　）

A. 受检血清与每个谱细胞的反应结果　B. 受检血清与自身红细胞的反应结果

C. 受检血清与酶处理红细胞的反应结果　D. 检查、分析和比较各个反应的结果

E. 考虑溶血现象　F. 详细检查自身红细胞上的抗原，以便提示存在的相应抗体

G. 阳性反应的强弱，是否有剂量效应　H. 不用检测抗体效价

第 5 问　血清中不可能存在哪种天然抗体（　　）

A. 抗 A　B. 抗 B　C. 抗 E　D. 抗 D　E. 抗 M　F. 抗 P1

第 6 问　患者 Hb 40g/L，申请输血，交叉配合时发现盐水法主侧管凝集 2+，次侧管不凝，酶及抗球蛋白法配血主侧管凝集 2+～4+，次侧管不凝，抗球蛋白试验自身对照阴性。该患者采用哪种措施筛查相合血液最合适（　　）

A. 盐水介质配血　B. 酶法配血　C. 盐水、酶、抗球蛋白法配血　D. 微柱凝集法配血

E. 抗球蛋白法配血　F. 低离子介质法配血

第 7 问　交叉配血时下列哪些情况可引起假凝集（　　）

A. 血清蛋白紊乱　B. 球蛋白增高　C. 纤维蛋白增高

D. 加入了改变血液黏滞性的物质（如右旋糖酐等）　E. 未洗涤的红细胞与新鲜血清反应

F. 肠道革兰氏阴性杆菌感染的患者

G. 供者血清中有青霉素抗体与使用青霉素治疗的患者红细胞反应

第 8 问　以下是全血的质量控制标准，正确的（　　）

A. 外观无异常　B. 血容量，标示量±20%　C. Hct＞20%（ACD-A）

D. 无菌试验阴性　E. ABO 血型鉴定（正定、反定）　F. HBsAg 阴性　G. 丙肝抗体阴性

H. 梅毒血清学试验阳性　I. 艾滋病毒抗体阳性

第 9 问　下列哪些情况不适合输全血（　　）

A. 大手术　B. 大创伤　C. 大出血　D. 粒细胞严重减少　E. 换血

F. 血容量正常的贫血患者，特别是老年人或儿童

第 10 问　为保障输血安全，取血者与发血者均应严格核对血液质量及各项填写项目。下列哪些是不能发出血液（　　）

A. 血液外观异常　B. 红细胞层紫红色，或在红细胞层之上观察到溶血带

C. 血浆呈暗灰色、紫红色、棕色或红色　D. 在管口封口处有血液或血浆

E. 血袋标签遗失或模糊不清　F. 血液出现较大凝块

G. 无溶血、变色、气泡、凝块、标签清楚填写完整、准确

7. 患者，女，65 岁，G_3P_2，血型 A 型，腹部剧痛停止排便，排气，诊治 6 天，病情仍加重而住院。体检时 T 37.5℃，急性痛苦面容，全腹压痛，X 线片示肠梗阻，一天后 CT 扫描提示空肠脏器穿孔，急需剖腹探查，备血 800mL。

第 1 问　患者入院当天血型为 A 型，第二天交叉配血时发现血型正定型为 AB 型[与标准血清抗 A（效价 64）反应“4+”，与抗 B（效价 64）反应“1+”]，反定为 A 型，改用单克隆定型试剂检查为 A 型，抗球蛋白试验、自身对照阴性。采用哪些措施可以避免 ABO 血型鉴定的差错？（　　）

A. 在 37℃进行试验　B. 在室温（20℃左右）进行试验

C. 标准血清抗 A、抗 B 的效价应为 64、32　D. 使用单克隆定型试剂

E. 红细胞悬液浓度为 2%～5%　F. 红细胞悬液浓度为 20%　G. 先加红细胞悬液再加血清

H. 操作时不能混用滴管　I. 注意冷凝集、假凝集和细菌性凝集与真凝集的区别

J. 先加血清再加红细胞悬液

第 2 问　关于凝集反应结果的判读，正确的是（　　）

A. “1+”：一个结实大凝块，背景清晰　B. “2+”：中等大小凝块，背景清晰

C. “3+”：数个结实凝块，背景清晰　D. “4+”：小凝块，背景较混浊

E. “W+”：有微小的凝块，背景呈红色浑浊，使用显微镜观察确认

F. “mf”：混合外观凝集，少数红细胞形成较大的凝集块

G. “–”：阴性，红细胞呈游离状态，无凝集现象

第 3 问　下列哪些符合血型的遗传规律？（　　）

A. 孩子带有双亲均无的血型　B. 孩子必须得到双亲各自的一对等位基因中的一个

C. 除了双亲都带有相同基因（如 *A*）的情况下，孩子不可能带有两个相同基因（*AA*）

D. 某个基因在双亲中的一方或双方为纯合子时（*AA*），必定在孩子中表现出来

E. 夫妇双方均为 Rh 阳性，不可能有 Rh 阴性孩子

F. 夫妇双方均为 Rh 阳性，可以有 Rh 阴性孩子

第 4 问 无论是纯合子，还是杂合子，一对染色体上基因的总和称为遗传型，但是其遗传的基因却不一定都表现出来，表现出来的性状称为表型。下列叙述正确的是（ ）

A. ABO 血型有 6 种基因型，4 种表型 B. ABO 血型有 8 种基因型，4 种表型

C. ABO 血型有 36 种基因型，18 种表型 D. 基因型为 *AO*、*AA*，其表型为 A

E. ABO 血型有 32 种基因型，16 种表型 F. 基因型 *AB*，其表型为 O

G. 基因型为 *BO*、*BB*，其表型为 B H. 基因型为 *OO*，其表型为 AB

第 5 问 患者入院当天检查为 A 型，一天后血样（交叉配合用）的血型正定为 AB，反定为 A 型，单克隆定型试剂为 A 型。手术发现乙状结肠下段癌肿物已溃破，肠管粪便外漏。根据以上情况，该患者 ABO 定型出现问题的原因可能是（ ）

A. 由 ABO 标准血清质量不高造成的 B. 患者血浆蛋白紊乱造成的

C. 肠道革兰氏阴性杆菌污染血液引起的类 B 现象

D. 细菌污染造成的红细胞多凝集或全凝集现象 E. 由于冷凝集引起的非特异性凝集

F. 由于检查技术不当造成的

第 6 问 患者 Hb 70g/L，WBC 12×10^9/L，血浆蛋白及 A/G 的比例正常，要求提高 Hb 到 100g/L。该患者输血的最佳选择是（ ）

A. 去白细胞的红细胞 2U B. 去白细胞的红细胞 4U C. 去白细胞的红细胞 6U

D. 去白细胞的红细胞 8U E. 去白细胞的红细胞 10U

第 7 问 患者输血出现局部皮肤瘙痒，荨麻疹，无呼吸困难，无寒战发热。该患者出现的输血反应是（ ）

A. 发热反应 B. 溶血反应 C. 过敏反应 D. 细菌污染反应

E. 血液循环系统负荷过重 F. 栓塞

第 8 问 该患者输血反应时血压、脉搏正常，仅局部皮肤瘙痒，少量荨麻疹。针对该患者出现的输血反应，应采取措施是（ ）

A. 减低输血速度观察 B. 即刻停止输血 C. 可给予苯海拉明，异丙嗪或类固醇等

D. 即刻皮下注射肾上腺素 E. 取血袋内血液进行细菌培养（4℃、37℃、室温）

F. 输血反应相关的血型血清学试验 G. 尿血红蛋白测定

第 9 问 手术顺利，肿物切除，未发现癌肿转移病灶，术中输血 1200mL，Hb 稳定在 100g/L，Hct 30%，术后五天内发热，第五天出现黄疸。针对该患者出现的临床症状，需进行哪些检查排除溶血性输血反应？（ ）

A. 复查血型和交叉配合试验 B. 测定 Hb 和 Hct C. 直接抗球蛋白试验

D. 血清抗体筛查和鉴定 E. 血清胆红素测定 F. 血清电解质测定 G. 检测 HBsAg

H. 尿隐血试验

第 10 问 术后 2 周患者出院，出院后 7 周患者再次出现黄疸，无明显腹痛，ALT 高。此次黄疸的可能性原因是（ ）

A. 急性溶血性输血反应引起 B. 迟发性溶血性输血反应引起

C. 输血传播的肝炎疾病引起 D. 癌肿肝脏转移物引起 E. 药物性引起

F. 胆石症引起 G. 输血传播疟疾引起

第 11 问 患者既往无输血史，G_3P_2，输血前的安全检查和输血治疗应采用（ ）

A. 血型相符，交叉配合相合 B. 盐水法配血 C. 不完全抗体法配血

D. 储存式自身输血 E. 成分输血 F. 做好输血监护工作 G. 输当天新鲜全血

8. 患者，男，52岁，因右上腹部间歇疼痛伴畏寒、发热、黄疸、诊断为胆道结石伴发胆管炎，入院手术治疗。术前血型鉴定为O型，配同型血400mL，术中输血约100mL时，患者突然出现血压下降，使用升压药无效，呈不可逆休克，手术区域组织广泛渗血，抢救无效。剩余血鉴定，供者为B型，而非O型。

第1问 ABO血型鉴定为什么要做反定型？（ ）

A. 防止正定型的差错 B. 可检出不完全抗体 C. 可以检出A、B亚型

D. 可从受检血清中的抗A或抗B抗体核对红细胞上的抗原

第2问 ABO血型的特点是（ ）

A. 抗原位点少，特异性强 B. 抗原性强，抗原位点多 C. 含有意外抗体

D. 具有规则抗体 E. 在盐水介质中不凝集

第3问 ABO血型标准血清要做的检测是（ ）

A. 特异性 B. IgM抗体效价 C. IgG抗体效价 D. 亲和力 E. 冷凝集素

F. 温凝集素

第4问 正常情况下血型鉴定中有哪些可见的反应？（ ）

A. 沉淀反应 B. 缗钱状凝集反应 C. 凝集反应 D. 溶血反应 E. 自身凝集反应

第5问 在红细胞血型鉴定中出现异常反应的常见原因有（ ）

A. 红细胞为细菌免疫污染，获得性类B抗原 B. 室温冷热不适宜

C. 受损红细胞没有洗涤 D. 离心速度与时间不适宜 E. 红细胞抗原变异

F. 由于患者使用药物所致

第6问 ABH血型物质不仅存在于红细胞膜上，也不同程度存在于很多体液内。下列体液中含有ABH血型物质的是（ ）

A. 尿液 B. 汗液 C. 精液 D. 脑脊液 E. 胆汁 F. 羊水

第7问 应考虑不完全抗体因素影响交叉配血试验的是（ ）

A. 接受过输血，特别是有过输血反应者 B. 交叉配血时，发生多凝现象

C. 产妇，特别是有过HDN的患儿母亲 D. 有过死胎、死产、流产史者

E. HDN患儿换血时 F. 婴幼儿、年老体弱者

9. 全血制备出的FFP几乎含有全部凝血因子，适用于临床多种疾病的输血辅助治疗，也是制备血浆蛋白制品的原料。

第1问 全血采集后，制备FFP的方法和条件是（ ）

A. 采血后6～8小时内分离出血浆并速冻成块 B. 离心方法

C. 采血后20～24小时内分离出血浆并速冻成块 D. 免疫层析方法

E. 采血后10～16小时内分离出血浆并速冻成块 F. 化学分离方法

第2问 关于FFP的有效保存期和保存温度，描述正确的是（ ）

A. 保存期5年 B. 保存−18℃以下 C. 保存期1年 D. 保存0℃以下

E. 保存−10℃以下 F. 保存期3年

第3问 输血科或血库医护人员融化FFP的正确方法是（ ）

A. 放入水盆中，将水盆置于电炉上，边加热边融化 B. 置于4℃冰箱内融化

C. 放入水盆中，用自来水边冲边融化 D. 置于0℃融化 E. 置于室温下自然融化

F. 置于37℃水浴中融化，并轻轻摇动血袋 G. 置于血浆自动融化机（箱）中融化

第4问 FFP在输注前应目视检查外观，正常的外观是（ ）

A. 血袋无破损、无微渗漏　B. 允许有细小凝块　C. 允许有少量纤维蛋白析出
D. 有气泡、絮状物，粗大颗粒或凝块　E. 呈淡黄色，半透明，标签清晰
F. 无絮状物或粗大颗粒　G. 呈乳糜状或暗红色

第5问　FFP适用于下列哪些临床情况（　）
A. 感染性休克　B. 小儿严重营养不良　C. 肝衰竭伴发出血　D. DIC
E. 体质虚弱者　F. TTP　G. 低蛋白血症

10. 患者，女，35岁，进食新鲜蚕豆1天后出现酱油样尿，持续3天，患者面色苍白，巩膜黄染。实验室检查为：Hb 85g/L，WBC 1.1×10^9/L，PLT 198×10^9/L，Ret 3.7%，高铁血红蛋白还原率67%，G-6-PD酶活性正常。

第1问　该患者应诊断为（　）
A. 药物诱发的溶血性贫血　B. PNH　C. 蚕豆病　D. 遗传性球形红细胞增多症
E. AIHA　F. 地中海贫血

第2问　由于患者G-6-PD酶活性正常，其复查的时间段为（　）
A. 4～5个月　B. 1～2个月　C. 2～3个月　D. 5～6个月　E. 3～4个月　F. 6～7个月

第3问　患者不宜接触的药物是（　）
A. 生理盐水　B. 解热镇痛药　C. 磺胺类药　D. 抗疟药　E. 注射用水
F. 糖皮质激素

第4问　以下哪项检查也有利于本患者疾病诊断（　）
A. 红细胞渗透脆性试验　B. 血红蛋白电泳+肽链分析　C. 酸溶血试验
D. 红细胞海因小体生成试验　E. 蛇毒因子溶血试验　F. Coombs试验

第5问　该患者的治疗方法包括（　）
A. 换血疗法　B. 糖皮质激素治疗　C. 停吃蚕豆
D. 避免接触可诱发G-6-PD缺乏症溶血的药物　E. 脾切除　F. 光疗

11. 患者，女，40岁，有多次妊娠史，一周前因外伤输入2U悬浮红细胞，近日来月经量明显过多，口腔黏膜出现出血，腹痛，无肾区叩痛及血尿。

第1问　患者应诊断的输血反应是（　）
A. 迟发性溶血反应　B. 输血后紫癜　C. 输血后继发感染　D. GVHD
E. 慢性过敏反应

第2问　以下哪些检查有助于鉴别诊断（　）
A. 抗HPA-1a抗体　B. 抗HPA-1b抗体　C. 抗HPA-3a抗体　D. PLT
E. 出凝血时间　F. Ⅷ凝血因子活性

第3问　患者可施行以下哪些治疗（　）
A. 随机输注多人份血小板　B. 静注大剂量免疫球蛋白　C. 大剂量肾上腺皮质激素治疗
D. 血浆置换

第4问　输血后紫癜史患者需输血时，应选用（　）
A. 全血　B. 悬浮红细胞　C. 洗涤红细胞　D. 辐照红细胞　E. 去白红细胞

第5问　关于新生儿同种免疫性血小板减少症，下列说法不正确的是（　）
A. 由于胎儿和母亲间的血小板血型不合所致　B. 中国多为血小板特异性抗原PIA1引起
C. 通过血小板抗原鉴定和血小板抗体检测来确诊　D. 此病是一种自限性疾病

12. 患者，男，25岁，发热3天，伴乏力，自服解热镇痛药后退热，血常规示WBC 2.8×10^9/L，

RBC 及 PLT 正常。既往体健。

第 1 问 患者首先应该进行的检查是（ ）

A. 大便常规 B. 白细胞分类 C. 尿常规 D. 心电图 E. 血生化 F. 胸片

第 2 问 若患者血液生化检查正常，尿、便常规正常，血涂片白细胞分类中淋巴细胞占比为 60%，胸片、心电图均无异常。患者白细胞减少的可能原因是（ ）

A. 脾脏功能亢进 B. 急性白血病 C. 病毒感染 D. 先天性疾病

E. 系统性红斑狼疮 F. 药物影响

第 3 问 下列哪些是对患者合适的处理措施（ ）

A. 抗细菌治疗 B. 停用解热镇痛药 C. 物理降温 D. 输注粒细胞

E. 继续使用解热镇痛药物对症治疗 F. 注射粒细胞集落刺激因子

第 4 问 3 天后患者仍高热不退，伴有寒战、扁桃体肥大，上有脓点。复查血常规发现，WBC 12×10^9/L，分类中淋巴细胞为 70%，诊断应考虑为（ ）

A. 大叶性肺炎 B. 淋巴瘤 C. 中性粒细胞减少 D. 中性粒细胞缺乏

E. 化脓性扁桃体炎 F. 急性白血病

第 5 问 此时合适的处理应为（ ）

A. 广谱抗生素治疗 B. 严格消毒隔离 C. 肾上腺皮质激素治疗 D. 骨髓穿刺与活检

E. 粒细胞输注 F. 切除扁桃体

13. 女患者，37 岁，因“胎盘早剥、死胎做宫内剖宫取胎+子宫全切除术”，术后大量输血（具体不详），输血后 50 分钟突然胸闷，呼吸困难，不能平卧，咳粉红色泡沫痰，头痛，颈静脉怒张，大汗淋漓，双肺散布满湿啰音。查体 T 37℃，BP 160/95mmHg。

第 1 问 为了明确诊断，患者需要进一步开展的辅助检查为（ ）

A. 胸部照片 B. 意外抗体筛查 C. 血型鉴定 D. 心导管检查 E. 血气分析

F. 血常规检查 G. 心电图检查

第 2 问 根据病情和临床检查，患者最可能的诊断是（ ）

A. 急性肾功能衰竭 B. 急性左心衰竭 C. 急性过敏反应 D. 循环超负荷

E. 感冒 F. 急性肺炎

第 3 问 患者转院后经一般处理后病情好转，但是 PLT 12×10^9/L，伴有黏膜出血点。若患者需要进行输血治疗，应输注（ ）

A. 悬浮红细胞 B. FFP C. 新鲜全血 D. 冷沉淀凝血因子 E. 浓缩血小板

F. Ⅷ因子

第 4 问 患者当晚 9：50 输注血液成分后，次日凌晨 2：00 突然进行性呼吸困难，发绀、咳嗽、咳痰、烦躁，出汗、两肺湿啰音，心律齐，血压下降。T 38℃，血气分析：PaO_2 42mmHg，$PaCO_2$ 23mmHg。胸片示双侧肺浸润病变。该患者输血并发症应诊断为（ ）

A. 急性超负荷致左心衰 B. 急性肺栓塞 C. 含铁血黄素沉着症 D. 过敏反应

E. 细菌污染致败血症 F. 急性溶血反应 G. 输血相关急性肺损伤

第 5 问 患者治疗的主要措施应包括（ ）

A. 呼吸末正压机械通气 B. 应用肾上腺皮质激素 C. 应用利尿剂 D. 应用抗组胺药

E. 应用肺泡表面活性剂 F. 输注 FFP 扩容

14. 患者，女，24 岁，确诊为甲状腺功能亢进症一月余，服他巴唑等治疗 20 天，咽痛、发热 5 天。查体：T 40.2℃，两侧甲状腺弥漫性肿大，两侧扁桃体均Ⅲ度肿大，明显充血。辅助检查：Hb 126g/L，

WBC 0.9×10^9/L，PLT 158×10^9/L，N 50%，L 50%，血细菌培养（－）。

第 1 问 该患者可明确诊断为（ ）

A. 急性扁桃体炎 B. 败血症 C. 甲状腺功能亢进症 D. 粒细胞减少症

E. 粒细胞缺乏症 F. 甲状腺癌

第 2 问 引起患者血常规改变的原因是（ ）

A. 感染 B. 应用他巴唑 C. 甲状腺功能亢进症 D. 甲状腺癌 E. 甲状腺炎

F. 发热

第 3 问 患者血常规改变的原因是（ ）

A. 粒细胞成熟障碍 B. 免疫因素破坏中性粒细胞 C. 疾病对造血干细胞的影响

D. 药物损伤造血干细胞 E. 中性粒细胞转移至边缘池

F. 中性粒细胞滞留在循环池其他部位

第 4 问 该患者的治疗原则是（ ）

A. 停用他巴唑 B. 改用其他抗甲亢药物 C. 使用 rhGM-CSF D. 使用免疫抑制剂

E. 补充造血原料 F. 防治感染

第 5 问 该患者治疗后病情好转，WBC 3.1×10^9/L，N 45%，L 55%，属于（ ）

A. 粒细胞缺乏 B. 中性粒细胞减少 C. 中性粒细胞正常 D. 淋巴细胞缺乏

E. 白细胞减少 F. 淋巴细胞减少

15. 患者，因烧伤住院治疗，查体：Ⅲ度烧伤面积 30%，Ⅱ度烧伤面积 25%。

第 1 问 患者烧伤后 2 小时的血常规结果：Hb 168g/L，WBC 11×10^9/L，PLT 310×10^9/L。初步分析患者是（ ）

A. 骨血 B. 血液浓缩 C. 无法判定是否贫血 D. 可能有其他血液疾病

E. 化验误差

第 2 问 该患者贫血的原因是（ ）

A. 红细胞渗透脆性增加 B. 烧伤组织失血 C. 更换衣服敷料出血 D. 急性失血

E. 迟发性溶血 F. 体表循环中的红细胞被破坏

第 3 问 该患者需要清创手术，输注红细胞的目的是（ ）

A. 替换破坏的红细胞 B. 补充凝血因子 C. 补充全部失血量

D. 保证手术安全和效果 E. 减轻脏器损害 F. 改善机体供氧

第 4 问 患者术后有严重感染，ALB 18g/L，G 10g/L，可以补充的血液制剂是（ ）

A. 静脉丙种球蛋白 B. 冷沉淀凝血因子 C. 白蛋白 D. FFP E. 血小板 F. 全血

第 5 问 患者创面渗出较多，血小板减少，PT、APTT 延长，可以补充的血液制剂是（ ）

A. 白蛋白 B. 全血 C. FFP D. 冷沉淀凝血因子 E. 血小板 F. 静脉丙种球蛋白

16. 患者，女，35 岁，平时体健，无肝炎史，足月产 1 男婴，产程临近结束时出现阴道出血不止，神志模糊，呼之尚能应答。

第 1 问 倘若要诊断患者为 DIC，应符合下列哪些实验室检查结果（ ）

A. PLT＜100×10^9/L 或进行性下降 B. FDP＞60mg/L C. PT 缩短或延长 5s 以上

D. FDP＞20mg/L E. 血浆 Fg＜1.25g/L 或进行性下降或＞3.0g/L

F. 血浆 Fg 含量＜1.5g/L 或进行性下降或＞4.0g/L G. PT 缩短或延长 3s 以上

H. APTT、PT 缩短或延长 10s 以上 I. 血浆 Fg＜1.0g/L 或进行性下降或＞2.0g/L

J. APTT、PT 缩短或延长 20s 以上 K. PLT＜50×10^9/L 或进行性下降

L. PLT＜20×10^9/L 或进行性下降

第 2 问　关于 DIC 发病机制、病理与病理生理特点，叙述正确的是（　　）

A. 某些因子（蛇毒）直接激活 FX 及凝血酶原

B. 微血管病性溶血是 DIC 的基本与特征性病理变化

C. 某些因子（蛇毒）直接激活 FⅡ及凝血酶

D. 组织因子释放入血，激活外源性凝血途径　　E. 血管内皮损伤导致 FX 激活 TF

F. 凝血功能障碍是 DIC 的基本与特征性病理变化

G. 组织因子类物质释放入血，激活内源性凝血途径

H. 血管内皮损伤导致 FⅫ激活及 TF 释放　　I. 微血栓形成是 DIC 的基本与特征性病理变化

J. 血管内皮损伤导致 FXⅢ激活及 AF 释放　　K. 微循环障碍是 DIC 的基本与特征性病理变化

L. 血管内皮损伤导致 FⅪ激活及 AF 释放

第 3 问　DIC 患者在输注血液制剂时具有特殊性，下列描述正确的是（　　）

A. 红细胞制剂适用于 DIC 失血过多伴有严重贫血的患者

B. 血小板制剂可在不抗凝的基础上足量输注

C. 肝素强大的抗凝作用主要在于增强 AT-Ⅲ的生物活性

D. 由于 Fg 体内半衰期短，应维持输注

E. 冷沉淀凝血因子输注须在抗凝基础上应用

F. DIC 病理过程未控制时补充含 Fg 的血液成分有一定风险　　G. DIC 病理过程中均可输注 FFP

H. DIC 的病理过程控制或未控制时均可输注血小板

I. DIC 过程尚未得到控制的患者应首选全血

J. 在 DIC 治疗过程中，血液制剂输注应放在首位

K. AT-Ⅲ水平恢复正常是 DIC 病理过程停止的有力佐证

L. AT-Ⅲ水平低时，应用肝素治疗效果最佳

17. 患者，女，33 岁，刮宫产术后 10 小时，多处出血伴少尿 12 小时，BP 85/45mmHg，腹部切口渗血，阴道出血量增多，按压宫腔，出血量约 150mL。凝血四项提示 PT 25.3s，INR 2.31，APTT 93.7s，Fg 0.80g/L，TT 23.0s。根据以上描述，患者拟诊为“刮宫产术后 DIC”。

第 1 问　为明确诊断，患者还需要做的检验项目是（　　）

A. 血流变试验　　B. FDP　　C. PLT　　D. 总胆红素定量　　E. 破碎红细胞　　F. D-D 二聚体

第 2 问　一般来说，引起 DIC 的基础疾病不包括（　　）

A. M3 型白血病　　B. 错误输血　　C. G$^-$杆菌败血症　　D. 慢性肾炎　　E. 挤压综合征

F. 血管瘤

第 3 问　关于 DIC 临床分期的叙述，正确的是（　　）

A. 晚期 DIC 是消耗性低凝期　　B. 中期 DIC 是消耗性低凝期

C. 早期 DIC 是初发性高凝期　　D. 晚期 DIC 是继发性纤溶亢进期

E. 中期 DIC 是继发性高凝期　　F. 早期 DIC 是继发性纤溶亢进期

第 4 问　关于 DIC 检验的叙述，错误的是（　　）

A. 低凝期 PLT 下降　　B. 低凝期凝血时间缩短　　C. 低凝期出现 D-二聚体

D. 高凝期凝血时间缩短　　E. 高凝期 PT、APTT 缩短　　F. 纤溶期 3P 由阳转阴

第 5 问　可用于 DIC 治疗的血液成分是（　　）

A. 洗涤红细胞　　B. Fg　　C. 单采粒细胞　　D. FFP　　E. 冷沉淀凝血因子　　F. 丙种球蛋白

18. 患者，男，36 岁，因乏力精神差 2 月余，发热 10 余天入院。查体：T 38.7℃，面色苍白，皮肤见瘀点. 瘀斑，肝脾未扪及。辅助检查：Hb 83g/L，RBC 3.1×10^{12}/L，WBC 2.7×10^9/L，PLT 46×10^9/L，N 38%，Ret 0.4%。骨髓增生低下，红系占 10%，粒系占 23%，淋巴细胞占 64%，粒红两系均无病态造血，巨核细胞未见。

第 1 问 患者诊断为再障的依据是（　　）

A. 骨髓增生减低　B. 皮肤瘀点、瘀斑　C. 发热

D. 排除引起全血细胞减少的其他疾病　E. 肝脾不大

F. 全血细胞减少、Ret 减少、淋巴细胞比例增高

第 2 问 诊断患者为非重型再障应具备的条件是（　　）

A. Hb 83g/L　B. 病史长　C. 中性粒细胞＞0.5×10^9/L　D. Ret＞15×10^9/L

E. PLT＞20×10^9/L　F. 骨髓增生减低

第 3 问 鉴别慢性再障与阵发性睡眠性血红蛋白尿的检查是（　　）

A. 染色体分析　B. 蛇毒因子溶血试验　C. CD55、CD59　D. CD13、CD33、CD34

E. 酸溶血试验　F. Coombs 试验

第 4 问 适合于本案例患者的对症治疗是（　　）

A. 控制感染　B. 护肝治疗　C. 补充叶酸、$VitB_{12}$　D. 输注同型红细胞

E. 输注同型血小板　F. 控制出血

第 5 问 下列哪些措施也可适合于本案例患者的治疗（　　）

A. 补充叶酸、$VitB_{12}$　B. 造血干细胞移植　C. 促造血治疗　D. 预防感染等的保护措施

E. 免疫抑制治疗　F. 对症治疗

19. 患者甲，女，54 岁，因面部潮红、头晕、头痛 3 年入院，确诊为真性红细胞增多症。患者乙，男，43 岁，因脑梗死入院，检查发现血小板明显增多，确诊为原发性血小板增多症。

第 1 问 真性红细胞增多症及原发性血小板增多症均属于骨髓增生性疾病。骨髓增生性疾病还包括（　　）

A. 慢性中性粒细胞白血病　B. 慢性粒细胞白血病　C. 原发性骨髓纤维化

D. 急性白血病　E. 慢性嗜酸性粒细胞白血病　F. 骨髓增生异常综合征

第 2 问 诊断真性红细胞增多症要求 Hb 达到的标准是（　　）

A. 成年男 Hb＞165g/L　B. 成年女 Hb＞185g/L　C. 成年女 Hb＞165g/L

D. 成年男 Hb＞185g/L　E. 成年女 Hb＞175g/L　F. 成年男 Hb＞175g/L

第 3 问 诊断原发性血小板增多症，要求 PLT 持续达到的标准是（　　）

A. PLT＞500×10^9/L　B. PLT＞800×10^9/L　C. PLT＞900×10^9/L　D. PLT＞600×10^9/L

E. PLT＞400×10^9/L　F. PLT＞700×10^9/L　G. PLT＞1000×10^9/L

第 4 问 真性红细胞增多症的治疗原则是（　　）

A. 抗凝治疗　B. 放疗　C. 化学治疗　D. 脾切除术　E. α-干扰素治疗　F. 静脉放血

第 5 问 原发性血小板增多症的治疗方式是（　　）

A. 血小板单采去除　B. 脾切除　C. 静脉放血　D. 抗凝治疗　E. 应用 α-干扰素

F. 应用骨髓抑制药

20. 患者，男，16 岁，体重 55kg，自幼时常表现为软组织及深部肌肉血肿，膝关节与髋关节反复出血史，两天前右膝关节不明原因肿痛。查体：双膝关节畸形，右膝关节肿胀明显，有明显触痛。实验室检查：Hb 108g/L，WBC 4.0×10^9/L，PLT 102×10^9/L，出血时间（BT）正常。该患者输注

冷沉淀凝血因子治疗，连续 2 次后膝关节肿痛症状明显好转。

第 1 问　该患者可以诊断为（　　）

A. 遗传性Ⅺ缺乏症　B. FⅧ：C 缺乏症　C. 血管性假血友病　D. 血友病 A

E. 血友病 B

第 2 问　关于此疾病的描述，正确的是（　　）

A. 位于染色体 Xp28　B. 性染色体显性遗传　C. 性染色体隐性遗传

D. 位于染色体 Yp28　E. 位于染色体 12p28　F. 致病基因位于 X 染色体

G. 位于染色体 Xq28　H. 致病基因位于 Y 染色体　I. 致病基因位于常染色体

第 3 问　该患者可能出现的实验室检查结果是（　　）

A. 凝血时间延长　B. 3P 试验阳性　C. 简易凝血活酶生成试验异常

D. 毛细血管脆性试验阳性　E. D-二聚体增高

F. 凝血活酶生成试验（TGT）异常及能被钡吸附正常血浆纠正　G. PAIg 与 PAC3 阳性

H. 白陶土部分凝血活酶时间延长　I. TGT 异常且能被正常血清纠正　J. 出血时间延长

K. 外周血 PLT 减少　L. FDP 增高

第 4 问　该疾病除了应用冷沉淀凝血因子治疗外，还能应用的治疗手段是（　　）

A. 维生素 K 治疗　B. 输注悬浮红细胞　C. 静脉注射丙种球蛋白　D. 单采血小板

E. EPO 治疗　F. 基因治疗　G. 输注Ⅶ因子　H. TPO 治疗　I. 输注冰冻血浆

J. 低分子肝素治疗　K. 输注 FFP　L. G-GSF 及 GM-GSF 治疗

21. 患者，男，47 岁，嗳气，反酸，上腹部反复疼痛 2 年余，发作时呈持续性疼痛，进食可缓解，黑便 2 天后住院。体格检查：面色苍白，剑突下有压痛，无反跳痛，BP 98/65mmHg，HR 98 次/分。实验室检查：Hb 82g/L，PLT 96×10^9/L，外周血涂片检查发现，大部分红细胞呈小细胞低色素性。

第 1 问　该患者最可能的诊断是（　　）

A. 胃溃疡　B. 贫血　C. 上消化道出血　D. 胃癌　E. 食管癌　F. 下消化道出血

第 2 问　为了寻找出血原因，应做的检查有（　　）

A. 胃镜检查　B. 检测幽门螺杆菌　C. 叶酸检查　D. 腹部 CT 检查

E. X 线钡餐检查　F. 腹壁 MRI 检查

第 3 问　患者目前主要的治疗措施包括（　　）

A. 输注血小板　B. 使用治疗幽门螺杆菌药物　C. 输注红细胞　D. 使用铁剂

E. 使用抑制胃酸药物　F. 使用保护胃黏膜药物

第 4 问　患者经胃镜检查确诊为胃溃疡，住院第 3 天突然大量呕血，出血量约 1000mL，最紧急的处理包括（　　）

A. 增大铁剂使用量　B. 输注 FFP　C. 输注血小板　D. 输注红细胞

E. 增大抗酸药物使用量　F. 抗休克治疗

22. 患者，女，74 岁，血型 O 型 RhD 阳性，因下肢动脉栓塞入院行支架手术，术中顺利无异常，术后 2 小时患者突然血压下降，医生申请输注同型红细胞 10U，输注第五袋时，患者突然出现寒战，头部剧烈疼痛，面色潮红，发热，体温升高，烦躁，呼吸困难，口唇发绀，两肺可闻及细小啰音，临床诊断为输血相关急性肺损伤，经对症处理后缓解。

第 1 问　关于输血相关急性肺损伤，叙述正确的是（　　）

A. 可致肺水肿　B. 损伤发生部位在巨噬细胞系统

C. 原因是受者血清中含有血小板抗体　D. 供血者是女，有妊娠史　E. 发病人群男多于女

F. 原因是受者血液中含有同种异型抗体

第 2 问　关于输血相关急性肺损伤的临床表现，正确的是（　　）

A. 临床表现较轻　B. 多见于输血后数分钟到 40 小时　C. 血气分析可见动脉氧分压正常
D. 肺顺应性升高　E. 有心力衰竭表现　F. 胸片见支气管充气征

第 3 问　输血相关急性肺损伤的发生，原因是患者体内存在（　　）

A. 温抗体　B. 粒细胞特异性抗体　C. 抗 I 抗体　D. HLA 抗体　E. 自身冷抗体
F. 血小板抗体

第 4 问　容易和输血相关急性肺损伤混淆的疾病包括（　　）

A. 循环超负荷　B. 过敏性哮喘　C. 过敏性输血反应　D. 细菌污染
E. 慢性溶血反应　F. 急性溶血反应

第 5 问　关于输血相关急性肺损伤的预防，正确的是（　　）

A. 增加白细胞输注　B. 多次输血史的风险更小　C. 输注 HLA 同型血液
D. 条件允许时进行自体输血　E. 采用经产妇作为供血者　F. 输注洗涤红细胞

23. 患者，男，54 岁，血糖升高 7 年余，因颜面及下肢水肿 10 天入院。查体：BP 180/120mmHg，慢性病容，面色苍白，双下肢轻度凹陷性水肿。辅助检查：Hb 99g/L，WBC 6.5×10^9/L，PLT 161×10^9/L，Cr 1010μmol/L，BUN 32.32 mmol/L，随机血糖 14.2 mmol/L，K^+ 5.4 mmol/L，Ca^{2+} 2.3mmol/L。

第 1 问　患者可以明确诊断为（　　）

A. 糖尿病　B. 营养性贫血　C. 高血压病　D. 肾功能不全、氮质血症
E. 肾功能不全、尿毒症　F. 糖尿病肾病

第 2 问　引起患者贫血的主要原因是（　　）

A. 尿毒症毒素对骨髓的抑制　B. 肾产生 EPO 减少　C. 缺铁　D. 体内缺乏蛋白质
E. 肾衰时红细胞生存时间缩短　F. 失血

第 3 问　该患者的治疗原则和措施是（　　）

A. 治疗并发症　B. 输注同型红细胞　C. 血液透析　D. 降压治疗　E. 降糖治疗
F. EPO 治疗

第 4 问　患者水、电解质代谢紊乱主要表现在（　　）

A. 水钠代谢紊乱　B. 钙磷代谢紊乱　C. 代谢性酸中毒　D. 代谢性碱中毒
E. 镁代谢紊乱　F. 钾代谢紊乱

第 5 问　患者进行血液透析治疗，主要是因为（　　）

A. 血 K^+ 5.4mmol/L　B. Hb 99g/L　C. BUN 32.32mmol/L　D. 随机 Glu 14.2mmol/L
E. 血清 Cr 1010μmol/L　F. Ca^{2+} 2.3mmol/L

24. 患者，女，21 岁，因皮肤黏膜出血、月经增多 1 月余入院。查体：面色苍白，皮肤散在瘀点、瘀斑。辅助检查：Hb 76g/L，WBC 8.5×10^9/L，PLT 22×10^9/L，抗体谱 ANA、抗双链 DNA 抗体等均为阴性，骨髓细胞学检查提示巨核细胞增多、成熟障碍。

第 1 问　该患者可明确诊断为（　　）

A. 子宫肌瘤　B. ITP　C. SLE　D. TTP　E. 失血性贫血　F. Evans 综合征

第 2 问　本案例疾病应与下列哪些疾病进行鉴别（　　）

A. 系统性红斑狼疮　B. AA　C. 白血病　D. 骨髓增生异常综合征　E. 脾功能亢进
F. 药物性血小板减少

第 3 问　该患者的治疗选择应为（　　）

A. 免疫抑制治疗　　B. 脾切除　　C. 血小板输注　　D. 糖皮质激素治疗

E. 同型红细胞输注　　F. 对症治疗

第 4 问　下列为脾切除治疗指征的是（　　）

A. 严重出血　　B. 糖皮质激素维持量需＞30mg/d　　C. 脾大　　D. 有副脾者

E. 糖皮质激素治疗无效　　F. 有糖皮质激素治疗禁忌证

第 5 问　患者入院时或在治疗过程中需按急症处理的是（　　）

A. PLT＜20×10^9/L　　B. 已发生颅内出血者　　C. 疑为颅内出血者　　D. 出血广泛

E. 近期将实施手术或分娩者　　F. 出血严重

25. 某心脏外科急诊手术患者，男，27 岁，无输血史，实验室检查：A 型 Rh 阴性，DAT、IAT 皆为阴性，要求手术备血 2000mL。

第 1 问　通常情况下应选择何种血型的红细胞进行输注（　　）

A. A 型 Rh 阴性　　B. A 型 Rh 阳性　　C. B 型 Rh 阴性　　D. B 型 Rh 阳性

E. O 型 Rh 阴性　　F. O 型 Rh 阳性　　G. AB 型 Rh 阴性　　H. AB 型 Rh 阳性

第 2 问　如果患者需输注血小板，通常情况下应选择何种血型的单采血小板（　　）

A. A 型 Rh 阴性　　B. A 型 Rh 阳性　　C. B 型 Rh 阴性　　D. B 型 Rh 阳性

E. O 型 Rh 阴性　　F. O 型 Rh 阳性　　G. AB 型 Rh 阴性　　H. AB 型 Rh 阳性

第 3 问　该患者血浆中一般不会存在抗 A 抗体，原因是（　　）

A. A 型个体产生的抗体过少，常规血清学方法无法检测

B. 血浆中存在可溶性 A 型物质，可结合抗 A 抗体

C. 血小板上的 A 抗原具有较强的抗原性，可中和循环中的抗 A 抗体

D. 红细胞上的 A 抗原已将抗 A 抗体吸附干净

E. 在自然界中与 A 抗原类似的物质较少，个体一般不会被免疫

F. 免疫系统对自身抗原具有免疫耐受功能

第 4 问　该患者血浆中存在抗 B 抗体，原因是（　　）

A. A 型个体血浆中无可溶性 B 血型物质，无法中和抗 B 抗体

B. 红细胞上 A 抗原与 B 抗原结构相类似，A 抗原也可诱导产生抗 B 抗体

C. 该患者的免疫应答能力较强　　D. 抗 B 抗体比抗 A 抗体更容易产生

E. 自然界中存在与 B 抗原类似的物质，如细菌、食物、花粉等，由这些物质可诱导机体产生抗 B 抗体

F. 抗 B 抗体的效价和亲和力都较高，较易通过血清学方法测出

第 5 问　A 型个体血浆或血清中的抗 B 抗体大多数情况下是 IgM 血型抗体，而非 IgG 血型抗体，原因是（　　）

A. A 型个体的免疫系统在进化过程中已丧失了产生 IgG 抗 B 抗体的能力

B. 通常情况下，人们不检测 A 型个体血清中的 IgG 抗 B 抗体，但 IgG 抗 B 抗体实际上是大量存在的

C. 个体有 IgM 抗 B 抗体，就不会再产生 IgG 抗 B 抗体

D. 大多数 A 型个体受到 B 抗原或类似 B 抗原结构物质免疫的机会很少，如果多次接触此类物质则最终也将会全部转换为 IgG 抗 B 抗体

E. 由于抗 B 抗原的免疫刺激来自消化道和呼吸道，这些部位的 B 细胞主要产生 IgM 抗体

F. ABO 血型系统不遵守经典的初次和再次免疫应答原理

G. 大多数 A 型的个体需到 60 岁以后才开始发生免疫球蛋白转型

26. 患者，女，28 岁，初次妊娠，定期做产前检查，现孕 37^{+2}w，因阴道出血来医院就诊，初步诊断胎盘早剥，准备行剖宫产术结束妊娠。

第 1 问　临床申请备血（悬浮红细胞），应开展的实验室检查有（　　）

A. 交叉配血　B. 抗体筛查　C. IAT　D. Rh 血型抗原鉴定　E. DAT

F. ABO、RhD 血型鉴定

第 2 问　备血时，除了悬浮红细胞还应为临床准备哪些血液成分（　　）

A. 冷沉淀凝血因子　B. 静脉丙种球蛋白　C. 白蛋白　D. 全血　E. 洗涤红细胞

F. FFP

第 3 问　该患者血型鉴定 A_1B 型，RhD 阳性，抗体筛查与 3 个试剂细胞均发生凝集反应，强度 3+。又与多个随机 O 型红细胞反应，均为阳性结果。可能的原因是（　　）

A. 规则抗体干扰　B. 抗 H 抗体干扰　C. 自身抗体干扰　D. 意外抗体干扰

E. cisAB　F. 抗 M 抗体干扰

第 4 问　应为该孕妇选择何种血型的红细胞（　　）

A. AB 型悬浮红细胞　B. O 型悬浮红细胞　C. AB 型洗涤红细胞　D. O 型洗涤红细胞

E. AB 型全血　F. O 型全血

第 5 问　产妇因胎盘早剥发生大出血及 DIC，输注的血液制剂或制品是（　　）

A. 普通冰冻血浆也可补充全部凝血因子　B. 可大量输注库存全血

C. 冷沉淀凝血因子只含有Ⅷ因子，不能使用　D. 使用 FFP 扩容

E. 在抗凝治疗基础补充凝血因子　F. 在及时补充晶体液和/或胶体液基础上输注血液

27. 献血者，男，使用速率法检测其血液 ALT。

第 1 问　ALT 数值要求低于（　　）

A. 60　B. 40　C. 50　D. 20　E. 10　F. 30

第 2 问　该献血者 ALT 58U/L，此袋血能否用于临床（　　）

A. 如果梅毒检验阴性可以用于临床　B. 如果抗 HIV 抗体阴性可以用于临床

C. 不可以用于临床　D. 如果其他肝炎病毒检验全部阴性则可以用于临床

E. 复查后若 ALT＜50U/L，则可以用于临床　F. 可以用于临床

第 3 问　ALT 出现 58U/L 的可能原因是（　　）

A. 肝炎　B. 前一天晚上高脂肪饮食　C. 清淡饮食　D. 睡眠好

E. 前一天晚上酗酒　F. 实验误差

第 4 问　对献血者的建议是（　　）

A. 注意休息　B. 注意饮食　C. 是否有其他肝脏损伤　D. 告知不能再次献血

E. 检查是否有肝炎　F. 献血损害健康

第 5 问　该献血者若再次献血时，应该（　　）

A. 献血前注意清淡饮食　B. 戒烟　C. 不能再次献血　D. 献血前注意休息

E. 注意良好生活习惯　F. 体检合格时可以再次献血

28. 患者，女，28 岁，G_4P_0，停经 38 周，睡眠中突发无痛性阴道出血。

第 1 问　根据症状，最可能的原因是（　　）

A. 异位妊娠　B. 胎盘早剥　C. 前置胎盘出血　D. 凝血障碍　E. 先兆早产

F. 羊水栓塞

第 2 问 对明确出血原因最安全有效的检查手段是（ ）

A. 生化 B. 血常规、血型 C. 阴道检查 D. B 超 E. 凝血功能 F. 羊水穿刺

第 3 问 患者出血量 200mL，生命体征平稳，下列处理措施正确的是（ ）

A. 可频繁肛门指检，以确定病情的变化 B. 立即终止妊娠

C. 明确诊断立即给予输血治疗 D. 卧床休息等待自然分娩

E. 应立即进行剖宫产和子宫全切术 F. 倘若再次大量出血，应人工终止妊娠

第 4 问 孕妇出现宫缩，阴道分娩后 24 小时内出血量超过了 500mL，生命体征平稳，查体发现子宫大而软，考虑出血的原因为（ ）

A. 子宫破裂 B. 胎盘滞留 C. 羊水栓塞 D. 软产道损伤 E. 宫缩乏力

F. 获得性血友病

第 5 问 关于羊水栓塞的叙述，正确的是（ ）

A. 只有皮肤出血 B. 只有阴道出血 C. 广泛性羊水栓塞通常发病后半小时内死亡

D. 极易诱发 DIC E. 羊水进入母体血液循环可引起肺栓塞

F. 羊水进入母体血液循环可引起过敏性休克

29. 患儿，女，出生 2 天，因黑便入院治疗，其母亲妊娠 32 周顺产，出生体重 2kg，查体发现，患儿贫血貌，呼吸急促，心脏听诊，HR 126 次/分，心率齐，无杂音。实验室检查：Hb 90/L，PLT 102×10^9/L，PT 12s，APTT 36s。

第 1 问 根据病史，患儿可能的诊断是（ ）

A. 心功能不全 B. 早产儿 C. 贫血 D. 消化道出血 E. 新生儿

F. 先天性心脏病

第 2 问 根据患儿情况，需要立即采取的治疗措施是（ ）

A. 静脉滴注 VitC B. 吸氧 C. 肌注 VitC D. 输注血小板 E. 输注红细胞

F. 输注血浆

第 3 问 患儿经治疗第 3 天后，实验室检查：Hb 128g/L，PLT 124×10^9/L，HIV 抗体阴性，乙肝五项全部阴性，HCV 抗体阴性，TP 抗体阳性，患儿目前可能的情况是（ ）

A. 先天性梅毒 B. 母亲血液中 TP 抗体过继 C. 新生儿血浆蛋白干扰

D. 输血传播性梅毒感染 E. 过继母亲的血浆蛋白干扰 F. 父亲血液中 TP 抗体过继

第 4 问 目前，患儿最佳的治疗药物是（ ）

A. 青霉素类 B. 红霉素类 C. 磺胺类 D. 氨基糖苷类 E. 喹诺酮类

F. 头孢曲松钠

30. 患者，男，56 岁，有慢性肾小球肾炎二十年，近一月来头晕乏力加重，尿少，双下肢水肿。实验室检查：肾小球滤过率（GFR）8%，血肌酐 750μmol/L。

第 1 问 患者初步诊断为慢性肾衰竭。在临床上，根据肾功能的损害程度将慢性肾衰竭分为哪几个时期（ ）

A. 肾衰竭后期 B. 肾衰竭初期 C. 尿毒症初期 D. 肾贮备能力代偿期

E. 肾衰竭期 F. 氮质血症后期 G. 肾贮备能力下降期 H. 尿毒症期

I. 尿毒症后期 J. 氮质血症初期 K. 氮质血症期 L. 肾贮备能力失代偿期

第 2 问 慢性肾衰竭可以导致严重的水电解质及酸碱平衡失调，在疾病的进程中，通常可以出现的情况是（ ）

A. 低钠血症　B. 低钾血症　C. 高钙血症　D. 低钙血症　E. 代谢酸中毒
F. 高镁血症　G. 低镁血症　H. 高钠血症　I. 高钾血症　J. 低磷血症　K. 水潴留
L. 高磷血症

第 3 问　倘若患者心悸气急明显，全身皮肤有瘀点瘀斑，实验室检查：Hb 52g/L，PLT 70×10^9/L，血 K^+ 5.6mmol/L、pH 7.1，PT 12s，APTT 35s，患者可选择输注的血液制剂种类是（　　）

A. 保存期 5 天的悬浮红细胞　B. 保存期 1 天的辐照红细胞　C. 冰冻血浆　D. 全血
E. 保存期 30 天的悬浮红细胞　F. FFP　G. 保存期 20 天的辐照红细胞　H. 辐照全血
I. 单采血小板　J. 冷沉淀凝血因子　K. 去白细胞全血　L. 洗涤红细胞

第 4 问　倘若患者贫血较严重可给予输血治疗，也可以应用下列哪些药物或/和生物制剂进行治疗（　　）

A. 叶酸　B. INF　C. 硫酸亚铁　D. GM-CSF　E. 四氢叶酸钙　F. 低分子肝素
G. 中分子右旋糖酐　H. G-CSF　I. M-CSF　J. TFO　K. 氯化钾　L. EPO

31. 患者，女，20 岁，风湿性心脏病，二尖瓣狭窄伴关闭不全 8 年，气急，下肢浮肿，腹胀 3 月余，轻微活动出现气急，卧床后可缓解。实验室检查：Hb 82g/L，PLT 110×10^9/L，外周血涂片检查多数红细胞呈现小细胞低色素性。

第 1 问　根据病史，患者属于（　　）

A. 心功能Ⅲ级　B. 心功能Ⅰ级　C. 二度心功能不全　D. 一度心功能不全
E. 三度心功能不全　F. 心功能Ⅱ级

第 2 问　对于贫血的处理，正确的是（　　）

A. 输注浓缩红细胞　B. 口服叶酸　C. 输注浓缩去白细胞浓缩红细胞　D. 口服铁剂
E. 输注全血　F. 不需要输血

第 3 问　患者治疗后病情明显好转，准备进行二尖瓣置换术。患者输血策略最好的是（　　）

A. 稀释式自体输血　B. 回收式自体输血加同种异体输血　C. 回收式自体输血
D. 稀释式自体输血加同种异体输血　E. 预存式自体输血
F. 预存式自体输血加同种异体输血

第 4 问　患者二尖瓣置换术后，恢复良好，常规口服华法林抗凝，术后八天来例假，突然出现阴道大量出血。患者的紧急处理方法包括（　　）

A. 监测 PT　B. 输注 FFP　C. 静脉滴注凝血酶原复合物　D. 继续口服华法林
E. 输注冷沉淀凝血因子　F. 输注血小板

32. 患者，男，50 岁，15 年前因外伤输血，近 1 个月纳差，恶心乏力，来院就诊。查体：巩膜轻度黄染，面色萎黄，肝肋下未及，脾肋下可触及，腹部叩诊有移动性浊音。

第 1 问　该患者应考虑的疾病为（　　）

A. 肝癌　B. 甲型肝炎　C. 肝硬化　D. 乙型肝炎　E. 戊型肝炎　F. 丙型肝炎

第 2 问　有助于疾病诊断的实验室检查包括（　　）

A. 乙肝两对半　B. 肾功能　C. 抗 HAV　D. 肝功能　E. 抗 HIV　F. 抗 HCV

第 3 问　该患者若诊断为丙肝、肝硬化腹水，血浆蛋白检测可能的改变是（　　）

A. 球蛋白增高　B. 球蛋白降低　C. 白蛋白降低　D. IgA 可能增高　E. 白蛋白增高
F. IgA 可能下降

第 4 问　为了减少腹水，患者可以输注何种血液和/或血液制品为（　　）

A. 血小板　B. 冷沉淀凝血因子　C. 球蛋白　D. 凝血酶原复合物　E. 全血

F. 白蛋白

33. 孕妇，28岁，第一胎妊娠，其血型为O型RhD阳性，丈夫血型为A型RhD阴性。

第1问 胎儿的血型可能为（ ）

A. B型Rh阴性 B. A型Rh阴性 C. O型Rh阴性 D. A型Rh阳性
E. AB型Rh阳性 F. AB型Rh阴性 G. B型Rh阳性 H. O型Rh阳性

第2问 在下述可能出现的血型中，不会发生溶血的新生儿血型是（ ）

A. A型Rh阴性 B. B型Rh阴性 C. AB型Rh阳性 D. A型Rh阳性
E. O型Rh阳性 F. AB型Rh阴性 G. O型Rh阴性 H. B型Rh阳性

第3问 新生儿出生1天后发生了黄疸，出现嗜睡、拒乳，肌张力低下。可能的诊断是（ ）

A. 核黄疸 B. 病毒性脑炎 C. 病毒性肝炎 D. 低血糖 E. 吸入性肺炎
F. ABO-HDN G. Rh-HDN H. 颅内出血

第4问 因为ABO血型不合发生溶血的证据包括（ ）

A. 核黄疸症状 B. 网织红细胞增高 C. 新生儿为Rh阳性O型血
D. 新生儿血型为Rh阴性 E. 间接胆红素升高 F. 骨髓增生活跃 G. 贫血
H. 尿胆原升高 I. 直接胆红素升高

第5问 患儿出现了惊厥，此时应紧急进行的处理是（ ）

A. 气管插管 B. 血液置换 C. 苯巴比妥治疗 D. 保肝药物治疗 E. 抗感染
F. 光疗 G. 血浆置换 H. 利尿剂治疗

第6问 为预防ABO血型不合溶血，在受孕期间应进行的预防措施包括（ ）

A. 抗球蛋白试验 B. 静脉输注丙种球蛋白 C. 羊水胆红素水平检测 D. 输血
E. 羊水血型测定 F. 抗A、抗B抗体效价测定

34. 孕妇，28岁，G_1P_0，停经38周。

第1问 最容易发生ABO溶血的血型组合是（ ）

A. 母亲为A型，胎儿为A型 B. 母亲为A型，胎儿为O型
C. 母亲为B型，胎儿为O型 D. 母亲为B型，胎儿为B型
E. 母亲为O型，胎儿为O型 F. 母亲为O型，胎儿为A型

第2问 可以确诊新生儿Rh血型不合溶血的检查是（ ）

A. 血液中存在抗D抗体 B. 脑脊液中胆红素升高 C. 贫血
D. 外周血可见有核红细胞 E. 胆红素升高 F. 网织红细胞升高

第3问 引起ABO-HDN的抗A或抗B血型抗体的类型为（ ）

A. IgD B. IgM C. IgA D. IgG E. IgE

第4问 新生儿在48小时内出现了黄疸，医师决定进行换血治疗。下列哪一项不是换血的指征（ ）

A. 出生时脐带血Hb＜120g/L伴水肿、肝脾肿大 B. 出生前明确胎儿为ABO-HDN
C. 出生后36小时胆红素＞308μmol/L D. 出生后24小时胆红素＞273μmol/L
E. 出生后总胆红素＞342μmol/L F. 出生前明确胎儿Rh-HDN

第5问 如果考虑患儿为ABO-HDN，换血时应采用的血型是（ ）

A. 抗A或抗B抗体效价高的O型全血 B. 与新生儿相同的血型 C. AB型红细胞
D. O型红细胞加AB型血浆 E. 抗A或抗B抗体效价低的O型全血
F. 与父亲相同的血型

35. 某孕妇，G_4P_2，流产1次，有新生儿溶血病史，血型为A型RhD阴性，丈夫血型为B型RhD阳性。

第 1 问　孕妇产前主要做的检查包括（　　）

A. 抗体筛查　B. 抗 D 抗体效价测定　C. 唾液中血型物质检测　D. 抗 B 抗体效价测定　E. 吸收放散试验　F. DAT 试验

第 2 问　若检测该孕妇 IgG 抗 B 效价无变化，抗 D 效价由 16 上升到 32，此时进一步监测的指标包括（　　）

A. 抗 D 抗体效价　B. 红细胞上致敏的抗体　C. 胎儿 Hb　D. 意外抗体　E. 测羊水胆红素 A450 值　F. 胎儿 Hct

第 3 问　抗 D 抗体效价持续上升到 128，羊水胆红素 A450 值为 0.16，此时应采取的措施包括（　　）

A. 持续检测羊水胆红素 A450 值　B. 不必进行宫内输血　C. 持续检测抗 D 抗体效价　D. 进行宫内输血　E. 进行血浆置换　F. 注意观察，不必进行血浆置换

第 4 问　当 A450 值＞0.3 时，下列哪些是宫内输血指征（　　）

A. 胎儿每天 Hb 下降＞2. 5g/L　B. 胎儿 Hb＜100g/L　C. 胎儿 Hct＜0.30　D. 胎儿 Hb＜105g/L　E. 胎儿每天 Hb 下降＞3g/L　F. 胎儿 Hct＜0.32

第 5 问　若胎儿娩出后无明显黄疸，呈贫血貌，水肿，应采取的检查和措施包括（　　）

A. 交叉配血　B. DAT 试验　C. 做好换血准备　D. 放散试验　E. 留取脐带血标本进行血型鉴定　F. 继续严密观察暂不采取措施

36. 母亲，O 型 Rh 阳性；父亲，B 型 Rh 阳性。母亲妊娠 7 个月时 IgG 抗 B 抗体效价为 512，胆红素 198μmol/L，在外院中药治疗后胆红素降至正常水平。孕妇在某医院早产顺利分娩，但是新生儿一般情况尚可，皮肤黄染较明显，肝脾肿大，Hb 110g/L，TB 285.1μmol/L，DB 25.3μmol/L。

第 1 问　应当考虑患儿可能的疾病包括（　　）

A. 葡萄糖转移酶不足引起的生理性黄疸　B. ABO-HDN　C. Rh-HDN　D. 早产　E. 感染导致的 HDN　F. 遗传性球形红细胞增多症

第 2 问　为明确诊断，最重要的实验室检查是（　　）

A. 血清胆红素测定　B. 父母亲以及新生儿的血型鉴定　C. 患儿红细胞抗体放散试验　D. 患儿血清游离抗体试验　E. 患儿红细胞 DAT　F. G-6-PD 试验

第 3 问　一般认为与溶血严重程度相关的因素包括（　　）

A. IgG 抗体效价　B. 新生儿抗原的强弱　C. 母亲受孕年龄　D. 血型物质的含量　E. 胎盘屏障　F. IgG 抗体亚类

第 4 问　第 4 天患儿黄疸加重，查胆红素为 285μmol/L，黄疸加深的主要生理原因是（　　）

A. 患儿红细胞酶缺陷　B. G-6-PD 缺乏症　C. 白蛋白结合游离胆红素的能力减弱　D. 患儿葡萄糖醛酸酶缺乏　E. 患儿肝脏解毒能力下降　F. 患儿葡萄糖氧化酶缺乏

第 5 问　在新生儿需要换血治疗时，下列方法正确的是（　　）

A. ABO 溶血合并 Rh 溶血时，采用 Rh 血型同母亲的红细胞加 AB 型血浆
B. ABO 溶血合并 Rh 溶血时，采用 Rh 血型同母亲，ABO 同新生儿
C. ABO 溶血合并 Rh 溶血时，采用 Rh 血型同新生儿，ABO 血型同母亲
D. ABO-HDN 时，采用与新生儿相同的新鲜红细胞和血浆
E. ABO 溶血合并 Rh 溶血，采用 Rh 血型同母亲的新鲜 O 型红细胞加 AB 型血浆
F. ABO-HDN，采用新鲜 O 型红细胞加 AB 型血浆

37. 患儿，男，出生时体重 3.6kg，两天后出现肝脾肿大，轻度黄疸，Hb 130g/L，网织红细胞增多，怀疑新生儿溶血。

第 1 问　患儿应做哪些血型血清学检查可辅助疾病诊断（　　）

A. 母亲血型　　B. 新生儿血型　　C. 红细胞抗体释放试验　　D. 血清游离抗体

E. 改良 DAT

第 2 问　下列哪些血型系统可发生新生儿溶血病（　　）

A. ABO　　B. Rh　　C. MNS　　D. P　　E. Kell　　F. Duffy

第 3 问　新生儿进行 ABO 血型鉴定时，一般采用（　　）

A. 正向定型　　B. 反向定型　　C. 正向定型与反向定型　　D. 人血清抗 A, B 试剂检测

E. 单克隆抗 A, B 试剂检测　　F. 通过父母血型推断

第 4 问　下列哪些是新生儿换血的指征（　　）

A. Hb＜120g/L 伴肝脾肿大　　B. 血清胆红素 12 小时＞205μmol/L

C. 血清胆红素 24 小时＞273μmol/L　　D. 血清胆红素 36 小时＞308μmol/L

E. 并发胆红素脑病

第 5 问　新生儿换血输注 ACD 保存的全血后，出现手足抽搐，心律不齐，可能的原因是（　　）

A. 输血过量，心力衰竭　　B. 枸橼酸钠中毒　　C. 输入库存血，血 K^+升高　　D. 血液污染

E. 酸中毒

第 6 问　给新生儿溶血病患儿进行交叉配血应采用（　　）

A. 新生儿血液　　B. 母亲血液　　C. 新生儿的放散液，或者母亲的血清

D. 新生儿的血清和母亲的红细胞

第 7 问　若 ABO-HDN 患儿欲行换血治疗，以下说法正确的是（　　）

A. O 型红细胞和 AB 型血浆　　B. 最好是患儿亲属的 O 型血

C. 若用全血，保存期应小于 5 天　　D. 换血量至少超过新生儿总血量的 2 倍

E. γ 射线辐照红细胞　　F. 总出入量差应＜60mL 为宜

G. 肝素血优于 CPD 或 CPDA 抗凝血

第 8 问　关于新生儿血液的生理特征，下列哪些是正确的（　　）

A. 新生儿每公斤体重的血容量比成人低　　B. 2,3-DPG 含量高　　C. WBC 较成人高

D. 能出现生理性贫血　　E. 止血系统已发育成熟

38. 上消化道出血患者，入院查体：BP 110/68mmHg，脉搏 80 次/分，血液检测 Hb 105g/L，Hct 0.32，当日输注 A 型悬浮红细胞 200mL 后 1 小时发生急性脓毒血症，经抢救无效死亡。回顾性调查发现，该患者的诊断及抢救措施无误，供受血者血型检测与交叉配血无误，血库有 2 年前储血冰箱核准记录，输注的 A 型红细胞悬液 200mL 系患者从外地医院带来，未见临床输血管理委员会的记录，未见医院相关临床用血管理制度，未见医院相关科学合理用血与临床输血安全的培训记录，未见患者同意输血的记录和签名。

第 1 问　根据《医疗机构临床用血管理办法》，对该事件进行调查，可以明确的是（　　）

A. 血库工作没有失误　　B. 依法行医意识淡薄　　C. 该院医疗安全松懈

D. 该院用血管理混乱　　E. 经管护士没有失误　　F. 经治医生处置正确

第 2 问　根据《医疗机构临床用血管理办法》，医院应该（　　）

A. 设立临床输血管理委员会　　B. 建立临床用血管理制度　　C. 保证储血设施完好

D. 设立血库　　E. 可接收转院带来的血液　　F. 血液应经细菌学检测合格

第 3 问　根据《医疗机构临床用血管理办法》，临床输血管理委员会应该包括（　　）

A. 病人家属代表　　B. 卫生行政部门负责人　　C. 医务科负责人　　D. 输血科负责人

E. 财务科负责人　　F. 卫生监督部门负责人　　G. 医院领导

第 4 问　根据《医疗机构临床用血管理办法》，临床输血管理委员会承担（　　）

A. 制定临床用血标准　　B. 临床用血的规范管理　　C. 科学合理用血培训

D. 科学合理用血记录　　E. 科学合理用血教育　　F. 临床用血的档案管理

G. 临床用血的准入审批　　H. 临床用血的技术指导

第 5 问　根据《医疗机构临床用血管理办法》，输血科（血库）负责（　　）

A. 医院用血计划的申报　　B. 医疗用血的储存　　C. 临床有关疾病的科研

D. 大量输血的会诊　　E. 血液的临床输注　　F. 临床用血的技术指导

第 6 问　在该事件中，医院损伤不符合《医疗机构临床用血管理办法》的有（　　）

A. 接受了该病人的转入　　B. 输血治疗同意书缺失　　C. 掌握输血指征不严

D. 接受转院带来的血液　　E. 输血 200mL 剂量太小　　F. 输血后未严密观察

39. 患者，男，32 岁，因乏力 3 月余，牙龈出血 10 余天，发热、咳嗽 5 天入院。查体：T 39.3℃，面色苍白，皮肤见瘀点瘀斑，右肺可闻及少许中小水泡音。辅助检查：Hb 63g/L，WBC 2.6×10^9/L，PLT 37×10^9/L，中性粒细胞占 18%，淋巴细胞占 80%，Ret 0.2%；骨髓增生低下，粒系 12%，红系 4%，淋巴细胞 81%，浆细胞 1%，组织细胞 2%，粒红两系无病态造血。

第 1 问　患者可明确诊断为（　　）

A. 慢性白血病　　B. AA　　C. 急性白血病　　D. PNH　　E. 肺部感染

F. 骨髓增生异常综合征

第 2 问　查体时特别注意的体征是（　　）

A. 心脏杂音　　B. 淋巴结肿大　　C. 胸骨压痛　　D. 肝大　　E. 腹部压痛及反跳痛

F. 脾大

第 3 问　引起患者皮肤瘀点、瘀斑的可能原因是（　　）

A. 败血症　　B. PLT 37×10^9/L　　C. WBC 2.6×10^9/L　　D. 过敏　　E. 凝血因子缺乏

F. Hb 63g/L

第 4 问　该患者的疾病需要与以下哪些疾病鉴别（　　）

A. 急性造血功能停滞　　B. 阵发性睡眠性血红蛋白尿　　C. 急性白血病

D. 自身抗体介导的全血细胞减少　　E. 粒细胞缺乏症　　F. 骨髓增生异常综合征

第 5 问　患者宜采用的治疗措施是（　　）

A. 免疫抑制治疗　　B. 促造血治疗　　C. 放疗　　D. 补充造血原料　　E. 控制感染

F. 抗肿瘤化疗

40. 患者，男，27 岁，因乏力消瘦 2 月余入院。查体：脾肋下平脐。辅助检查：Hb 128g/L，WBC 336×10^9/L，PLT 568×10^9/L；骨髓增生度活跃，粒系占 89%，基本上均为中、晚幼及杆状核中性粒细胞。

第 1 问　该患者的诊断可考虑为（　　）

A. 原发性骨髓纤维化症　　B. 慢性嗜中性粒细胞白血病　　C. 类白血病反应

D. 血小板增多症　　E. 急性粒细胞白血病　　F. 慢性髓细胞白血病

第 2 问　此类患者约 95%可出现（　　）

A. 7q-　　B. Ph 染色体　　C. t（8；21）　　D. t（15；17）　　E. 5q-　　F. t（8；14）

第 3 问　患者脾大，需与下列哪些疾病鉴别（　　）

A. 脂肪肝　　B. 肝硬化　　C. 血吸虫病　　D. 黑热病　　E. 慢性疟疾　　F. 脾亢

第 4 问 该患者的治疗应为（ ）

A. 应用甲磺酸伊马替尼 B. 使用干扰素-α C. 细胞瘀滞症的紧急处理

D. 造血干细胞移植 E. 抗感染治疗 F. 化学治疗

第 5 问 若患者就诊时白细胞明显增高，特别注意与哪种疾病鉴别（ ）

A. 淋巴瘤 B. 原发性骨髓纤维化症 C. 类白血病反应 D. 真性红细胞增多症

E. MM F. 急性血小板增多症

41. 某夫妇结婚半年后受孕，在网上查找相关信息时，经常浏览到产前免疫学检查和 HDN 等内容，可能说法不一。

第 1 问 夫妇二人进行产前免疫血液学检查的最适时间是（ ）

A. 妊娠第 18 周 B. 妊娠第 10 周 C. 妊娠第 22 周 D. 妊娠第 12 周

E. 妊娠第 8 周 F. 妊娠第 16 周

第 2 问 产前免疫血液学检查包括（ ）

A. 血液流变学检查 B. 孕妇抗 A、抗 B 抗体 C. 凝血象检查 D. 血常规检查

E. ABO 和 Rh 血型 F. 孕妇意外抗体筛查

第 3 问 若孕妇血型为 RhD 阴性，抗 D 抗体效价为 64。若意外抗体筛查未检出意外抗体，为预防 HDN 的发生，应当在妊娠 28 周孕妇注射（ ）

A. 人血白蛋白 B. 特异性免疫球蛋白 C. 抗 D-IgG D. 抗 A-IgG

E. 人脐血间充质干细胞 F. 抗 B-IgG

第 4 问 孕妇足月产下一男婴，新生儿黄染明显，提示发生 HDN，可能出现（ ）

A. 间接胆红素升高 B. 天门冬氨酸氨基转移酶升高 C. 红细胞和 Hb 下降

D. 外周血涂片见 Ret 细胞升高 E. 有核红细胞下降 F. 总胆红素升高

第 5 问 该患儿血清 TB 395.2μmol/L，确诊为 HDN，临床上应当采取哪些综合措施进行治疗（ ）

A. 应用大剂量抗生素 B. 静注丙种球蛋白 C. 光照疗法

D. 输注与该患儿相同的 ABO 和 Rh 同型血 E. 干细胞治疗 F. 换血治疗

42. 患者，男，63 岁，因头痛、眼花、眩晕、健忘数月就诊，近一月出现肢端麻木、皮肤瘙痒及食欲不振。查体：患者皮肤黏膜红紫，眼结膜充血，肝、脾轻度肿大。

第 1 问 为明确诊断，该患者需要做的实验室检查为（ ）

A. 骨髓穿刺检查 B. 出凝血时间 C. 血常规 D. 血尿酸 E. 血清铁

F. 血清维生素 B_{12}

第 2 问 患者血容量增多，RBC 9.5×10^{12}/L，Hb 200g/L，PLT 600×10^{6}/L，Ret 正常，粒红比例下降，血尿酸增加，血清铁降低。该患者可诊断为（ ）

A. 真性红细胞增多症 B. 慢性粒细胞白血病 C. 骨硬化症

D. 慢性中性粒细胞白血病 E. 原发性血小板增多症 F. 慢性嗜酸性粒细胞白血病

G. 原发性骨髓纤维化症

第 3 问 该患者可采用的治疗包括（ ）

A. 脾切除 B. 阿司匹林治疗 C. 血小板单采术 D. 干扰素治疗 E. 羟基脲治疗

F. 红细胞单采术 G. 输血治疗 H. 静脉放血 I. 白细胞单采术

43. 患儿，女，11 岁，体重 35kg，2 周前因受寒咳嗽流涕伴发热入院，体检：T 38.5℃，BP 110/70mmHg，双肺呼吸音清，无啰音，HR 103 次/分，律齐，心脏听诊无杂音。外周血检查：Hb 120g/L、WBC 4.0×10^{9}/L、中性粒细胞 45%、淋巴细胞 50%、PLT 120×10^{9}/L。胸部检查未见异常，临床诊断为

上呼吸道病毒感染，给予对症治疗 3 天后体温降至正常。3 天前全身皮肤出现瘀点、瘀斑，伴有口腔牙龈出血，解 3 次柏油样大便，量多，再次入院就诊。全身瘀点与瘀斑，神清，T 37.2℃，BP 90/40mmHg，HR 88 次/分，律齐，心脏听诊无杂音，双肺呼吸音清，无啰音，浅表淋巴结未触及肿大，胸骨无压痛，肝脾肋下未及。实验室检查：Hb 100g/L、WBC 5.0×10^9/L、中性粒细胞 70%、淋巴细胞 30%、PLT 10×10^9/L、大便隐血试验呈强阳性，肝肾功能正常。骨髓检查：骨髓增生活跃，原+早幼粒细胞 3.5%，巨核细胞数明显增多且伴成熟障碍；血浆 PT 16s，APTT 37s，Fg 2.5g/L。

第 1 问 该患儿可以明确诊断为（ ）

A. 慢性髓细胞白血病 B. 过敏性紫癜 C. 单纯性紫癜 D. 类白血病反应 E. ITP F. TTP G. vWD

第 2 问 下列哪些是可能出现的检查结果（ ）

A. 腹腔镜检查异常 B. 出血时间延长 C. 血小板相关补体 C3 增多 D. 凝血时间延长 E. 脑电图检查异常 F. 束臂试验阳性 G. 血小板生存时间测定缩短 H. 血小板相关免疫球蛋白（PAIg）增多

第 3 问 根据病例摘要，可以给予患者的治疗措施有（ ）

A. 免疫抑制剂（环孢菌素 A） B. 化学治疗 C. 静脉丙种球蛋白治疗 D. 放射治疗 E. 脾切除 F. 输注单采血小板 G. 输注 FFP H. 输注冷沉淀凝血因子 I. 输注悬浮红细胞 J. 造血干细胞移植 K. 血浆置换 L. 肾上腺皮质激素治疗

44. 患者，男，44 岁，既往有十二指肠溃疡病史，突然大量呕吐咖啡色液体 1500mL，BP 70/50mmHg。

第 1 问 对该患者开展实验室的检查结果，下列哪些叙述是正确的（ ）

A. 血淀粉酶增高 B. 白细胞明显增高 C. 血尿素氮增高 D. 正细胞正色素贫血 E. 小细胞低色素贫血 F. 网织红细胞增高 G. 血红蛋白减少

第 2 问 对于该患者给予的辅助检查，下列叙述正确的是（ ）

A. 急诊胃镜 B. 放射性核素扫描 C. B 超 D. X 线钡剂造影摄片 E. 胰胆造影 F. 选择性动脉造影

第 3 问 给予患者积极治疗，下列叙述正确的是（ ）

A. 口服去甲肾上腺素 B. 三腔两囊管压迫止血 C. 急诊手术止血 D. 冰水灌洗胃腔 E. 输注红细胞制剂 F. 口服洛赛克治疗

45. 患者，男，23 岁，自幼双膝关节与髋关节不明原因自发性出血，实验室检查发现 vWF 抗原缺乏，临床诊断为血管性假血友病（vWD）。

第 1 问 vWF 主要存在于下列哪些细胞中（ ）

A. 嗜碱性粒细胞 B. 巨核细胞 C. 淋巴细胞 D. 嗜酸性粒细胞 E. 红细胞 F. 网织红细胞 G. 内皮细胞 H. 嗜中性粒细胞 I. 巨噬细胞 J. 血小板 K. 肌纤维细胞

第 2 问 关于 vWF 基因的定位，叙述正确的是（ ）

A. X 染色体 B. 末端 C. 4 号染色体 D. 9 号染色体 E. 始端 F. 12 号染色体 G. Y 染色体 H. 1 号染色体 I. 长臂 J. 短臂

第 3 问 倘若患者出血情况严重，可应用的血液制剂或/和药物是（ ）

A. 肾上腺皮质激素 B. 血小板 C. 悬浮红细胞 D. 冷沉淀凝血因子 E. 辐照红细胞 F. FFP G. 去氨加压素 H. FⅧ浓缩剂 I. 白蛋白 J. 丙种球蛋白 K. 去甲肾上腺皮质激素 L. 长春新碱

46. 肺部肿瘤患者，入院行肿瘤切除术，术前查体时各脏器功能正常，既往无特殊病史，在切除剥离肿物的过程中，手术部位大面积渗液出血，出血量约为 5000mL。术前已输注晶体液和胶体液 3000mL、悬浮红细胞 4U、FFP 1000mL。

第 1 问　关于手术部位渗血，可能的原因是（　　）

A. 溶血性输血反应　B. 心功能衰竭　C. DIC　D. 肝功能衰竭　E. 呼吸衰竭

F. 肾功能衰竭

第 2 问　如果考虑为溶血，应开展的实验室检查为（　　）

A. 血浆游离血红蛋白测定　B. 结合珠蛋白测定　C. 重复交叉配血试验

D. 输血前后 ABO 血型鉴定　E. DAT　F. 放散试验

第 3 问　为排除溶血反应，考虑是 DIC，在肝素抗凝治疗的基础上进一步采取的治疗措施是（　　）

A. 暂停手术，待 DIC 好转继续手术　B. 输注全血　C. 输注冷沉淀凝血因子

D. 继续手术并尽快结束　E. 输注 FFP　F. 输注血小板

第 4 问　针对 DIC 的治疗，使用成分输血应该是（　　）

A. 补充多种凝血因子首选 FFP　B. 补充多种凝血因子首选冷沉淀凝血因子

C. 在补充血小板的基础上进行抗凝治疗　D. 应及时输注全血

E. 在抗凝治疗基础上补充血小板　F. 可应用纤维蛋白原浓缩剂

第 5 问　该患者术后经过积极治疗，检查数据为：BP 105/70mmHg，心率 102 次/分，呼吸 22 次/分，Hb 70g/L，WBC 10×10^9/L，PLT 52×10^9/L，PT 延长，Fg 1.1g/L，胸腔引流管仍有少量血性液体流出。此时可以输注的成分血为（　　）

A. 血小板　B. 洗涤红细胞　C. 冷沉淀凝血因子　D. 全血　E. FFP　F. 悬浮红细胞

47. 成分血具有体积小、浓度和纯度高、治疗效果好等特点。悬浮红细胞、浓缩血小板和新鲜冰冻血浆等均能从全血中制备获取。

第 1 问　制备浓缩血小板的全血应有质量要求，下列说法正确的是（　　）

A. 血袋无渗漏　B. 无血管远端热合口渗漏　C. 无溶血　D. 可以是脂肪血

E. 要求是 400mL 的全血　F. 采血量应为标示量的±10%　G. 无凝块

H. 400mL 全血采集时间＜6min

第 2 问　全血采集后的保存温度和制备时间，正确的叙述是（　　）

A. 用于制备血小板的全血，采集后应保存在 20～24℃，采集后 6h 内分离

B. 用于制备悬浮红细胞的全血，采集后应保存在 20～24℃，采集后 6h 内分离

C. 用于制备 FFP 的全血，采集后应保存在 2～6℃，采集后 6～8h 内分离

D. 用于制备血小板的全血，采集后应保存在 2～6℃，采集后 6h 内分离

E. 用于制备 FFP 的全血，采集后应保存在 20～24℃，采集后 6～8h 内分离

F. 用于制备 FFP 的全血，采集后应保存在 2～6℃，采集后 24h 内分离

第 3 问　血液成分应保存在合适的温度，正确的是（　　）

A. 悬浮红细胞应保存在 2～6℃　B. 冰冻解冻去甘油红细胞应保存在−30℃以下

C. 冷沉淀凝血因子应保存在−18℃以下　D. FFP 应保存在−15℃以下

E. 浓缩血小板应保存在 2～6℃　F. 洗涤红细胞应保存在室温

第 4 问　关于血液成分的运输温度，正确的是（　　）

A. 普通冰冻血浆为−5℃以下　B. 浓缩血小板为 2～10℃　C. FFP 为−20℃以下

D. 冰冻解冻去甘油红细胞为 0℃　E. 洗涤红细胞为 10～18℃　F. 悬浮红细胞为 2～10℃

G. 浓缩血小板为 20～24℃

第 5 问　关于血小板的临床输注，下列哪些疾病应慎用（　　）

A. 药物诱发的血小板减少　B. 稀释性血小板减少　C. 脾功能亢进引起的血小板减少

D. TTP　E. 血小板功能异常引起的出血　F. ITP　G. 肿瘤化疗引起的血小板减少

48. 患者，男，32 岁，因大量呕血和柏油样便 8 小时，急诊入院。体检：面色苍白，呼吸急促，BP 80/55mmHg，HR 120 次/分，腹部平软，剑突下有压痛，无反跳痛。实验室检查：Hb 80g/L，PLT 156×10^9/L，PT 13s，APTT 38s。

第 1 问　患者可能的诊断是（　　）

A. 贫血　B. 上消化道大出血　C. 消化道溃疡　D. 胃癌　E. 失血性休克

F. 下消化道大出血

第 2 问　患者可采取的主要治疗措施包括（　　）

A. 输注红细胞　B. 使用人工晶体液和胶体液扩容　C. 输注 FFP 扩容

D. 使用升压药物　E. 输注全血　F. 使用抗生素

第 3 问　患者治疗后的第三天，突然出现寒战、高热，T 41℃，大汗淋漓，5 小时后体温恢复正常。隔日再次出现类似症状和体征。此种症状和体征与输血关联的可能原因是（　　）

A. 输血感染 HTLV　B. 输血感染梅毒　C. 输血传播疟疾　D. 血液被细菌污染

E. FNHTR　F. 输血感染 CMV

49. 患者，男，23 岁，因车祸 3 小时入院，右股骨开放性粉碎性骨折伴大量出血，估计失血量为 2800mL，创伤处仍有严重出血现象。体格检查：神清，面色苍白，四肢冰冷，BP 65/40mmHg，HR 126 次/分。

第 1 问　根据患者病史，需要的紧急抢救措施是（　　）

A. 待血压恢复正常再行手术　B. 大量输注晶体液　C. 急诊手术

D. 大量输注晶体液和胶体液　E. 使用呼吸机正压给氧　F. 输血

第 2 问　患者目前正处于（　　）

A. 失血性休克　B. 冷休克　C. 感染性休克　D. 休克代偿期　E. 休克抑制期

F. 创伤性休克

第 3 问　患者的输血治疗原则是（　　）

A. 依据 PT 检查结果决定是否输注冷沉淀凝血因子　B. 最好输注全血

C. 尽量输注红细胞　D. 最好输注保存期长的红细胞　E. 依据 PLT 决定是否输注血小板

F. 依据输注红细胞量决定输注 FFP

第 4 问　患者经紧急处理后，实验室检查：Hb 72g/L，PLT 82×10^9/L，APTT 56s，血浆 Fg 1200mg/L。依据实验室检查结果，患者应当输注（　　）

A. 红细胞　B. 白蛋白　C. FFP　D. 血小板　E. 丙球　F. 冷沉淀凝血因子

50. 患者，男，41 岁，疲倦、腹胀 2 个月余。查体：脾脏肿大肋下 3 指。实验室检查：WBC 110×10^9/L，中性粒细胞占 85%。

第 1 问　下列哪些选项结果可用于鉴别类白血病和慢性粒细胞白血病（　　）

A. 脾脏肿大　B. 贫血　C. 发热　D. 白细胞 ALP 活性升高

E. 骨髓增生极度活跃伴原始粒细胞升高　F. 外周血可见晚幼稚粒细胞

第 2 问　下列哪些选项可以用于确诊慢性粒细胞白血病（　　）

A. 染色体检查可见 Ph1 染色体　B. 骨髓增生极度活跃，原始细胞比例增高

C. 白细胞 ALP 活性下降　D. 激素治疗有效　E. PLT 明显升高
F. 基因检查发现有 BCR/ABL 融合基因

第 3 问　患者可采取的合适的处理措施包括（　）
A. 大量补液碱化尿液　B. 切除脾脏　C. 抗感染治疗　D. 白细胞分离
E. 应用干扰素　F. 应用羟基脲

第 4 问　患者确诊为慢性粒细胞白血病，给予羟基脲治疗 1 个月后血常规恢复正常，脾脏缩小。但是，半年后逐渐出现贫血，PLT 增高，消瘦，脾脏再次增大，外周血嗜碱性粒细胞增多，骨髓原始细胞 15%。患者可诊断为（　）
A. 骨髓纤维化　B. 肝硬化　C. 慢性粒细胞白血病急变期　D. 急性白血病
E. 缺铁性贫血　F. 慢性粒细胞白血病加速期

第 5 问　此时患者合适的处理措施包括（　）
A. 切脾　B. 应用环孢素 A　C. 应用羟基脲　D. 骨髓移植　E. 大剂量联合化疗
F. 应用干扰素

51. 患者，男，49 岁，汉族，酒精性肝硬化晚期，准备行肝移植术。

第 1 问　该患者在移植前必须做的血型检查应该是（　）
A. Kell　B. Rh　C. HPA　D. ABO　E. HLA　F. MNS

第 2 问　若该患者血型是 B 型，相配合血型的肝源可以是（　）
A. O　B. A_2　C. A_2B　D. A_1B　E. A_1　F. B

第 3 问　在肝移植术中，能用于指导成分输血的实验室指标是（　）
A. APTT　B. PT　C. PLT　D. 肝功能　E. 血常规　F. Fg　G. Hb　H. 尿常规

第 4 问　在肝移植时若施行大量输血的注意事项是（　）
A. 血液适当加温　B. 适量补充碳酸氢钠　C. 注意补钙　D. 补充丙种球蛋白
E. 补充白蛋白　F. 各种血液成分合理搭配

第 5 问　为减少肝移植术时异体血的使用量，可采取的方法是（　）
A. 术前补充铁剂　B. 回收式自身输血　C. 术中使用纤溶抑制剂　D. 术中使用抑肽酶
E. 使用 G-CSF　F. 大量使用晶体液和胶体液

52. 患者，男，75 岁，反复咳嗽 26 年，因咳黄色脓痰伴持续高热 5 天入院。体检：T 39.0℃，BP 82/40mmHg，脉搏 123 次/分，呼吸 33 次/分。神志清楚，口唇中度发绀，少尿，四肢湿冷，双下肢出现散在出血点及瘀斑。双肺呼吸音粗糙，两肺中下叶可闻及细小湿性啰音。HR 123 次/分，律齐，未闻及病理性杂音，腹部检查未发现异常。

第 1 问　为明确诊断，患者还需要进行的检查项目有（　）
A. FⅦ：C 活性　B. PLT　C. 血浆 Fg 含量　D. 3P 试验　E. D-二聚体
F. 出凝血时间　G. 血或尿纤维蛋白肽（FPA）水平

第 2 问　患者 RBC 4.22×10^9/L，Hb 115g/L，WBC 14×10^9/L，N 92%，L 8%，PLT 42×10^9/L，PT 20.2s，APTT 55.8s，TT 36.61s，D-二聚体 1.2mg/L，3P 试验阳性。痰培养及血培养均提示革兰氏阴性杆菌（G^-）阳性。该患者应诊断为（　）
A. MM　B. CML　C. DIC　D. TTP　E. 原发性纤维蛋白溶解亢进　F. ITP

第 3 问　该患者的治疗包括（　）
A. 输注血小板　B. 应用肝素　C. 放疗　D. 化疗　E. 输注 FFP
F. 治疗基础疾病及消除诱因　G. 应用纤溶抑制药物

第 4 问　该患者应用普通肝素治疗后，输注相应血液制剂后效果不佳，此时应考虑补充（　　）

A. AT-Ⅲ　B. 白蛋白　C. 丙种球蛋白　D. 阿糖胞苷　E. 干扰素

F. 凝血酶原复合物

第 5 问　若患者体重为 50kg，应申请冷沉淀凝血因子（　　）

A. 5 袋　B. 10 袋　C. 15 袋　D. 20 袋　E. 25 袋　F. 30 袋

53. 患者，男，21 岁，无输血史，因车祸股骨粉碎性骨折入院，临床医师申请备血 1200mL。血型检验正定型为 A 型（玻片法），Rh 阳性，反定型未做，使用盐水法进行交叉配血。患者输血 1000mL 约 4h 后，出现皮肤潮红，头痛，腰痛，发热，恶心，呕吐，血压下降。使用试管法复查血型为 B 型。患者经临床抢救，病情好转后出院。

第 1 问　该患者的输血反应最可能属于（　　）。

A. 发热反应　B. 过敏反应　C. 溶血反应　D. TRALI　E. 细菌性污染反应

第 2 问　该输血反应最可能的原因是（　　）。

A. ABO 血型不配合的输血所致　B. Rh 血型不配合的输血所致

C. MNS 血型不配合的输血所致　D. 意外抗体所致　E. 血浆过敏

第 3 问　此例患者发生输血反应是因为（　　）。

A. 供血者红细胞上有 B 抗原，受血者血清中有抗 B 抗体　B. 受血者血清中含有不完全抗体

C. 供者红细胞上有 B 抗原，受者血清中有抗 B 抗体

D. 受者红细胞上有 B 抗原，供者血清中有抗 B 抗体

E. 供者红细胞上有 A 抗原，受者血清中有抗 A 抗体

54. 患者，男，22 岁，因头晕乏力加重一周入院。查体：皮肤黏膜苍白，脾轻度肿大。实验室检查：Hb 50g/L，骨髓呈增生性反应，Coombs 试验阳性。

第 1 问　该患者可能的诊断为（　　）

A. 急性淋巴细胞性白血病　B. IDA　C. 巨幼细胞贫血　D. 温抗体型 AIHA

E. 骨髓异常增生综合征　F. 阵发性睡眠性血红蛋白尿

第 2 问　患者近 4 个月无输血史，无可疑药物服用史，冷凝集素效价处于正常范围内，申请输血选择的红细胞制剂是（　　）

A. 年轻红细胞　B. 辐照红细胞　C. 洗涤红细胞　D. 去白细胞悬浮红细胞

E. 冰冻红细胞

第 3 问　该患者可考虑的治疗方法有（　　）

A. 脾切除　B. 免疫抑制剂　C. 应用糖皮质激素　D. 大量输血

E. 大剂量丙种球蛋白静脉注射　F. 抗感染治疗　G. 血浆置换

55. 患者，女，35 岁，已婚，育有一子，于 3 周前行腰间盘摘除术，输注了其姐姐的全血 400mL，出现面部、手心皮肤红斑，渐遍及全身，高热不退，伴有恶心、呕吐和腹泻，肝脾肿大，ALT 升高，肾功能无明显损害，无血尿。

第 1 问　患者可能发生的输血相关不良反应是（　　）

A. 急性溶血反应　B. 迟发性溶血反应　C. 过敏反应　D. 输血后肝炎　E. TA-GVHD

F. TRALI

第 2 问　患者产生此种输血反应的最可能原因是（　　）

A. 先天性免疫力低下　B. 手术创伤太大　C. HLA 半相合　D. 全血未去白细胞

E. 患者既往有妊娠史　F. 患者与其姐姐血型不相合

第 3 问 较容易引起 TA-GVHD 的血液成分是（ ）

A. 去白细胞机采血小板 B. 血浆 C. 新鲜全血 D. 接近保存末期的红细胞悬液

E. 粒细胞 F. 去白细胞红细胞

第 4 问 通过放射源辐照预防 TA-GVHD 的剂量是（ ）

A. 15～20Gy B. 20～25Gy C. 25～30Gy D. 30～40Gy E. >40Gy

第 5 问 导致 GVHD 的供者细胞是（ ）

A. 单核细胞 B. T 淋巴细胞 C. B 淋巴细胞 D. 粒细胞 E. 红细胞

56. 患者，因车祸致内脏破裂伴出血性休克，急诊抢救行加压输血，在输注 3 个单位时，加压输血装置出现故障造成空气压入循环内，患者出现呼吸困难，紫绀，咯血，躁动，出大汗，频发室性早搏，全力抢救无效。

第 1 问 加压输血时因气栓可致患者死亡。患者发生肺动脉急性栓塞时的主要症状与体征是( )

A. 呼吸困难 B. 紫绀 C. 血红蛋白尿 D. 咯血 E. 颈静脉怒张 F. 腰背酸痛

G. 心前区可听到水泡音

第 2 问 输血反应可按发生时间、原因及输注的成分血等进行分类，以下哪几种是即发免疫性输血反应？（ ）

A. 红细胞血型不合所致的溶血反应 B. 白细胞抗体所致的非溶血性发热反应

C. IgA 抗体引起过敏反应 D. 输注细菌污染的血液引起高热休克

E. 操作不严引起空气栓塞 F. 血浆蛋白抗体引起的荨麻疹

G. 输大量陈旧血引起的出血倾向

第 3 问 下列为即发输血反应中的非免疫性反应的是（ ）

A. 白细胞、血小板抗体致非心源性肺水肿 B. 细菌感染所致高热

C. 循环负荷过重致充血性心力衰竭 D. IgA 抗体致过敏反应

E. 输大量陈旧性库血后致酸化、高血氨 F. 输大量 ACD 保养液的血后致枸橼酸钠中毒

第 4 问 下列哪些为迟发性输血反应中的免疫反应（ ）

A. 含铁血黄素沉着症 B. 对细胞抗原诱发的回忆性抗体致溶血反应 C. GVHD

D. 肝炎、疟疾等疾病传播 E. 输血后紫癜 F. 血栓性静脉炎

第 5 问 临床常见的主要输血反应是（ ）

A. 发热反应 B. 溶血反应 C. 酸中毒 D. 过敏反应 E. 细菌污染反应

F. 碱中毒

第 6 问 输血后引起发热反应的主要原因是（ ）

A. 年老体弱患者 B. 白细胞、血小板抗体 C. 致热源 D. 大量输血 E. 细菌污染

F. 血型不合输血

第 7 问 大量输血可发生反应包括（ ）

A. 心脏负荷过重 B. 溶血反应 C. 出血倾向 D. 酸碱平衡失调 E. 枸橼酸中毒

57. 患者，女，55 岁，肝炎后肝硬化，近年来进行性纳差，下肢浮肿，牙龈出血，右上腹部胀疼不适住院治疗，实验室检查：肝功能异常，TP 50g/L，ALb 24g/L，G 25g/L，ALb/G 为 0.96/1，Hb 100g/L，WBC 4×10^9/L，PLT 60×10^9/L。

第 1 问 该患者施行输血治疗时可选择血液制剂或制品为（ ）

A. 新鲜全血 B. 半浆血 C. 浓缩红细胞 D. 浓缩血小板 E. 白蛋白

F. 冷沉淀凝血因子 G. FFP H. PRP

第 2 问　血浆的主要成分包括（　　）

A. NaCl、重碳酸氢钠　B. 无机离子 Na^+、K^+、Cl^-、Ca^{2+}等　C. 白蛋白　D. 球蛋白

E. 凝血因子　F. 微量蛋白　G. 白细胞　H. 血小板

第 3 问　患者牙龈出血，ALb/G 为 0.96/1，Hb 100g/L，WBC 4×10^9/L，PLT 60×10^9/L。该患者适合使用血浆成分为（　　）

A. 新鲜液体血浆　B. FFP　C. 普通冰冻血浆　D. PRP　E. 冻干血浆

第 4 问　下列哪些为不能应用的血浆（　　）

A. 颜色明显变色（呈灰褐色）　B. 沉淀物多并失去透明度

C. 血浆表面有一层白膜并日益增多　D. 有明显颗粒及块状物

E. 有网状物及大小胶状絮状物　F. 可见细菌生长　G. 有高浓度脂肪及溶血

H. 开启后呈硫化氢或其他发酵，腐物臭味　I. 外观无混浊、乳糜、溶血、无纤维蛋白析出

第 5 问　库血污染的原因很多，其发生率为 1%～5%。若输入细菌污染库血其死亡率可高达 68%。最危险的、造成死亡率最高的，且污染血液的细菌是（　　）

A. G^-杆菌或 G^+杆菌　B. 枯草杆菌　C. 大肠杆菌　D. 副大肠杆菌　E. 假单胞菌属

F. 类白喉杆菌

第 6 问　血液制剂或输血可传播艾滋病，防止艾滋病输血传播的措施包括（　　）

A. 大力推广公民无偿献血　B. 严格掌握输血适应证，非必要时不宜输血

C. 动员所有人群参加献血　D. 禁止进口血液制品　E. 对献血者进行 HIV 抗体检测

F. 对血液及血浆制品进行 HIV 抗体检测

G. 血浆制品生产过程中进行加热或其他有效方法处理，灭活 HIV　H. 提倡自身输血

I. 动员艾滋病高危人群献血

58. 患者，男，33 岁，体重 60kg，因不慎摔倒致右膝关节血肿，且逐步增大，入院时全身皮下有多处瘀血，患者自述患有血友病，查第Ⅷ因子活性（FⅧ：C）为 2.5%。

第 1 问　患者出血最可能是因为（　　）

A. 甲型血友病　B. 血管性假血友病　C. DIC　D. 乙型血友病　E. 丙型血友病

第 2 问　根据病情，患者输注哪些血液成分为宜（　　）

A. 冷沉淀凝血因子　B. Ⅷ因子浓缩剂　C. 凝血酶原复合物　D. FFP　E. 新鲜全血

F. 20%白蛋白注射液　G. 冻干血浆

第 3 问　若患者进行冷沉淀凝血因子治疗，输注剂量为（　　）

A. 0～5U/kg　B. 10～15U/kg　C. 20～30U/kg　D. 40～50U/kg　E. 50U/kg 以上

第 4 问　关于冷沉淀凝血因子的说法，正确的是（　　）

A. 冷沉淀凝血因子融化时的温度不能超过 37℃　B. 可用于所有出血性疾病的辅助治疗

C. 制备过程简单　D. 可用于治疗乙型血友病　E. 可用于治疗 DIC

F. 可用于治疗甲型血友病　G. 可用于血管性假血友病

第 5 问　下列说法错误的是（　　）

A. 甲型血友病多由女（母亲）遗传，男（儿子）发病　B. 甲型血友病基因位于 X 染色体

C. 乙型血友病属于常染色体遗传疾病

D. 丙型血友病属于染色体不完全隐性-遗传性出血性疾病

E. 血管性血友病是伴性隐性遗传疾病　F. 血管性血友病凝血因子Ⅷ水平也可降低

G. 大多数血管性血友病均有出血倾向，以皮肤黏膜出血为主

59. 患者，女，46 岁，有 3 年献浆史，乏力，腹胀，因低热 2 个月余入院。体检：身体多处浅表淋巴结肿大，无压痛，腹水征阳性，T 38℃。实验室检查：Hb 92g/L，PLT 120×10^9/L，ALT 89U/L，血清 TP 58g/L，A/G 0.92，乙肝五项指标均阴性，抗 HCV 阳性，抗 HIV 阳性。

第 1 问 根据病史，可以明确诊断患者是（　　）

A. 低蛋白血症　B. 艾滋病　C. 贫血　D. 急性丙型肝炎　E. HIV 感染
F. 慢性丙型肝炎

第 2 问 患者需要尽快采取的诊断和治疗措施包括（　　）

A. 输注白蛋白　B. 进行艾滋病确证　C. 输注 FFP　D. 骨髓细胞学检查
E. 输注红细胞　F. 抗感染治疗

第 3 问 为了明确 HIV 感染状况，患者还应进行（　　）

A. WBC 检测　B. HIV 病毒载量检测　C. HIVp24 抗原检测　D. 抗 HIV 抗体滴度检测
E. $CD4^+$ T 细胞检测　F. $CD8^+$ T 细胞检测

第 4 问 患者住院第 5 天突然发生上消化道大出血，失血量达 1500mL，初步诊断为消化道溃疡，BP 86/52mmHg，HR 118 次/分。此时患者需要立即采取的治疗措施包括（　　）

A. 输注悬浮红细胞　B. 使用抗酸药物　C. 扩容　D. 输注 FFP　E. 抗感染治疗
F. 输注血小板

60. 患者，女，36 岁，纳差，乏力 2 年余，加重 3 天，询问病史，9 年前分娩时因大出血曾输血 1000mL。体格检查：腹水阳性。实验室检查：Hb 90g/L，ALT 180U/L，AST 240U/L，TP 65g/L，A/G 为 1/1.25，APTT 为 38s，乙肝五项指标均为阴性，抗 HCV 阳性，HCV-RNA 阳性，抗 HAV IgG 阳性，抗 HAV IgM 阴性，HAV-RNA 阴性。

第 1 问 根据病史摘要，患者可以明确诊断为（　　）

A. 慢性乙型肝炎　B. 低蛋白血症　C. 高球蛋白血症　D. 慢性丙型肝炎　E. 贫血
F. 慢性甲型肝炎

第 2 问 患者可以选择的治疗方法是（　　）

A. 拉米夫定抗病毒治疗　B. 干扰素抗病毒治疗　C. 输注红细胞　D. 输注洗涤红细胞
E. 输注白蛋白　F. 输注 FFP

第 3 问 患者经治疗后症状缓解，治疗有效的判定依据是（　　）

A. 腹水消失　B. APTT 降低至 32s　C. Hb 正常　D. ALT、AST 正常
E. HCV-RNA 转阴　F. 抗 HAV IgG 转阴

第 4 问 患者入院第 6 天突然出现上消化道大出血，出血量约为 1200mL。BP 82/58mmHg，HR 112 次/分。实验室检查：Hb 62g/L，PLT 98×10^9/L，APTT 52s。临床应紧急采取的治疗措施包括（　　）

A. 输注红细胞　B. 输注 FFP　C. 吸氧　D. 输注白蛋白　E. 扩容　F. 输注血小板

61. 患者，男，40 岁，自述 1 周全身乏力，厌食，厌油，发热，恶心，呕吐，巩膜黄染，时感上腹部疼痛，关节酸痛等。入院检查：HBsAg（+）、HBeAg（+）、抗 HBc（+），ALT 升高。

第 1 问 该患者的临床诊断是（　　）

A. 丁型病毒性肝炎　B. 乙型病毒性肝炎　C. 庚型病毒性肝炎　D. 丙型病毒性肝炎
E. 戊型病毒性肝炎　F. 甲型病毒性肝炎

第 2 问 典型 HBV 感染的血清标志物出现的顺序大致为（　　）

A. HBeAg→抗 HBe→HBsAg→抗 HBs→抗 HBe
B. HBsAg→HBeAg→抗 HBc→抗 HBe→抗 HBs

C. HBeAg→HBsAg→抗 HBe→抗 HBs→抗 HBe
D. HBcAb→HBsAg→抗 HBs→HBeAg→抗 HBe
E. HBsAg→抗 HBs→HBeAg→抗 HBe→抗 HBc
F. HBeAg→ HBsAg→抗 HBc→抗 HBe→抗 HBs

第 3 问 常与 HBV 同时发生感染的病毒是（　　）
A. HIV　B. HAV　C. HCV　D. HEV　E. HDV　F. HGV

第 4 问 HBsAg 在患者血液中出现的最常见形式是（　　）
A. 小球形颗粒　B. Dane 颗粒　C. 管形颗粒　D. 管形颗粒和球形颗粒
E. 大球形颗粒　F. 双壳球形颗粒

第 5 问 HBV 的有效传播途径不包括（　　）
A. 接吻传播　B. 母婴传播　C. 性行为传播　D. 消化道传播　E. 污染的针头
F. 输血及血液制品

62. 患者，男，45 岁，因右上腹疼痛 40 余天，伴乏力、腹胀、食欲下降 20 天入院。查体：T 36.7℃，P 75 次/分，R 20 次/分，BP 135/80mmHg。血液检查：ALT 180U/L，HBsAg（+），HBeAb（+），抗 HBc（+），AFP 6000μg/L。

第 1 问 关于该患者的诊断，临床应该考虑为（　　）
A. 肝癌　B. 胃溃疡　C. 胃癌　D. 慢性乙型病毒性肝炎　E. 急性胰腺炎
F. 慢性胰腺炎

第 2 问 关于 ALT 和 AST，下列描述正确的是（　　）
A. 通常 ALT＞300U/L，AST＞200U/L，ALT/AST＞1，是诊断急性病毒性肝炎重要的检测手段
B. 肝细胞的 ALT 主要存在细胞质中，肝细胞的 AST 主要存在于线粒体中
C. 胆酶分离通常出现在急性重症肝炎患者中，主要是指患者黄疸进行性减轻，而酶活性却升高
D. 慢性病毒性肝炎患者，通常 ALT/AST＜1，提示慢性肝炎进入活动期
E. ALT 和 AST 均属于肝细胞内的特异性功能酶　F. 正常情况下，血清 ALT/AST≤1

第 3 问 AST 有两种同工酶，分别为胞质 AST（c-AST）和线粒体 AST（m-AST），下列描述正确的是（　　）
A. 重症肝炎、暴发性肝炎时，血清中 m-AST 严重下降　B. m-AST 升高表示肝细胞坏死严重
C. 在妊娠脂肪肝、心肌梗死、导管肝动脉栓塞术后，m-AST 可升高
D. 正常人血清中大部分为 c-AST，m-AST 仅占 10%以下
E. c-AST 检查可协助判断肝实质损害的严重程度
F. 轻、中度急性肝炎，血清 AST 轻度升高，以 c-AST 上升为主，m-AST 正常

第 4 问 为进一步明确诊断，优先做的血液生化检测是（　　）
A. ALP 及其同工酶　B. D-二聚体定性实验　C. 脂肪酶　D. OGTT 试验
E. 血清 TB 和 DB 测定　F. 淀粉酶及其同工酶　G. γ-GT 及其同工酶

第 5 问 患者经过一段时间治疗后，临床症状缓解，而后出院随诊。随诊时优先考虑做的血液生化检测是（　　）
A. ALT、AST　B. ALP 及其同工酶　C. 脂肪酸结合蛋白测定　D. STB
E. AFP 和 γ-谷氨酰转移酶（GGT）　F. 脂肪酶检测　G. C-肽检测　H. 血浆肾素测定

63. 患者，43 岁，近郊农民，因恶心、呕吐、头痛、厌食、萎靡不振、发热、强烈瘙痒和右上腹部疼痛，检查发现肝大及黄疸。患者自述尿液颜色变深，粪便已变成黏土色。实验室检查：血清 ALT、

TB 和总 γ-球蛋白升高，HBsAg、HBeAg、抗 HBc、抗 HBs 和抗 HBe 及抗 HAV 阴性，丁型和庚型肝炎抗体均阴性，病史显示该患者有血浆单采史。

第 1 问　该患者最有可能患有的疾病是（　　）

A. 甲型病毒性肝炎　B. 乙型病毒性肝炎　C. 丙型病毒性肝炎　D. 丁型病毒性肝炎

E. 戊型病毒性肝炎　F. 庚型病毒性肝炎

第 2 问　为明确诊断，该患者还需要做的检查是（　　）

A. 抗核抗体检测　B. 丙肝病毒 RNA 定量　C. PT 和 APTT 检查　D. 肝脏纤维化检查

E. 肝脏生化检查　F. 丙肝抗体

第 3 问　该案例患者感染的病毒属于（　　）

A. 单股正链 RNA 病毒　B. 双股反义 RNA 病毒　C. 半闭合环状病毒

D. 双股正链 RNA 病毒　E. 单股反义 RNA 病毒　F. 逆转录病毒

第 4 问　目前已被 SFDA 批准、常用于检测此病毒的分子生物学方法包括（　　）

A. 荧光定量 PCR 技术　B. 核酸杂交技术　C. 普通芯片技术　D. 小 RNA 干扰技术

E. PCR-ELISA 技术　F. 蛋白芯片技术　G. 转录介导的扩增（TMA 技术）

第 5 问　目前认为该病毒缺乏碱基的校正功能，可能与一种 RNA 依赖的 RNA 聚合酶有关，该酶位于该病毒的区域是（　　）

A. NS4A 区域　B. NS4B 区域　C. Core 区域　D. E1 区域　E. NS5B 区域

F. 5′UTR 区域　G. NS3 区域

64. 患者，男，30 岁，"肺炎"经对症处理好转出院。一个月后，又因"病毒性肺炎"而入院。查体：T 38.2～39℃之间，已持续一周，无明显诱因，乏力，伴有腹泻，后转入传染科治疗。转科不久，医生发现其全身淋巴结肿大，背部出现皮肤卡波氏肉瘤，体重减轻。实验室检查：$CD4^+$ T 细胞减少，$CD4^+/CD8^+$为 0.5（正常范围为 1.8～2.2）。病史记载患者有不良性行为史，无输血或静脉吸毒史。

第 1 问　该患者可能诊断的疾病是（　　）

A. 淋巴瘤　B. 梅毒　C. 急性白血病　D. 病毒性肺炎　E. 艾滋病　F. SARS

第 2 问　为明确诊断，还需要做的实验室检查项目是（　　）

A. 艾滋病抗体　B. HIV 抗原特异性 CTL　C. $CD4^+$ T 细胞计数　D. 淋巴结活检

E. 艾滋病抗体免疫印迹试验　F. HIV-RNA 荧光定量检验

第 3 问　在免疫印迹试验中，最早升高的是（　　）

A. P55　B. gp160　C. P51　D. P17　E. P24　F. gp120

第 4 问　假如该患者第一次确证试验结果为"不确定"，建议再次复查的时间是（　　）

A. 2 周后　B. 10 周后　C. 4 周后　D. 6 周后　E. 8 周后　F. 9 周后

第 5 问　患者剧烈头痛已有 2 个月，目前出现发热、恶心、说话含糊不清，颈项强直。脑脊液中含淋巴细胞和有荚膜酵母菌，患者最可能感染的病原体是（　　）

A. 黄曲霉菌　B. 新生隐球菌　C. 新型隐球菌　D. 卡氏肺孢菌　E. 白假丝酵母菌

F. 荚膜组织胞浆菌

[参 考 答 案]

（每个问题为单选或多选答案；不同问题的答案使用"、"间隔）

1. B、A、BC、AD、AB　2. DEF、A、ACDE、C、DEF　3. ABCDE、ABCD、F、GHJ、ABCDEG、

ABCDEG、ABC、BCE 4. ABDE、A、B、D、D、BCDE、CDE、B 5. AC、AD 6. ACDG、ABCD、BDG、ABDEFG、D、C、ABCDEF、ADEFG、DF、ABCDEF 7. BDEHIJ、BCEFG、BCDF、ADG、C、C、C、AC、ABCDEH、C、ABCEF 8. AD、BD、ABDE、ACD、ACDEF、ABCEF、ACDE 9. AB、BC、FG、AEF、CDF 10. C、C、BCD、D、BCD 11. B、ABCD、BD、E、B 12. ABCDEF、CF、BC、E、A 13. ABCEFG、D、E、G、ABDE 14. ACE、BC、BD、ACDF、BE 15. BD、ABCDEF、ADEF、AC、CDE 16. ADFG、ADHI、ACEFK 17. BCF、DF、BCD、BC、ABDE 18. ADEF、CDE、BCE、AEF、CDEF 19. BC、CD、D、ACDEF、ADEF 20. D、CFG、ACFH、K 21. ABC、A、DEF、F 22. ABD、BF、BD、ACD、CDF 23. ACEF、AB、ACDEF、A、E 24. B、ABCDEF、ADF、BEF、ABCDEF 25. A、B、F、E、E 26. ABF、AF、CD、AC、E 27. C、CE、ABEF、ABCE、ADEF 28. C、D、F、E、CDEF 29. BCD、BCDE、ABD、A 30. EGHK、ADEFIKL、AI、CL 31. AC、DF、BC、ABC 32. CDF、ADF、ACD、F 33. BCDH、EG、F、ABEG、C、CEF 34. F、A、D、B、D 35. ABD、CEF、ACE、BCE、BCEF 36. BD、BCDE、ABDEF、DE、EF 37. ABCDE、ABCEF、AE、ABCDE、B、C、ACF、C 38. BCD、ABC、CDG、BCEH、ABCDF、BCDF 39. B、A、B、ABCDF、ABE 40. F、B、BCDEF、ABCDF、C 41. F、BEF、C、ACDF、BCF 42. ACDEF、A、BDEFH 43. E、BCFGH、ACFKL 44. CEFG、A、ABCEF 45. BGJ、BFJ、DF 46. ACD、ABCDE、BCDEF、AEF、ACE 47. ACFGH、AC、AC、CFG、ACDF 48. ABE、ABD、C 49. CDF、AE、CE、ADF 50. D、ACF、DEF、F、ACDF 51. BD、AF、ABCDEFG、ABCF、BD 52. BCDEF、C、ABEF、A、B 53. C、A、D 54. D、D、ABCEG 55. E、C、CE、C、B 56. ABDEG、ABCF、BCEF、BCE、ABDE、BCEF、ACDE 57. EG、ABCDEF、ABC、ABCDEFGH、E、ABEFGH 58. A、ABD、B、ACEG、CE 59. EF、ABF、BE、ABCE 60. DE、BE、E、ACE 61. B、B、E、ABCE、AD 62. AD、AB、BCD、G、E 63. C、BEF、A、G、E 64. DE、E、E、C、C

（杨晓亮　牛玉娜）